H. Luomajoki, F. Pfeiffer (Hrsg.)

Fallbuch Physiotherapie: Muskuloskelettales System

Hannu Luomajoki, Fabian Pfeiffer (Hrsg.)

Fallbuch Physiotherapie: Muskuloskelettales System

2. Auflage

Mit Beiträgen von: Christian Bangerter, Bern/Schweiz; Arjen van Duijn, Winterthur/Schweiz; Dr. Mark A. Jones, Adelaide/Australien; Prof. Dr. Hannu Luomajoki, Winterthur/Schweiz; Gerold Mohr, Baden/Schweiz; Prof. Dr. Peter O'Sullivan, Perth/Australien; Rick Peters, Zürich/Schweiz; Fabian Pfeiffer, Winterthur/Schweiz; Prof. Dr. Harry von Piekartz, Osnabrück/ Deutschland; Prof. Mariano Rocabado, Santiago/Chile; Sandra Schneider, Winterthur/Schweiz; Balz Winteler, Bern/Schweiz

ELSEVIER

Elsevier GmbH, Bernhard-Wicki-Str. 5, 80636 München, Deutschland
Wir freuen uns über Ihr Feedback und Ihre Anregungen an kundendienst@elsevier.com

ISBN 978-3-437-45437-0
eISBN 978-3-437-06162-2

Wichtiger Hinweis für den Benutzer
Die medizinischen Wissenschaften unterliegen einem sehr schnellen Wissenszuwachs. Der stetige Wandel von Methoden, Wirkstoffen und Erkenntnissen ist allen an diesem Werk Beteiligten bewusst. Sowohl der Verlag als auch die Autorinnen und Autoren und alle, die an der Entstehung dieses Werkes beteiligt waren, haben große Sorgfalt darauf verwandt, dass die Angaben zu Methoden, Anweisungen, Produkten, Anwendungen oder Konzepten dem aktuellen Wissensstand zum Zeitpunkt der Fertigstellung des Werkes entsprechen.
Der Verlag kann jedoch keine Gewähr für Angaben zu Dosierung und Applikationsformen übernehmen. Es sollte stets eine unabhängige und sorgfältige Überprüfung von Diagnosen, Arzneimitteldosierungen und Anwendungen sowie möglicher Kontraindikationen erfolgen. Jede therapeutische Maßnahme, Dosierung oder Applikation liegt in der Verantwortung der Anwenderin oder des Anwenders. Die Elsevier GmbH, die Autorinnen und Autoren und alle, die an der Entstehung des Werkes mitgewirkt haben, können keinerlei Haftung in Bezug auf jegliche Verletzung und/oder Schäden an Personen oder Eigentum, im Rahmen von Produkthaftung, Fahrlässigkeit oder anderweitig übernehmen.

Für die Vollständigkeit und Auswahl der aufgeführten Medikamente übernimmt der Verlag keine Gewähr.
Geschützte Warennamen (Warenzeichen) werden in der Regel besonders kenntlich gemacht (®). Aus dem Fehlen eines solchen Hinweises kann jedoch nicht automatisch geschlossen werden, dass es sich um einen freien Warennamen handelt.

Bibliografische Information der Deutschen Nationalbibliothek
Die Deutsche Nationalbibliothek verzeichnet diese Publikation in der Deutschen Nationalbibliografie; detaillierte bibliografische Daten sind im Internet über https://www.dnb.de abrufbar.

22 23 24 25 26 5 4 3 2 1

Um den Textfluss nicht zu stören, wurde bei Patienten und Berufsbezeichnungen die grammatikalisch maskuline Form gewählt. Selbstverständlich sind in diesen Fällen **immer alle Geschlechter** gemeint.

Planung: Elisa Imbery, München
Projektmanagement: Ines Mergenhagen, München
Redaktion: Willi Haas, München
Rechteklärung: Petra Taint, München
Herstellung: Dietmar Radünz, Leipzig
Satz: Thomson Digital, Noida/Indien;
Druck und Bindung: Drukarnia Dimograf Sp. z o. o., Bielsko-Biała/Polen
Umschlaggestaltung: SpieszDesign, Neu-Ulm
Titelgrafik: Human 3D-Model © 3dMediSphere - turbosquid.com

Aktuelle Informationen finden Sie im Internet unter **www.elsevier.de** und **www.elsevier.com.**

Vorwort

Die wissenschaftliche Evidenz für die Effektivität der Physiotherapie im Vergleich zu einem großen Teil der durchgeführten orthopädischen Operationen am muskuloskelettalen Bewegungsapparat ist vorhanden. Als Beispiele können die Behandlung einer Ruptur des vorderen Kreuzbandes im Knie, Arthroskopien der Schulter wie auch Meniskusoperationen genannt werden. In der Behandlung eines Schulterimpingements ist die physiotherapeutische Behandlung dem operativen Vorgehen überlegen, in den meisten Fällen einer Ruptur der Rotatorenmanschette ist sie gleich effektiv. Auch ist die physiotherapeutische Intervention in der Rehabilitation und Behandlung von Rückenschmerzen nicht mehr wegzudenken. Doch wie soll die Physiotherapie konkret aussehen und was sind ihre Inhalte?

Ziel der zweiten Auflage dieses Buches ist es, der Leserschaft den Ansatz der modernen evidenzbasierten Physiotherapie näher zu bringen. In 38 Fallbeispielen werden in der klinischen Praxis häufig anzutreffende klinische Muster und Diagnosen vorgestellt. Wichtige Aspekte der Anamnese, der physiotherapeutischen Untersuchung sowie der Zielsetzung und der Behandlungsstrategien sollen beleuchtet werden. Zudem wird in dem einführenden Kapitel „Musculoskeletal Clinical Translation Framework" ein neues „Clinical Framework" vorgestellt, welches zur ganzheitlichen Befundung und Behandlung von Patientinnen und Patienten mit muskuloskelettalen Beschwerden geeignet ist. Die Anwendung dieses „Clinical Framework" wird anhand eines Fallbeispiels aufgezeigt. Neu hinzugekommen sind auch zwei Kapitel, die sich der temporomandibulären Dysfunktion einer jungen Patientin (➤ Fall 18) sowie dem chronischen Rückenschmerz eines Fußballspielers (➤ Fall 6) widmen. Hier konnte die Expertise der international anerkannten Spezialisten Harry von Piekartz sowie Peter O'Sullivan gewonnen werden.

Die Anordnung der Fälle orientiert sich an den Bereichen Wirbelsäule, untere und obere Extremität. In jedem Bereich sind unterschiedliche Schwierigkeitsstufen der Fälle (leicht – mittel – schwer) zu finden, sodass ein möglichst breites Spektrum des täglichen Patientengutes abgedeckt wird.

Das individuelle Clinical Reasoning (klinischer Denkprozess) sowie evidenzbasiertes Handeln sind zwei Begriffe, die sich in ihrem Inhalt und ihrer Bedeutung nicht gegenseitig ausschließen. Es ist den Autoren bewusst, dass evidenzbasiertes Handeln bedeuten kann, dass die eigenen klinischen Erfahrungen und Methoden hinsichtlich ihrer Berechtigung auch infrage gestellt werden können. Jedoch regt genau ein solch stetiges Reflektieren die eigenen therapeutischen Entscheidungsprozesse positiv an und entwickelt sie weiter. Der individuelle Nutzen für den Patienten hat eine hohe Priorität, man sollte jedoch den allgemeinen Überblick nicht verlieren. Unnötige und überflüssige Therapien gehen zu Lasten der allgemeinen Gesellschaft und verlieren ihre Berechtigung, auch wenn die Physiotherapie nur einen kleinen Teil der gesamten Gesundheitskosten ausmacht. Evidenzbasierte Entscheidungsprozesse sollen also die Grundlage für ein individuelles Clinical Reasoning sein. Wir haben versucht, in diesem Buch beiden Elementen und somit der modernen Physiotherapie Rechnung zu tragen.

Die zweite Auflage dieses Buches ist einerseits möglichst evidenzbasiert, aber auch dem Clinical Reasoning verpflichtet. Evidenzbasiert bedeutet, dass Tests und Assessments reliabel und valide sind, bzw. zumindest nach diesen Gütekriterien untersucht und publiziert wurden. Ebenso gehört zur evidenzbasierten Praxis (EBP), dass die Wirksamkeit der Therapieform in Effektivitätsstudien nachgewiesen wurde. Häufig wird in Studien die durchgeführte Therapie nur relativ oberflächlich beschrieben. So werden in einer oder mehreren Studien zu einem bestimmten Thema, wie z. B. Rückenschmerzen, vielleicht lediglich aktive Übungen und Patientenedukation empfohlen. In unseren Fällen versuchen wir, möglichst konkret zu beschreiben, was diese Übungen und die Patientenedukation beinhalten.

Ein großes Dankeschön gilt dem Elsevier-Verlag, namentlich Frau Elisa Imbery und Willi Haas für die organisatorische Betreuung dieses Projektes.

Ein weiteres Dankeschön gilt unseren Autorinnen und Autoren, die ihre große und langjährige Expertise in die Fallbeispiele eingebracht haben. Alle gelten als ausgewiesene Fachexperten auf ihrem Gebiet und setzen sich im Berufsalltag wie auch in der Lehre und Forschung intensiv mit der Entwicklung der Physiotherapie und ihren einzelnen Fachgebieten auseinander.

Ebenso möchten wir uns bei unseren Familien und Freunden bedanken, die uns in dieser Zeit unterstützt und motiviert haben, dieses Projekt fertig zu stellen.

Wir wünschen nun allen Leserinnen und Lesern viele spannende und lehrreiche Momente mit diesem Buch.

Winterthur, Herbst 2021
Hannu Luomajoki und Fabian Pfeiffer

Für jeden Fall gerüstet – die Fallbuch-Reihe in der Physiotherapie

Als PhysiotherapeutIn und insbesondere in der Ausbildung steht man im Praxisalltag immer wieder vor den Fragen: *Und was soll ich jetzt machen?* oder *Wie funktioniert das in der Praxis?*

Die Fallbuch-Reihe begleitet Sie als LeserIn anhand von realen Krankheitsverläufen durch zahlreiche Therapieprozesse: Anhand des Fallbuchs können Sie klinische Entscheidungsprozesse und Vorgehensweisen erfahrener AutorInnen nachverfolgen und erhalten Beispiele dafür, wie das Übertragen von Erkenntnissen aus der aktuellen wissenschaftlichen Literatur in die tägliche Arbeit mit PatientInnen gelingen kann.

Im besten Fall ergänzen sich dabei die praktische klinische Aus- und Weiterbildung in Form von *Bedside-Teaching* oder fachlicher Supervision einerseits und selbstgesteuertem Lesen andererseits. Letzteres kann zwar keine praktische Ausbildung ersetzen, diese jedoch in wesentlichen Punkten detailliert vorbereiten und begleiten sowie bei der Umsetzung von physiotherapeutischem Wissen in die Praxis unterstützen.

Die Darstellung der Fallbeispiele in diesem Buch erfolgt nach einem einheitlichen Schema: Nach der Vorstellung des Patienten und seines Problems werden Sie mittels fallspezifischer Fragestellungen ermutigt, eigene Überlegungen zur weiteren Herangehensweise anzustellen, die Sie dann in Folge mit der im Buch gewählten Vorgangsweise vergleichen und so Ihren eigenen Clinical-Reasoning-Prozess überprüfen und erweitern können. Großes Augenmerk wurde auf die Begründung der Therapieschritte gelegt, und es wurde versucht, diese mit entsprechender Literatur zu belegen (evidence-based practice) und/oder durch entsprechende (patho-)physiologische Erklärungsmodelle zu begründen.

Die Fallbeispiele sind in sich abgeschlossen. Es ist dem Leser daher möglich, entweder die Fallbeispiele der Reihe nach durchzulesen oder sich nach Interesse einzelne Fallbeispiele auszuwählen. Da sich manche Fallbeispiele überschneiden, werden bestimmte Aspekte in einem Fallbeispiel nur kurz angeführt und auf die ausführlichere Passage in einem anderen Fallbeispiel verwiesen.

In Kästen erhalten Sie Hinweise zu Vorsichtsmaßnahmen, weiterführenden praktischen Tipps sowie zu klinischen Hintergründen. Eine besondere Kategorie sind die „Was wäre wenn …"-Informationen: Da ein Fallbeispiel nicht alle Eventualitäten berücksichtigen kann, werden hier Therapieschritte vorgestellt, die bei weiteren oder anderen Symptomen bzw. Problematiken angewendet werden könnten.

Die Auswahl der hier vorgestellten Krankheitsbilder, Diagnosen und Symptome wurde anhand der Häufigkeit im physiotherapeutischen Alltag vorkommender Funktionsstörungen getroffen. Aber auch didaktische Gesichtspunkte sind mit eingeflossen, um einen möglichst breiten Überblick über den jeweiligen Fachbereich zu geben.

Die Fallbeispiele weisen unterschiedliche Schwierigkeitsgrade auf und bedürfen unterschiedlich viel Vorwissens: Bei einigen Fällen wird es vermutlich erforderlich sein, zusätzlich in Grundlagenfachbüchern nachzuschlagen oder das Internet zu Rate zu ziehen, andere werden auch für Studierende/SchülerInnen niedrigerer Semester bereits gut nachvollziehbar sein. Die Einteilung in leichte, mittlere und schwere „Schwierigkeitsstufen" ist unter der Kapitelüberschrift zu erkennen und trägt der Komplexität des geschilderten Falles Rechnung:

leicht Mit der Schwierigkeitsstufe „leicht" werden jene Fälle bezeichnet, in denen eine Erkrankung mit klarer Ursache, einem komplikationslosen Verlauf und ohne wesentliche Zusatzerkrankungen oder zusätzliche Funktionsstörungen beschrieben werden.

mittel Bei einem als „mittel"-schwer eingestuftem Fall treten zusätzlich zur Grunderkrankung weitere, für die Physiotherapie relevante und den Verlauf erschwerende Aspekte hinzu (z. B. Komplikationen, Chronifizierung, zusätzliche Erkrankungen etc.).

schwer Bei als „schwer" bezeichneten Fällen trifft dies in noch größerem Ausmaß zu als in den mittelschweren Fällen: Neben einem besonders komplexen, komplizierten Verlauf kann z. B. auch die Ursache der Symptome und/oder Erkrankung anfangs unklar sein.

Das Konzept der Fallbuch-Reihe wurde mit vielen Experten diskutiert und erarbeitet. Ein besonderer Dank des Verlags für viele innovative Ideen und Anmerkungen geht an Barbara Gödl-Purrer, Petra Auner-Gröbl, Roman Preis und Susanne Mayrhofer. Sie haben insbesondere in der Anfangsphase mit fachlicher Expertise und didaktischem Know-how die Fallbuch-Reihe entwickelt und den Grundstein für die nun vorliegenden Bände gelegt.

Geplant sind zunächst weitere Bände mit den Schwerpunkten: Pädiatrie und Lymphologie.

München, im Herbst 2021
Der Verlag

Autorenverzeichnis

Herausgeber

Hannu Luomajoki

- Physiodiplom 1986 in Finnland, Master in Manipulative Physiotherapy 1999 in Australien
- Doktorat-Abschluss 2010, Habilitation 2016 Finnland
- Professor ZFH 2011
- Seit 2007 Leiter der Masterausbildung msk Physiotherapie an der Zürcher Hochschule für Angewandte Wissenschaften ZHAW
- Arbeit in eigener Physiotherapie Praxis 1996–2019, seither weiterhin klinisch tätig
- Über 70 Publikation und Buchbeiträge und etwa 100 internationale Kongressbeiträge

Fabian Pfeiffer

- Ausbildung zum staatlich diplomierten Physiotherapeuten 2010 an der Physiotherapieschule Konstanz
- Manualtherapeut Maitland Level 2a
- Diverse Weiterbildungen auf dem Gebiet der muskuloskelettalen Physiotherapie (Neurodynamische Mobilisationen, Taping, European Sportphysiotherapy)
- Certificate of Advanced Studies (CAS): Klinische Expertise der muskuloskelettalen Physiotherapie, 2014
- Master of Science (MSc) Studium an der Zürcher Hochschule für Angewandte Wissenschaften, 2017
- Arbeitet in Winterthur, Schweiz

Autorinnen und Autoren

Christian Bangerter
PT, MSc, OMT svomp®
Berner Fachhochschule
Departement Gesundheit, Abteilung Physiotherapie
Murtenstr. 10
CH – 3008 Bern
E-Mail: christian.bangerter@bfh.ch

Arjen van Duijn
Dipl. PT BfSc, Sportphysiotherapeut
Zürcher Hochschule für Angewandte Wissenschaften ZHAW
Departement Gesundheit, Institut für Physiotherapie
Katharina-Sulzer-Platz 9
CH – 8401 Winterthur
E-Mail: arjen.vanduijn@zhaw.ch

Dr. Mark A. Jones
University of South Australia
City East Campus
Adelaide SA 5001
Australien

Prof. Dr. PD Hannu Luomajoki
Dipl. PT OMT
Leiter Masterstudiengang Muskuloskelettale Physiotherapie
Zürcher Hochschule für Angewandte Wissenschaften ZHAW
Departement Gesundheit, Institut für Physiotherapie
Katharina-Sulzer-Platz 9
CH – 8401 Winterthur
E-Mail: luom@zhaw.ch

Gerold Mohr
Dipl. PT
MAS in Muskuloskelettaler Physiotherapie/OMT svomp®
Grad Dip Adv Manipulative Therapy
CIFK Instructor Functional Kinetics Klein-Vogelbach
Praxis für Physiotherapie
Bahnhofstr. 44
CH – 5400 Baden
E-Mail: gerold.mohr@praxisbaden.ch
www.praxisbaden.ch

Prof. Peter O'Sullivan
School of Allied Health
Curtin University
Kent Street, Bentley
Western Australia – 6102

Rick Peters
Dipl. PT, MAS ZFH, OMT svomp®
Physiotherapie Sirnach
Grünaustr. 15
CH – 8370 Sirnach
www.physiosirnach.ch
E-Mail: rick.peters@svomp.ch

Fabian Pfeiffer
Dipl. PT, MSc
Zürcher Hochschule für Angewandte Wissenschaften ZHAW
Departement Gesundheit, Institut für Physiotherapie
Katharina-Sulzer-Platz 9
CH – 8401 Winterthur
E-Mail: fabian.pfeiffer@zhaw.ch

Prof. Dr. Harry von Piekartz
Studiengangsleiter MSc Manuelle Therapie (OMT), Senior Teacher IMTA, CRAFTA
Department Physiotherapie und Rehabilitationswissenschaften, Hochschule Osnabrück
Caprivistr. 30a
D – 49076 Osnabrück
E-Mail: H.von-Piekartz@hs-osnabrueck.de
www.harryvonpiekartz.com

Prof. Mariano Rocabado
Rocabado Institut
Cam. El Alba 8760
Las Condes
Santiago de Chile
Chile

Sandra Schneider
Dipl. PT, MAS ZFH, OMT svomp®
Zürcher Hochschule für Angewandte Wissenschaften ZHAW
Departement Gesundheit, Institut für Physiotherapie
Katharina-Sulzer-Platz 9
CH – 8401 Winterthur
E-Mail: sandra.schneider@zhaw.ch

Balz Winteler
Dipl. PT, MSc/BPT, OMT
Schwerpunktleiter MSc Physiotherapie
Berner Fachhochschule
Departement Gesundheit
Physiotherapie
Murtenstr. 10
CH – 3008 Bern
E-Mail: balz.winteler@bfh.ch
www.gesundheit.bfh.ch

Abkürzungen

ABD	Abduktion
A/C	Akromioklavikulargelenk
ADL	Activities of Daily Living
ADT	Anterior Drawer Test
AO	Arbeitsgemeinschaft Osteosynthese
AR	Außenrotation
AROM	Active Range of Motion (aktiver Bewegungsumfang)
AS	ankylosierende Spondylitis
ASAS	Assessment of Spondyloarthritis International Society
ASLR	aktiver Straight-Leg-Raise-Test
ASR	Achillessehnenreflex
AWB	Ausweichbewegung
BASFI	Bath Ankylosing Spondylitis Functional Index
BASMI	Bath Ankylosing Spondylitis Metrology Index
BCTQ	Boston Carpal Tunnel Syndrome Questionnaire
BGS	Beckengürtelschmerzen
BL	Bauchlage
BPLS	benigner paroxysmaler Lagerungsschwindel
BWS	Brustwirbelsäule
C	Halswirbel
CAD	Cervical Artery Dysfunction
CCFT	kraniozervikaler Flexionstest
CI	Konfidenzintervall
Cm	Zentimeter
CMD	kraniomandibuläre Dysfunktion
CRPS	Complex Regional Pain Syndrome
CRS	zervikoradikuläres Syndrom
CT	Computertomografie
CTÜ	zervikothorakaler Übergang
DE	Dorsalextension
DH	Diskushernie
DMARD	Disease-modifying Antirheumatic Drugs
DMS	Durchblutung, Motorik, Sensibilität
EBP	evidenzbasierte Praxis
EBM	evidenzbasierte Medizin
ENG	Elektroneurografie
EOR	End of Range
ESSG	European Spondylarthropathy Study Group
F	Flexion
FABER	Flexion, Abduktion, externe Rotation
FABQ	Fear Avoidance Belief Questionnaire
FAI	femoroazetabuläres Impingement
FCKS	Frozen-Shoulder-Kontraktursyndrom
FFI-D	Fuß-Funktions-Index
FRT	Flexions-Rotations-Test
GAD	Generalized Anxiety Disorder
GCPS	Graded Chronic Pain Scale
GIRD	Glenohumeral Internal Rotation Deficit
GMI	Graded Motor Imagery
GTPS	Greater Trochanteric Pain Syndrome
HG	Hüftgelenk
HHK	Hand hinter Kopf
HHR	Hand hinter Rücken
HWS	Halswirbelsäule
IBP	Inflammatory Back Pain
ICD	International Classification of Diseases (Internationale Klassifikation der Krankheiten)
ICF	International Classification of Functioning, Disability and Health (Internationale Klassifikation der Funktionsfähigkeit, Behinderung und Gesundheit)
IFOMPT	International Federation of Orthopaedic Manipulative Physical Therapists
IKDC	International Knee Documentation Committee
IR	Innenrotation
ISCED	International Standard Classification of Education
ISG	Iliosakralgelenk
ITB	iliotibiales Band
JFLS	Jaw Functional Limitation Scale
JPET	Joint Position Error Test
Kg	Kilogramm
KOOS	Knee Injury and Osteoarthritis Outcome Score
KTS	Karpaltunnelsyndrom
L	Lendenwirbel
LCP	Locking Compression Plate
LE	laterale Epikondylopathie
LEFS	Lower Extremity Functional Scale
LESS	Landing Error Scoring System
Lig./Ligg.	Ligament/Ligamente
LR	Likelihood Ratio
LRS	lumboradikuläres Syndrom
LWS	Lendenwirbelsäule
M./Mm.	Musculus/Musculi

MAM	maximale aktive Mundöffnung
MCIC	Minimal Clinically Important Change
MDC	Minimal Detectable Change
MECRB	M. extensor carpi radialis brevis
MED	M. extensor digitorum
MFP	Muskelfunktionsprüfung
MRT	Magnetresonanztomografie/Magnetresonanztomogramm
MTP	Metatarsophalangealgelenk
MTT	medizinische Trainingstherapie
MWM	Mobilisation with Movement
N	Newton
NDI	Neck Disability Index
NFL	National Football League
NPV	negativer prädiktiver Wert
NRS	Numeric Rating Scale
OAR	Ottawa Ankle Rules
OBC	Oral Behaviors Checklist
ODI	Oswestry Disability Index
ÖMSPC	Örebro Musculoskeletal Pain Questionnaire
OMT	orthopädische manuelle Therapie
OP	Operation
PA	posterior-anteriorer Druck
PCS	Pain Catastrophizing Scale
PEMT	Pulsed Electromagnetic Treatment
PF	Palmarflexion
PFG	Pain Free Grip Test
PFSS	patellofemorales Schmerzsyndrom
PHQ	Patient Health Questionnaire
PMR	progressive Muskelrelaxation nach Jacobson
PNF	passive Nackenflexion/propriozeptive neuromuskuläre Fazilitation
PPIVM	Passive Physiological Intervertebral Movements (passive physiologische intervertebrale Mobilität)
PPV	positiver prädiktiver Wert
PREE	Patient-rated Elbow Evaluation
PRWE	Patient-rated Wrist Evaluation
PRO	Pronation
PROM	Passive Range of Motion (passiver Bewegungsumfang)
PSR	Patellasehnenreflex
PSFS	Patient-specific Functional Scale
QST	Quantitative Sensory Testing (quantitative sensorische Testung)
R./Rr.	Ramus/Rami
RA	Radialabduktion
RL	Rückenlage
RM	Rotatorenmanschette
RMQ	Roland Morris Disability Questionnaire
ROM	Range of Motion (Bewegungsumfang)
SD	Skapula-Dyskinesie
SIPS	Spina iliaca posterior superior
SLAP	superiores Labrum von anterior nach posterior
SLTO	Side Lying Turn Out
SLR	Straight Leg Raise
SNAG	Sustained Natural Apophyseal Glide
SpA	axiale Spondylarthritis
SPADI	Shoulder Pain and Disability Index
SPNT	Smooth Pursuit Neck Torsion Test
St. n.	Status nach
SUP	Supination
TEP	Totalendoprothese
TFCC	Triangular Fibrocartilage Complex (triangulärer fibrokartilaginärer Komplex)
Th	Brustwirbel
TNF	Tumornekrosefaktor
TOS	Thoracic Outlet Syndrome
TPD	Two-point Discrimination (Zwei-Punkt-Diskrimination)
TSK	Tampa Scale of Kinesiophobia
TVS	Thorakovertebralsyndrom
UA	Ulnarabduktion
UAGS	Unterarmgehstützen
ULNT	Upper Limb Neural Tension
VISA-A	Victorian Institute of Sports Assessment – Achilles Questionnaire
VKB	vorderes Kreuzband
VZV	Varizella-Zoster-Virus
WAD	Whiplash-associated Disorders
WASQ	Walking Stairs, Walking Ability and Rising and Sitting Questionnaire
ZNS	zentrales Nervensystem

Abbildungsnachweis

Der Verweis auf die jeweilige Abbildungsquelle befindet sich bei allen Abbildungen im Werk am Ende des Legendentextes in eckigen Klammern.

E283 Mettler F A. Essentials of Radiology. 2. A. Philadelphia: Elsevier Saunders, 2005

E385 Habif, T. P.: Clinical Dermatology – A color guide to diagnosis and therapy. Elsevier/Mosby, 5. Aufl. 2010

E1050/P417 Mitchell, T., Beales, D., Slater, H., & O'Sullivan, P. (2018). Musculoskeletal Clinical Framework. / Hannu Luomajoki, Winterthur

G680 Robert C. Manske: Clinical Orthopaedic Rehabilitation. Mosby/Elsevier 2011

G681 Zundert, J. V.; Vanelderen, P.; Eerd, van M.; Lataster, A.; Hartick, C.; Mekhail, N.; Kleef, van M.: Spinal Injections and Peripheral Nerve Blocks. Elsevier/Saunders 2012

G682 Catherine Cavallaro Goodman; Teresa E. Kelly Snyder: Differential Diagnosis for PHYSICAL THERAPISTS. Elsevier/Saunders 2007

H042-001 Erly, W.K.; Oh, E.S.; Outwater, E.K.: The Utility of In-Phase/Opposed-Phase Imaging in Differentiating Malignancy from Acute Benign Compression Fractures of the Spine. American Journal of Neuroradiology. 2006

J806 Pascal Gugler, Insl Gruppe, Kreation Foto und Grafik, Bern

L126 Dr. med. Katja Dalkowski, Erlangen

L127 Jörg Mair, Illustration, München

L190 Gerda Raichle, Ulm

L231 Stefan Dangl, München

L231/G682 Stefan Dangl, München. Neuzeichnung nach Vorlage: Catherine Cavallaro Goodman; Teresa E. Kelly Snyder: Differential Diagnosis for Physical Therapists. Elsevier/Saunders 2007

L231/H040 Stefan Dangl, München. Neuzeichnung nach der Vorlage: Bachmann; Kolb; Koller; Steurer; Riet: Accuracy of Ottawa ankle rules to exclude fractures of the ankle and mid-foot: systematic review. BMJ Publishing Group Ltd. 2003

O1064 Liisa Saarikko, St. Gallen

P417 Hannu Luomajoki, Winterthur

P418 Sandra Schneider, Bonstetten

P419 Gerold Mohr, Oberrohrdorf

P420 Rick Peters, Will

P422 Fabian Pfeiffer, Suhr

P423 Arjen van Dujin, Gross

P1059 Prof. Dr. Harry von Piekartz, Osnabrück

R217 R. Berchtold; H.-P. Bruch; O. Trentz (Hrsg.): Chirurgie, 5. Aufl., Elsevier GmbH, Urban & Fischer Verlag, München 2005

R379 Gaulrapp, Hartmut; Binder, Christina: Aufbaukurs Sonografie der Bewegungsorgane: Entsprechend der Richtlinien der DEGUM und KBV. Elsevier/Urban & Fischer Verlag, München 2014

Fehler gefunden?

An unsere Inhalte haben wir sehr hohe Ansprüche. Trotz aller Sorgfalt kann es jedoch passieren, dass sich ein Fehler einschleicht oder fachlich-inhaltliche Aktualisierungen notwendig geworden sind. Sobald ein relevanter Fehler entdeckt wird, stellen wir eine Korrektur zur Verfügung. Mit diesem QR-Code gelingt der schnelle Zugriff.

https://else4.de/978-3-437-45437-0

Wir sind dankbar für jeden Hinweis, der uns hilft, dieses Werk zu verbessern. Bitte richten Sie Ihre Anregungen, Lob und Kritik an folgende E-Mail-Adresse: kundendienst@elsevier.com

Inhaltsverzeichnis

Hannu Luomajoki, Fabian Pfeiffer

Einleitung

In dem vorliegenden Fallbuch Physiotherapie: Muskuloskelettales System stehen in der klinischen Praxis häufig vorkommende Situationen im Vordergrund. Diese werden jeweils aus dem Blickwinkel der evidenzbasierten Praxis (EBP) und den damit verbundenen Aspekten beleuchtet. Hierzu gehören geläufigere Begriffe wie das Clinical Reasoning, aber auch spezifischere, wie gewisse Bereiche der Statistik, die auch in Studien immer wieder zur Anwendung kommen. Ziel dieser Einleitung ist es, diese Begriffe einzuführen, um das Lesen und Verstehen der Kapitel zu erleichtern. Für ein tieferes Verständnis weiterer Aspekte der EBP wird auf die entsprechende Literatur verwiesen.

Clinical Reasoning

Clinical Reasoning, das sich als „klinische Entscheidungsfindung" übersetzen lässt, ist definiert als [...] *der Prozess, in dem der Therapeut in Interaktion mit dem Patienten und wichtigen weiteren Personen [...] die Bedeutung, Ziele und Strategien eines Behandlungskonzeptes strukturiert* (Jones 2006). Die klinische Entscheidungsfindung erfordert vom Therapeuten eine kontinuierliche Reflektion der Informationen aus subjektivem und objektivem Befund, die die Grundlage für therapeutische Entscheidungen bezüglich Diagnostik und Patientenmanagement darstellen. Jede therapeutische Sitzung und jede Behandlungstechnik sollten demnach dazu genutzt werden, um sich zu hinterfragen, ob man auf dem richtigen Weg ist. Das Clinical Reasoning dient in erster Linie der Hypothesenbildung („Was für ein Problem liegt hier vor?"). Es lassen sich verschiedene Hypothesenkategorien unterscheiden, die eine Einteilung und somit eine Strukturierung möglich machen.

Es kann für den Therapeuten durchaus eine Herausforderung darstellen, das eigene Clinical Reasoning transparent zu machen. Doch gerade bei Berufsanfängern ist dies ungemein nützlich, denn so können einfache Denkfehler in der klinischen Entscheidungsfindung von Beginn an offengelegt und korrigiert werden.

In den einzelnen Fällen soll das individuelle Clinical Reasoning des Therapeuten sichtbar werden. Um dem Rechnung zu tragen, wird zum einen explizit darauf verwiesen sowie durch Fragestellungen und Informationskästen versucht, die Entscheidungsprozesse darzulegen. Anhand neuer Fallbeispiele wird zudem das neue „Clinical Framework" (MCTF) vorgestellt und dessen Anwendung beschrieben.

Hypothesenkategorien

Die nachfolgende Darstellung der Hypothesenkategorien ist nicht abschließend, sondern umfasst die im vorliegenden Buch am häufigsten genannten Kategorien („Zusammenfassung der wichtigsten Befunde"). Weitere Kategorien wie „Individuelles Krankheitserleben des Patienten", „Behandlung" und „Prognose" werden im Verlauf des jeweiligen Kapitels thematisiert und nicht zwingend separat aufgeführt (Jones, 2006).

Pathobiologische Mechanismen

Hier werden Hypothesen über die Gewebepathologien und das jeweilige Wundheilungsstadium aufgestellt. Es sind Aussagen über Stärke, Irritierbarkeit und natürlichen Verlauf der Pathologie/Dysfunktion möglich. Man sollte sich als Therapeut die Frage stellen: Sind die Symptome des Patienten als normal einzustufen für die Wundheilungsphase (adaptiv), oder passen sie nicht mehr zur entsprechenden Phase (maladaptiv)? Bei maladaptiven Symptomen, Zeichen und Verhalten muss genau evaluiert werden, was der vorherrschende Schmerzmechanismus ist.

Wundheilungsphasen

Hier können drei Stadien differenziert werden: Entzündungsphase, Proliferationsphase und Remodellierungsphase. Die **Entzündungsphase** dauert nach einem Trauma (Verletzung oder Operation) in der Regel ein bis sieben Tage und ist durch die klassischen Entzündungszeichen sowie einen hohen Leidensdruck gekennzeichnet. Entsprechend muss in dieser Phase vor allem immobilisiert werden, Bewegungen sind entweder gänzlich untersagt oder nur ohne Schmerzen erlaubt. Die Länge der nachfolgenden **Proliferationsphase** hängt sehr vom betroffenen Gewebetyp ab, sie dauert in der Regel aber etwa ein bis sechs Wochen. Bei einer Fraktur beispielsweise ist die Proliferationsphase nach etwa sechs Wochen (abhängig von der Lokalisation) abgeschlossen, und eine normale Belastungsgestaltung mit dem eigenen Körpergewicht sollte möglich sein. Beginnend mit Teilbelastung sind Koordinationsübungen sowie Übungen zur Bewegungskontrolle und für die lokale Muskelkraft und -ausdauer sinnvolle Inhalte dieser Phase. Die abschließende **Remodellierungsphase** kann bis zu eineinhalb Jahren dauern. So lange dauert es, bis die volle Belastbarkeit des Gewebes wiederhergestellt ist. Die Auswahl der Übungen ist stark abhängig von den Belastungsanforderungen des Patienten und bestimmt die Therapiedauer. Ein Leistungssportler hat andere Anforderungen an seinen Körper als ein Nicht-Sportler.

Sind beispielsweise drei Monate nach einer Sprunggelenksdistorsion die Schmerzen noch immer vorhanden, ist dies in den meisten Fällen nicht mehr adaptiv und durch die normalen Wundheilungsphasen zu erklären. Hier stellt sich die Frage, was der dominante Schmerzmechanismus ist.

Schmerzmechanismen

Bei den beteiligten Schmerzmechanismen lassen sich primär Input, Verarbeitungs- und Outputmechanismen unterscheiden. Diese Unterscheidung orientiert sich am Mature-Organism-Model (Gifford 1998) (Luomajoki 2018).

Input-Mechanismen

Nahezu alle Gewebe im Körper sind mit nozizeptiven Afferenzen versorgt und kommen somit als schmerzauslösende Strukturen infrage. Entscheidend für den Therapeuten ist jedoch in den meisten Fällen weniger die betroffene Struktur, sondern ob der peripher-nozizeptive Input-Mechanismus **ischämischer, mechanischer** oder **entzündlicher** Natur ist. Eine weitere Rubrik sind **peripher-neurogene** Schmerzmechanismen, wo neurale Strukturen als Schmerzquelle in Frage kommen.

Input-Mechanismen sind gekennzeichnet durch ein klares Verhalten. Wenn eine bestimmte Bewegung weh tut und eine andere nicht, spricht dies für einen nozizeptiv-mechanischen Schmerzmechanismus. Bei Schmerzen in langanhaltenden, statischen Positionen und Besserung bei Bewegung kommt ein nozizeptiv-ischämischer Mechanismus infrage, während nozizeptiv-entzündliche Mechanismen durch Ruheschmerzen und den Zusammenhang mit einem Trauma gekennzeichnet sind. Peripher-neurogene Mechanismen zeigen sich als ausstrahlende Schmerzen in einem Dermatom oder im Verlauf eines peripheren Nervs. Brennende oder kribbelnde Schmerzqualitäten sowie Sensibilitätsausfälle sind hierfür klassisch. Der Leidensdruck bei rein nozizeptiven Schmerzen ist eher gering, bei neurogenen hingegen oft sehr hoch.

Verarbeitungsmechanismen

Diese werden oft auch als zentrale Mechanismen beschrieben und sollen auf eine maladaptive Verarbeitung im zentralen Nervensystem hindeuten. Heute werden diese Mechanismen als noziplastische Schmerzen bezeichnet (Luomajoki 2018). Sie treten häufig im Zusammenhang mit chronischen Schmerzen auf, wenn Input und Output nicht mehr zueinander passen. Psychosoziale Risikofaktoren sind oftmals präsent, typische klinische Zeichen eines zentralen Schmerzmechanismus sind sekundäre Hyperalgesie, Allodynie oder eine vergrößerte Zwei-Punkt-Diskrimination (TPD).

Oft sind die Zeichen der Verarbeitungsmechanismen schwierig einzuordnen. So nehmen die Schmerzen mit der Zeit eher zu anstatt ab, sie haben oftmals kein klares mechanisches Verhalten mehr („die Schmerzen machen was sie wollen"). Im Management dieser Schmerzen müssen vor allem die Kontextfaktoren beachtet werden: Liegt eventuell ein Angstvermeidungsverhalten vor, oder gibt es Anzeichen einer Depression? Der Leidensdruck und die individuell wahrgenommene Behinderung im Alltag sind häufig viel höher als bei den Input-Mechanismen.

Output-Mechanismen

Sie wirken über das motorische, neuroimmunologische, vegetative sowie neuroendokrine System des Körpers. Patienten mit dominanten Output-Mechanismen berichten z. B. über unklare Schwellungen, Schwellungsgefühle oder das Gefühl, Hand oder Fuß „gehören mir gar nicht". Auch Schwitzen kann vermehrt auftreten.

Dysfunktionen des sympathischen Nervensystems wie auch die klinischen Präsentationen eines Complex Regional Pain Syndromes (CRPS, ➤ Fall 33) sind häufig genannte Beispiele, bei denen sichtbare Aktionen und Reaktionen des Körpers auf Input- und Verarbeitungsprozesse folgen.

Quellen der Symptome

Nahezu alle peripheren Strukturen kommen als mögliche Schmerzquellen infrage. Eine Rolle spielt eine Hypothese über eine betroffene Struktur vor allem dann, wenn Heilungszeiten beachtet werden müssen (beispielsweise nach einem Trauma) und diese den Rehabilitationsprozess entscheidend beeinflussen. Die Quellen der Symptome sind vor allem bei den Input-Mechanismen wichtig, bei den Verarbeitungsmechanismen eher nebensächlich.

Kontraindikationen/Vorsichtsmaßnahmen und Prognose

Kontraindikationen und Vorsichtsmaßnahmen bestimmen die Intensität der physischen Untersuchung (aktive und passive Tests) wie auch die Wahl der Behandlungsmethoden. Dies erfordert eine genaue Kenntnis der Schmerzmechanismen und der entsprechenden evidenzbasierten Managementstrategien. Hierbei und auch bei der Prognose spielt die **Kommunikation** eine wichtige Rolle. Es ist wichtig, dem Patienten zu erklären, wie der voraussichtliche Verlauf und die Prognose sein werden. Es ist oft einfacher, mit den Beschwerden umzugehen, wenn man eine Vorstellung davon hat, wie der normale Verlauf aussieht, und wie lange der gesamte Prozess in etwa dauern wird.

Beitragende Faktoren

Eine sehr wichtige Hypothesenkategorie, die alle Faktoren nennen soll, die die Behandlung unbewusst und bewusst beeinflussen können. Diese können biomechanischer und physischer Natur sein, aber auch weniger offensichtliche Dinge beinhalten wie Angst, Vermeidungsverhalten, bisherige Erfahrungen etc. Ein weiterer wichtiger beitragender Faktor des Heilungsverlaufs sind die Gedanken des Patienten über sein eigenes Problem. Manche Patienten haben z. B. katastrophisierende Gedanken, Angst oder das Gefühl, dass niemand anders auf der Welt diese Art von Beschwerden hat.

Grundlagen der evidenzbasierten Medizin (EBM)

Evidenzbasiert zu handeln, bekommt in der heutigen Zeit einen immer höheren politischen wie auch gesellschaftlichen Stellenwert. So möchten nicht nur Patientinnen oder Patienten wissen, wie denn die Prognose für eine Rückkehr zu ihrem ursprünglichen Aktivitätsniveau nach einem Kreuzbandriss ist, auch Kostenträger und Ärzte sind interessiert daran, unsere Einschätzungen wie auch die Therapieformen zu kennen. Im Gesundheitswesen tätige Therapeuten sind somit gefordert, wissenschaftlich fundiertes Wissen und Erkenntnisse zu besitzen, anzuwenden und auch evaluieren zu können. Im Gegensatz zur weitläufigen Meinung hat die EBM den Auftrag, **klinisch relevante Fragestellungen** quantitativ (Testen von Hypothesen) und qualitativ (Generieren von Theorien) zu überprüfen beziehungsweise zu erörtern. Deren Ergebnisse sollen unser therapeutisches Handeln direkt beeinflussen (evidenzbasierte Praxis). EBM geht also weit über das simple Lesen von Studien und Interpretieren von statistischen Kenngrößen hinaus, sie soll auch einen starken klinischen Bezug haben. Im Folgenden werden einige in den Kapiteln häufig vorkommende Begriffe erklärt. Eine umfassendere Einführung in die EBM gibt zum Beispiel Trisha Greenhalgh in ihrem Buch „How to read a paper“ (Greenhalgh 2006).

Zur evidenzbasierten Praxis (EBP) gehören einerseits Kenntnisse über die Effektivität einzelner Methoden oder Vorgehensweisen, was sich wiederum nur durch wissenschaftliche Studien evaluieren lässt. Im Alltag ist es aber auch wichtig, analog zum Vorgehen in einer Studie zu handeln und sowohl zu Beginn als auch nach dem Ende der Behandlung den Status sowie die Beschwerden des Patienten zu messen und zu evaluieren. Nur so lässt sich herausfinden, was und wie es besser geworden ist. Zum Einsatz sollten Tests und Assessments kommen, die aufgrund ihrer Gütekriterien dazu geeignet sind, Therapiesituationen zu erfassen und Veränderungen sensitiv zu messen. Sie müssen also zuverlässig (reliabel) und genau (valide) sein.

Assessments

Assessments in Form von Fragebögen oder physischen Tests haben in der Physiotherapie eine große Bedeutung. Sie unterstützen den Therapeuten bei der Diagnosestellung, bei der Evaluation von beitragenden Faktoren, der Formulierung einer Prognose oder der Beurteilung des Verlaufs.

Obwohl in Studien zentraler Bestandteil, werden **Fragebögen** im Therapiealltag vielfach noch zu wenig eingesetzt. So ist beispielsweise die Selbsteinschätzung der Behinderung im Alltag sehr wichtig. Manche Patienten haben das Gefühl, durch die Symptome in ihrem täglichen Leben sehr eingeschränkt zu sein, andere kommen trotz scheinbar größter Schmerzen im Alltag gut zurecht. Typische Fragebögen, die solche Fakten erfassen, sind etwa der Roland Morris Disability Questionnaire oder der Oswestry Disability Index (beide für Rückenschmerzen), der Neck Disability Index (Nacken) oder der Disabilities of Arm, Shoulder and Hand Questionnaire (Schulter-Arm-Beschwerden).

Durch Assessments kommt man unweigerlich in Kontakt mit einigen Kenngrößen sowie Begriffen der Statistik sowie der klinischen Epidemiologie. Man muss kein Statistiker sein, um diese zu verstehen, Grundkenntnisse jedoch vereinfachen deren Gebrauch.

Gütekriterien

Validität

Valide ist ein Test oder Fragebogen dann, wenn er das, was er vorgibt zu messen (zum Beispiel das Konstrukt „Angst“ oder die Maximalkraft), auch wirklich misst. Valide heißt somit, der Test oder Fragebogen ist gültig. Es lassen sich verschiedene Formen der Validität unterscheiden, auf die hier nicht näher eingegangen werden soll. Es sei aber gesagt, dass die Art der Validität je nach Umstand (wird der Test bzw. Fragebogen etwa zur Diagnosestellung oder zur Vorhersage eines Ereignisses, z. B. Sturz, genutzt) anders evaluiert wird.

Sensitivität

In der physiotherapeutischen Praxis werden häufig diagnostische Tests eingesetzt (z. B. Straight Leg Raise). Ob der Test geeignet ist, um eine Diagnose stellen zu können (dichotome Aussage: ja oder nein), lässt sich durch die Sensitivität ausdrücken.

Die Sensitivität eines Tests beschreibt dessen Fähigkeit, „kranke“ (haben die Krankheit/die Pathologie wirklich) Personen korrekt als krank zu identifizieren. Sie bewegt sich zwischen 0 % und 100 %, wobei höhere Werte eine bessere Sensitivität bedeuten.

Spezifität

Die Spezifität bezeichnet die Fähigkeit eines Tests, „gesunde“ (haben die Krankheit/die Pathologie nicht) Personen korrekt als gesund zu identifizieren. Sie kann ebenfalls zwischen 0 % und 100 % liegen. Im perfekten Fall lägen sowohl die Sensitivität als auch die Spezifität bei 100 %, was aber in der Realität nie der Fall sein wird.

Da Sensitivität und Spezifität nur etwas über die diagnostische Fähigkeit eines Tests aussagen, nicht aber über die klinische Aussagekraft des Testergebnisses, gibt es Kenngrößen wie den positiven/negativen prädiktiven Wert bzw. der positiven/negativen Likelihood-Ratio. Hier sei auf die entsprechende Literatur verwiesen (Oesch 2007).

Reliabilität

Die Reliabilität (Zuverlässigkeit) sagt etwas darüber aus, wie gut sich Ergebnisse eines Tests oder eines Fragebogens reproduzieren lassen. Dies kann von Interesse sein bei mehrmaliger Testung durch die gleiche Person (Intrarater-Reliabilität) oder auch durch verschiedene Personen (Interrater-Reliabilität). Die Reliabilität muss als Voraussetzung für eine gute Validität betrachtet werden. Ist ein Test nicht zuverlässig, kann er auch nicht das messen, was er vorgibt zu messen. Die Reliabilität wird mittels eines Korrelationskoeffizienten angegeben, der zwischen 0 und 1 liegt. Höhere Werte bedeuten eine bessere Reliabilität.

Im Alltag sagt eine hohe Interrater-Reliabilität aus, dass zwei unterschiedliche Therapeuten das gleiche Problem auch gleich bewerten. Wenn im Umkehrschluss die Reliabilität niedrig ist, dann führt dies auch zu unterschiedlichen Entscheidungen bezüglich der Wahl der Therapieform. Im klinischen Alltag kann dies dazu führen, dass jeder Therapeut etwas anderes macht.

Responsivität

Die Responsivität entspricht der Änderungsempfindlichkeit eines Tests oder Fragebogens. Verändert sich ein Patient hinsichtlich seines Testergebnisses bzw. Ergebnisses des Fragebogens, so muss das Messinstrument dafür empfindlich genug sein. Der Physiotherapeut muss sichergehen können, dass die jeweilige Veränderung zum einen klinisch relevant ist (MCIC, minimal clinically important changes) und zum anderen größer ist, als die minimal erkennbare Veränderung (MDC, minimal detectable change), die sich aus dem Messfehler jedes Assessments ergibt.

Wie soll das Buch gelesen werden?

Das Buch reiht sich ein in die Fallbuchreihe des Elsevier-Verlags und ist entsprechend aufgebaut. Jeder Fall entspricht von der Reihenfolge der einzelnen Aspekte her dem Vorgehen in der klinischen Praxis. Das Clinical Reasoning der ausgesprochen erfahrenen Autoren wird deutlich und nimmt den Leser mit auf eine spannende Reise. Die Anmerkungen in Form der fünf verschiedenen Kästen sollen mögliche Abweichungen des Verlaufs, Definitionen aber auch Vorsichtsmaßnahmen und praktische Tipps vermitteln. Querverweise innerhalb der Kapitel ermöglichen den Wechsel zwischen einzelnen klinischen Mustern und thematischen Aspekten. Hiermit soll die Verknüpfung mit bereits Gelerntem sowie das Erkennen von ähnlichen Informationen unterstützt werden.

LITERATUR

Gifford L. (1998). Pain, the Tissues and the Nervous System: A conceptual model. Physiotherapy Journal, 84, 27–36.
Greenhalgh T. (2006). How to read a paper the basics of evidence-based medicine. Malden, Mass.: BMJ Books.
Jones M.A. (2006). Clinical Reasoning in der Manuellen Therapie. Grundlagen und 23 Fallbeispiele von namhaften Therapeuten. München: Elsevier.
Luomajoki, H. Schesser., R. (2018). Schmerzmechanismen und Clinical Reasoning. Der Schmerzpatient, 1, 7–18.
Oesch P. (2007). Assessments in der muskuloskelettalen Rehabilitation. Bern: Hans Huber.

Musculoskeletal Clinical Translation Framework (adaptiert nach Mitchell et al. 2018)

Ein Konzept zur klinischen Beurteilung muskuloskelettaler Beschwerden

Christian Bangerter

Hintergrund

Der Umgang mit muskuloskelettalen Beschwerden kann sowohl betroffene Patienten als auch behandelnde Physiotherapeuten vor große Herausforderungen stellen. Die Schwierigkeit in der Behandlung besteht insbesondere darin, dass multiple Faktoren bei der Entstehung von Schmerzen und Beeinträchtigungen beteiligt sein können (Raja et al. 2020). Für Kliniker ist es demnach nicht immer einfach, deren Zusammenspiel zu interpretieren und daraus spezifische, individuelle Behandlungsstrategien abzuleiten.

Eine umfassende Patientenanamnese bildet die Grundlage für eine ganzheitliche Herangehensweise. Neben pathophysiologischen Prozessen werden dabei auch emotionale, soziokulturelle, kognitive und verhaltensbedingte Faktoren zur hypothesengesteuerten Untersuchungs- und Behandlungsplanung berücksichtigt. Die Interaktion des Therapeuten mit dem Patienten sowie das Verarbeiten und Reflektieren von gesammelten Informationen sind Teil eines Prozesses, der im klinischen Kontext als **Clinical Reasoning** bezeichnet wird (Jones und Rivett 2006).

Herausforderung in der Praxis

Seit längerem existieren evidenzbasierte, klinische Guidelines für die Behandlung von Patienten mit Beschwerden am Bewegungsapparat, die einen biopsychosozialen Ansatz ausdrücklich empfehlen und zudem individuelle, multidimensionale Krankheitsfaktoren der Patienten berücksichtigen (Airaksinen et al. 2006).

Aufgrund der zahlreichen hineinspielenden Faktoren kann es für Physiotherapeuten jedoch schwierig sein, die vom Patienten erhaltenen Informationen mit der aktuellen Evidenz und dem biopsychosozialen Behandlungsansatz zu verknüpfen (Pincus et al. 2013).

Insbesondere beim Management von Patienten mit komplexen oder chronifizierten Schmerzverläufen besteht ein großes Potenzial, die vorhandene Evidenz gewinnbringend in den klinischen Alltag zu integrieren und auf den individuellen Patienten anzuwenden (Pincus et al. 2013).

Grundgedanke und klinischer Nutzen

Um Physiotherapeuten ein klinisches Instrument für die Behandlung von Patienten mit muskuloskelettalen Beschwerden zu bieten, wurde das **Musculoskeletal Clinical Translation Framework (MCTF)** entworfen. Die Autoren Tim Mitchell, Darren Beales, Helen Slater und Peter O'Sullivan haben es in Australien an der Curtin University, School of Physiotherapy and Exercise Science, entwickelt und 2018 als eBook herausgegeben.

Das MCTF ist als strukturiertes Werkzeug für den klinischen Alltag gedacht und soll insbesondere bei der Behandlung von Menschen mit komplexen Beschwerdebildern das Erkennen und Interpretieren von beitragenden Faktoren erleichtern. Zudem soll das MCTF Physiotherapeuten ermöglichen, die Interpretation der Befunde sowie die Wahl der Behandlungsstrategie in Übereinstimmung mit dem biopsychosozialen Modell und der vorherrschenden Evidenz vornehmen zu können.

Dieses klinische Instrument ermöglicht es, eine ganzheitliche Perspektive auf das Problem der zu behandelnden Person zu legen, und ist nicht auf bestimmte Diagnosen oder einzelne Körperregionen beschränkt. Somit lassen sich verschiedene Aspekte und Ausprägungen von Schmerzen und deren Auswirkungen auf das Bewegungs- und Funktionsverhalten erfassen und darstellen. Zudem erlaubt das MCTF eine strukturierte Reflexion der Untersuchung und Behandlung. Dieses Werkzeug soll in der Praxis sowohl der gemeinsamen Entscheidungsfindung dienen als auch die Wahl von geeigneten Managementstrategien und die Patientenedukation unterstützen.

Aufbau und Anwendung

Das MCTF kann als eine Art Weiterentwicklung oder klinische Anwendungsvariante bereits bestehender Modelle zur Klassifizierung muskuloskelettaler Beschwerden wie der International Classification of Function, Disability and Health – ICF – (World Health Organization 2001) und von patientenzentrierten Modellen des Clinical Reasonings (Jones und Rivett 2006) gesehen werden. Ausgehend von Anamnese, Untersuchung und spezifischen Assessments können biopsychosoziale Aspekte nicht nur strukturiert erhoben, sondern auch gewichtet und einfach dokumentiert werden.

Das MCTF besteht aus zehn Komponenten (➤ Abb. 0.1), welche die wichtigsten Aspekte des Beschwerdebildes aus Sicht der betroffenen Person oder aus Sicht des untersuchenden Physiotherapeuten erfassen und quantifizieren. Innerhalb jeder Komponente erfolgt die Beurteilung des Aspekts entweder kategorisierend oder gewichtend (nach relativer Wichtigkeit), aber ohne Werteskala. Die Anzahl der zu beurteilenden Komponenten sowie deren Reihenfolge ist nicht vorgegeben und kann den individuellen Gegebenheiten angepasst werden.

Patientenperspektive

Im Rahmen der Anamnese ist es von zentraler Bedeutung, die Sichtweise des Patienten auf sein individuelles Gesundheitsproblem zu erheben und zu verstehen. Werden nur Teilaspekte des Problems erfragt, können wichtige Informationen für das individuelle Behandlungsmanagement verpasst werden.

Im Gespräch sollen daher zwingend Schlüsselfragen zu möglichen Sorgen und Ängsten sowie zu den Erwartungen und Zielen der Therapie gestellt werden. Das Erkennen der Resilienz und der persönlichen Ressourcen eines Patienten kann dabei helfen, gemeinsam realistische Therapieziele zu definieren.

Des Weiteren ist es wichtig zu erfassen, wie sich die Beschwerden auf Funktions-, Aktivitäts- und Partizipationsebene sowie auf die Lebensqualität des Betroffenen auswirken (World Health Organization 2001). Klinische Fragebögen sind dazu geeignet, die Auswirkungen der Beschwerden eines Patienten auf dessen Alltag, Beruf, soziales Umfeld, Freizeit und Sport zu quantifizieren.

PRAKTISCHER TIPP

Klinische Fragebögen zur Erfassung von Einschränkungen

Zuverlässige klinische Fragebögen in deutscher Sprache existieren bereits zu diversen Beschwerdebildern, die zudem auch als Verlaufsparameter genutzt werden können.

- **Neck Disability Index (NDI)** bei Nackenbeschwerden (Cramer et al. 2014)
- **Oswestry Disability Index (ODI)** bei lumbalen Rückenbeschwerden (Fairbank und Pynsent 2000)
- **Disabilities of Arm, Shoulder and Hand (DASH)** bei Beschwerden der oberen Extremität (Offenbacher et al. 2003)
- **Lower Extremity Functional Scale (LEFS)** bei Beschwerden der unteren Extremität (Binkley et al. 1999)

Komponenten des MCTF

Im Folgenden werden die zehn Komponenten des MCTF nach Mitchell et al. (2018) einzeln vorgestellt und die jeweiligen Hintergründe dazu beschrieben.

Diagnosen

Da die Klassifikation von Beschwerdebildern und das Erkennen von potenziellen Kontraindikationen (Red Flags) für die klinische Vorgehensweise entscheidend sind, wird im MCTF zwischen **spezifischen Diagnosen, unspezifischen Diagnosen** und **Red Flags** unterschieden.

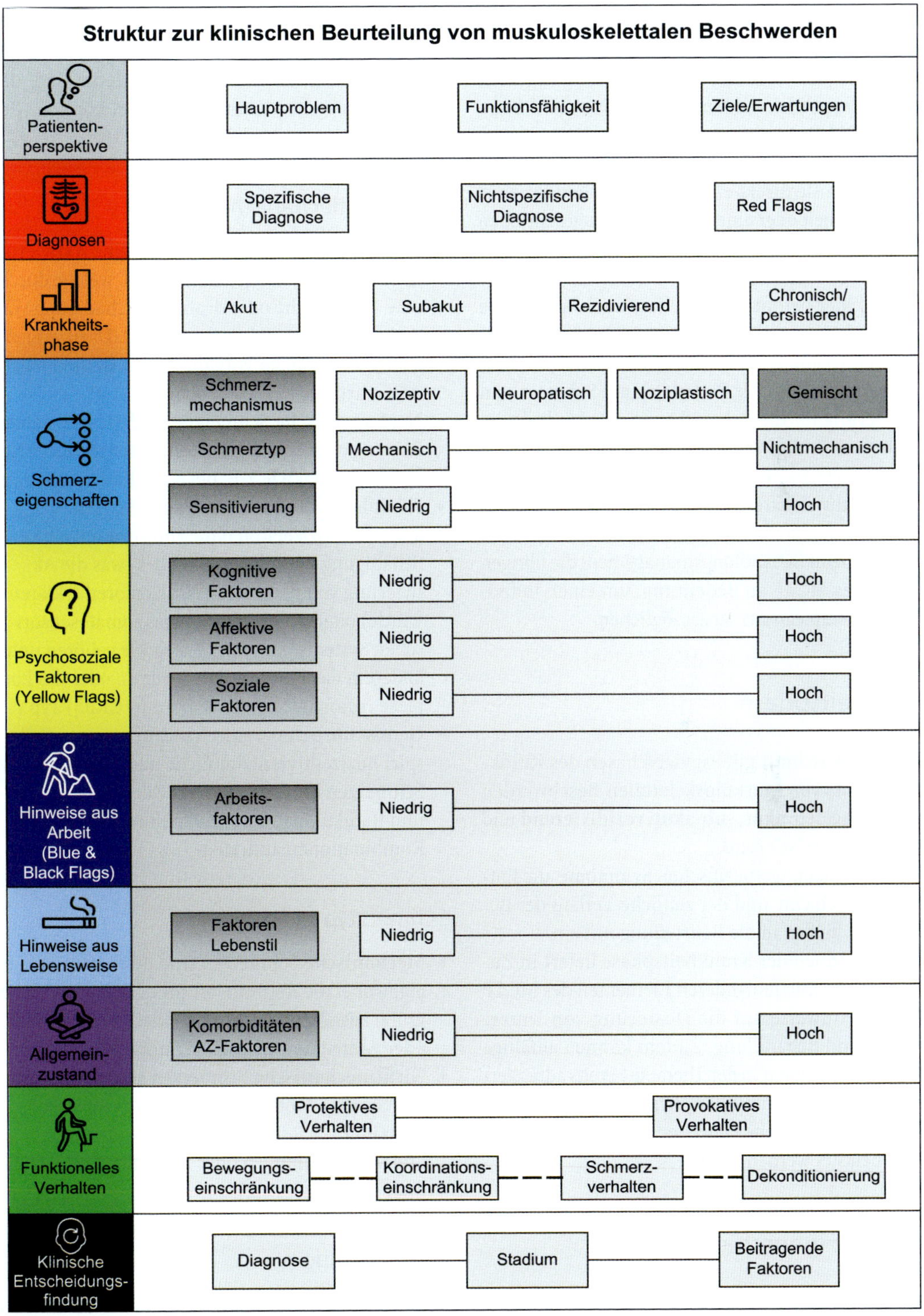

Abb. 0.1 Musculoskeletal Clinical Translation Framework (MCTF) zur strukturierten, klinischen Beurteilung muskuloskelettaler Beschwerden [E1050/P417].

Bei Anzeichen einer seriösen zugrundeliegenden Pathologie (Red Flags) sollten weiterführende Untersuchungen veranlasst und der Patient zu geeigneten Fachpersonen überwiesen werden (Ross und Boissonnault 2010).

Als **spezifisch** werden Beschwerden dann klassifiziert, wenn sie direkt einem biologischen Prozess, einer Krankheit oder einer Verletzung zugeschrieben werden können, zum Beispiel bei rheumatoider Arthritis oder Radikulopathien.

Es soll hier betont werden, dass auch spezifische Beschwerden von weiteren Faktoren des MCTF beeinflusst werden können. Im Rahmen der Therapie muss der direkte Einfluss der Pathologie auf Schmerz und Behinderung für die Behandlungsweise und -dosierung berücksichtigt werden.

Bei **unspezifischen** Diagnosen liegt keine strukturelle, nachweisbare Pathologie vor, welche die Beschwerden ausreichend erklären könnte. Demnach gewinnen beim Behandlungsmanagement die übrigen Aspekte des MCTF an Bedeutung, um einen individuellen Therapieansatz zu ermöglichen.

Krankheitsphase

In diesem Abschnitt gilt es, vier Phasen des Krankheitsverlaufs von muskuloskelettalen Beschwerden zu unterscheiden: **akut, sub-akut, rezidivierend** und **chronisch/persistierend.**

Die wundheilungsspezifischen Symptome, die Entstehungsgeschichte und der zeitliche Verlauf der Beschwerden fließen in die Beurteilung mit ein.

Das Erkennen der Krankheitsphase liefert in Zusammenhang mit den anderen Elementen des MCTF wichtige Hinweise auf die Dosierung von Untersuchung und Behandlung. Zudem können allfällige beitragende Faktoren in der Therapie bereits adressiert werden, wenn aufgrund der physiologischen Wundheilung das betroffene Gewebe mechanisch nur begrenzt belastet werden kann.

Schmerzeigenschaften

Das MCTF beschreibt und erfasst die Eigenschaften von muskuloskelettalen Beschwerden bezüglich des **Schmerzmechanismus,** des **Schmerztyps** und der **Sensitivierung.**

Es ist an dieser Stelle essenziell zu betonen, dass weder ein nozizeptiver peripherer Input noch ein Gewebeschaden Voraussetzungen dafür sind, dass Schmerzen wahrgenommen werden können (Raja et al. 2020).

Schmerzmechanismus

- **Nozizeptive** Schmerzen sind auf eine Aktivierung der Nozizeptoren zurückzuführen, welche durch eine tatsächliche oder drohende Schädigung von nichtneuralen Strukturen entsteht. Dazu zählen auch entzündliche Vorgänge wie z. B. rheumatoide Arthritis.
- **Neuropathische** Schmerzen sind die Folge einer Reizung oder Schädigung somatosensorischer Nervenstrukturen wie z. B. bei einer Radikulopathie.
- **Noziplastische** Schmerzen sind die Folge veränderter Nozizeption ohne Hinweise auf eine Schädigung des lokalen Gewebes (was die Aktivierung von peripheren Nozizeptoren erklären würde) oder auf eine Läsion des somatosensorischen Systems. Zu dieser Kategorie gehören unter anderem das Fibromyalgiesyndrom oder das komplexe regionale Schmerzsyndrom (CRPS) Typ 1.
- **Gemischte** Schmerzmechanismen, wie zum Beispiel nozizeptiv-entzündliche und neuropathische Schmerzen bei Patienten mit Rückenschmerzen und Radikulopathie, können in verschiedenen Kombinationen auftreten.

Schmerztyp

- **Mechanische** Schmerzen sind bewegungsabhängig, wobei die Reizantwort proportional zur Reizgröße ausfällt und schmerzlindernde Stellungen oder Aktivitäten einfach zu finden sind.
- **Nichtmechanische** Schmerzen sind bewegungsunabhängig, wobei die Reizantwort unverhältnismäßig zur Reizgröße ausfällt und schmerzlindernde Stellungen oder Aktivitäten schwer zu finden sind.

Sensitivierung

Sensitivierung bezeichnet die Zunahme der Reizantwort auf einen gewissen Reiz. Ausdruck einer Veränderung im schmerzverarbeitenden Nervensystem kann eine Allodynie (schmerzhafte Reaktion auf einen normalerweise nicht schmerzhaften Reiz) oder eine Hyperalgesie (überschießende Schmerzreaktion auf einen mechanischen oder thermischen Reiz) darstellen.

Der Grad der Sensitivierung **(niedrig – hoch)** spielt für das Behandlungsmanagement eine wichtige Rolle. Jedoch sollte eine Sensitivierung immer in Zusammenhang mit weiteren Faktoren eingeordnet werden. So ist diese kurzzeitig nach einem akuten Gewebetrauma physiologischer Natur und dient temporär dem Schutz der verletzten Strukturen vor Überlastung. In anderen Fällen könnte eine Sensitivierung jedoch eher als ein Hinweis auf noziplastische Veränderungen im Nervensystem interpretiert werden.

Psychosoziale Faktoren (Yellow Flags)

Entsprechend der aktuellen Definition ist Schmerz eine sensorische und emotionale Erfahrung (Raja et al. 2020). Zudem beeinflussen kognitive, psychologische und soziale Faktoren die Schmerzempfindung und das Schmerzverhalten (Vargas-Prada und Coggon 2015).

Als psychosoziale Faktoren werden im MCTF **kognitive Faktoren** (Gedanken und Überzeugungen), **affektive Faktoren** (Emotionen) und **soziale Faktoren** (Familie, Arbeit, Umfeld) erhoben und entsprechend ihrem Einfluss auf das Hauptproblem gewichtet.

Der Gebrauch von spezifischen, klinischen Fragebogen ist empfehlenswert, da Hinweise für eine mögliche Chronifizierung früh erkannt und interdisziplinäre Lösungen gesucht werden können.

PRAKTISCHER TIPP

Klinische Fragebögen zur Erfassung von psychosozialen Faktoren

Um den Einfluss psychosozialer Faktoren auf das Hauptproblem zu evaluieren, eignen sich unter anderem folgende Fragebögen, die auch in deutscher Sprache verfügbar sind:

- **Örebro Musculoskeletal Pain Screening Questionnaire (ÖMPQ):** geeignet zur Einschätzung des Risikos einer Chronifizierung und der Prognose (Linton und Hallden 1998, Linton und Boersma 2003). Maximal können 210 Punkte erreicht werden, wobei höhere Werte auf ein größeres Risiko einer Chronifizierung bzw. eine schlechte Prognose hinweisen; als Cut-off werden < 90 Punkte (geringes Risiko) und > 105 Punkte (hohes Risiko) vorgeschlagen (Linton und Boersma 2003, Linton und Hallden 1998).
- Es existiert zudem eine Kurzversion des Fragebogens **(ÖMSPQ),** die zehn Fragen beinhaltet: Punktemaximum 100, Cut-off Wert für auffällige Yellow Flags liegt bei 50 Punkten (Linton, Nicholas und MacDonald 2011).
- **Fear Avoidance Beliefs Questionnaire (FABQ):** geeignet zum Erfassen von Angstvermeidungsverhalten, insbesondere der Überzeugung darüber, wie körperliche Aktivität und Arbeit die Beschwerden beeinflussen (Waddell et al. 1993).
- **Tampa Scale of Kinesiophobia (TSK):** geeignet zum Erheben der Angst vor Bewegung und Verletzung (Houben et al. 2005).
- **Pain Catastrophizing Scale (PCS):** geeignet zum Erkennen von katastrophisierenden Gedanken (Osman et al. 1997).

Hinweise aus der Arbeit (Blue and Black Flags)

Um die sozioökonomischen Folgen von Gesundheitsproblemen zu reduzieren, sind das frühzeitige Erkennen und das gezielte Adressieren von arbeitsbedingten Faktoren, die in Bezug zu den Beschwerden stehen, wesentlich (Steenstra et al. 2005, Vargas-Prada und Coggon 2015).

Um die Arbeitsfaktoren besser unterscheiden zu können, wird im MCTF zwischen Arbeitswahrnehmung (**Blue Flags**) und Arbeitsplatzbedingung (**Black Flags**) unterschieden.

- **Blue Flags:** Arbeitszufriedenheit, Unternehmenskultur, Unterstützung von Vorgesetzten und Mitarbeitern, Wertschätzung, Termindruck, Unsicherheit etc.
- **Black Flags:** Art der Arbeit, Arbeitsanforderungen, Arbeitszeiten, Arbeitsplatz und dessen Einrichtung, Arbeitsbedingungen, vertragliche Regelungen, Entschädigungen etc.

Hinweise aus der Lebensweise

Die individuelle Schmerzwahrnehmung und -bewältigung wird von verschiedenen Verhaltensweisen und Lebensgewohnheiten beeinflusst (Dean und Soderlund 2015).

In dieser Rubrik des MCTF sollen Lebensstilfaktoren erfragt und deren Einfluss auf die Beschwerden quantifiziert werden.

Während regelmäßige Bewegung, dosierte körperliche Aktivität, genügend guter Schlaf und gesunde Ernährung positive neurophysiologische Effekte haben, können z. B. Nikotin, Alkohol, Bewegungsarmut, Schlafstörungen, Mangelernährung und Übergewicht negative Auswirkungen haben (Dean und Soderlund 2015).

Allgemeinzustand

In diesem Abschnitt wird der Einfluss des allgemeinen Gesundheitszustandes auf die Problematik erhoben. Dabei sollen Komorbiditäten, genetische Faktoren, familiäre Prädispositionen oder Medikamente in die Beurteilung miteinbezogen werden.

Solche Faktoren können den Heilungsprozess beeinflussen und sich auf die Behandlungsresultate und -prognose auswirken (Steenstra et al. 2005). Je größer der Einfluss von Komorbiditäten geschätzt wird, desto wichtiger kann eine interdisziplinäre, multimodale Behandlungsstrategie sein.

Funktionelles Verhalten

In diesem Abschnitt wird beurteilt, wie sich die Schmerzerfahrung des Patienten klinisch manifestiert, also wie sie sich auf sein Verhalten auswirkt. Es soll erwähnt werden, dass funktionelles Verhalten nicht nur durch biologische Einflüsse erzeugt, sondern auch von psychosozialen Faktoren beeinflusst wird.

Dabei werden das Bewegungsverhalten, veränderte Bewegungsmuster, Schonhaltungen und der Umgang mit den Schmerzen evaluiert.

Es wird zwischen **hilfreichen (protektiven/adaptiven)** und **nicht hilfreichen (provokativen/maladaptiven)** Verhaltensmustern unterschieden. Erkenntnisse aus der Anamnese, der funktionellen Demonstration und der körperlichen Untersuchung werden bei der Interpretation berücksichtigt.

- **Protektion und Adaptation:** hilfreiches Verhalten, das Schmerzen reduziert, zusätzlichen Gewebeschaden verhindert und den Heilungsprozess ermöglicht. Die Verhaltensweise wird dem Schmerz- und Heilungsverlauf adäquat angepasst. Das Korrigieren des adaptiven Verhaltens führt zu einer Verstärkung der Symptome.
- **Provokation und Maladaptation:** nicht hilfreiches Verhalten, das die Schmerzen provoziert, die Heilungsprozesse stört oder durch Angst- und Vermeidungsstrategien Schmerzen und Behinderung unterhält. Durch eine „Normalisierung" des Verhaltens werden die Symptome reduziert.

Das funktionelle Verhalten wird im MCTF in vier Kategorien beurteilt, wobei die Verhaltensweise in jeder Kategorie entsprechend als hilfreich oder nicht hilfreich bewertet wird.

Bewegungseinschränkung

Einschränkungen der aktiven oder passiven Beweglichkeit in die schmerzhafte Richtung, in der Akutphase und bei Gewebeschädigungen häufig hilfreich und durch protektive Muskelaktivierung bedingt.

Koordinationseinschränkung

Veränderungen der Kontrolle von Haltungen und Bewegungen, zum Beispiel durch Ausweichbewegungen, angepasste Bewegungsmuster oder veränderte Muskelaktivität.

Schmerzverhalten

Dieses Verhalten spiegelt den individuellen Grad an Sorge bezüglich der Schmerzen wider und kann sich sowohl verbal (Stöhnen, Wehklagen, Dramatisieren) als auch nonverbal (Mimik, Gestik, Ängste, Rückzug) äußern. Auch das Unterstützen der schmerzhaften Körperregion durch nicht betroffene Körperteile gehört dazu.

Dekonditionierung

Durch allgemeine habituelle Bewegungsarmut sowie durch länger andauernde Beschwerden bedingte Defizite von Kraft, Ausdauer und Belastbarkeit, auch wichtig zur Beurteilung der vorhandenen und potenziellen physischen Ressourcen.

Klinische Entscheidungsfindung

Der klinische Entscheidungsfindungsprozess basiert auf sämtlichen im MCTF erhaltenen Informationen und den Untersuchungsbefunden. Eine Zusammenfassung der Hauptfaktoren und der beitragenden Faktoren soll helfen, klinische Muster besser zu erkennen und eine zutreffende Arbeitshypothese zu formulieren.

Das MCTF erlaubt eine differenzierte Sicht auf pathobiologische Mechanismen und beitragende Faktoren. Das Gewichten der beteiligten Aspekte erleichtert die Priorisierung von Hypothesen und die Wahl von Behandlungsmaßnahmen.

Das MCTF liefert zudem wichtige Hinweise über die Bereitschaft und die Fähigkeit des Patienten am Behandlungsplan mitzuwirken.

Es ist wichtig zu bedenken, dass sich die Gewichtung der beitragenden Faktoren im Behandlungsverlauf ändern kann und dadurch die Behandlungsstrategie angepasst werden muss.

Management

Bis hierhin wurde der Inhalt des MCTF vorgestellt und aufgezeigt, welche Aspekte erfragt, erfasst und in die Beurteilung miteinbezogen werden sollten.

In einem nächsten Schritt geht es darum, die erhobenen Informationen zu einem **Gesamtbild** zusammenzuführen und mit dem Patienten eine geeignete Behandlungsstrategie festzulegen. Ziel soll sein, dass jeder Patient mit muskuloskelettalen Beschwerden eine **gezielte Behandlung** erhält, die individuell und auf seine einzigartige Kombination von beitragenden Faktoren ausgerichtet ist.

Natürlich gestaltet sich das Management immer patientenorientiert und es gibt keine allgemein anwendbaren Lösungsansätze. Genau hier kann das MCTF jedoch helfen, Faktoren, welche die individuelle Schmerzerfahrung beeinflussen, zu erkennen, strukturiert zu erheben und deren Einfluss auf das Hauptproblem abzuschätzen.

Den Grundstein, um die relevanten Informationen zu erheben, bilden **aktives Zuhören, gezieltes Nachfragen** und eine **hypothesengesteuerte klinische Untersuchung.**

Wird in Betracht gezogen, wie unterschiedlich, individuell und multidimensional beitragende Faktoren, Symptome und Beeinträchtigungen sein können, wird klar, dass neben Coaching und Patientenedukation in gewissen Fällen auch interdisziplinäre Ansätze nötig sind.

Aus einer übergeordneten Perspektive stellt sich die Frage, wie die Rolle der Physiotherapie beim Management von Patienten mit komplexen muskuloskelettalen Beschwerden aussehen soll. Als Physiotherapeutinnen und Physiotherapeuten sind wir mit der Herausforderung konfrontiert, unsere Rolle im Gesundheitswesen laufend zu reflektieren, die Grenzen der physiotherapeutischen Rolle zu respektieren und die Bereitschaft für eine Rollenerweiterung aufzubringen.

LITERATUR

Airaksinen, O. et al. (2006). Chapter 4. European guidelines for the management of chronic nonspecific low back pain. Eur Spine J, 15(2), S192–300.

Binkley, J.M. et al. (1999). The Lower Extremity Functional Scale (LEFS): scale development, measurement properties, and clinical application. North American Orthopaedic Rehabilitation Research Network. Phys Ther, 79, 371–83.

Cramer, H., R. et al. (2014). Validation of the German version of the Neck Disability Index (NDI). BMC Musculoskelet Disord, 15, 91.

Dean, E., Soderlund, A. (2015). What is the role of lifestyle behaviour change associated with non-communicable disease risk in managing musculoskeletal health conditions with special reference to chronic pain?. BMC Musculoskelet Disord, 16, 87.

Fairbank, J.C., Pynsent, P.B. (2000). The Oswestry Disability Index. Spine (Phila Pa 1976), 25, 2.940–2.952.

Houben, R.M. et al. (2005). Fear of movement/injury in the general population: factor structure and psychometric properties of an adapted version of the Tampa Scale for Kinesiophobia. J Behav Med, 28, 415–24.

Jones, M.A., Rivett, D.A. (2006). Clinical Reasoning in der Manuellen Therapie. München: Urban & Fischer.

Linton, S.J., Boersma, K. (2003). Early identification of patients at risk of developing a persistent back problem: the predictive validity of the Orebro Musculoskeletal Pain Questionnaire. Clin J Pain, 19, 80–86.

Linton, S.J., Hallden, K. (1998). Can we screen for problematic back pain? A screening questionnaire for predicting outcome in acute and subacute back pain. Clin J Pain, 14, 209–215.

Linton, S.J., Nicholas, M., MacDonald, S. (2011). Development of a short form of the Örebro Musculoskeletal Pain Screening Questionnaire. Spine (Phila Pa 1976), 36, 1.891–1.895.

Mitchell, T. et al. (2018). Musculoskeletal Clinical Translation Framework: From Knowing to Doing (eBook). Perth: Curtin University.

Offenbacher, M. et al. (2003). Validation of a German version of the Disabilities of Arm, Shoulder and Hand questionnaire (DASH-G). Z Rheumatol, 62, 168–177.

Osman, A. et al. (1997). Factor structure, reliability, and validity of the Pain Catastrophizing Scale. J Behav Med, 20, 589–605.

Pincus, T. et al. (2013). Twenty-five years with the biopsychosocial model of low back pain-is it time to celebrate? A report from the twelfth international forum for primary care research on low back pain. Spine (Phila Pa 1976), 38, 2.118–2.123.

Raja, S. N. et al. (2020). The revised International Association for the Study of Pain definition of pain: concepts, challenges, and compromises. Pain, 161, 1.976–1.982.

Ross, M. D., Boissonnault, W. G. (2010). Red flags: to screen or not to screen?. J Orthop Sports Phys Ther, 40, 682–684.

Steenstra, I. A. et al. (2005). Prognostic factors for duration of sick leave in patients sick listed with acute low back pain: a systematic review of the literature. Occup Environ Med, 62, 851–860.

Vargas-Prada, S., Coggon, D. (2015). Psychological and psychosocial determinants of musculoskeletal pain and associated disability. Best Pract Res Clin Rheumatol, 29, 374–390.

Waddell, G. et al. (1993). A Fear-Avoidance Beliefs Questionnaire (FABQ) and the role of fear-avoidance beliefs in chronic low back pain and disability. Pain, 52, 157–168.

World Health Organization. (2001). International Classification of Functioning, Disability and Health (ICF).

I

Wirbelsäule

FALL

1

Hannu Luomajoki

Akute lumbale Rückenschmerzen

Leitsymptome: Akute und blockierende Rückenschmerzen – deutliche Einschränkungen der Beweglichkeit – mögliche ausstrahlende Schmerzen

leicht

Definition

Akute Rückenschmerzen

Rückenschmerzen, die weniger als sechs Wochen dauern, werden als **akut** definiert. Schmerzen mit einer Dauer von sechs bis zwölf Wochen gelten als **subakut,** bei mehr als zwölf Wochen spricht man von **chronischen** Rückenschmerzen (Oliveira et al. 2018). Studien zeigen, dass bis zu 80 % der akuten Rückenschmerzen bereits nach 17 Tagen verschwunden sind (Qaseem et al. 2017). Wichtiger als die Einteilung nach akut/subakut/chronisch ist in der akuten Phase jedoch die Unterscheidung zwischen **spezifischen** (Red Flags) und **unspezifischen** Schmerzen. Für die Chronifizierung wichtige Risikofaktoren (Yellow Flags) sind schon in der ersten vier Wochen zu screenen.

1.1 Vorgeschichte

Der 32-jährige Ingenieur Herr M. kommt zum Arzt aufgrund akuter, beinahe schon invalidisierender Rückenschmerzen. Die Schmerzen haben vor sechs Tagen beim Volleyballspielen angefangen. Bei einem Schlag über das Netz spürte Herr M. einen heftigen Stich. Er konnte zwar weiterspielen, aber am Abend war der Rücken schon ziemlich steif und am nächsten Morgen völlig blockiert.

In diesem Fallbeispiel werden folgende Fragen analysiert und beantwortet:

- Was kann man bei heftigen akuten Rückenschmerzen machen?
- Was muss man dem Patienten vermitteln?
- Wie werden die Schmerzen behandelt und wie sieht die Prognose aus?

1.2 Untersuchungsbefunde

1.2.1 Medizinische Befunde

Herr M. hat sich direkt beim Arzt angemeldet. Da der Leidensdruck sehr hoch war und der Patient sehr verunsichert, wurde eine Magnetresonanztomografie (MRT) des Rückens gemacht. Dort ließ sich eine Diskushernie im Segment L4–L5 erkennen, allerdings ohne neurale Kompression.

Es fanden sich keine Hinweise auf neurologische Probleme. Die klinischen neurologischen Tests (Sensibilität, Kraft der Kennmuskeln und Reflexe, ➤ Fall 5) fallen negativ aus. Herr M. ist ansonsten gesund und fit, hat keine Grundkrankheiten oder größeren Unfälle gehabt und war immer voll arbeitsfähig.

Der Arzt versuchte, den Patienten zu beruhigen und riet dazu, abzuwarten, bis die Schmerzen abklingen würden, und verordnete Voltaren-Tabletten. Herr M. bestand auf eine Verordnung für Physiotherapie.

1.2.2 Physiotherapeutische Anamnese

Herr M. hat zentral im Rücken Schmerzen, ein Blockierungsgefühl hindert ihn daran, sich zu bewegen. Die Schmerzen strahlen jedoch nicht in die Beine aus, ebenso wenig leidet er unter Taubheits- oder Schwächegefühlen in den Beinen oder Füßen. Da er zuvor noch nie derartige Probleme hatte, fragt er sich, ob sein Rücken nun „völlig kaputt" sei.

Volleyball spielt Herr M. seit Jahren, mittlerweile allerdings nur noch einmal pro Woche. Andere Sportarten betreibt er nicht. Er ist beruflich sehr gefordert und hat sehr lange Arbeitstage. Außerdem ist er seit Kurzem verheiratet und hat nun überhaupt keine Zeit mehr für Sport. Er ist großgewachsen (192 cm) und schwer gebaut (103 kg), hat aber kein offensichtliches Übergewicht. Früher, als er noch intensiver Volleyball spielte, habe er diverse Verletzungen an den Beinen und der Schulter gehabt, aber der Rücken habe ihn noch nie groß beschäftigt. Herr M. hat gute Erfahrungen mit Physiotherapie gemacht und will deswegen auch dieses Mal möglichst schnell in die Therapie.

Auftreten der Symptome

Herr M. kann sich kaum nach vorne bücken: Einerseits entsteht ein Blockierungsgefühl im Rücken, andererseits wird hierbei auch ein zentraler Schmerz in der Lendenwirbelsäule (L1–L5) ausgelöst. Das Anziehen von Schuhen und Socken ist für ihn sehr mühsam, ebenso das Sitzen. Laufen kann er gut, Stehen so einigermaßen. Er hat bereits diverse Salben ausprobiert, die jedoch nur kurz halfen. Schlafen könne er zum Glück relativ gut.

Allgemeine Gesundheit

Herr. M. gibt an, im Allgemeinen gesund zu sein und noch nie größere Unfälle oder Krankheiten gehabt zu haben. Operationen gab es noch keine, er nimmt dauerhaft keine Medikamente. Er ist glücklich verheiratet und die Familienplanung sei ein Thema. Der Beruf mache ihm Spaß, außer der Tatsache, dass gerade im Moment viel los sei. Ein neues Software-Release fällt in seinen Zuständigkeitsbereich. Zusammenfassend liegen also keine offensichtlichen psychosozialen Faktoren vor, die seine Beschwerden mit erklären würden.

Erste Hypothesen

Seinen Angaben zufolge ist Herr M. sehr eingeschränkt, die Beschwerden werden beim Bücken und Sitzen provoziert. Dies würde zum klinischen Bild einer diskogenen Problematik passen. Ein anderes Muster wäre das einer Facettengelenksblockierung. Bei letztgenanntem ist aber der Leidensdruck in der Regel nicht so hoch und die Beschwerden bessern sich recht schnell spontan. Beachtet man die Subgruppierung von Rückenschmerzen (➤ Fall 4), gehören die Beschwerden von Herrn M. zu den unspezifischen, mechanischen Beschwerden mit einer Bewegungsdysfunktion (Movement Impairment).

KLINISCHER HINTERGRUND

Spontanheilung akuter Rückenschmerzen

Folgt man den Angaben aus evidenzbasierten Leitlinien, so haben akute Rückenschmerzen in der Regel einen sehr guten Verlauf. 90 % der Patienten haben nach vier bis sechs Wochen keine Probleme mehr (Oliveira et al. 2018). Bei den restlichen 10 % besteht jedoch ein hohes Chronifizierungsrisiko. Mechanische Schmerzen können in **bewegungsabhängige** (hier hat der Patient eine klare Bewegungseinschränkung) und **bewegungskontrollabhängige Schmerzen** unterteilt werden (Schmerzen treten in statischen Positionen und Haltungen auf, dafür sind Bewegungen typischerweise nicht eingeschränkt). Interessanterweise konnte bis jetzt nicht nachgewiesen werden, ob eine bestimmte Methode bei akuten Rückenschmerzen einer anderen Methode oder sogar der Spontanheilung überlegen wäre. Das Gleiche gilt für Medikamente.

1.2.3 Evaluation des Gesundheitszustands nach ICF

Personenbezogene Faktoren

Herr M. arbeitet Vollzeit als Ingenieur in einem IT-Büro, trägt dort große Verantwortung und hat demzufolge auch ein gewisses Stresslevel. Er ist glücklich verheiratet und hat bis jetzt noch keine Kinder. Er war bis zum Alter von etwa 20 Jahren sehr sportlich, mittlerweile spielt er nur noch einmal pro Woche

Volleyball. Er macht sich etwas Sorgen, ob er wegen der Rückenbeschwerden mit dem Sport aufhören muss und zukünftig nun immer Rückenschmerzen haben wird.

Umweltfaktoren

Herr M. sitzt praktisch fast den ganzen Tag im Büro auf einem normalen Bürostuhl, der nicht speziell einstellbar ist. Hilfsmittel oder ein Stehpult hat er nicht, diesbezüglich hat er sich auch noch nie Gedanken gemacht.

Funktions- und Strukturebene

Inspektion

Herr. M. ist kräftig gebaut. Sein Rücken ist eher gerade, die BWS jedoch etwas kyphotisch. Seine Bewegungen wirken insgesamt eher steif, die Muskulatur ist gut trainiert. Das Becken steht gerade und symmetrisch. Die Beinachsen sind unauffällig.

Schmerzangaben

Numeric Rating Scale (NRS): im schlimmsten Fall 8/10, im besten Fall 2/10.

Aktive Bewegungen

In der Flexion kommt Herr M. mit den Fingern gerade bis zur Mitte der Oberschenkel und ist somit recht eingeschränkt. Die Extension macht er vorsichtig, die Bewegung ist aber schmerzfrei. Rotation und Lateralflexion sind beidseits gleich eingeschränkt und mühsam in der Ausführung.

Hypothesen

Da der Bewegungsumfang eingeschränkt und mit Schmerzen verbunden ist, gehört er zur Gruppe der mechanischen bewegungsabhängigen Probleme. In diesem Fall macht es auch keinen Sinn, die Bewegungskontrolle (➤ Fall 4) zu untersuchen.

Herr M. hat akute mechanische Rückenschmerzen. Da deren Beginn eindeutig mit einem bestimmten Ereignis zusammenhängt, ist die Wahrscheinlichkeit, dass Red Flags vorliegen, recht gering.

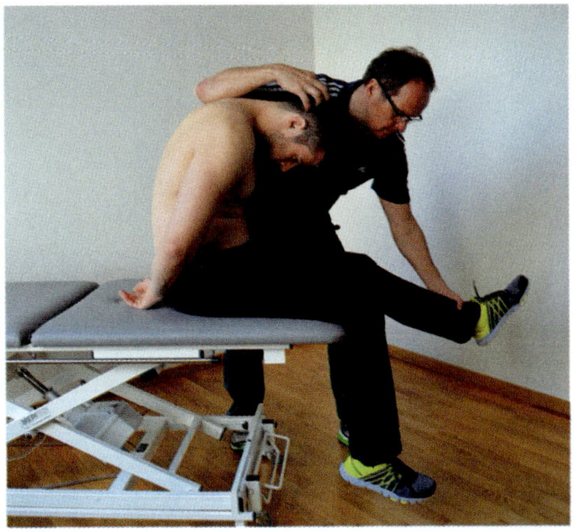

Abb. 1.1 Slump-Test [P417]

Neurologie und Neurodynamik

Der Straight-Leg-Raise-Test (SLR) ist beidseits ca. 60° eingeschränkt, die strukturelle Differenzierung (in diesem Fall über die Innenrotation der Hüfte) fällt aber negativ aus; die Schmerzen werden endgradig nicht mehr reproduziert. Der Slump-Test (➤ Abb. 1.1) ist positiv. Beim Strecken des Beins werden Schmerzen im Rücken provoziert, die nachlassen, sobald Herr M. den Kopf extendiert. Die neurologische Testung der Kennmuskeln, Sensibilität und Reflexe ist negativ.

⚠ **VORSICHT**

Red Flags bei akuten Rückenschmerzen

Red Flags, also ernsthafte Pathologien bzw. Hinweise darauf, sind sehr selten bei akuten Rückenschmerzen (ca. 1 % der Fälle). Am wichtigsten ist hier die Fraktur, dazu müsste ein heftiger Unfall im Sinne eines Sturzes oder Schlags vorgefallen sein. Auch bei älteren Frauen mit Osteoporose muss als Folge von Stürzen an eine Fraktur gedacht werden. Tumore und Krebs sind noch seltener als Frakturen. Hinweis hierauf wäre ein bekanntes Karzinom in der Vergangenheit bei dem Patienten. Weitere Red Flags wären massiver Gewichtsverlust (ca. 10 kg in einem Monat) oder heftige Nachtschmerzen, die tagsüber verschwinden. Entzündliche Rückenschmerzen, genauer gesagt Morbus Bechterew, hat ein langes diagnostische Delay. Typisch hierfür wären seit längerem andauernde morgendliche Rückenschmerzen.

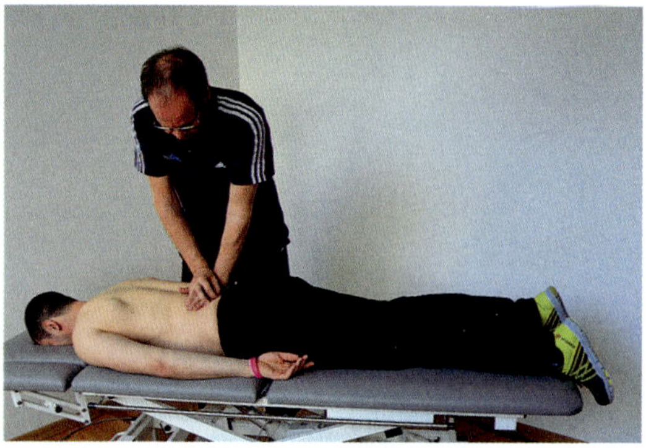

Abb. 1.2 Posterior-anteriorer Druck (PA) [P417]

Muskeltests

Die Länge der Muskulatur ist aufgrund der Schmerzen nicht zu evaluieren. Die ischiokrurale Muskulatur macht einen verkürzten Eindruck beim SLR-Test. Der Thomas-Test für die Länge der ventralen Oberschenkelmuskulatur scheint im Moment nicht nötig.

Palpation

Die paravertebrale Rückenmuskulatur ist sehr hyperton und gut ausgebildet. Auch die Mm. multifidi sind am lumbosakralen Übergang gut spürbar und hart. Die gluteale Muskulatur ist auch hyperton und machen einen starken Eindruck. Bauchdecke und ventrale Bauchmuskulatur sind eher hyperton. Die intervertebrale lumbale Beweglichkeit in Flexion ist gering. Bei der Testung der posterior-anterioren Bewegung (➤ Abb. 1.2) sind die Segmente L3–L4, L4–L5 und L5–S1 steif und zum Teil schmerzhaft, jedoch weniger als erwartet.

KLINISCHER HINTERGRUND

Zuverlässigkeit der Tests

Die Bedeutung der Palpationsbefunde hat vor dem Hintergrund der aktuellen Evidenz abgenommen. Die Intertester-Reliabilität der segmentalen Palpation ist in Studien als schwach bewertet worden (Schneider et al. 2008). Dafür sind Schmerzprovokationstests wie der posterior-anteriore Druck zuverlässiger und aus diesem Grund eher zu empfehlen. Auch neurodynamische Tests sind als Provokationstests zu sehen und haben eine akzeptable Reliabilität. Was bedeutet Intertester-Reliabilität?
Werden beispielsweise in einer Studie 30 Patienten unabhängig von zwei verschiedenen Therapeuten untersucht (Aussage: Test positiv oder negativ), kann man die Übereinstimmung der beiden Therapeuten bestimmen. Ein gewisser Teil dieser Übereinstimmung kann dem Zufall geschuldet sein. Auch zwei gänzlich unerfahrene Therapeuten kämen bei der gleichen Bewertung auf eine gewisse Übereinstimmung, ohne dass beide eine hohe Expertise aufweisen würden. Der sogenannte Kappa-Wert berücksichtigt den Zufall bei der Bewertung der Übereinstimmung der beiden Therapeuten. Dieser liegt zwischen Null und Eins. Null würde bedeuten, die Übereinstimmung wäre nicht besser als der Zufall. Werte von 0,4 bis 0,6 gelten als mäßig, über 0,6 als sehr zuverlässig und über 0,8 als exzellente Übereinstimmung.

KLINISCHER HINTERGRUND

Wann spielt die Diagnose Diskushernie eine Rolle in der Therapie?

Die Diagnose einer Diskushernie wird häufig gestellt und ist wahrscheinlich auch die häufigste Diagnose als Erklärung von akuten Rückenschmerzen. Solch eine Diagnose sollte aber mit Vorsicht interpretiert werden. Viele Menschen haben auch ohne Rückenschmerzen eine durch ein MRT-Bild bestätigte Diskushernie (Brinjikji et al. 2014). Dies bedeutet, dass eine Diskushernie oft vorkommt, aber nicht zwingend Probleme machen muss. Das Phänomen, dass Patienten durch die Kenntnis der Diagnose oftmals iatrogen negativ beeinflusst werden („sie müssen wahrscheinlich operieren"), ist bekannt. Kaum kennt man die vermeintliche Ursache der Schmerzen, fangen die Probleme an. Operationen sind jedoch nur in den seltensten Fällen notwendig. Liegt eine Nervenwurzelaffektion mit klaren neurologischen Befunden vor, die sich auch nach ein paar Wochen nicht bessern, kann eine neurochirurgische Intervention in Betracht gezogen werden (➤ Fall 5).

Aktivitätsebene

- Schmerz-NRS:
  - In Ruhe 2/10
  - Beim Bücken 8/10
- Roland Morris Disability Questionnaire (RMQ, ➤ Fall 5): 6/24 Punkten = 25 % Behinderung im Alltag wegen Rückenschmerzen

Partizipationsebene

Herr. M. kann im Moment kaum arbeiten, da Sitzen länger als 30 Minuten nicht möglich ist. Er arbeitet aber etwa 50 % von zu Hause aus. Sport treiben kann er im Moment gar nicht.

1.3 Zusammenfassung der wichtigsten Befunde

Die nachfolgenden Beschreibungen orientieren sich an den klassischen Hypothesenkategorien.

Pathobiologische Mechanismen

Als Auslöser gab es klar einen kleinen Unfallmechanismus durch den kräftigen Schlag beim Volleyball, was nach Meinung des Patienten das Problem ausgelöst hat. Da erst sechs Tage seit dem Ereignis vergangen sind, kann die Problematik noch der Entzündungsphase zugeordnet werden: Das Gewebe braucht noch Zeit, um zu heilen. Der Schmerzmechanismus ist somit nozizeptiv-entzündlich, aber auch mechanisch.

Quellen der Symptome

Als mögliche Quellen der Symptome kommen die Bandscheibe, Bänder, die Gelenkkapseln der Facettengelenke sowie die dorsale Rückenmuskulatur in Betracht.

Dysfunktion

- Unfähigkeit, länger als 30 Minuten zu sitzen
- Mühe mit der Arbeit
- Mangelnde Beweglichkeit des Rückens (Flexion eingeschränkt)
- Sehr viel Mühe, Socken und Schuhe anzuziehen

Vorsichtsmaßnahmen/Kontraindikationen

Es gibt keine Kontraindikationen, da Herr M. jung und gesund ist und keine neurologische Befunde vorliegen. Vorsicht bei der Dosierung der Techniken ist eventuell geboten, da die Problematik noch akut ist und somit in der entzündlichen Phase.

Beitragende Faktoren

Beitragende Faktoren sind zum einen die sitzende Arbeitstätigkeit (Bürostuhl) sowie der Sport (Volleyball), worin er eigentlich nicht mehr so viel Übung hat und sich damit einem erhöhten Risiko aussetzt.

Gedanken des Patienten über das Problem

Der Leidensdruck ist hoch. Herr M. kann fast nicht arbeiten und die Beschwerden selbst kaum lindern. Er ist zudem verunsichert wegen der Diagnose „Diskushernie" und meint, er müsse eventuell sogar operiert werden. Auch stellt er sich die Frage, ob sein Rücken je wieder gut werden würde. Ihn beschäftigt der auf dem MRT-Bild sichtbare Bandscheibenvorfall.

Definition

Nocebo

Der Noceboeffekt ist das Gegenteil des Placeboeffekts: Eine Maßnahme erzeugt eine negative Auswirkung und/oder einen negativen Effekt, obwohl sie an sich keine Wirkung haben sollte (Benedetti et al. 2007). Einfacher gesagt: Der Patient und seine Symptome verschlechtern sich, obwohl nichts unternommen wurde. Im Alltag sind beispielsweise Informationen für den Patienten klassische Nocebos: „Ihr Röntgenbild sieht ziemlich schlimm aus, sie haben eine starke Arthrose!" Dies kann dazu führen, dass ein ungünstiger Verlauf unterstützt wird. Relevante Informationen, wie etwa die Häufigkeit solcher Befunde bei Personen ohne Schmerzen im zunehmenden Alter, werden oftmals vergessen.

Es wird vermutet, dass ein Großteil der Chronifizierungen von Beschwerden auf diese misslichen Informationen (unter anderem von Arztseite) zurückzuführen ist. Im Bereich der Physiotherapie können dies etwas Aussagen über etwaige Beinlängendifferenzen oder Verspannungen sein, häufige Befunde, die in der Regel nur bedingt mit dem Problem zusammenhängen.

1.4 Physiotherapeutische Zielsetzung

Wichtig ist es, dem Patienten die Situation zu Beginn gut zu erklären. Patientenedukation besteht hier aus Beruhigung und Aufklärung über den sehr positiven Spontanverlauf der akuten Rückenschmerzen. Dazu sind Übungen notwendig, die die Beschwerden lindern und die er selbst umsetzen kann.

Ziele

- Verbesserung der Beweglichkeit des Rückens, vor allem Richtung Flexion
- Schmerzlinderung
- Eigenmanagement des Rückenproblems mittels Übungen erlangen

Der wegen der Diagnose „Diskushernie" verunsicherte Herr M. kann beruhigt werden: Diskushernie per se bedeutet nicht viel. Ähnlich einer Distorsion des Sprunggelenks (➤ Fall 32) heilt eine Diskushernie ebenfalls mit der Zeit.

Prognose

Für eine günstige Prognose spricht die kurze Dauer der Beschwerden und die in den meisten Fällen sehr schnelle und gute Spontanheilung von akuten Rückenschmerzen. Die Bedenken des Patienten hinsichtlich der Ursache des Problems müssen miteinbezogen werden. Für eine gute Prognose sprechen weiterhin das junge Alter, der sportliche Hintergrund und die klaren Befunde. Typische Yellow Flags (➤ Fall 2) liegen, außer der Unsicherheit bezüglich der Diagnose, keine vor.

1.5 Physiotherapeutische Maßnahmen

Herr M. hat zeigt eine Bewegungsdysfunktion in der Flexion, dafür ist die Extension schmerzlos. Das klinische Bild ist klar. Bezüglich des Noceboeffekts muss bedacht vorgegangen werden: Eine ungeschickte Kommunikation könnte die bestehenden Ängste und Unsicherheiten des Patienten verstärken (Benedetti et al. 2007). Kommunikation ist sehr wichtig in dieser ersten Phase. Nocebos sollten vermieden werden, Aufklärung und Beratung sollten motivierend und unterstützend sein.

Im ersten Schritt wird dem Patienten die Problematik verständlich erklärt: Wie kam es zu dem Vorfall, warum tut es weh und was kann dagegen gemacht werden? Auch die Zusammenhänge zwischen dem Befund der Bildgebung (Bandscheibenvorfall) und den klinischen Symptomen muss erklärt werden. Oftmals sind diese falsch-positiv (➤ Fall 5), strukturelle Befunde müssen also keine Symptome auslösen, zumal in diesem Fall keine neurologischen Zeichen vorliegen. Diese Informationen beruhigen den Patienten und stimmen ihn zuversichtlich. Er gewinnt damit den Eindruck, dass es nun eine plausible Erklärung für seine Beschwerden gibt.

Anfangs steht die Flexionsdysfunktion im Fokus, da das Sitzen das Hauptproblem ist. Es wird ein straffes Tape an seinem Rücken angebracht, so kann Herr M. die Position des Rückens im Sitzen gut kontrollieren. Es werden Extensionsübungen nach McKenzie (➤ Abb. 1.3) angewendet (Clare, Adams und Maher 2004, Kilpikoski et al. 2002). Herr M. soll so häufig wie möglich (am besten einmal pro Stunde mit je zehn Wiederholungen) in der Bauchlage Extensionsbewegungen durchführen. Für den Bürostuhl wird ein Keilkissen empfohlen.

In den ersten Sitzungen wird auch versucht, manualtherapeutisch zu arbeiten. Zum Einsatz kommen Techniken nach Maitland (Maitland et al. 2006). Häufig helfen bei diesen akuten Fällen und sagittalen

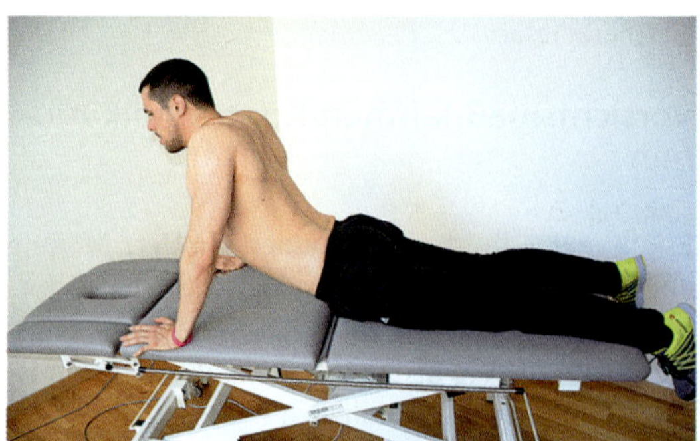

Abb. 1.3 McKenzie-Extensionsübung [P417]

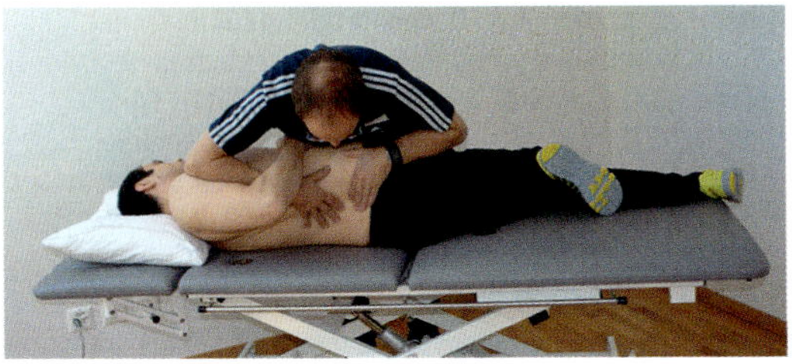

Abb. 1.4 Rotationsmobilisationen [P417]

Bewegungseinschränkungen (Flexion und Extension) posterior-anteriore Druckbewegungen (PAs) oder unilaterale PAs (➤ Abb. 1.2). Rotationsmobilisationen (➤ Abb. 1.4) sind eine weitere Option. Diese Techniken funktionieren aber typischerweise eher bei unilateralen und einseitig ausstrahlenden Schmerzen.

Herrn M. wird empfohlen, mit den Übungen regelmäßig (mehrere Male pro Tag) fortzufahren und für die Arbeit im Büro das Keilkissen zu benützen. Dem Patienten wird Mut zugesprochen und mitgeteilt, dass eine Operation für ihn nicht infrage kommt.

WAS WÄRE, WENN ...

... Extensionsübungen nicht wirken?

Eine weitere Möglichkeit bei akuten Rückschmerzen ist die manuelle Therapie. Lokale PAs und unilaterale Mobilisation sind häufig eine gute Option, Rotationsmobilisation ebenso. Wenn die Irritierbarkeit sehr hoch ist, kann auch mittels Traktionen versucht werden, die Symptome zu lindern. Falls die akute Problematik eher mit einer Facettenblockierung zusammenhängt, ist auch die orthopädische manuelle Therapie eine Möglichkeit. Diese wird von Chiropraktikern und spezialisierten Physiotherapeuten mit OMT-Diplom durchgeführt.

Herr M. kommt anfänglich zweimal pro Woche in die Therapie, ab der dritten Woche einmal pro Woche und gegen Ende nur noch einmal alle drei Wochen. Insgesamt kommt er zu neun Behandlungen (= eine Therapieserie). Er bemerkt relativ schnell eine Verbesserung und ist somit motiviert, die Übungen fortzusetzen.

Assessments nach fünf Monaten

Die Ergebnisse des Zwischenassessments zeigt ➤ Tab. 1.1.

1.6 Evidenzbasierte Zusammenfassung

Akute Rückenschmerzen haben eine sehr gute Prognose (Oliveira et al., 2018). Etwas überspitzt gesagt, können sie mit Schnupfen verglichen werden. Eine Erkältung geht in zwei Wochen wieder weg, so ist es in den meisten Fällen bei den Rückenschmerzen auch. In den neueren Leitlinien wird von so gut wie allen Maßnahmen abgeraten. Eine Bildgebung ist nicht nötig ohne neurologische Ausfälle. Medikamente werden auch nicht empfohlen, es sei denn, der Leidensdruck ist sehr hoch, wenn der Patient z. B. nicht schlafen kann (Qaseem et al. 2017). **Aktiv bleiben** lautet die Devise. Trotz der Schmerzen sollte man sich im Alltag normal bewegen und auch möglichst rasch zur Arbeit zurückkehren. Bettruhe ist kontraindiziert. Ein Arztbesuch ist eigentlich nicht nötig, die beste Anlaufstelle ist die Physiotherapie. Mehrere Studien zeigen, dass ein Direktzugang sehr effektiv und kostengünstig ist (Ojha, Snyder und Davenport 2014).

Tab. 1.1 Zwischenassessment

Assessment	Anfang	Nach sieben Wochen	Bemerkungen
NRS	8/10	0/10	Keine Schmerzen mehr
PSFS (Patient-specific Functional Scale)	Nach ½ h Sitzen: 8/10	0/10, nach 8 h Sitzen: 2/10	PSFS eigentlich bei 0/10, nach einem ganzen Bürotag noch etwas Schmerzen
Flexion	¾ eingeschränkt	Volle Beweglichkeit	Normalisiert
RMQ	25 % Behinderung	0 % Behinderung	Sehr gutes Resultat

LITERATUR

Benedetti, F. et al. (2007). When words are painful: unraveling the mechanisms of the nocebo effect. Neuroscience, 147(2), 260–271.

Brinjikji, W. et al. (2014). Systematic Literature Review of Imaging Features of Spinal Degeneration in Asymptomatic Populations. AJNR Am J Neuroradiol.

Clare, H.A., Adams, R., Maher, C.G. (2004). A systematic review of efficacy of McKenzie therapy for spinal pain. Aust J Physiother, 50(4), 209–216.

Kilpikoski, S. et al. (2002). Interexaminer reliability of low back pain assessment using the McKenzie method. Spine (Phila Pa 1976), 27(8), E207–214. Retrieved from http://www.ncbi.nlm.nih.gov/entrez/query.fcgi?cmd=Retrieve&

Maitland, G.et al. (2006). Maitland Manipulation der Wirbelsäule: Springer Medizin Verlag.

Ojha, H.A., Snyder, R.S., Davenport, T.E. (2014). Direct access compared with referred physical therapy episodes of care: a systematic review. Phys Ther, 94(1), 14–30.

Oliveira, C.B. et al. (2018). Clinical practice guidelines for the management of non-specific low back pain in primary care: an updated overview. Eur Spine J, 27(11), 2.791–2.803.

Qaseem, A., Harris, R.P., Forciea, M.A., Clinical Guidelines Committee of the American College of P. (2017). Management of Acute and Recurrent Gout: A Clinical Practice Guideline From the American College of Physicians. Ann Intern Med, 166(1), 58–68.

Schneider, M. et al. (2008). Spinal palpation for lumbar segmental mobility and pain provocation: an interexaminer reliability study. J Manipulative Physiol Ther, 31(6), 465–473.

FALL

2

Hannu Luomajoki

Chronische lumbale Rückenschmerzen

Leitsymptome: Seit Jahren chronische Rückenschmerzen – unklares Verhalten – bisherige medizinische Maßnahmen und Therapie erfolglos

schwer

Definition

Chronische Rückenschmerzen

Chronische Schmerzen dauern definitionsgemäß länger als drei Monate an. Man kann aber auch von chronischen Schmerzen sprechen, wenn ihre Dauer die normale Heilungszeit deutlich überschreitet. Nach einer oder mehreren Rückenoperationen muss diskutiert werden, was die „normale" Heilungszeit ist. Sicherlich sollte aber sechs Monate nach der Operation die Heilung ziemlich abgeschlossen sein, oder die Symptome sollten sich zumindest massiv gebessert haben.

2.1 Vorgeschichte

Frau M. ist 44 Jahre alt und hatte in den letzten zwölf Jahren insgesamt drei Rückenoperationen. Seit sieben Jahren bezieht sie eine 50-prozentige Invalidenrente. Sie darf 50 % arbeiten, wenn es möglich ist. Frau M. empfindet merkwürdige Symptome in beiden Beinen und zum Teil auch im Rücken, ihre körperliche Belastbarkeit ist sehr gering. Bereits nach einer halben Stunde Laufen fühlen sich ihre Beine geschwollen und steif an und sie verliert das Gefühl in ihnen. Dauert die Belastung weiter an, spürt Frau M. ihre Beine mit der Zeit gar nicht mehr. Aus biomedizinischer Perspektive sind die damaligen Operationen gelungen, da Frau M. keine objektivierbaren neurologischen Symptome mehr zeigt. Als Medikation stehen ihr zahlreiche Optionen von entzündungshemmenden Mitteln bis hin zu Opiaten zur Verfügung, die sie bei Bedarf einnehmen soll.

In diesem Fallbeispiel werden folgende Fragen analysiert und beantwortet:

- Was sind Merkmale chronischer Rückenschmerzen mit zentraler Schmerzverarbeitungsstörung?
- Was für Faktoren spielen eine Rolle bei der zentralen Verarbeitungsstörung?
- Was sind in diesem Fall die Behandlungsoptionen?

2.2 Untersuchungsbefunde

2.2.1 Medizinische Befunde

Im Röntgenbild sind deutliche **degenerative Zeichen** in der Lendenwirbelsäule (LWS) erkennbar. Vor zwölf Jahren hatte Frau M. eine erste Diskushernie mit ausstrahlenden Schmerzen und leichten neurologischen Ausfallerscheinungen im Segment L4/L5. Die Kraft des M. tibialis anterior war abgeschwächt und es trat ein leichtes Taubheitsgefühl im Bereich des medialen Unterschenkels auf. Drei Wochen nach dem Beginn dieser Symptomatik wurde sie bereits operiert (Sequestrektomie).

Der weitere Verlauf gestaltete sich zunächst positiv, nach drei Monaten traten die Symptome jedoch erneut auf. Ähnlich wie vor der Operation hatte Frau M. diskrete Ausfallerscheinungen, dominant waren aber die Schmerzen im ganzen Bein. Es wurde eine Instabilität des unteren Rückens diagnostiziert und eine Spondylodese vorgeschlagen. Nach dieser Operation durfte sie drei Monate lang nicht sitzen und musste ein Korsett tragen. Physiotherapie wurde verboten, Anstrengungen jeglicher Art galt es zu vermeiden, um den Rücken angemessen zu schonen und zu stabilisieren. Nach einiger Zeit begann sie wieder mit etwas Gymnastik, fand dies aber eher mühsam, da sie sich körperlich nicht in der besten Verfassung befand: Sie hatte während der ganzen Odyssee 15 kg zugenommen.

Sieben Monate nach der Spondylodese nahm die Symptomatik wieder zu (Schmerzen in den Beinen und im Rücken). Ein MRT ergab, dass sich die Schrauben der Wirbelsäulenverblockung gelöst hatten und zwei von ihnen sogar gebrochen waren. In einer weiteren Operation wurden die Schrauben und Platten wieder entfernt. Es folgten diverse Therapien und Rehabilitationsaufenthalte. Die Rückenschmerzen und die merkwürdige Gefühlslosigkeit sowie die Schmerzen im Bein waren weiterhin Bestandteil ihres Alltags. An eine Wiederaufnahme der Arbeit war nicht zu denken und Frau M. kümmerte sich zu Hause hauptsächlich um ihre Kinder.

2.2.2 Physiotherapeutische Anamnese

Die erste physiotherapeutische Sitzung (60 Minuten) reicht aus, um sich ein klares und differenziertes Bild von der Situation der Patientin zu machen. Auf der einen Seite dominieren biomedizinische Diagnosen und Fachbegriffe ihre Geschichte, andererseits hat sie mittlerweile eigene Vorstellungen und Meinungen (beliefs) betreffend den bisherigen Verlauf und die Interventionen. Therapeutisch hat sie schon so ziemlich alles ausprobiert: von Massagen über Osteopathie und Manualtherapie bis hin zur Elektrotherapie. Gemeinsamer Nenner all dieser Therapieformen ist die Passivität, ein aktives Verhalten der Patientin wurde bis dahin noch nicht intensiv unterstützt. Sie habe zwar einmal ein medizinisches Training absolviert, das habe jedoch kaum etwas gebracht, und sie habe nach ein paar Sitzungen wieder aufgehört.

Auftreten der Symptome

Eigentlich ist Frau M. in der Lage, alles zu tun, lediglich die Dauer der Aktivität ist limitiert. Länger als 30 Minuten Stehen, Laufen oder längeres Sitzen (wie zum Beispiel beim Autofahren) sind unmöglich. Dann verschwindet das Gefühl in den Beinen, die Kraft lässt nach und eine zunehmende subjektive Lähmung tritt ein. Hilfreich gegen diese Symptome ist einzig und allein das auf dem Rücken liegen, wobei dies auch nicht in allen Fällen funktioniert.

Allgemeine Gesundheit

Frau M. ist körperlich nicht sehr fit. Sie arbeitet seit zwölf Jahren nicht mehr und hat in dieser Zeit gut 15–20 kg zugenommen. Im Haushalt macht sie nur das Nötigste, eine Putzfrau unterstützt sie hier. Ihre Kinder (14 und 16 Jahre) sind weitestgehend selbstständig, ihr Mann hilft hier und da beim Kochen.

Was ist hier los?

Die lange und komplexe Geschichte lässt einen peripher-nozizeptiven Schmerzmechanismus unwahrscheinlich erscheinen. Ein **zentraler Mechanismus** (zentrale Sensibilisierung) ist wahrscheinlicher. Nach der neuen Definition der IAPS nennt man diese Art Schmerz noziplastisch (IASP 2017).

Erste Hypothesen

Wichtig ist es, Frau M. aktiv zuzuhören, damit der Komplexität ihrer Geschichte Rechnung getragen wird und eruiert werden kann, wie sie selbst ihre Symptomatik versteht und interpretiert. Liegen hier Ängste, Unklarheiten und Unsicherheiten zugrunde (Thought Viruses)? Falls ja, sollte die Therapie Strategien wie Schmerzen erklären, Patientenedukation und vor allem eine sinnvolle Steigerung der Belastbarkeit beinhalten.

PRAKTISCHER TIPP

Unterscheidung von zentralen und peripheren Schmerzmechanismen

Bereits in der Anamnese lassen sich erste Hinweise finden, ob der Schmerz seine Quelle eher in der Peripherie oder im zentralen Nervensystem hat.

Periphere Probleme sind deutlich eingegrenzt und haben ein mechanisches Verhalten. Die Patienten können relativ gut benennen, was die Schmerzen provoziert und was sie lindert. Die Schmerzhistorie ist eindeutig und eher kurz (zieht sich nicht über Jahre). Die Beschwerden haben somit ein klares Verhalten. Die Patienten sind zuversichtlich hinsichtlich der Prognose der Beschwerden. Der Leidensdruck ist relativ gering, obschon auch akute und klare Probleme sehr schmerzhaft sein können. Die Behinderung im Alltag (z. B. zu evaluieren mit dem Oswestry Disability Index/ODI oder dem Roland Morris Disability Questionnaire/RMDQ) ist nicht hoch und liegt in der Regel < 30 % der maximalen Punktzahl bei diesen Fragebögen.

Bei dominant **zentralen Schmerzmechanismen (noziplastisch)** ist das Areal der Symptomatik oft größer, segmental nicht begrenzt und betrifft häufig auch bereits ganze Extremitäten oder beide Seiten. Das unklare Verhalten der Beschwerden dominiert, die Schmerzen „machen, was sie wollen". Patienten fangen an, an sich selbst und an der medizinischen Betreuung zu zweifeln, Therapien bleiben häufig erfolglos. Oft sind auch sogenannte Attributionen zu finden: Die Patienten schieben die Schuld an ihrer Situation anderen Personen oder den Umständen zu. Eine tiefe Selbstwirksamkeit ist ebenfalls ein häufiger Begleitfaktor, Unsicherheit und geringe Zuversicht sind spürbar. Laut Aussage der Patienten scheint niemand zu wissen, was sie wirklich haben und was ihnen helfen kann (Goubert und Ickmans 2010, Smart et al. 2010 Nijs).

2.2.3 Evaluation des Gesundheitszustands nach ICF

Personenbezogene Faktoren

Ursprünglich arbeitete Frau M. als Fußpflegerin. Sie ist zudem auch gelernte Homöopathin, hat in diesem Beruf aber nie gearbeitet. Die Fußpflege bietet sie von Zeit zu Zeit zu Hause an, hier hat sie ein separates Zimmer dafür. Ihr Rücken macht jedoch häufigeres Arbeiten unmöglich, zumal sie dann immer längere Zeit sitzen muss. Ihr Ehemann arbeitet Vollzeit als Lastenwagenfahrer. Er unterstützt seine Frau im Haushalt und begleitet sie zu den ständigen Arztbesuchen. Er steht den Ärzten kritisch gegenüber und fragt sich, wieso bis jetzt niemand seiner Frau helfen konnte.

Umweltfaktoren

Die Familie wohnt im eigenen Haus (drei Stockwerke, eigener Garten). Frau M. ist selbstständig und nicht auf externe Hilfe oder Hilfsmittel angewiesen. Gartenarbeit erledigt jedoch ihr Mann. Die Waschküche befindet sich im Keller, sodass Frau M. hierfür Treppen steigen muss. Da sie einen Wäschetrockner besitzen, muss sie die Wäsche nicht selber aufhängen. Das gemeinsame Familienauto ist groß und geräumig, sodass sie keine Probleme beim Ein- und Aussteigen hat.

Funktions- und Strukturebene

Inspektion

Frau M. ist groß und leicht übergewichtig. Im Stehen fällt ein leichter Sway-Back auf – das Becken ist nach vorne geschoben. Ihr Bindegewebe sieht weich aus, zudem wirkt sie allgemein hypoton. Das Gangbild zeigt in der Dynamik leicht valgisierende Knie (beidseits) sowie einen ausgeprägten Hüftschwung (viel Rotation in der oberen LWS). Ihr Rücken macht einen gut beweglichen Eindruck.

Schmerzangaben

Numeric Rating Scale (NRS): im schlimmsten Fall 8/10, im besten Fall 3–4/10.

Aktive Bewegungen des Rückens

Das Bücken ist für Frau M. sehr mühsam, sie führt die Bewegung vorsichtig aus. Lässt sie sich ein wenig Zeit und stützt sich auf den Beinen ab, kommt sie gerade bis zum Boden. Beim Aufrichten aus der gebückten Position muss sie sich wieder mit den Händen abstützen (= Gowers Sign). Die Extension zeigt ein ähnliches Muster: keine Einschränkung, aber deutliche Abweichungen bei der Bewegungsqualität (unsicher und nicht rhythmisch).

Funktionelle Demonstration

Frau M. kann keine bestimmte Bewegung zeigen, die die Schmerzen auslöst. Alle Bewegungen scheinen mühsam und zudem schmerzhaft zu sein. Eine entlas-

2

tende Bewegung hingegen gibt es: die tiefe Flexionshocke. Diese Position tut Frau M. gut und entlastet ihren Rücken.

Neurologie und Neurodynamik

Frau M. hat weder Hypoästhesien noch sekundäre Hyperalgesien. Die Kraft der Kennmuskulatur ist nicht eingeschränkt. Beim Laufen auf den Zehenspitzen gibt sie Schmerzen im Rücken an. Patellarsehnen- und Achillessehnenreflex sind gut auslösbar.

Der SLR-Test löst die bekannten Schmerzen im Rücken aus bei einer Hüftflexion von 50° rechts und 70° links. Der Slump-Test ist negativ.

WAS WÄRE, WENN …

… sekundäre Hyperalgesien auftreten?

Wenn bereits eine normale Berührung weh tut, weist dies auf eine sekundäre Hyperalgesie hin (➤ Fall 33). Die zentrale Sensitivierung kann auf zwei Ebenen stattfinden: auf Gehirnebene oder auf Rückenmarksebene (= sekundäre Hyperalgesie). Letztere kann mit dem Pinprick-Test überprüft werden (➤ Fall 33). Wenn der Test negativ ausfällt, kann eine zentrale Sensitivierung auch auf einer schwachen absteigenden Hemmung vom Gehirn aus beruhen. Diese kann durch Angst oder Unsicherheit (Thought Viruses) unterhalten werden.
Das heißt, die Patientin hat eine verstärkte Schmerzwahrnehmung, obwohl auf Gewebeebene alles in Ordnung ist. Trotzdem muss in diesen Fällen eine sorgfältige physische Untersuchung vor allem auf Funktionsebene durchgeführt werden.

Palpation

Die paravertebrale Muskulatur ist hyperton, die Glutealmuskulatur hingegen hypoton und nur mäßig ausgeprägt. Provokationstests der Wirbelsäule zentral und unilateral zeigen einen frühen Gewebswiderstand sowie Schmerzen auf jedem Segment.

Muskeltests

Der M. rectus femoris (getestet in Bauchlage) ist beidseits verkürzt, wobei es im rechten Knie wehtut, links hingegen im Oberschenkel zieht. Der M. gluteus maximus ist aktiv insuffizient: Die aktive Extension der Hüfte ist beidseits um 30° eingeschränkt (➤ Abb. 2.1). Der M. gluteus medius ist beidseitig

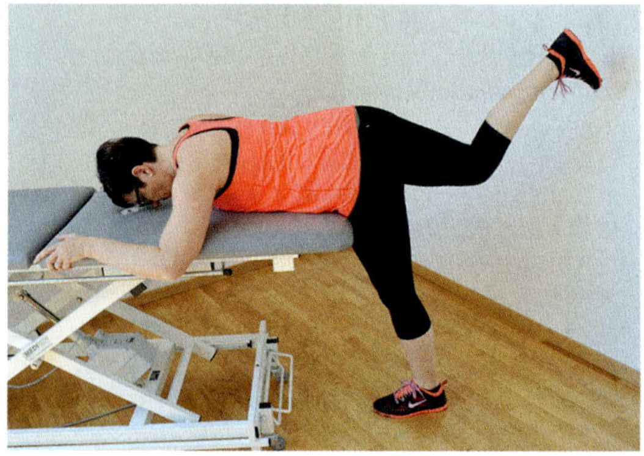

Abb. 2.1 Aktive Insuffizienz der Glutealmuskulatur [P417]

schwach: Auf der Seite liegend kann Frau M. das Bein nicht in der maximalen, passiven Abduktion halten. Die tiefen Bauchmuskeln kann sie relativ schlecht isoliert anspannen, ebenso den Beckenboden.

KLINISCHER HINTERGRUND

Mystifizierung und Angst-Vermeidungs-Verhalten

Chronische Schmerzpatienten mit zentralem Schmerzmechanismus haben häufig Angst davor, sich zu bewegen und damit „etwas kaputt zu machen". Sie fühlen sich unverstanden und alleingelassen mit ihrem Problem. Die Symptome unterliegen einer **Mystifizierung,** was zu falschen Annahmen und Gedanken führen kann. Die Beschwerden werden assoziativ beschrieben („Kaltes Wasser läuft über meine Haut.", „Ein spitzer Pfeil drückt mitten in die Bandscheiben." oder „Ein Messer sticht mich innerlich.").
Zum **Angst-Vermeidungs-Verhalten** und im ausgeprägten Fall auch der **Katastrophisierung** gehören ständiges Grübeln, Hoffnungslosigkeit und Verstärkung der Symptome. Die Patienten neigen oft zur Hypervigilanz. Die Symptome bestimmen zunehmend ihren Alltag, sie können an nichts anderes mehr denken. Manchmal wendet sich das Umfeld deshalb von ihnen ab („Ich kann es nicht mehr hören."). Auf der physiologischen Ebene schwächen diese Gedanken die absteigende hemmende Schmerzbahn. Ängstliche Gedanken lösen den Neurotransmitter Cholecystokinin aus, der exzitatorisch auf das zentrale Nervensystem wirkt: Der Patient spürt alles besser – auch die Schmerzen!

Aktivitätsebene

Frau M. kann höchstens 30 Minuten laufen, dann muss sie eine Pause machen, da sie sonst das Gefühl in den Beinen verliert. Das Gleiche gilt für das Autofahren. Stehen kann sie nur zehn Minuten lang, besser geht es mit ein wenig Bewegung oder einem Positionswechsel.

Assessments

- PSFS:
  - 30 min Laufen: 8/10
  - 30 min Sitzen: 8/10
  - 10 min Stehen: 8/10
- ODI: 50 %
- FABQ (Fear Avoidance Belief Questionnaire): 30 von 86 Punkten (erhöhtes Chronifizierungsrisiko ab 49 Punkten)
- TSK (Tampa Scale of Kinesiophobia): 40 von 68 Punkten (gilt als erhöht ab 38 Punkten)
- PCS (Pain Catastrophizing Scale): 28 von 52 Punkten (ab 30 hohes Risiko für Chronifizierung)

Partizipationsebene

Frau M. kann nur wenige Stunden pro Woche als Fußpflegerin arbeiten. Aufgrund der Selbstständigkeit kann sie sich die Arbeit aber gut einteilen. Hausarbeit ist ihr nicht möglich, den Wäschekorb oder schwere Einkaufstaschen kann sie nur mit viel Mühe tragen. Sie hat keine Hobbys und macht auch keinen Sport. Wenn es ihr möglich wäre, würde sie gerne in den Wald zum Spazieren oder in die Berge zum Wandern gehen.

2.3 Zusammenfassung der wichtigsten Befunde

Zwischen der langen Krankheitsgeschichte und der Arbeitsunfähigkeit einerseits und den wenigen, nicht schwerwiegenden physischen Befunden andererseits liegt eine hohe Diskrepanz. Wichtig sind die eigenen Gedanken der Patientin bezüglich der Schmerzen und des Problems. Psychosoziale Faktoren gilt es frühzeitig zu erkennen und auch zu messen (Fragebogen).

Pathobiologische Mechanismen

Bei Frau M. liegen eindeutig zentrale Schmerzmechanismen (noziplastisch) vor, nicht im Sinne einer zentralen Sensitivierung (➤ Fall 33), sondern eher in Form von kognitiv-affektiven Faktoren, die sie daran hindern, aktiver zu sein. Sie mystifiziert den Schmerz und ist überzeugt, ihr Rücken sei „kaputt". Sie ist hoffnungslos und hat Output-Probleme: Sie verliert das Gefühl in den Beinen und kann diese dann nicht mehr bewegen. Interessanterweise sagt sie, wenn sie das Gefühl in den Beinen verliert, muss sie diese mit den Augen „kommandieren".

Quellen der Symptome

Da der Schmerzmechanismus vor allem zentral ist, ist die Quelle der Schmerzen weniger wichtig. Die Schmerzen werden durch das ZNS (zentrales Nervensystem) unterhalten.

Dysfunktion

Frau M. ist im Alltag sehr eingeschränkt, sie muss immer genau planen, was sie zu welchem Zeitpunkt tun kann. Der Alltag der gesamten Familie wird überwiegend von ihrer Tagesform bestimmt.

Vorsichtsmaßnahmen/Kontraindikationen

Da hier offensichtlich ein zentral unterhaltener Mechanismus (noziplastisch) vorliegt, kann man Übungen und Belastungen nicht forcieren. Man muss die Belastung vorsichtig aufbauen, da die Symptome sehr unberechenbar sein können.

Beitragende Faktoren

Frau M.s „beliefs", die Mystifikation und ihre Angst müssen direkt angesprochen werden. Die Patientin muss diese ungünstigen „thought viruses" ablegen, sonst werden die Aktivierung und die Belastungssteigerung schwierig.

Gedanken der Patientin über das Problem

Der Leidensdruck bei Frau M. ist hoch. Sie ist davon überzeugt, etwas in ihrem Rücken sei „kaputt", und ihr sei kaum mehr zu helfen. Sie beschreibt die Symptome sehr assoziativ: Ein Pfeil schießt in ihren Rücken, wenn sie sich falsch bewegt, deshalb muss sie immer aufpassen. Sie ist außerdem der Meinung, ihr Rücken sei dauerhaft entzündet und die Bandscheiben würden sich nach hinten „verschieben". Dabei werden Nerven gequetscht und deshalb verliert sie die Kontrolle in den Beinen. Die Operationen seien allesamt schlecht verlaufen und tragen ihren Teil zu der heutigen Situation bei – besonders die Tatsache, dass die Schrauben damals gebrochen sind und es niemand bemerkt habe. Mit bisherigen Therapieversuchen habe sie eher negative Erfahrungen gemacht. Sie hat das Gefühl, jemand müsse ihre „Schmerzen wegnehmen können".

PRAKTISCHER TIPP

Untersuchung kognitiver/affektiver Schmerzverarbeitungsfaktoren

Physiotherapeuten haben oft Mühe, psychosoziale Risikofaktoren zu identifizieren und thematisieren. Der Grund hierfür ist unbekannt. Viele scheuen sich davor, den Patienten direkt zu fragen, ob er Angst hat oder was er selbst über sein Problem denkt. Solche Fragestellungen können aber auf der anderen Seite auch ein Eisbrecher sein und den Patienten zum Erzählen animieren. Dabei werden dem Therapeuten evtl. zugrundeliegende Ängste, Unsicherheiten oder katastrophisierende Gedanken offengelegt, z. B.: „Ich kann es ja nicht wissen, ich bin ja kein Arzt" oder „Ich habe Angst, etwas Falsches zu tun". Validierte Fragebögen wie das Fear Avoidance Belief Questionnaire (FABQ), die Pain Catastrophizing Scale (PCS) oder die Tampa Scale of Kinesiophobia (TSK) können hier unterstützen. Angst und Katastrophisierung stellen das größte Chronifizierungsrisiko dar und tragen zum Stagnieren der Symptomatik bei (Kendall 1997, Linton, Flink und Vlayen 2018, Vlaeyen und Linton 2000). In der akuten Phase kann man das Risikoprofil für Chronifizierung auch mittels des Keele Start Back Tool evaluieren: Dies unterscheidet bei den Patienten drei verschiedene Risikoprofile: geringes, mäßiges und hohes Risiko (Karstens et al. 2015).

2.4 Physiotherapeutische Zielsetzung

Wichtig ist bei Frau M. ein einfühlsamer und vorsichtiger Einstieg. Durch die zahlreichen negativen Erfahrungen mit bisherigen Therapien besteht schnell die Gefahr, das Vertrauen der Patientin zu verlieren. Eigene Gedanken der Patientin sollten frühzeitig thematisiert werden. Ein wichtiges Werkzeug hierfür ist, Frau M. die Schmerzen und ihre individuelle Situation zu erklären: Wie entsteht der Schmerz und warum konnte er so lange bestehen bleiben? Befunde der physischen Untersuchung haben nicht die erste Priorität, sondern es stehen die beitragenden Faktoren im Vordergrund.

Ziele

- Schmerzverständnis verbessern
- Aktivitätslevel langsam erhöhen
- Eigenmanagement bezüglich Belastung und Belastbarkeit erarbeiten
- Stellenwert von Schmerzen erklären

Prognose

Trotz der langen Geschichte und Dauer der Beschwerden gibt es einige positive Faktoren. Frau M. lebt in stabilen Familienverhältnissen, ihre Angehörigen unterstützen sie. Durch ihre berufliche Ausbildung sieht sich Frau M. als Expertin: Sie kennt die anatomischen und physiologischen Strukturen und Abläufe. Die Motivation, einen erneuten Therapieversuch zu starten, ist vorhanden.

Für eine eher ungünstige Prognose sprechen die lange Schmerzhistorie und die bisherigen Erfahrungen mit medizinischen Untersuchungen und Therapien. Frau M. hat eine sehr klare Vorstellung davon, was bisher abgelaufen ist: Die Operationen sind misslungen und die bisherigen Sitzungen in der Physiotherapie waren nicht erfolgreich. Sie hat nur wenig Hoffnung, dass es ihr eines Tages besser gehen könnte.

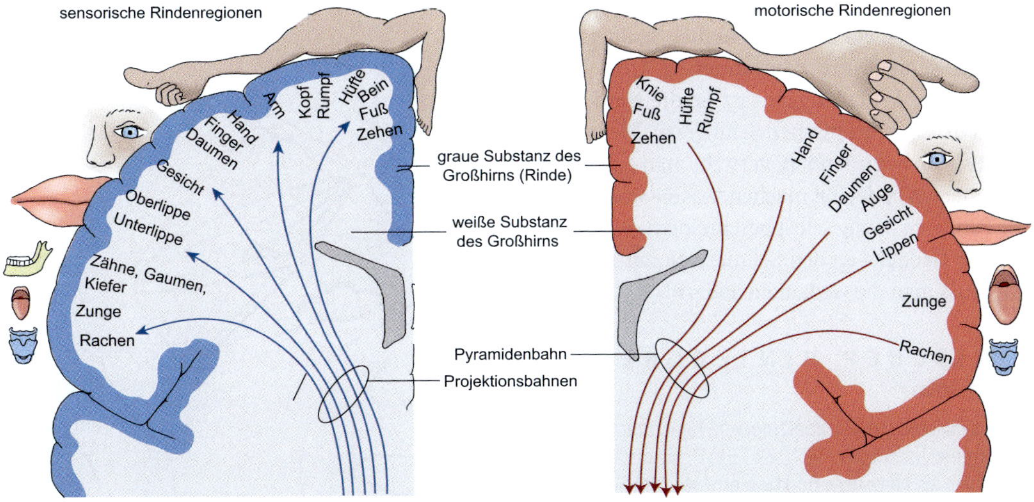

Abb. 2.2 Homunkulus-Modell [L190]

2.5 Physiotherapeutische Maßnahmen

Der Zugang zu Frau M. ist schwierig und erfordert vor allem zu Beginn ein differenziertes Vorgehen. Simpel gesagt: „Einfach trainieren und dann wird alles gut" funktioniert nicht. Voraussetzung für eine Chance auf Besserung ist das Verständnis für die schwierige Situation der Patientin und alles, was zu dieser beiträgt. Die intrinsische Motivation muss „geweckt" werden, um eine sinnvolle Steigerung der Belastbarkeit zu erreichen. Schmerzen, die seit zwölf Jahren existieren, verschwinden nicht von heute auf morgen.

Die Patientin sollte nicht mit theoretischen Erklärungen und Modellen „überfahren" werden. Einfache und verständliche Behandlungsansätze steigern die Selbstwirksamkeit. Im Fall von Frau M. waren dies beispielsweise Dehnübungen für den M. rectus femoris. Ihr war bisher überhaupt nicht bewusst gewesen, dass dieser Muskel verspannt war, und sie hatte auch noch nie eine Übung dafür bekommen. Interessanterweise ließen sich durch die Dehnübung die Beschwerden in den Beinen (Gefühl- und Kraftlosigkeit) spürbar lindern. Bereits nach dreimal 30 Sekunden Dehnen in Bauchlage hatte Frau M. anschließend im Stehen das Gefühl, ihre Beine fühlten sich normal an.

Für die Beschwerden von Frau M. gibt es zwei Erklärungsmodelle. Das ist einerseits die **Veränderung der Körperwahrnehmung** durch chronischen Schmerzen und andererseits die sogenannte **Neuromatrix-Theorie** (➤ Klinischer Hintergrund).

Die **Körperwahrnehmung** ist im sensorischen Kortex des Gehirns lokalisiert. Diese Region kann nach dem Homunkulus-Modell in verschiedene Bereiche eingeteilt werden (➤ Abb. 2.2). Gebiete, die größer repräsentiert werden, wie Hände und Finger, Gesicht, Mund und Zunge, haben ein sehr gutes Differenzierungsvermögen. Dies kann mit der Zwei-Punkt-Diskrimination nachgewiesen werden. Periphere Teile des Körpers und auch der Rücken haben ein sehr schlechtes Differenzierungsvermögen. Im Fall von Frau M. kann das Gehirn den Rücken nicht von den Beinen unterscheiden. Wenn also die Belastung zu groß ist und der Rücken anfängt, weh zu tun, verliert Frau M. auch die Wahrnehmung in den Beinen. Glücklicherweise ist dies ein sehr plastisches Phänomen, also schnell veränderbar, wie der Effekt der Dehnübung bei der Patientin beweist.

Fr. M. ist ganz fasziniert von dieser Erklärung. Davon habe sie noch nie gehört, aber das leuchte ihr ein. Die erste Behandlung beinhaltet also einerseits eine einfache Dehnungsübung, die die Patientin zu Hause mehrmals pro Tag ausführen soll, sowie die Erklärung dazu, was währenddessen in ihrem Gehirn passiert.

Bei der Verabschiedung bekundet die Patientin großes Interesse daran, mehr über chronischen Schmerz und die Vorgänge im Gehirn zu erfahren.

Ein zweiter Erklärungsansatz ist die **Neuromatrix-Theorie** bei chronischen Schmerzen. Wenn man dieses Prinzip begriffen hat, versteht man auch, dass die Schmerzen in der Tat machen, was sie wollen (wie es die Patienten häufig selbst beschreiben). Wenn also schon der Gedanke an den Schmerz diesen auslösen kann, muss man die Gedanken ändern!

KLINISCHER HINTERGRUND

Neuromatrix

Eines der wichtigsten Schmerzmodelle heutzutage ist die Neuromatrix-Theorie von Melzack (2001). Sie besagt, dass das Gehirn als Netzwerk funktioniert (➤ Abb. 2.3). Bei einer bestimmten Tätigkeit (Hören eines Lieds, Lesen eines Kochrezepts, aber auch bei Gedanken, Gefühlen, Erinnerungen) wird immer ein bestimmtes Nervennetzwerk aktiviert. Je öfter diese Tätigkeit, der Gedanke oder das Gefühl wiederholt wird, umso fester werden die Verbindungen und Synapsen dieses Netzwerks. Wenn man jeden Tag im Radio denselben Schlager hört, fängt das Lied irgendwann von allein an, im Kopf zu erklingen. Genauso wird durch den ständigen Gedanken „mein Rücken ist kaputt" dieses Netzwerk von Neuronen immer weiter verstärkt und automatisiert. So kann zum Beispiel ein Schmerznetzwerk so weit gefestigt werden, dass der kleinste Hinweis auf das Problem schon ausreicht, diese Neuromatrix zu aktivieren. Das kann ein flüchtiger Gedanke an den Rücken oder die harmlose Frage des Nachbars „Wie geht es deinem Rücken?" sein. Die Folge: Der Patient verspürt Schmerzen.

Eine typische Neuromatrix

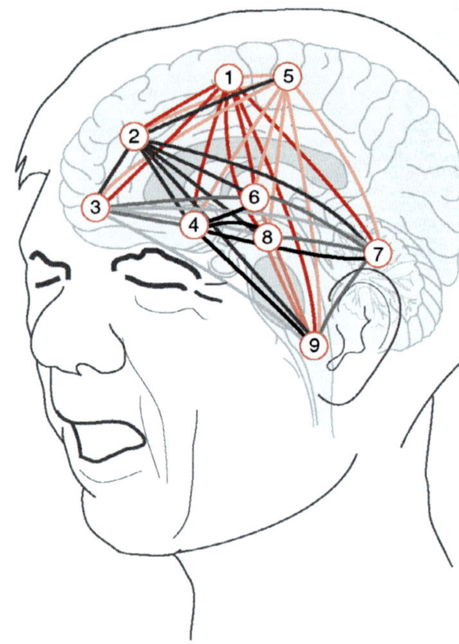

1. Prämotorischer/motorischer Kortex: Bewegungen vorbereiten und organisieren
2. Cingulärer Kortex: Konzentration und fokussieren
3. Präfrontaler Kortex: Problemlösung und Gedächtnisfunktionen
4. Amygdala: Angst, Angstkonditionierung, Sucht
5. Sensorischer Kortex: sensorische Diskrimination
6. Hypothalamus/Thalamus: Stressreaktionen, autonome Regulation, Motivation
7. Cerebellum: Bewegung und Kognition
8. Hippokampus: Gedächtnis, räumliches Vorstellungsvermögen, Angstkonditionierung
9. Rückenmark: Filtern von peripheren Informationen

Abb. 2.3 Neuromatrix-Modell [G680]

Fr. M. hat damit schon etwas mehr Mühe, alles zu verstehen bzw. auch anzunehmen. Hierfür kann man die von Butler und Moseley eingeführten sog. DIMs (danger in me) und SIMs (safety in me) einsetzen (Butler 2015). Frau M. soll also überlegen, welche Gedanken, Tätigkeiten, Situationen, Gefühle etc. eher den Schmerz auslösen und welche ihre Situation eher erleichtern und diese aufschreiben.

Fr. M. beginnt nun, genau zu beobachten, was ihr guttut und was ihr eher schadet. Sie merkt z. B., dass die Nachfrage von Bekannten, wie es ihrem Rücken gehe, die Symptome eher verschlechtert. Deshalb antwortet sie nun, es gehe besser und man müsse nicht mehr nachfragen. Sie hat auch das Gefühl, dass ihre Familie sie zu sehr schützt, ihr zu vieles abnimmt. Sie sagt also nun öfters: Lass mich das selbst tragen, lass es mich probieren, ich muss mich ja wieder daran gewöhnen.

Auf der physischen Ebene braucht sie einerseits Kräftigungsübungen und muss sich andererseits wieder z. B. an das normale Bücken gewöhnen. Sie muss wieder lernen, dass Heben und Tragen für sie nicht gefährlich sind. Da sie diese Tätigkeiten jahrelang vermieden hat, braucht sie entsprechend viel Zeit, um sich wieder an die Bewegungen zu gewöhnen.

Die Therapie dauert insgesamt neun Monate. Frau M. kommt zunächst drei Wochen lang zweimal pro Woche, dann für weitere drei Monate einmal pro Woche. Langsam wird der Abstand auf einmal alle zwei und dann alle drei Wochen vergrößert. Rückfällen und Tiefpunkten zum Trotz motiviert sich Frau M. immer wieder und steigert die Belastung weiter.

Tab. 2.1 Zwischenassessments

Assessment	Anfang	Nach neun Monaten	Bemerkungen
NRS	6/10 bzw. 10/10	0/10 bzw. 2/10	Eigentlich im Alltag keine Beschwerden mehr
Belasten (PSFS)	30 min Laufen oder Autofahren: 8/10	30 min Laufen: 0/10	2 h Waldspaziergang ohne Beschwerden, auch kurze Wanderungen in den Bergen sind möglich
ODI	50 % Behinderung	5 % Behinderung	Sehr gutes Resultat
FABQ	30 Punkte	10 Punkte	Fast normal
TSK	40 Punkte	30 Punkte	Normalisiert
PCS	28 Punkte	5 Punkte	Normalisiert

Assessments nach neun Monaten

➤ Tab. 2.1 zeigt die Ergebnisse des Zwischenassessments.

2.6 Evidenzbasierte Zusammenfassung

Chronische Rückenschmerzen hängen eher mit psychosozialen Faktoren zusammen als mit körperlichen Befunden (Maher, Underwood und Buchbinder 2017). Die sogenannten Yellow Flags (Kendall 1997) sind zwar schon seit vielen Jahre bekannt, trotzdem hat die Zahl der chronischen Rückenschmerzen nicht ab-, sondern eher zugenommen. Unklar ist z. B., in welcher Phase und durch wen ein Screening auf Chronifizierungsfaktoren angeregt bzw. durchgeführt werden soll. Eine Empfehlung lautet: frühestens nach sechs Wochen mit Rückenschmerzen und spätestens nach drei Monaten ohne Besserung. Ein hilfreiches Werkzeug ist das Keele Start Back Tool (Hill et al. 2015, Karstens et al. 2015). Der relativ einfache Fragebogen enthält neun Fragen und gibt zuverlässig Auskunft über das Risiko zur Chronifizierung: Unter drei Punkte bedeuten geringes Risiko und gute Prognose. Mehr als vier Punkte, aber weniger als zwei Punkte auf der Subskala „Angst, Katastrophisierung und Depression" bedeuten ein mittleres Risiko: Der Patient braucht intensive Physiotherapie. Mehr als zwei psychologische Punkte deuten auf ein hohes Risiko, und der Patient sollte in einem multidisziplinaren Setting betreut werden.

LITERATUR

Butler, D., Moseley, L. (2015). The explain pain workbook: Protectometer. Adelaide, Australia: NOI Publications.

Hill, J.C. et al. (2015). Development and Validation of the Keele Musculoskeletal Patient Reported Outcome Measure (MSK-PROM). PLoS One, 10(4), e0124557.

IASP. (2017). IASP Council Adopts Task Force Recommendation for Third Mechanistic Descriptor of Pain. Retrieved from https://www.iasp-pain.org/PublicationsNews/NewsDetail.aspx?ItemNumber=6862 (letzter Zugriff: 20. Juli 2021)

Karstens, S. et al. (2015). Validation of the German version of the STarT-Back Tool (STarT-G): a cohort study with patients from primary care practices. BMC Musculoskelet Disord, 16, 346.

Kendall N, L.S., Main C. (1997). Guide to assessing psychosocial yellow flags in acute low back pain. Retrieved from Wellington, New Zealand:

Linton, S.J., Flink, I.K., Vlaeyen, J.W.S. (2018). Understanding the Etiology of Chronic Pain From a Psychological Perspective. Phys Ther, 98(5), 315–324.

Maher, C., Underwood, M., Buchbinder, R. (2017). Nonspecific low back pain. Lancet, 389(10070), 736–747.

Nijs, J., Goubert, D., Ickmans, K. (2016). Recognition and Treatment of Central Sensitization in Chronic Pain Patients: Not Limited to Specialized Care. J Orthop Sports Phys Ther, 46(12), 1024–1028.

Smart, K.M. et la. (2010). Clinical indicators of "nociceptive", "peripheral neuropathic" and "central" mechanisms of musculoskeletal pain. A Delphi survey of expert clinicians. Man Ther, 15(1), 80–87.

Vlaeyen, J.W., Linton, S.J. (2000). Fear-avoidance and its consequences in chronic musculoskeletal pain: a state of the art. Pain, 85(3), 317–332.

FALL

3

Hannu Luomajoki

Lumbale Spinalkanalstenose

Leitsymptome: Ältere Menschen > 75 Jahre mit längerer Rückengeschichte und zunehmend Mühe bei Gehstrecken über 200 Meter

leicht

Definition

Spinalkanalstenose

Die Spinalkanalstenose ist eine Degeneration der Wirbelsäule, die vor allem ältere Menschen (> 70 Jahre) betrifft. Da die Bandscheiben austrocken, liegen die Wirbel enger zusammen. In der Folge verlängern und wölben sich die Ligamente (v. a. das Lig. flavum), verkalken und drücken auf den Wirbelkanal. Typische Symptome sind Rückenschmerzen, ausstrahlende Schmerzen in die Beine, Parästhesien (Kribbeln) und Lähmungen sowie eine deutliche Einschränkung der Gehdistanz (< 200 m). Die Diagnose wird durch das klinische Bild und die Bildgebung (Lumen des Spinalkanals im MRT < 10 mm) gestellt, wobei das Ausmaß der Beschwerden nicht immer mit dem röntgenologischen Befund korreliert.

3.1 Vorgeschichte

Der 80-jährige Ingenieur Herr A. kommt zur Therapie wegen einer lang bestehenden Rückenproblematik. Längeres Laufen bereitet ihm Mühe, nach ca. 200 Metern muss er eine Pause einlegen und sich am besten hinsetzen. Der Hausarzt hält eine Operation für nötig und will ihn zum Orthopäden überweisen. Dies lehnt Herr A. vehement ab, er will auf keinen Fall „unters Messer".

PRAKTISCHER TIPP

Klassische Merkmale der Spinalkanalstenose

Da der Rückenmarkskanal bei Extension enger ist als bei Flexion, ist das typische Beschwerdebild immer sehr ähnlich: Laufen über längere Distanz ist mühsamer als z. B. Sitzen. Zuerst bemerken die Patienten Probleme beim Wandern oder Spazierengehen, dann auch beim Einkaufen oder beim Flanieren in der Stadt. Irgendwann ist der Leidensdruck so hoch, dass sie den Arzt aufsuchen. Der weitere Verlauf hängt davon ab, bei welchem Arzt sie landen. Bei gut versicherten Patienten und „operativ aktiven" Ärzten wird relativ schnell eine mögliche Operation angesprochen. Konservativere Ärzte zögern diese Option länger heraus. Laut Studienlage sind beide Vorgehensweisen gleich effektiv, die konservative Therapie ist jedoch risikoärmer und kostengünstiger.

Aktive Übungen und Physiotherapie sind in jedem Fall bereits in der Frühphase sinnvoll.

In diesem Fallbeispiel werden folgende Fragen analysiert und beantwortet:

- Wie sehen die typischen Merkmale einer Spinalkanalstenose aus?
- Wie verknüpft man die Röntgenbefunde mit der Klinik?
- Welche Übungen eignen sich hier?

3.2 Untersuchungsbefunde

3.2.1 Medizinische Befunde

Bereits vor vielen Jahren wurden bei Herrn A. im Röntgenbild massive degenerative Veränderungen in der LWS festgestellt. Vor zehn Jahren kam dann noch eine Diskushernie dazu. Diese wurde „mit einer Spritze" behandelt, was etwas half. Den Arzt, der den Befund mit „Ihr Rücken sieht ziemlich schlimm aus" kommentierte, suchte Herr A. danach nicht mehr auf.

Vor ca. neun Jahren wurden bei einem operativen Eingriff Gallensteine entfernt, vor sechs Jahren eine kleine Operation an der gutartig vergrößerten Prostata vorgenommen. Herr A. berichtet außerdem von zwei oder drei kleineren Knochenbrüchen in den letzten 50 Jahren, die aber alle gut verheilt seien. Sein Nacken fühle sich steif an und er habe Mühe, z. B. beim Rückwärtsfahren, den Kopf zu drehen. Ansonsten fühle er sich aber gesund.

KLINISCHER HINTERGRUND

Die Aussagekraft von Röntgenbefunden bei Rückenschmerzen wird immer stärker diskutiert. Bereits in den 1990er-Jahren wurde nachgewiesen, dass sich die Röntgenbilder von Patienten mit Rückenschmerzen kaum von den Aufnahmen gesunder Personen unterscheiden. Leitlinien für Rückenschmerzen raten heutzutage von bildgebenden Verfahren ab. Das ist besonders bei älteren Patienten relevant, da sich bei jedem Menschen über 70 im Röntgenbild degenerative Veränderungen im Rücken zeigen würden. Viel wichtiger und aussagekräftiger als der Röntgenbefund ist jedoch das klinische Verhalten. Auch hier wird leider wieder die Diskrepanz zwischen der Vorgabe, Geld zu verdienen oder aber eine günstige und effektive Therapie anzuwenden, deutlich.

3.2.2 Physiotherapeutische Anamnese

Die Rückenbeschwerden hat Herr A. seit 15 bis 20 Jahren. Früher, als er noch Vollzeit gearbeitet hat und z. B. viel auf Baustellen unterwegs war, war er fitter und betrieb auch Sport. In den letzten 15 Jahre hat er sich physisch aber immer weniger betätigt. Herr A. arbeitet immer noch drei bis vier Tage in der Woche in seinem Büro, ab und zu ist er auch noch vor Ort bei Bauvorhaben, besucht Symposien und hält dort Reden.

Auftreten der Symptome

Wenn Herr A. im Büro sitzt und in die Arbeit vertieft ist, hat er keine Rückenbeschwerden, nur sein Nacken fühlt sich steif an. Am meisten Mühe bereitet ihm längeres Stehen und Gehen. Nach mittlerweile nur noch ca. 200 Metern werden seine Beine schwer und er hat das Gefühl, sein „Rücken würde brechen". Wenn er sich dann hinsetzt und den Rücken rund macht, geht es ihm besser. Er fühlt sich aber in seinem Bewegungsumfang nicht eingeschränkt und bezeichnet seine Beschwerden als normale Alterszeichen.

Allgemeine Gesundheit

Herr A. macht für sein Alter einen sehr rüstigen Eindruck und ist offensichtlich auch geistig noch voll fit. In seinem Bewegungsverhalten wirkt er relativ steif, und er hört etwas schlecht. Die Blutzuckerwerte sind etwas erhöht, aber er nimmt deshalb keine Medikamente. Er trinkt fast täglich Wein zum Essen (zwei Gläser) und fühlt sich im Allgemeinen gesund.

Erste Hypothesen

Bei jedem 80-Jährigen zeigt das Röntgenbild massive degenerative Befunde. Deshalb ist es wichtig, statt der Bilder den Patienten zu sehen. Obwohl Herr A. nur 200 Meter weit gehen kann, scheint sein Leidensdruck relativ gering zu sein. Die Frage ist, ob man die Situation vielleicht verbessern kann und ob Herr A. bereits Übungen macht oder kennt.

3.2.3 Evaluation des Gesundheitszustands nach ICF

Personenbezogene Faktoren

Herr A. lebt mit seiner Frau zusammen, die fünf Jahre jünger ist als er. Sie ist fit und hat keine größeren Gesundheitsprobleme. Drei bis vier Tage in der Woche arbeitet er noch, er sei immer sehr engagiert gewesen und die Arbeit sein Lebensinhalt. Sie haben drei Kinder und fünf Enkel. Herr A. hat keine Hobbys, treibt keinen Sport und ist in keinem Verein. Seine Frau singt in einem Chor und engagiert sich in der Flüchtlingshilfe.

Funktions- und Strukturebene

Inspektion

Herr A. ist 180 cm groß und wiegt 85 Kilo. Er ist stämmig und kräftig gebaut. Sein Rücken ist ziemlich flach, die BWS etwas kyphotisch und dementsprechend der Kopf etwas nach vorne geschoben. Rücken- und Gesäßmuskeln sind eher schwach ausgeprägt, der Oberkörper macht sonst einen kräftigen Eindruck. Seine Sitzhaltung ist etwas krumm, und er schiebt den Kopf etwas nach vorne.

Schmerzangaben

- PSFS: Kraft in den Beinen nach 200 Meter gehen 8/10 (10 = gar keine Kraft)
- NRS: im Sitzen 0/10, keine Schmerzen

Herr A. hat keine Schmerzen, sondern ein extremes Müdigkeitsgefühl in den Beinen.

Aktive Beweglichkeit

Der Finger-Boden-Abstand bei Flexion beträgt 25 cm, die Extension des Rückens ist nur wenige Grad möglich. Rotation und Lateralflexion sind eingeschränkt, aber alle aktiven Bewegungen schmerzfrei möglich. Die Schulterelevation ist ca. 20° eingeschränkt. Die Nackenrotation beträgt beidseits 50°, die Extension ist sehr eingeschränkt, die Flexion des Nackens gut.

Neurologie und Neurodynamik

In der grobneurologischen Untersuchung der segmentalen Innervation (Kraft, Sensibilität) ist alles in Ordnung, nur der Achillessehnenreflex ist beidseits nicht auslösbar. Der Vibrationssinn in den Achillessehnen und an den Fersen ist abgeschwächt: Mit einer Stimmgabel mit 256 Hz getestet, spürt Herr A. die Vibration nur schwach über vier bis fünf Sekunden. Die Füße sind eher überwärmt und etwas rötlich, keine Schwellungen erkennbar.

Der SRL-Test ist bei 50° negativ, was auf muskuläre Verspannungen hinweist. Beim Slump-Test (➤ Abb. 1.1) bemerkt Herr A. ein starkes Ziehen in den Beinen, das nachlässt, sobald er den Kopf hochhebt. Dieses Ziehen hat Herr A. vorher noch nie gespürt, also ist der Test per se für die Neurodynamik negativ (weil seine Beschwerden nicht ausgelöst werden). Es wird aber als ein „vergleichbares Zeichen“ notiert.

Palpation

Rücken- und Gesäßmuskulatur sind eher schwach, aber unempfindlich. Bei zentralen PAs ist die ganze LWS steif, aber nicht schmerzhaft. In der LWS gibt es keine Triggerpunkte, aber im Nackenbereich, vor allem am M. levator scapulae und den Mm. rhomboidei. Der Nacken ist steif, die Segmente C2 und C5 tun beidseits beim unilateralen PA weh.

Muskeltests

M. iliopsoas und M. rectus femoris sind beidseits verkürzt, ebenso die Außenrotatoren beider Hüften. Die untere Bauchmuskulatur scheint eher schwach, der obere Teil des M. rectus abdominis ist dafür etwas verkürzt. Herr A. kann seine Rückenmuskeln nur global anspannen, nicht aber den unteren Teil des M. multifidus isoliert.

PRAKTISCHER TIPP

Bewertung neurodynamischer Tests

Durch die neurodynamischen Tests sollen die Symptome des Patienten reproduziert werden. Falls nun eine Veränderung des mechanischen Zugs auf die Nerven die Beschwerden verändert, fällt die strukturelle Differenzierung positiv aus. Beim Slump-Test beeinflusst z. B. die Extension der HWS die Beschwerden im Bein → an den lokalen Strukturen im Bein wird nichts geändert, wohl aber an der Spannung im Nervensystem.

Wenn die Beschwerden einseitig sind, muss ein klarer Unterschied zwischen den Seiten sichtbar sein.

Aktivitätsebene

- PSFS nach 30 Minuten gehen: 8/10 Müdigkeitsgefühl in den Beinen (10 = Gehen unmöglich)

- PSFS nach 10 Minuten stehen: 8/10 (Gefühl, als ob der Rücken bricht)
- ODI: 20 % der Punkte

Partizipationsebene

Herr A. ist im Großen und Ganzen zufrieden mit seinem Leben, da er fast alles machen kann, was er will. Laufen ist für ihn nicht so wichtig, da er sowieso meistens sitzt und weitere Strecken mit dem Auto zurücklegt. Beim Einkaufen benutzt er gerne einen Einkaufswagen, auf dem er sich aufstützen kann. Ein Rollator kommt für ihn keinesfalls infrage, dafür fühlt er sich noch zu fit.

3.3 Zusammenfassung der wichtigsten Befunde

Die medizinische Diagnose stimmt bei Herrn A. gut mit seinen Beschwerden und den klinischen Befunden überein. Am auffälligsten ist die geringe Gehdistanz, die ihn selbst aber kaum stört. Der Rücken ist steif, die Muskulatur einerseits abgeschwächt (Rückenstrecker, Gesäßmuskulatur), andererseits verkürzt (M. iliopsoas, M. rectus femoris, Außenrotatoren der Hüften).

Pathobiologische Mechanismen

Von Schmerzmechanismus her sind die Beschwerden an der Grenze zwischen Ischämie (wegen geringer Laufdistanz) und neurogen zu lokalisieren (Erleichterung durch Sitzen → Rückenmarkskanal zu eng). Die fehlenden Achillessehnenreflexe und der abgeschwächte Vibrationssinn in den Füßen signalisieren eine Polyneuropathie, deren Ursache ein Durchblutungsproblem oder eine neuronale Degeneration sein kann. Dies kann eine normale Alterserscheinung sein, aber auch mit dem diskret erhöhten Blutdruck (womöglich seit Jahren) und dem täglichen Alkoholkonsum zusammenhängen (auch seit Jahren).

⚠ **VORSICHT**

Pro und kontra OP

Spondylodesen an der LWS wegen degenerativer Veränderungen sind die häufigsten Rückenoperationen. Spinalkanalstenose, also die Verengung des Rückenmarkskanals als letzte Konsequenz der Degenration, ist naturgemäß ein sehr häufiger Befund bei Menschen über 75. Doch wann ist eine OP nötig und richtig? Als dringende Indikationen gelten Cauda-equina-Syndrom (Reithosenanästhesie, Inkontinenz), klare neurologische Ausfälle (motorische Schwäche mehrere Segmente) oder neurologische Befunde, die sich verschlechtern (z. B. Sensibilitätsstörungen der Dermatome, die sich zu muskulärer Schwäche entwickeln). Die wenigsten operierten Patienten zeigen neurologische Manifestationen, sondern konnten einfach keine längere Strecke mehr laufen. Als „klassische Operationsindikation" gelten eine Gehdistanz von 200 Metern und entsprechende radiologische Befunde. Eine Studie aus den USA von 2015 konnte jedoch in den klinischen Resultaten (Schmerz, Funktion) nach einem und nach zwei Jahren keine Unterschiede zwischen operierten Patienten und Patienten, die physiotherapeutisch behandelt wurden, nachweisen (Delitto et al. 2015).

Quellen der Symptome

Quellen der Symptome sind der Rückenmarkskanal (Verengung wg. Degeneration), die peripheren Nerven in den Füßen sowie die kleinen Blutgefäße in den Füßen (wg. Polyneuropathie).

Dysfunktion

Die Gehdistanz ist deutlich eingeschränkt, Alltagstätigkeiten zu Hause sind problemlos möglich.

Vorsichtsmaßnahmen/Kontraindikationen

Die Beschwerden treten nur bei längerem Gehen oder Stehen auf, durch Pausieren und Hinsetzen kann Herr A. sie gut selbst positiv beeinflussen. Die Symptome sollten aufmerksam beobachtet werden, da sich schlimmstenfalls eine Cauda-equina-Symptomatik (Reithosenanästhesie, Inkontinenz) entwickeln könnte. In diesem Fall muss sich Herr A. unverzüglich einem Arzt vorstellen.

Direkte Kontraindikationen gibt es nicht. Die Belastung sollte aber langsam gesteigert werden, da Herr A. immerhin 80 Jahre alt ist und schon lange nicht mehr trainiert hat.

Beitragende Faktoren

Wegen des fortgeschrittenen Alters und des untrainierten Zustands darf man keine schnelle Verbesserung erwarten und sollte beim Trainings- bzw. Übungsaufbau geduldig sein. Motivation ist sehr wichtig. Um Herrn A. nicht zu überfordern, sollte man mit wenigen, aber sinnvollen und für ihn gut durchführbaren Übungen beginnen.

Gedanken des Patienten über das Problem

Herr A. ist sehr strukturiert und diszipliniert. Er hat sehr klare Vorstellungen und besitzt eine beachtliche Selbstwirksamkeit. Treffend, aber humorvoll stellt er fest, dass er den größten „Risikofaktor" aufweist, er ist nämlich privatversichert! Er vermutet (nicht ganz unbegründet), dass diese Tatsache die Operationsbereitschaft vieler Orthopäden steigere. Er selbst möchte sich auf keinen Fall operieren lassen, da er im Kollegen- und Freundeskreis von schlechten Erfahrungen gehört hat. Die Vorstellung, dass sein Rücken versteift wird, ist für ihn als Ingenieur völlig befremdend. Er wünscht sich Übungen, die er allein zuhause durchführen kann.

3.4 Physiotherapeutische Zielsetzung

Ziele

- Aktivitätslevel langsam erhöhen
- Flexionsbeweglichkeit und Kontrolle der Beckenkippung aktiv lernen
- Kraft der Bein- und Rückenmuskulatur verbessern

Prognose

Für eine gute Prognose spricht die Tatsache, dass Herr A. noch nie Übungen für den Rücken gemacht hat. Außerdem ist er geistig sehr fit und macht einen sehr disziplinierten Eindruck. Gegen eine gute Prognose sprechen sein Alter und die klaren Befunde für eine Verengung des Rückenmarks, die an sich nicht zu ändern ist.

3.5 Physiotherapeutische Maßnahmen

Die Therapie beginnt mit einfachen Beckenkipp-Übungen in Rückenlage. Herr A. lernt die isolierte Beckenkippung und die Flexion der LWS sowie die Anspannung der unteren Bauch- und Gesäßmuskulatur. Das klingt harmlos, ist aber für den untrainierten Herrn A. schon eine Herausforderung. Außerdem schlägt er selbst vor, ein Fahrradergometer zu kaufen, und setzt dies auch sofort in die Tat um.

Sobald Herr A. die Beckenkippung und die aktive LWS-Flexion allmählich beherrscht, bekommt er zusätzlich Dehnungsübungen für die Beinmuskulatur, v. a. für die ischiokrurale Muskulatur und den M. rectus femoris. Im weiteren Verlauf folgen noch Kräftigungsübungen für die Gesäßmuskulatur, „Bridging" (für die Rückenstrecker) sowie eine Übung für die untere Bauchmuskulatur (➤ Abb. 3.1).

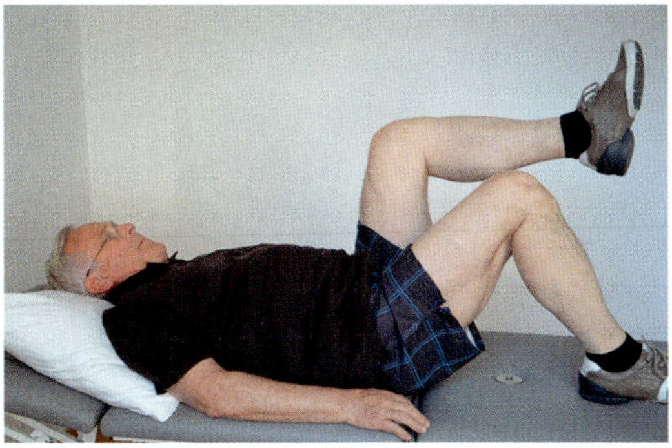

Abb. 3.1 Übung für die untere Bauchmuskulatur [P417]

WAS WÄRE, WENN …

… Herr A. 95 Jahre alt würde?

Spinalkanalstenosen treten mit zunehmendem Lebensalter immer häufiger auf. Ältere Menschen legen sich aber meist nur ungern unters Messer, da einerseits häufig Kontraindikationen für eine Operation bestehen (z. B. schlechter allgemeiner Gesundheitszustand, Herz- oder Lungenprobleme, Osteoporose) und andererseits die Rehabilitation nach einer OP oft langwierig und anstrengend ist. Die Alternativen zu einer OP sind physiotherapeutische Übungen, Hilfsmittel wie ein Rollator, Baumaßnahmen zu Hause und letztendlich der Rollstuhl.

Nun kann auch mit der medizinischen Trainingstherapie (MTT) begonnen werden (➤ Abb. 3.2). Diese beinhaltet Fahrradfahren, isolierte Quadrizeps- und Gluteusübungen, Übungen für Bauch- und Rückenmuskulatur sowie die Selbsttraktion an der Sprossenwand (➤ Abb. 3.3). Fahrradfahren (oder auch Crosstrainer) verbessert die Ausdauer und die Durchblutung der Beine. Herr A. beginnt mit zehn Minuten pro Tag und steigert sich pro Woche um ca. zwei Minuten, sodass er nach drei Monaten 35–40 Minuten am Stück fahren kann.

Die gesamte Therapie dauert sechs Monaten. Das klingt langwierig, aber eine aufwändige und teure Operation plus lange Rehabilitation danach wäre auch nicht kürzer. Dafür ist die Physiotherapie kostengünstiger und risikoärmer. Wichtig ist die Compliance des Patienten, der die Disziplin und die Geduld haben muss, über mehrere Monate lang regelmäßig zu trainieren.

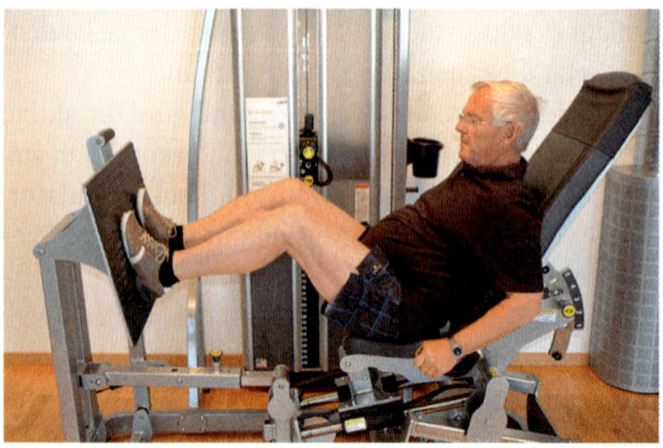

Abb. 3.2 Beinpresse zur Verbesserung der Kraft in den Beinen [P417]

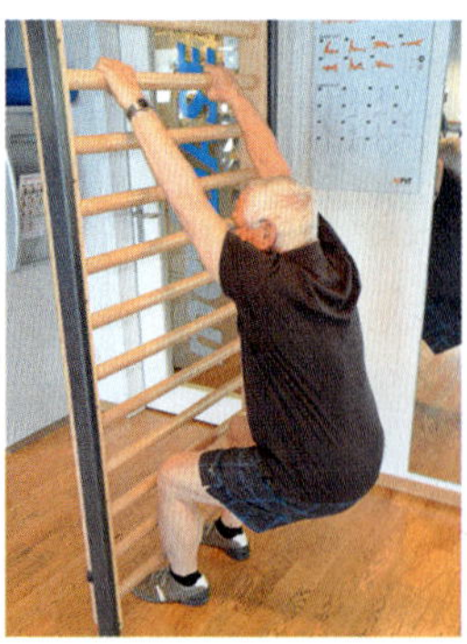

Abb. 3.3 Selbsttraktion [P417]

KLINISCHER HINTERGRUND

Differenzialdiagnosen der Spinalkanalstenose

- Vaskuläre Claudicatio
- Cox-Arthrose
- Osteoporotische Frakturen
- Tumore im Wirbelkanal
- Myelopathie in HWS oder BWS
- Polyneuropathien
- Nervenwurzelaffektion durch Diskushernie
- Systemische neurologische Erkrankungen

Assessments nach fünf Monaten

➤ Tab. 3.1 fasst die Ergebnisse des Zwischenassessments nach fünf Monaten zusammen.

Tab. 3.1 Zwischenassessments

Assessment	Anfang	Nach neun Monaten	Bemerkungen
PSFS	8/10 Laufen	3/10	Weniger Beschwerden im Alltag
ODI	20 %	10 %	

3.6 Evidenzbasierte Zusammenfassung

Röntgenologisch gilt als Kriterium für die Spinalkanalstenose ein Grenzwert für das Spinalkanallumen von 10 mm. Ein Wert, den fast 100 % der 70-Jährigen aufweisen (Kalff 2013)! Als Therapiemöglichkeiten kommen Physiotherapie und Eigenübungen, Injektionen sowie die Operation infrage (Ammendolia et al. 2013). Mögliche Hilfsmittel sind Korsett, Rollator und letztendlich der Rollstuhl. Welche Therapie am meisten nützt, ist noch unklar. Laut Studien können mit Operation und Injektionen die Schmerzen schneller gelindert werden als mit Physiotherapie (Machado und Ferreira 2017, Machado et al. 2016). In Bezug auf Funktion, Beweglichkeit und Behinderung im Alltag gibt es zwischen invasiven Methoden und Physiotherapie keinen Unterschied. Bei 18 % der Operationen treten Komplikationen auf (Kalff 2013, Zaina et al. 2016). Die Operation ist also teurer, häufiger mit Komplikationen verbunden und nur gering effektiver als konservative Maßnahmen. Deshalb sollte die Indikation zum invasiven Eingriff zurückhaltend gestellt werden.

LITERATUR

Ammendolia C. et al. (2013). Nonoperative treatment for lumbar spinal stenosis with neurogenic claudication. Cochrane Database of Systematic Reviews.

Delitto A. et al. (2015). Surgery versus nonsurgical treatment of lumbar spinal stenosis: a randomized trial. Ann Intern Med, 162(7), 465–473.

Kalff R. et al. (2013). Degenerative lumbale Spinalkanalstenose im höheren Lebensalter. Dtsch Arztebl Int, 110.

Machado G. C., Ferreira M. L. (2017). No clinically important benefits of surgery over rehabilitation for lumbar spinal stenosis (PEDro synthesis). Br J Sports Med, 51, 541–542.

Machado G. C. et al. (2016). Surgical options for lumbar spinal stenosis. Cochrane Database Syst Rev. 11. CD012421

Zaina F. et al. (2016). Surgical versus non-surgical treatment for lumbar spinal stenosis. Cochrane Database of Systematic Reviews.

FALL

4 Bewegungskontrolldysfunktion der LWS

Hannu Luomajoki

Leitsymptome: Rückenschmerzen bei statischen Haltungen ohne ausstrahlende Schmerzen oder Einschränkungen der Beweglichkeit

mittel

Definition

Bewegungskontrolldysfunktion

Eine Bewegungskontrolldysfunktion macht es für Betroffene unmöglich, ihre aktiven Bewegungen richtig zu koordinieren bzw. zu kontrollieren. Typischerweise gelingt es den Patienten nicht, verhältnismäßig einfache Bewegungen korrekt durchzuführen, wie z. B. sich mit geradem Rücken nach vorne zu beugen oder das Becken nach hinten zu kippen (➤ Abb. 4.2).

Diese Dysfunktion kann sich durch haltungsbedingte Beschwerden äußern: Es werden unbewusst ergonomisch ungünstige Positionen eingenommen, die eigentlich Schmerzen verursachen. Typischerweise zeigen Patienten mit einer Hypermobilität oder einer klinischen Instabilität positive Befunde bei den Testbewegungen, dies kann aber auch bei normal beweglichen Personen vorkommen. ➤ Tab. 4.1 zeigt häufige Befunde bei der Bewegungskontrolldysfunktion in verschiedene Richtungen.

4.1 Vorgeschichte

Die 28-jährige Arztsekretärin Frau B. kommt in die Therapie aufgrund von chronischen, nicht invalidisierenden Rückenschmerzen. Vor zehn Jahren erlitt sie einen Reitunfall. Die Folge waren damals Rückenbeschwerden, jedoch keine Frakturen oder sonstigen Verletzungen. Sie gibt an, seitdem immer wieder Rückenschmerzen zu haben und hat bereits diverse Therapieversuche unternommen. Nebenbei absolviert sie eine Ausbildung zur Ernährungsberaterin.

In diesem Fallbeispiel werden folgende Fragen analysiert und beantwortet:

- Wie werden richtungsspezifische haltungsbedingte Rückenschmerzen erkannt?
- Wie präsentiert sich das klinische Bild der Beschwerden und was sind geeignete Tests und Assessments, um die Bewegungskontrolldysfunktion zu analysieren?
- Wie wird die Bewegungskontrolldysfunktion behandelt und wie sieht die Prognose aus?

4.2 Untersuchungsbefunde

4.2.1 Medizinische Befunde

Frau B. war häufig beim Hausarzt wegen ihrer Rückenbeschwerden. Zum Zeitpunkt des Reitunfalls wurde ein Röntgenbild gemacht, das keine struk-

Tab. 4.1 Typische Befunde und Übungen bei einem richtungsspezifischen Bewegungskontrollmuster

	Flexionsdysfunktion	Extensionsmuster	Rotationsmuster
Auffällige Haltung	Viel Flexion beim Sitzen	„Sway back" beim Stehen, das Becken ist nach vorne verschoben	• Sitzt gerne mit übereinander geschlagenen Beinen • Verlagert das Körpergewicht im Stand oft einseitig auf ein Bein
Gute Kontrollübungen	• Testbewegungen: Waiters Bow, Sitting Knee Extension, Rocking all 4 (nach hinten) • Squats • Gerade sitzen • Keilkissen • Taping	• Testbewegungen: Pelvic Tilt, Prone Knee Bend, Rocking all 4 (nach vorne) • Beckenkippung stehend, in Bauchlage, in Rückenlage • Isolierte Hüftextension ohne Extension in der LWS • Isolierte Armbewegungen (v. a. Elevation) ohne Lordosierung der LWS	• Testbewegungen: One Leg Stance, Prone Knee Bend • Einbeinstand und korrekte Beinachse • Isolierte Hüftrotationen ohne Bewegungen des Beckens oder der LWS
Kräftigung schwacher Muskelgruppen	M. multifidus, M. erector spinae, M. gluteus maximus	M. gluteus maximus, untere Bauchmuskulatur, M. iliopsoas	M. gluteus medius, schräge Bauchmuskeln, M. quadratus lumborum
Dehnungen verkürzter Muskeln	Ischiokrurale Muskulatur (Hamstrings), dorsale Hüftmuskeln	M. rectus femoris, obere Bauchmuskulatur	M. piriformis, Tractus iliotibialis, M. rectus femoris, M. iliopsoas

turellen Befunde (Frakturen o. Ä.) zeigte. Vor drei Jahren wurde eine MRT durchgeführt. Diese zeigte einen Bandscheibenvorfall im Segment L4–L5, jedoch ohne Kompression neuraler Strukturen. Der kausale Zusammenhang mit dem Unfall konnte somit nicht hergestellt werden.

4.2.2 Physiotherapeutische Anamnese

Frau B. leidet seit zehn Jahren unter den Beschwerden, war aber immer voll arbeitsfähig. Die Schmerzen sind diffus über die Lendenwirbelsäule verbreitet, strahlen jedoch nicht in die Beine aus, Taubheits- oder Schwächegefühle in den Beinen oder Füßen treten nicht auf.

Frau B. hat zahlreiche Erklärungen und Diagnosen für ihre Rückenschmerzen erhalten. Bereits in ihrer Jugend wurde ihr erklärt, sie habe einen „Flachrücken" und müsse viel turnen. Es folgten Therapien und Training, vor allem Tanzen habe ihr viel Freude bereitet. Da ihr aber prophezeit wurde, dass sich ihre Rückenbeschwerden verschlimmern könnten, beschloss sie, mit dem Tanzen aufzuhören. Trotz regelmäßiger Massagen und weiterer Physiotherapie mit aktiven Übungen hielten die Schmerzen weiter an.

Auftreten der Symptome

Frau B. kann sich an keinen anderen Auslöser für die Beschwerden als den Reitunfall erinnern, zweifelt aber daran, dass der Unfall etwas damit zu tun habe. Der Rücken war einfach schon immer ihre Schwachstelle. Langes Sitzen ist für sie sehr unangenehm, was sich vor allem im Job und in der Ausbildung bemerkbar macht. Bewegung tut ihr gut, z. B. Schwimmen oder auch schnelleres Laufen. Längeres Gehen, Stehen oder der gemütliche Sonntagsspaziergang mit ihrem Mann bereiten ihr zunehmend Probleme. Davon abgesehen fühlt sie sich in ihrem Bewegungsausmaß nicht eingeschränkt. Da die Schmerzen nicht so schlimm sind, möchte sie auch keine Medikamente einnehmen. Frau B. wünscht sich eine nachhaltige Lösung für ihre Rückenschmerzen. Bezüglich des bestehenden Kinderwunsches fragt sie sich, ob sich die Rückenprobleme evtl. negativ auf eine Schwangerschaft auswirken könnten.

Allgemeine Gesundheit

Abgesehen von den Rückenbeschwerden fühlt sich Frau B. gesund. Sie wurde noch nie operiert, nimmt keine Medikamente, schläft gut und macht sich auch keine Sorgen, dass ihre Beschwerden vielleicht eine ernstere Ursache haben könnten. Zeichen der Angst oder der Katastrophisierung sind nicht vorhanden. In ihrer Ehe sei alles gut und sie gehe gerne zur Arbeit. Die zusätzliche Ausbildung ermöglicht zudem eine Horizonterweiterung. Zusammenfassend liegen also keine offensichtlichen psychosozialen Faktoren vor, die ihre Beschwerden miterklären würden.

Erste Hypothesen

Warum persistieren die Beschwerden über viele Jahre und waren bisherige Therapien nicht erfolgreich? Laut eigenen Angaben fühlt sich die Patientin nicht eingeschränkt, die Beschwerden werden in eher statischen Positionen (Stehen, Sitzen) provoziert. Dies würde zum klinischen Muster einer **Hypermobilität** oder einer **klinischen Instabilität** passen. Ein anderes Muster wäre das einer sogenannten **Bewegungskontrolldysfunktion.** Hier sind sich Patienten der Bewegungen und Positionen des Rückens nicht bewusst bzw. haben eine verminderte Wahrnehmung, was in einer mangelnden Kontrolle resultiert. Die Bewegungskontrolldysfunktion ist eine Subgruppe der nichtspezifischen Rückenschmerzen (➤ Abb. 4.1).

PRAKTISCHER TIPP

Subgruppierung der Rückenschmerzen

Evidenzbasierte Leitlinien empfehlen eine Subgruppierung von Rückenschmerzen in spezifische und nichtspezifische Beschwerden (Maher, Underwood und Buchbinder 2017). O'Sullivan (2005) schlägt eine differenziertere Subgruppierung vor: Nichtspezifische Rückenschmerzen werden hier weiter unterteilt in mechanisch bzw. nichtmechanisch. Nichtmechanischen Schmerzen liegen oft unterhaltende Faktoren wie Yellow Flags zugrunde. Mechanische Schmerzen können in bewegungsabhängige (hier hat der Patient eine klare Bewegungseinschränkung) und bewegungskontrollabhängige Schmerzen unterteilt werden; letztere treten bei statischen Positionen und Haltungen auf, dafür sind Bewegungen typischerweise nicht eingeschränkt.

4

4.2.3 Evaluation des Gesundheitszustands nach ICF

Personenbezogene Faktoren

Die Patientin arbeitet 80 % und absolviert nebenbei eine Ausbildung zur Ernährungsberaterin. Die Ausbildung dauert drei Jahre und nimmt jeweils einen Wochentag in Anspruch. Sie ist glücklich verheiratet, Kinder hat sie noch keine. Sie würde am liebsten einmal pro Woche Tanzen gehen, was aber wegen der Rückenbeschwerden oft nicht möglich ist. Sonst ist sie sportlich nicht aktiv und hat keine speziellen Hobbys. Sie macht sich etwas Sorgen, ob sie wegen der Rücken-

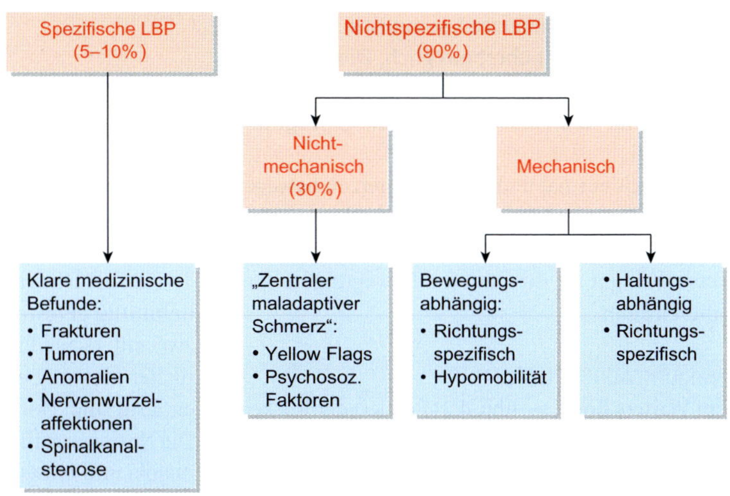

Abb. 4.1 Subgruppierung von Rückenschmerzen [L231]

beschwerden schwanger werden darf oder ob sich das Problem dadurch verschlechtern könnte.

Umweltfaktoren

Frau B. sitzt während ihrer Arbeit in der Arztpraxis fast den ganzen Tag. Der normale Bürostuhl ist nicht individuell einstellbar. Auch in der Schule sitzt sie die meiste Zeit auf einem unbequemen Stuhl.

Funktions- und Strukturebene

4

Inspektion

Frau B. ist zierlich gebaut, 162 cm groß und wiegt 52 kg. Ihr Rücken ist ziemlich flach: Die LWS-Lordose ist wenig ausgeprägt, die BWS weist nur eine geringe Kyphosierung auf. Sie wirkt insgesamt eher schmächtig, ihre Muskulatur ist wenig trainiert. Das Becken steht gerade und symmetrisch, die Beinachsen sind unauffällig.

Schmerzangaben

Numeric Rating Scale (NRS): im schlimmsten Fall 8/10, im besten Fall 2/10.

Aktive Beweglichkeit

In der Flexion kommt sie mit den Fingern gerade an den Boden (ohne Schmerzen), somit ist sie nicht eingeschränkt und nicht überbeweglich. Die Extension ist ebenfalls normal und schmerzfrei. Rotation und Lateralflexion sind beidseits gleich ausgeprägt und schmerzfrei.

Da sie sich normal und ohne Schmerzen bewegen kann, erwartet man keine mechanischen bewegungsabhängigen Probleme. In diesem Fall ist es von Interesse, wie gut sie ihre aktiven Bewegungen kontrollieren kann.

Bewegungskontrolltests

Beim **Waiters Bow** (➤ Abb. 4.2) flektiert der Rücken, Frau B. selbst ist allerdings der Meinung, ihr Rücken sei gerade. Trotz verbaler Hinweise und Vorzeigen der korrekten Haltung kann sie die Übung nicht richtig

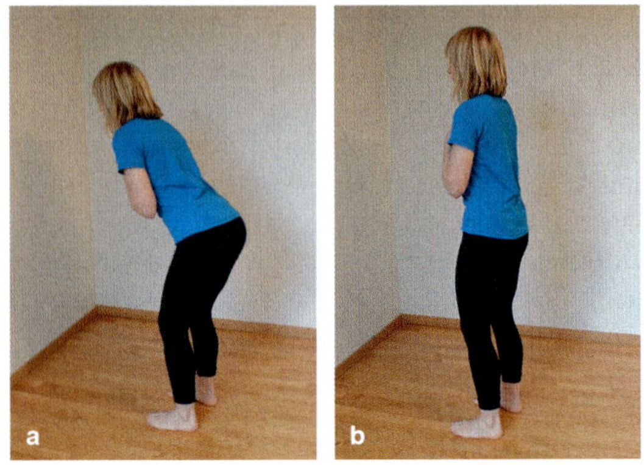

Abb. 4.2 Bewegungskontrolltest der LWS [P417]

ausführen. Ihr fehlt somit die bewusste Kontrolle der lumbalen Bewegung während der Hüftflexion. Der **Pelvic Tilt** fällt ebenfalls positiv aus, Frau B. ist nicht klar, wie sie die Bewegung ausführen soll. Ab zwei oder mehr positiven Tests gilt die lumbale Bewegungskontrolle als vermindert (Luomajoki et al., 2008). Auch der Kniebeugetest in Bauchlage und die sitzende Kniestreckung fallen positiv aus.

KLINISCHER HINTERGRUND

Testbatterie für Bewegungskontrolle

Die Testbatterie für Bewegungskontrolle wurde von Luomajoki (Luomajoki et al. 2007) in Anlehnung an die Arbeit von Shirley Sahrmann und Peter O'Sullivan entwickelt. Die Testbatterie besteht aus sechs Tests. Je mehr Tests positiv sind, umso schlechter ist die Kontrolle. Gesunde haben meistens keinen bis einen positiven Test, Patienten mit Rückenschmerzen hingegen oft drei oder vier positive Tests (Luomajoki et al. 2008).

Frau B. scheint also nicht wahrnehmen zu können, welche Position ihr Rücken einnimmt bzw. in welche Richtung er sich bewegt.

Zwei-Punkt-Diskrimination

Mithilfe des Zwei-Punkt-Diskriminationstests (TPD, Two Point Discrimination) wird die Körperwahrnehmung getestet (➤ Abb. 4.3). Frau B. erkennt zwei unterschiedliche taktile Punkte beidseits bei vertikaler Messung erst, wenn diese 8 cm voneinander entfernt sind. Horizontal ist es mit 6 cm etwas besser. Die Normwerte für die TPD liegen bei 4,5–6 cm (Luomajoki und Moseley 2011), über 6 cm gilt als auffällig (Catley et al. 2014).

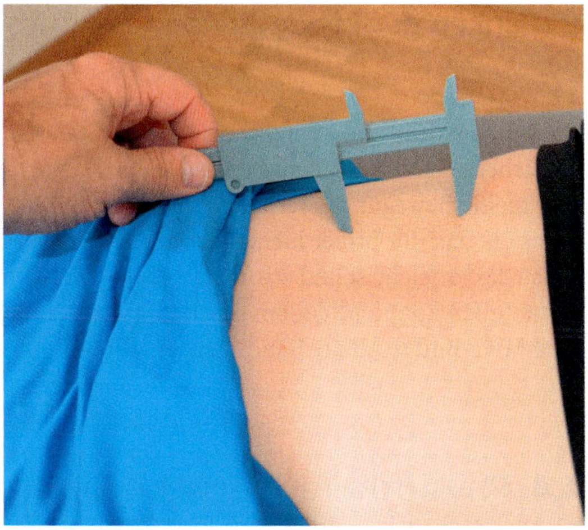

Abb. 4.3 Zwei-Punkt-Diskrimination [P417]

Neurologie und Neurodynamik

Straight Leg Raise (SLR) und Slump-Test sind negativ, ebenso die neurologischen Tests von Kennmuskeln, Sensibilität und Reflexen.

Muskeltests

Beim Test der einzelnen Muskeln ist der M. gluteus maximus aktiv insuffizient. Im Vergleich zur passiven Beweglichkeit besteht bei der aktiven Extension der Hüfte ein Defizit von 30°. Bauchmuskulatur inklusive M. transversus abdominis und Beckenboden sind gut rekrutierbar und deutlich spürbar. Der M. rectus femoris ist beidseits verkürzt, die ischiokrurale Muskulatur ebenfalls leicht (sie kommt auf ca. 70° beidseits beim SLR). Der Längentest der dorsalen Hüftmuskulatur ergibt eine leichte Verkürzung, ventral keine Auffälligkeiten.

Palpation

Die Rückenmuskulatur ist etwas hyperton, quantitativ aber nicht sehr ausgeprägt. Auch die Mm. multifidii sind am lumbosakralen Übergang gut spürbar. Frau B. hat aber Mühe, sie isoliert anzuspannen. Die gluteale Muskulatur ist eher hypoton und schwach. Bauchdecke und ventrale Bauchmuskulatur sind ebenfalls eher hyperton. Die intervertebrale lumbale Beweglichkeit in Flexion und Extension ist unauffällig.

⚠ **VORSICHT**

Yellow Flags

Mögliche Yellow Flags bei unspezifischen Rückenschmerzen, also Faktoren, die zu einer Chronifizierung der Schmerzen führen können, sind z. B.:

- Angst vor Bewegungen (Fear Avoidance oder Kinesiophobie): Bestimmte Bewegungen werden vermieden, da man glaubt, damit körperlichen Schaden anzurichten.
- Katastrophisierung: Patient fürchtet das Schlimmste, hat keine Hoffnung oder mystifiziert die Rückenschmerzen.
- Unzufriedenheit in der Arbeit.
- Familie: Partner kümmert sich zu wenig oder zu viel.
- Versicherungsprobleme (Klagen).
- Finanzielle Probleme.

Aktivitätsebene

- Patient-specific Functional Scale (PSFS, ➤ Fall 5):
  - 30 Minuten sitzen: Mühe mit dem Rücken 8/10
  - Aufrichten aus gebeugten und gehaltenen Positionen, z. B. beim Putzen oder Gartenarbeit: 9/10
- Oswestry Disability Questionnaire (ODI, ➤ Fall 5): 16/50 Punkten = 32 % Behinderung im Alltag wegen Rückenschmerzen

Partizipationsebene

Frau B. kann ihrem Hobby Tanzen aktuell nicht nachgehen (Unsicherheit bzgl. Auswirkungen). Sie ist zu 100 % arbeitsfähig.

4.3 Zusammenfassung der wichtigsten Befunde

Die nachfolgenden Beschreibungen orientieren sich an den klassischen Hypothesekategorien.

Pathobiologische Mechanismen

Als Auslöser kommt theoretisch der Reitunfall infrage. Da er aber lange zurückliegt und damals an sich nichts Schlimmes festgestellt wurde, sind zum jetzigen Zeitpunkt keine Wundheilungsmechanismen zu berücksichtigen. Der Schmerzmechanismus ist peripher nozizeptiv-ischämisch (lange, gehaltene Positionen provozieren den Schmerz). Die muskuläre Schwäche kann als Output-Mechanismus eingeordnet werden: Sowohl die schlechte Ansteuerung der Muskulatur als auch die verminderte Propriozeption und das gestörte Körpergefühl deuten darauf hin. Die Unsicherheit bezüglich der Schmerzursache kann als beitragender zentraler Mechanismus gewertet werden.

Quellen der Symptome

Als mögliche Quellen der Symptome kommen die dorsale Rückenmuskulatur, Bänder sowie die Gelenkkapseln der Facettengelenke in Betracht.

Dysfunktion

Die Patientin kann nicht lange sitzen, was problematisch für die Arbeit ist. Die Bewegungskontrolle des Rückens und die Körperwahrnehmung sind vermindert.

Vorsichtsmaßnahmen/Kontraindikationen

Da Frau B. jung und gesund ist und keine strukturellen Läsionen vorliegen, gibt es keine Kontraindikationen. Vorsicht ist eventuell geboten, da die Beschwerden schon lange bestehen und bisherige Therapien erfolglos waren.

Beitragende Faktoren

Beitragende Faktoren sind die sitzende Arbeitstätigkeit (Bürostuhl bzw. Sitzposition) sowie die offenen Fragen die Zukunft betreffend: Wird es je besser? Ist eine Schwangerschaft möglich?

Gedanken der Patientin über das Problem

Der Leidensdruck ist nicht sehr hoch, Frau B. kann voll arbeiten und die Beschwerden auch selbst durch allgemeine Bewegungen relativ gut lindern. Sie wundert sich, dass ihr bisher niemand sagen konnte, was genau das Problem ist und warum bisherige Therapien nicht helfen konnten. Zudem beschäftigt sie der auf dem MRT-Bild sichtbare Bandscheibenvorfall.

4.4 Physiotherapeutische Zielsetzung

Frau B. versteht, dass ihr Haltungsbewusstsein mangelhaft ausgeprägt ist und sie die Bewegungen ihres Rückens nur schlecht kontrollieren kann. Diese Befunde machen ihr aber auch Mut, da sie nun eine Erklärung dafür hat, warum die Beschwerden über Jahre persistieren konnten. Als Verlaufszeichen gelten die subjektiven Beschwerden beim Sitzen, Bewegungskontrolltests und die Zwei-Punkt-Diskrimination.

Ziele

- Verbesserung der Körperwahrnehmung gemessen an der Zwei-Punkt-Diskrimination
- Haltungsbewusstsein in Arbeit und Schule lernen sowie Verbesserung der Bewegungskontrolle (Messung durch Standardtestbatterie für Bewegungskontrolle)
- Durch Übungen Eigenmanagement über das Rückenproblem erlangen

Bezüglich des Kinderwunsches muss sich Frau B. keine Sorgen machen: Ihr wird versichert, dass eine Schwangerschaft dem Rücken in keiner Weise schaden wird.

Prognose

Für eine ungünstige Prognose sprechen die lange Dauer der Beschwerden, deren Therapieresistenz sowie die Gedanken, die sich die Patientin hinsichtlich der

Ursache der Probleme macht. Für eine gute Prognose sprechen das junge Alter, die Motivation der Patientin und die klaren Befunde. Sonst sind keine weiteren Yellow Flags oder Grundkrankheiten vorhanden.

4.5 Physiotherapeutische Maßnahmen

Arbeitshypothese

Frau B. hat eine **Bewegungskontrolldysfunktion** sowohl in der Flexion als auch in der Extension. Das macht das Bild etwas unklarer, da sie Beschwerden sowohl beim Sitzen als auch beim Stehen hat. Man könnte Gefahr laufen, ihre Problematik als nichtmechanische (statt mechanische) Rückenschmerzen zu klassifizieren, die eher mit psychosozialen Faktoren zusammenhängen.

Im ersten Schritt wird der Patientin verständlich erklärt, wie es zur den Symptomen kommen konnte, warum es weh tut und was dagegen gemacht werden kann. Ihr wird auch der Zusammenhang zwischen Befunden in der Bildgebung (Bandscheibenvorfall) und klinischen Symptomen erläutert. Oftmals sind diese falsch-positiv (➤ Fall 5). Strukturelle Befunde müssen also keine Symptome auslösen, zumal bei Frau B. keine neurologischen Zeichen vorliegen. Diese Informationen beruhigen die Patientin sehr und stimmen sie zuversichtlich. Sie gewinnt damit den Eindruck, dass es nun eine plausible Erklärung für ihre Beschwerden gibt.

Zu Beginn steht die Flexionsdysfunktion im Fokus, da Sitzen ihr Hauptproblem ist. Es wird ein straffes Tape an ihrem Rücken angebracht, so kann Frau B. die Position des Rückens im Sitzen gut kontrollieren. Die Sitzposition wird mittels eines Keilkissens Richtung Lordose korrigiert. Als aktive Übungen werden der Patientin Kniebeugen (Squat, ➤ Abb. 4.4) sowie eine Dehnungsübung für die dorsale Oberschenkel- und Hüftmuskulatur empfohlen. In der zweiten Sitzung wird mit dem sogenannten Graphästhesietraining angefangen. Der Therapeut „schreibt“ Buchstaben und Zahlen auf den Rücken der Patientin, die diese erkennen soll. Diese Übung kann Frau B. mit ihrem Mann täglich üben. Dadurch verbessert sich ihre Körperwahrnehmung sowie die Zwei-Punkt-Diskrimination.

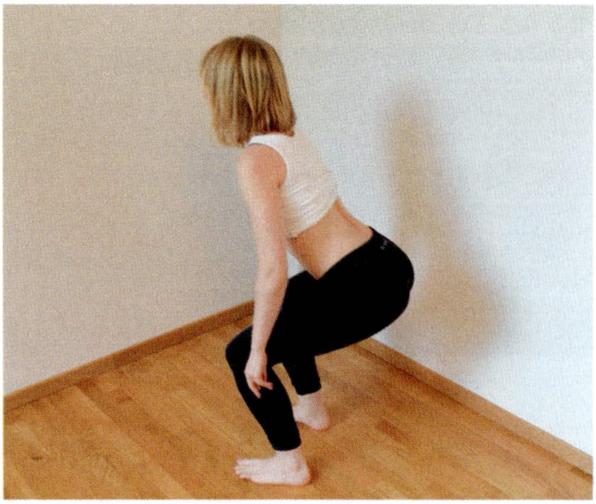

Abb. 4.4 Übungen für die Flexionskontrolle [P417]

Sobald die Flexionskontrolle deutlich besser geworden ist (nach etwa sechs Sitzungen) wird auch die Extensionskontrolle trainiert. Frau B. erlernt Aktivierungsübungen für den M. gluteus maximus sowie Dehnungsübungen für den M. rectus femoris.

Frau B. wird empfohlen, die Übungen regelmäßig (zwei- bis dreimal pro Woche) durchzuführen und in Arbeit bzw. Schule das Keilkissen zu benutzen. Ihr wird das Gefühl von Sicherheit vermittelt, da sie nun auch im Fall eines möglichen Rezidivs eine kompetente Anlaufstelle hat.

Die Patientin kommt anfänglich einmal pro Woche in die Therapie, später jede zweite Woche und gegen Ende nur noch einmal alle drei Wochen (in fünf Monaten insgesamt 15-mal). Frau B. spürt relativ schnell eine Verbesserung und ist somit motiviert, die Übungen fortzusetzen. Auf die Frage am Ende der Therapie, was für sie am wichtigsten gewesen sei, antwortet sie: das Keilkissen, aktive Coping-Strategien sowie das Wissen, was sie selbst gegen die Problematik tun kann. Sie hat das Graphästhesietraining mit ihrem Mann drei Monate fast täglich durchgeführt.

Assessments nach fünf Monaten

Die Ergebnisse des Zwischenassessments zeigt ➤ Tab. 4.2.

Tab. 4.2 Zwischenassessments

Assessment	Anfang	Nach fünf Monaten	Bemerkungen
NRS	8/10	0/10	Keine Schmerzen mehr
PSFS	½ h Sitzen: 8/10	0/10, nach 8 h Sitzen: 2/10	PSFS eigentlich bei 0/10, nach einem ganzen Bürotag noch etwas Schmerzen
Bewegungskontrolltests	4 von 6 positiv	0 von 6 positiv	Normale Kontrolle
Zwei-Punkt-Diskrimination	8 cm vertikal 6 cm horizontal	4–4,5 cm vertikal 4–4,5 cm horizontal	Normalisiert
ODI	32 % Behinderung	5 % Behinderung	Sehr gutes Resultat

4

4.6 Evidenzbasierte Zusammenfassung

Die Bewegungskontrolldysfunktion gehört zur Gruppe der unspezifischen Rückenschmerzen. Leitlinien zur Folge sind die wichtigsten Maßnahmen eine gute Patientenedukation in Kombination mit Aktivität und Training (Maher et al. 2017). Empfehlungen der Leitlinien sind jedoch nicht subgruppenspezifisch. Subgruppierte Patienten haben bessere Erfolge als individuell behandelte Patienten (Vibe Fersum et al. 2012). Die Subgruppierung nach O'Sullivan zeigt eine hohe Zuverlässigkeit (Dankaerts et al. 2006). Die Testbatterie zur Bewegungskontrolle ist auf ihre Reliabilität getestet worden (Luomajoki et al. 2007), sie differenziert zudem Patienten und Gesunde sehr klar (Luomajoki et al. 2007). Die Effektivität der Behandlung der Bewegungskontrolldysfunktion durch Übungen ist nachgewiesen, egal ob durch allgemeine Übungen (Saner et al. 2015) oder individuelle richtungsspezifische Übungen (Lehtola et al. 2016). Eine Metaanalyse bestätigt dies auch (Luomajoki et al. 2018).

LITERATUR

Catley, M.J. et al. (2014). Is tactile acuity altered in people with chronic pain? a systematic review and meta-analysis. J Pain, 15(10), 985–1000.

Dankaerts, W. et al. (2006). The inter-examiner reliability of a classification method for non-specific chronic low back pain patients with motor control impairment. Man Ther, 11(1), 28–39.

Luomajoki, H. et al. (2008). Movement control tests of the low back; evaluation of the difference between patients with low back pain and healthy controls. BMC Musculoskelet Disord, 9, 170.

Luomajoki, H. et al. (2007). Reliability of movement control tests in the lumbar spine. BMC Musculoskelet Disord, 8, 90.

Luomajoki, H., Moseley, G.L. (2011). Tactile acuity and lumbopelvic motor control in patients with back pain and healthy controls. Br J Sports Med, 45(5), 437–440.

Luomajoki, H.A. et al. (2018). Effectiveness of movement control exercise on patients with non-specific low back pain and movement control impairment: A systematic review and meta-analysis. Musculoskelet Sci Pract, 36, 1–11.

Maher, C., Underwood, M., Buchbinder, R. (2017). Non-specific low back pain. The Lancet, 389 (10070), 736–747.

O'Sullivan, P. (2005). Diagnosis and classification of chronic low back pain disorders: Maladaptive movement and motor control impairments as underlying mechanism. Man Ther, 10(4), 242–255.

Vibe Fersum, K. et al. (2012). Efficacy of classification-based cognitive functional therapy in patients with non-specific chronic low back pain: A randomized controlled trial. Eur J Pain.

FALL

5 Lumboradikuläres Syndrom (LRS)

Fabian Pfeiffer

Leitsymptome: Ausstrahlende Schmerzen – Sensibilitätsveränderungen – reduzierte Kraft

mittel

Definition

Lumboradikuläres Syndrom

Das lumboradikuläre Syndrom fällt in die Gruppe der spezifischen Rückenschmerzen und gehört zur Kategorie der Radikulopathien. Im Gegensatz zum radikulären Syndrom oder der Pseudoradikulopathie liegen beim LRS klare neurologische Ausfälle (Motorik, Sensibilität und/oder Reflexe) vor, die auf eine Affektion der Nervenwurzel hindeuten.

5.1 Vorgeschichte

Herr K. (37 Jahre alt) leidet unter einem LRS L5/S1 links mit motorischem Ausfallsyndrom L5-betont. Zu Beginn traten heftige lumbale Rückenschmerzen begleitet von ausstrahlenden Schmerzen in das linke Bein auf. In der diagnostischen Bildgebung mittels Magnetresonanztomografie (MRT) zeigte sich als morphologisches Korrelat ein nach mediolateral links gelegener Diskusprolaps im Segment L5/S1 mit nach kraniolateral foraminal geschlagenem Sequester (➤ Abb. 5.1).

Herr K. wurde noch am Tag der Diagnose ins Krankenhaus eingewiesen und initial mit Oxycodon/Naloxon behandelt. Zwei Tage später erfolgte zudem eine transforaminale epidurale Infiltration mit 40 mg Kenacort auf der Höhe L5 links, was subjektiv am Folgetag zu einer 70-prozentigen Verbesserung führte. Medikamentös wurde Herr K. mit Ibuprofen (Dosierung 1-1-1), Dafalgan (Dosierung 1-0-1) und Tramadol (Dosierung: einmal täglich nach Bedarf) behandelt (➤ Tab. 5.1).

Eine Operation stand in Absprache mit den behandelnden Ärzten aufgrund der sofortigen Besserung der Symptomatik nach der Injektion und der stabilen neurologischen Zeichen nicht zur Debatte.

Definition

Diskusprolaps und -sequester

Im Gegensatz zu einer Protrusion (Vorwölbung) werden bei einem Diskusprolaps Teile des Anulus fibrosus durchtrennt, sodass Bestandteile der Bandscheibe in den Wirbelkanal eintreten können. Dies kann zu einer radikulären Symptomatik führen.

Von einem Sequester spricht man, wenn sich die Bestandteile komplett vom Rest der Bandscheibe lösen. Dies resultiert meistens in einer eindeutigen Affektion einer Nervenwurzel.

In diesem Fallbeispiel werden folgende Fragen analysiert und beantwortet:

- Wie grenzt sich ein LRS von einer pseudoradikulären Problematik ab?
- Was sind wichtige Verlaufszeichen, die man beachten muss?
- Welche klinischen Zeichen erlauben eine Steigerung funktioneller Belastungen?

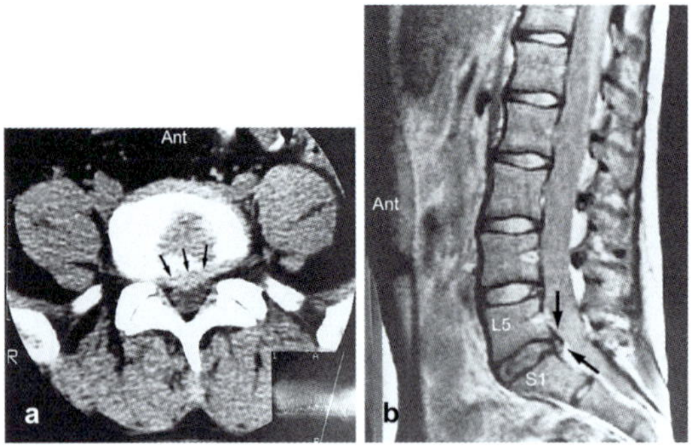

Abb. 5.1 MRT der Diskushernie (DH) L5/S1 [E283]

Tab. 5.1 Verbreitete Schmerzmedikamente

Medikament	Wirkung	Cave
Nichtsteroidale Antirheumatika (NSAR)	Schmerzstillend, fiebersenkend, entzündungshemmend; hemmen die Cyclooxygenase und die Synthese der Prostaglandine	Es können begleitende Magenbeschwerden auftreten, deshalb sind Protonenpumpenhemmer (Magenschutz) wie z. B. Pantoprazol nötig.
Paracetamol	Analgetikum mit schmerzstillenden und fiebersenkenden Eigenschaften	Kann bei Überdosierung (mehr als 4 × 1.000 mg/d) zu Leberfunktionsstörungen führen
Tramadol	Stark schmerzlindernde Wirkung, aus der Gruppe der Opioide	Kann bei Missbrauch zu Abhängigkeit führen, zudem hohes Potenzial für Wechselwirkungen mit anderen Arzneimitteln
Oxycodon/ Naloxon	Oxycodon ist ein Opioid (schmerzstillend), Naloxon ein Opioid-Antagonist (wirkt der Verstopfung, einer häufigen Nebenwirkung von Opioiden, entgegen)	Hat Missbrauchspotenzial, einige Nebenwirkungen
Kenacort	Systemisches Glukokortikoid, entzündungshemmend	Kontraindikationen sind zu beachten (je nach Therapieform und Dosierung unterschiedlich)

5.2 Untersuchungsbefunde

5.2.1 Medizinische Befunde

MRT

Das MRT als bildgebendes Verfahren basiert auf der Ausrichtung von Wasserstoffatomen mittels eines starken Magnetfelds und dient besonders zur Diagnosestellung und Lokalisation von Symptomen von Weichteilstrukturen des muskuloskelettalen Bewegungsapparats.

Der strukturelle Befund im MRT muss nicht immer mit dem klinischen Bild korrelieren. Auf der einen Seite weisen viele Patienten strukturelle Veränderungen im MRT auf, haben aber keine Schmerzen (falsch-positives MRT). Auf der anderen Seite können Patienten unter starken Schmerzen leiden, ein entsprechendes Korrelat und somit eine passende strukturelle Erklärung lassen sich im MRT-Bild aber nicht finden. In der physiotherapeutischen Praxis dominiert die **klinische Präsentation** des Patienten.

Neurologie

Die neurologische Untersuchung differenziert ein LRS von einer pseudoradikulären Problematik. Bestandteile sind das Testen der Kraft von Kennmuskeln (➤ Abb. 5.2), der Sensibilität sowie der Reflexe (➤ Abb. 5.3). Mittels der klassischen neurologischen Untersuchung lassen sich Zeichen von **Gain of Function** und **Loss of Function** testen (Schmid, Nee und Coppieters 2013).

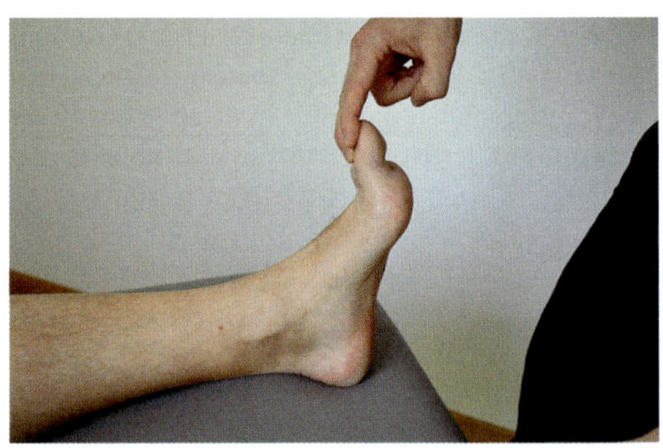

Abb. 5.2 Krafttestung des Kennmuskels von L5 [P417]

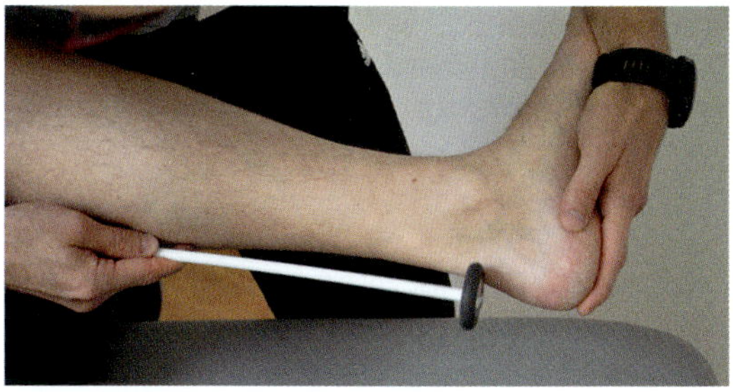

Abb. 5.3 Achillessehnenreflex [P417]

⚠ VORSICHT

Cauda-equina-Syndrom (CES)

Als Cauda equina wird das Nervenfaserbündel bezeichnet, das sich vom Conus medullaris bis zum Os sacrum erstreckt. Es herrscht in der Literatur kein Konsensus, durch welche Symptome ein CES klar definiert wird. Folgende fünf Symptome sind jedoch anerkannte Indikatoren für ein CES, das z. B. durch einen Bandscheibenvorfall ausgelöst wird: beidseitige ausstrahlende Schmerzen mit neurogenem Charakter, eine reduzierte perianale Sensibilität, eine veränderte Funktion der Blase, ein Kontrollverlust der Schließmuskulatur des Anus sowie ein Verlust der sexuellen Funktion (Greenhalgh et al. 2018).

5.2.2 Physiotherapeutische Anamnese

Die Anamnese nimmt in der physiotherapeutischen Untersuchung und Diagnosestellung eines LRS den zentralen Stellenwert ein. Zeichen für ein LRS finden sich vorwiegend in der subjektiven Anamnese des Patienten und dem bisherigen Verlauf der Symptomatik (Geschichte).

WAS WÄRE, WENN …

… der Patient mit der Diagnose „lumbovertebrales Schmerzsyndrom" in die Praxis gekommen wäre? Was sind Anzeichen für ein LRS aus der Anamnese und physischen Untersuchung?

Die Diagnose „lumbovertebrales Syndrom" schließt aus klinischer Perspektive ein zukünftiges LRS nicht aus, da sich neurologische Zeichen mit einer gewissen Latenz ausbilden können. Beschreiben Patienten ausstrahlende Schmerzen, ist eine neurologische Untersuchung durch den Physiotherapeuten Pflicht.
Folgende klinische Zeichen aus der Anamnese und der physischen Untersuchung weisen auf ein LRS hin:

- Unilaterale Beinschmerzen (stärker als begleitende Rückenschmerzen)
- Ausstrahlende Schmerzen bis in den Fuß und/oder die Zehen
- Taubheitsgefühle und Parästhesien im selben Gebiet
- Positiver Straight Leg Raise (SLR, löst bekannte Symptome aus oder verstärkt diese)
- Klare neurologische Zeichen entsprechend der betroffenen Nervenwurzel (Koes, van Tulder und Peul 2007)

Herr K. berichtet, dass er schon immer Probleme mit seinem Rücken hatte. Bereits vor sieben Jahren machte er schon einmal Erfahrung mit einem LRS, ebenfalls begleitet von heftigen, ausstrahlenden Schmerzen, Sensibilitätsverlust und motorischen Ausfällen. Laut seiner Aussage wurden in der damaligen Physiotherapie keine sekundär-präventiven Strategien erarbeitet, um ein mögliches Rezidiv zu vermeiden. Er nimmt Ibuprofen und Dafalgan noch immer in der gleichen Dosierung ein, Tramadol ist nicht mehr nötig.

5.2.3 Evaluation des Gesundheitszustands nach ICF

Personenbezogene Faktoren

Herr K. sitzt viel bei seiner Arbeit im Büro und ist momentan zu 100 % arbeitsunfähig geschrieben. In den kommenden zwei Wochen soll die Arbeitsfähigkeit wieder evaluiert werden. Herr K. ist liiert und hat eine vierjährige Tochter (stabile Familienverhältnisse).

Er bezeichnet sich selbst als unsportlich, bekräftigt aber die Absicht, dass er wieder mehr Sport treiben möchte. Der Allgemeinzustand wird als gut beschrieben, Herr K. leidet an keinen Krankheiten und hatte auch noch keine Operationen im Bereich des Rückens oder anderen Körperregionen.

Umweltfaktoren

Herr K. wohnt mit seiner Familie in einer Wohnung im ersten Stock (kein Lift vorhanden). Im Haushalt mitzuhelfen, ist zurzeit für ihn nicht möglich, besonders statische Haltepositionen (langes Stehen beim Kochen) fallen ihm schwer.

5

Funktions- und Strukturebene

Herr K. berichtet in der ersten physiotherapeutischen Behandlung über einschießende Schmerzen im tieflumbalen Bereich (6/10 NRS) mit konstant-variablem Charakter sowie tiefliegenden, bohrenden Schmerzen im vorderen linken Oberschenkel, in der linken Wade sowie „komischen" Gefühlen im Bereich des Sprunggelenkes sowie Dysästhesien im Bereich der Großzehe.

Inspektion

Die Inspektion ergibt in Ruhe keine Auffälligkeiten. Beim Beobachten des Gangbildes fällt ein leichter Hinkmechanismus mit verzögerter Standbeinphase links auf. Der Patient gibt als Grund hierfür das fehlende Vertrauen in das betroffene Bein bezüglich vorhandener Kraft, Stabilität und Koordination an.

Aktive Beweglichkeit

Die Überprüfung der aktiven Beweglichkeit zeigt eine multidirektionale Einschränkung (Movement Impairment) sowohl in Flexion als auch in Extension mit schmerzauslösender Komponente. Auffallend ist hier, dass Herr K. die Bewegungen sehr verlangsamt und vorsichtig durchführt, was auf eine hohe Irritierbarkeit und Stärke der Symptomatik schließen lässt.

Neurologie und Neurodynamik

Die obligatorische Testung der neurologischen Zeichen passt zur gestellten Diagnose und dem betreffenden Segment und ergibt ein aussagekräftiges Bild der betroffenen linken Seite (➤ Tab. 5.2).

WAS WÄRE, WENN…

… die neurologischen Symptome auch nach zwei bis drei Wochen gleichbleiben oder sich gar verschlechtern?

In diesem Fall muss der behandelnde Arzt kontaktiert werden. Sich progredient verschlechternde neurologische Zeichen können Hinweise auf ein massiveres, strukturelles Problem sein. Im besten Fall hat sich der Bandscheibenvorfall zu einem richtigen Prolaps mit/ohne Sequesterbildung entwickelt, der eine ständige Kompression neuraler Strukturen mit sich bringen kann. Um eine weitere Nervenwurzelschädigung (Wurzeltod) zu vermeiden, sollte dies mit einer zusätzlichen Bildgebung diagnostisch abgeklärt werden und ist eine erste Operationsindikation.

PRAKTISCHER TIPP

Neurologische Tests

- Immer beidseitig durchführen, mit der nichtbetroffenen Seite beginnen.
- Eine standardisierte Ausgangsstellung ist essenziell für die Evaluation im Verlauf.
- Testen der Kraft für L4 („Fersengang") und S1/2 („Wadenheber") wenn möglich im Stand.
- Positive neurologische Zeichen (Sensibilitätsstörung und motorischer Ausfall) grenzen ein LRS von einer pseudoradikulären Symptomatik ab.
- Nicht vorhandene Reflexe haben im Vergleich zur Testung der Sensibilität und Kraft weniger Aussagekraft bezüglich der Diagnosestellung eines LRS (Kreiner et al. 2014).
- Einzelne Tests der neurologischen Untersuchung sollten immer im Zusammenhang mit der klinischen Präsentation der Patienten interpretiert werden und nie als einzelner „Beweis" für oder gegen ein LRS (Tawa, Rhoda und Diener 2017).

Tab. 5.2 Ergebnisse der neurologischen Tests

Dermatom/Kennmuskel	Sensibilität	Reflexe
L2: M. iliopsoas ✓	Ventromedialer Oberschenkel ✓	
L3: M. quadriceps ✓	Ventraler Oberschenkel, mediale Seite Knie✓	Patellarsehnenreflex (PSR) ✓
L4: M. tibialis anterior ✓	Ventrolateraler Oberschenkel, Medial Tibia und Wade ✓	
L5: M. extensor hallucis longus – – – (➤ Abb. 5.1)	Ventrolaterale Tibia, Metatarsophalangealgelenke (MTP) I und II, mediale plantare Fläche des Fußes: v. a. distal Hypoästhesien und Parästhesien	
S1/2: M. triceps surae – –	Ventral MTP III–IV, laterale plantare Fläche des Fußes: Hypoästhesien im Bereich des Vorderfußes	Achillessehnenreflex ✓ (➤ Abb. 5.1)

Die Untersuchung der Neurodynamik ergibt einen positiven SLR auf der linken Seite bei ca. 30° Flexion der Hüfte.

KLINISCHER HINTERGRUND

Straight Leg Raise (SLR)

Der SLR wird oft fälschlicherweise als praktischer Test zur Diagnosestellung eines LRS durchgeführt. Die Evidenz zeigt jedoch, dass der SLR als einzelner Test eine geringe Spezifität und eine mittelmäßige Sensitivität hat, was ihn für das Einschließen eines LRS nicht brauchbar macht (Tawa et al. 2017). Der SLR sollte vielmehr als Verlaufszeichen benutzt werden und gibt Hinweise auf eine erhöhte Mechanosensitivität des Plexus lumbosacralis. Der SLR gilt als positiv, wenn die bekannten Symptome oder vergleichbare Zeichen reproduziert werden, eine strukturelle Differenzierung neurale Beteiligungen offenlegt und ein klarer Seitenunterschied in der Testbewertung besteht.

Palpation

Palpatorisch ist eine Druckdolenz bei intersegmentalen passiven Bewegungen auf Höhe von L4 und L5 festzustellen. Die Bewegungen dienen der Schmerzprovokation und somit als Verlaufsparameter.

Aktivitätsebene

Einschränkungen auf der Aktivitätsebene werden mittels der Patient-specific Functional Scale (PSFS) gemessen und als Verlaufsparameter genutzt (Horn et al. 2012). Die Bewertung erfolgt subjektiv durch den Patienten (Patient-reported Outcome Measurement) auf einer Likert-Skala von 0 (keine Probleme) bis 10 (gar nicht möglich).

Herr K. gibt folgende problemhafte Aktivitäten mit der entsprechenden Bewertung an:

- Längeres Sitzen (5–10 min): 7/10
- Schlafen: 6/10
- Für längere Zeit an Ort und Stelle stehen: 7/10

Um einen weiteren Eindruck über die vom Patienten wahrgenommene Einschränkung und Behinderung durch seine Symptomatik zu bekommen, wird der Oswestry Disability Index (ODI) als Assessment eingesetzt (Mannion et al. 2006). Herr K. erreicht hier eine Punktzahl von 31 bei 50 möglichen Punkten (➤ Tab. 5.3).

Tab. 5.3 Start- und Zwischenassessments

Assessment	Beginn der Behandlung	Nach drei Wochen
NRS	6/10	4/10
PSFS	• Längeres Sitzen (5–10 min): 7/10 • Schlafen: 6/10 • Für längere Zeit an Ort und Stelle stehen: 7/10	• Längeres Sitzen (5–10 min): 5/10 • Schlafen: 3/10 • Für längere Zeit an Ort und Stelle stehen: 4/10
ODI	31/50	23/50
Weitere	• Kraft Kennmuskel L5: – – – • Kraft Kennmuskel S1/2: – – • Sensibilität L5: v. a. distal Hypoästhesie und Parästhesien • Sensibilität S1: Hypoästhesie im Bereich des Vorderfußes	• Kraft Kennmuskel L5: – – • Kraft Kennmuskel S1/2: – • Sensibilität L5: keine Hypoästhesie mehr, Parästhesien noch vorhanden • Sensibilität S1: nur noch leichte Hypoästhesie

Partizipationsebene

Der Umgang mit seiner Tochter und das Ausüben von Freizeitaktivitäten ist mit Hindernissen verbunden. Durch die momentane Arbeitsunfähigkeit fehlt Herrn K. der gewohnte Austausch mit Arbeitskollegen, es macht sich das Gefühl von zunehmender Nutzlosigkeit breit. Da ansonsten keine eindeutigen Zeichen oder Hinweise auf psychosoziale Risikofaktoren (Yellow Flags, ➤ Fall 2) vorliegen, wird zunächst auf ein Screening mittels eines geeigneten Fragebogens verzichtet.

5.3 Zusammenfassung der Befunde

Pathobiologische Mechanismen

Primär dominant ist ein **peripher-neurogener Schmerzmechanismus,** eine nozizeptiv-entzündliche Komponente scheint jedoch ebenfalls eine Rolle zu spielen. Da der initiale Auslöser erst einige Tage zurückliegt, muss das Heilungsstadium des betroffenen Gewebes berücksichtigt werden.

Quellen der Symptome

Die neurologischen Befunde sowie der MRT-Befund sprechen für eine klare **Nervenwurzelaffektion L5/S1.** Als schmerzauslösende Struktur kommt hier das Hinterwurzelganglion in Betracht.

Vorsichtsmaßnahmen/Kontraindikationen

Die neurologischen Zeichen müssen in regelmäßigen Abständen erneut evaluiert werden, um eine allfällige Verschlechterung zu erkennen. Ausmaß und Stärke der Behandlungstechniken sollten aufgrund der noch vorhandenen **Irritierbarkeit** der Symptome besonders am Anfang der Behandlung mit dem Patienten in einem kontinuierlichen Prozess besprochen und angepasst werden.

Beitragende Faktoren

Das LRS kann bereits als Rezidiv bezeichnet werden, da die gleiche Symptomatik vor einigen Jahren schon einmal auftrat. Die fehlende körperliche Belastbarkeit sowie das leichte Übergewicht tragen ebenso dazu bei.

5.4 Physiotherapeutische Zielsetzung

Wichtige **Verlaufsparameter** für die physiotherapeutische Behandlung sind die kontinuierliche Evaluation der neurologischen Zeichen, die Schmerzstärke (NRS) sowie die aktivitätsorientierten Assessments PSFS und ODI.

Ziele

Gemeinsam mit dem Patienten werden folgende Ziele formuliert:

- Ziel der Schmerzlinderung: NRS von 6/10 auf 4/10.
- Erarbeiten von aktiven Bewältigungsstrategien gegen den Schmerz.
- Im Verlauf der Behandlung müssen jene beitragenden Faktoren in das physiotherapeutische Management miteinbezogen werden, die möglicherweise zu diesem Rezidiv geführt haben.
- Sekundärprävention: aktives Selbstmanagement-Programm erarbeiten.

Herr K. fragt, ob es mit einer Operation nicht schneller gehen würde. Dem Patienten wird erklärt, dass ein operativer Eingriff kurz- bis mittelfristig zu einer Schmerzreduktion führen kann. Dieser Effekt ist jedoch auf lange Sicht gegenüber einer konservativen Behandlung nicht mehr vorhanden (Clark, Weber und Kahwati 2020). Im Sinne der gemeinsamen Entscheidungsfindung (Shared Decision Making) werden die Vor- und Nachteile einer Operation bzw. eines konservativen Vorgehens mit dem Patienten diskutiert. Ziel ist es hier, den Patienten unter Berücksichtigung der aktuellen Evidenz aufzuklären, um ihm bei der Entscheidung für oder gegen ein operatives Vorgehen helfen zu können.

Prognose

Mit dem Patienten wird die realistische Einschätzung der Prognose besprochen. Mit der konservativen Behandlung kann mit einer Rehabilitationsdauer von bis zu sechs Monaten gerechnet werden. Die Chancen auf eine Heilung sind gut (Casey 2011), der Behandlungsprozess erfordert jedoch vom Patienten Geduld und eine hohe Compliance.

5.5 Physiotherapeutische Maßnahmen

Die **Evidenzlage** für die Behandlungsstrategien eines LRS ist nicht eindeutig, was vor allem an den wenigen methodologisch guten Studien zu diesem Thema und der noch immer unklaren exakten Begriffsbezeichnung und Symptomatik eines LRS liegt. Es existieren nur vereinzelt klinische Guidelines, die zur Orientierung genutzt werden können. Ein multimodaler Ansatz, der verschiedene Ansätze (Edukation, Coping, aktive Therapie, manuelle Therapie) vereint und das jeweilige **Clinical Reasoning** des Therapeuten reflektiert, sollte angestrebt werden.

Mit Herrn K. wurden in der ersten Sitzung die zugrundeliegenden Schmerzmechanismen und die entsprechende Symptomatik und Irritierbarkeit besprochen. Die Ergebnisse der Assessments (physisch und Fragebögen) wurden gemeinsam erörtert und interpretiert.

Dieser **edukative Ansatz** soll dazu dienen, dem Patienten Vertrauen und Wissen zu vermitteln, um sein eigenes Problem besser zu verstehen. Wichtig für Herrn K. ist vor allem, lange Phasen in statischen und schmerzhaften Positionen zu vermeiden. Leichte Bewegung und Wechsel von Stellungen (z. B. durch die Beckenkippung oder entlastende Stellungen) tragen in der Anfangsphase zur Entlastung bei, als Prinzip gilt **„weg vom Schmerz"**. Diese aktiven Coping-Strategien tragen dazu bei, der anfänglich oft vorhandenen Hilflosigkeit der Patienten entgegenzuwirken.

In den folgenden Sitzungen instruiert der Therapeut sanfte neurodynamische Mobilisationen in verschiedenen Ausgangstellungen (➤ Abb. 5.4). Eine Schmerzverschlimmerung sollte vermieden werden. **Manualtherapeutische Techniken** (Mobilisationen, Traktion, Weichteiltechniken) zielen darauf ab, dem Patienten Entlastung zu bieten und orientieren sich nicht an biomechanischen Wirkprinzipien. Die Wirksamkeit der Manualtherapie beruht vorwiegend auf der neurophysiologischen Aktivierung von deszendierenden Bahnen mit schmerzhemmender Wirkung.

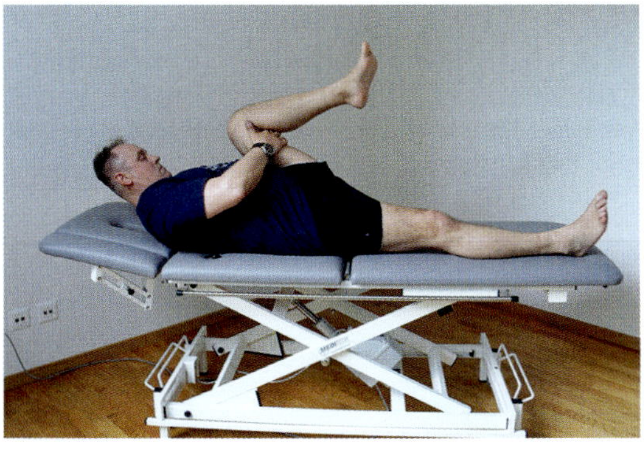

Abb. 5.4 Neurodynamische Mobilisation: Slider [P417]

Wichtig ist die kontinuierliche Evaluation der neurologischen Zeichen, um eine Verbesserung der Symptomatik objektivieren zu können.

WAS WÄRE, WENN ...

... die gewählten Behandlungstechniken zu einer Exazerbation, also Verschlimmerung der Symptome führten?

Elementar ist eine fortlaufende Wiederbefundung des Patienten. Diese sollte zu Beginn, während und nach der jeweiligen Therapie stattfinden. Nur so ist eine geeignete Dosierung der Behandlungstechniken möglich. Besonders zu Beginn dominieren die Stärke und die Irritierbarkeit des Problems, eine kontinuierliche Rücksprache mit dem Patienten sollte berücksichtigt werden. Ein Einheitsrezept kann somit nicht gegeben werden. Etwaige Heimübungen, z. B. die angesprochenen neurodynamischen Mobilisationen, werden eher niedrig dosiert mit max. zehn bis 15 Wiederholungen ein- bis zweimal am Tag.

Die **Auswahl der aktiven Übungen** richtet sich nach der Belastbarkeit des Patienten. Ist die Symptomatik stabil genug, kann mit trainingstherapeutischen Übungen das Aktivitätslevel des Patienten verbessert werden.

Zum Einsatz kommen anfangs globale (leichte) Kräftigungsübungen sowie ein Training der aeroben Ausdauer, was sich bei peripher-neurogenen Schmerzmechanismen im Verlauf als wirksam erwiesen hat (Dobson, McMillan und Li 2014).

Nach drei Wochen in der Physiotherapie ist Herr K. wieder zu 50 % arbeitsfähig geschrieben. Die neurologischen Zeichen verbessern sich (➤ Tab. 5.3). Das Unsicherheitsgefühl im Bein („manchmal ist es nicht stabil") ist weniger häufig, aber immer noch präsent.

Assessments nach drei Wochen

Die Ergebnisse zeigen den möglichen **langwierigen Verlauf** eines LRS auf. Die Assessments sind besser geworden, jedoch bestehen auch nach drei Wochen noch immer erhebliche Einschränkungen auf Funktions- und Aktivitätsebene. Aus diesem Grund findet eine Verlaufsevaluation etwa alle zwei Wochen statt.

5

Weiterführende physiotherapeutische Empfehlungen und Einschätzungen

Mit zunehmender Belastbarkeit und abnehmender Schmerzstärke gewinnen die **sekundär-präventiven Strategien** an Bedeutung. Herr K. muss lernen, Selbstverantwortung zu übernehmen. Der Übergang von der Physiotherapie in das selbstständige Training sollte ein fließender Prozess sein und setzt eine gute Selbstwirksamkeit des Patienten voraus.

Herr K. kommt für weitere vier Wochen wöchentlich in die Therapie, danach werden die einzelnen Sitzungen mit einem größeren Zeitabstand geplant.

5.6 Evidenzbasierte Zusammenfassung

Während Rückenschmerzen im Allgemeinen sehr hohe Lebenszeitprävalenzen von über 70 % aufweisen (van Tulder et al. 2006) und in etwa 85 % unspezifischer Natur sind (Deyo, Rainville und Kent 1992), sind spezifische Rückenschmerzen, zu denen ein LRS gehört, weitaus seltener. In nur 5–10 % liegt eine klare strukturelle Ursache der Beschwerden vor (➤ Fall 4).

Die operative Versorgung ist der konservativen Therapie nur in der kurzfristigen Schmerzlinderung überlegen (Hahne, Ford und McMeeken 2010). Prognostisch kann bei einem LRS von einer Rehabilitationsdauer von bis zu sechs Monaten ausgegangen werden, bis zu 30 % haben auch nach einem Jahr noch Beschwerden (Koes et al. 2007). Bildgebende Verfahren sind zur Diagnosestellung nicht zwingend notwendig, diese ergibt sich aus der Anamnese und physischen Untersuchung des Patienten.

Welche physiotherapeutischen Interventionen wissenschaftlich nachweisbar bei der Behandlung eines LRS wirksam und anderen überlegen sind, bleibt noch unklar (Kreiner et al., 2014). Debattiert wird sogar, ob ein LRS zum großen Teil auch selbstlimitierend sein könnte. Tendenzen gehen aber dahin, dass die Physiotherapie mit ihren aktiven, passiven und edukativen Fähigkeiten dazu beitragen kann, den Verlauf eines LRS günstig zu beeinflussen.

LITERATUR

Casey, E. (2011). Natural history of radiculopathy. Phys Med Rehabil Clin N Am, 22(1), 1–5.

Clark, R., Weber, R.P., Kahwati, L. (2020). Surgical Management of Lumbar Radiculopathy: a Systematic Review. J Gen Intern Med, 35(3), 855–864.

Deyo, R.A., Rainville, J., Kent, D.L. (1992). What can the history and physical examination tell us about low back pain? JAMA, 268(6), 760–765.

Dobson, J.L., McMillan, J., Li, L. (2014). Benefits of exercise intervention in reducing neuropathic pain. Front Cell Neurosci, 8, 102.

Greenhalgh, S. et al. (2018). Assessment and management of cauda equina syndrome. Musculoskelet Sci Pract, 37, 69–74.

Hahne, A.J., Ford, J.J., McMeeken, J.M. (2010). Conservative management of lumbar disc herniation with associated radiculopathy: a systematic review. Spine (Phila Pa 1976), 35(11), E488–504.

Horn, K.K. et al. (2012). The patient-specific functional scale: psychometrics, clinimetrics, and application as a clinical outcome measure. J Orthop Sports Phys Ther, 42(1), 30–42.

Koes, B.W., van Tulder, M.W., Peul, W.C. (2007). Diagnosis and treatment of sciatica. BMJ, 334(7607), 1.313–1.317.

Kreiner, D.S. et al. (2014). An evidence-based clinical guideline for the diagnosis and treatment of lumbar disc herniation with radiculopathy. Spine J, 14(1), 180–191.

Mannion, A.F. et al. (2006). Development of a German version of the Oswestry Disability Index. Part 1: cross-cultural adaptation, reliability, and validity. Eur Spine J, 15(1), 55–65.

Schmid, A.B., Nee, R.J., Coppieters, M.W. (2013). Reappraising entrapment neuropathies--mechanisms, diagnosis and management. Man Ther, 18(6), 449–457.

Tawa, N., Rhoda, A., Diener, I. (2017). Accuracy of clinical neurological examination in diagnosing lumbo-sacral radiculopathy: a systematic literature review. BMC Musculoskelet Disord, 18(1), 93.

Van Tulder, M. et al. (2006). Chapter 3. European guidelines for the management of acute nonspecific low back pain in primary care. Eur Spine J, 15 Suppl 2, S169–191.

FALL

6 Chronische Rückenschmerzen eines jungen Fußballspielers

Peter O'Sullivan, Darren A. Rivett

Leitsymptome: Muskuläre Schutzspannung – auffällige Begleitfaktoren – moderate Hyperalgesie

schwer

Definition

Chronische Schmerzen

Eine allgemeingültige Definition von chronischen Schmerzen liegt, entgegen der Erwartung, bis zum heutigen Zeitpunkt nicht vor (Steingrimsdottir et al. 2017). Dies ist auch die Erklärung dafür, dass sich Angaben zur Prävalenz chronischer Schmerzen eines muskuloskelettalen Beschwerdebildes stark unterscheiden können. Zudem ist der Begriff „chronisch" negativ behaftet und wird von Patienten häufig als ein Zustand interpretiert, der sich in Zukunft nicht mehr ändern wird. Der Begriff der persistierenden Schmerzen wird aus diesem Grund in der Literatur immer häufiger verwendet.

6.1 Vorgeschichte

Jack ist 22 Jahre alt. Er sucht uns wegen zunehmender Behinderung durch chronische, zentrale Kreuzschmerzen auf. Die Symptome hatten im Alter von 15 Jahren allmählich eingesetzt, als er intensiv Fußball trainierte. Er hatte versucht, dem Schmerz durch ausführliche Übungen für eine bessere Rumpfstabilität entgegenzuwirken. Sechs Monate später jedoch, er war inzwischen 16 Jahre alt, erlebte er beim Training eine schwere Schmerzattacke. Sein Rücken „verkrampfte" sich und er musste vom Feld getragen werden. Die Schmerzstärke sei 10/10 und „furchtbar" gewesen, wie er sagt. Damals spielte er auf hohem Leistungsniveau und peilte einen Vertrag als Fußballprofi an.

Jack suchte seinen Hausarzt auf, der eine MRT veranlasste. Dabei entdeckte man, wie er sagt, „Bandscheibenschäden und Vorwölbungen". Er wurde zu einem Orthopäden weitergeleitet, der ihn nach Sichtung der MRT-Aufnahmen wissen ließ, er habe „den Rücken eines Siebzigjährigen".

Jack befolgte die Anweisungen und gab das Fußballspielen auf. Seit der schlimmen Schmerzepisode sei der Rücken nie mehr wie früher gewesen – er sei immer angespannt und lockere sich nicht, berichtet Jack und fährt fort, in den folgenden Jahren seien seine Rückenschmerzen allmählich stärker geworden und hätten ihn zunehmend beeinträchtigt. Ein Jahr vor dem ersten Termin bei uns hatte er wegen der starken Schmerzen seine handwerkliche Arbeit aufgegeben und eine Schreibtischtätigkeit angenommen. Weil die Beschwerden sich beim Sitzen verschlimmerten, war er nun schmerzbedingt seit drei Monaten arbeitslos. Derzeit war er meist zuhause, versuchte sich zu schonen oder ging ein wenig spazieren.

Jack hatte verschiedene Interventionen ausprobiert (Mobilisierung, Manipulation, Massage und Akupunktur), die aber nur kurzfristig Linderung brachten. Eine Wärmeanwendung half auch nur kurzfristig.

6.2 Untersuchungsbefunde

6.2.1 Medizinische Befunde

MRT

Im Alter von 16 und 21 Jahren wurden bei Jack MRTs angefertigt (➤ Abb. 6.1). Sie bestätigten eine Bandscheibendegeneration auf mehreren Etagen der unteren Lendenwirbelsäule. Bandscheibenvorwölbungen lagen bei L4/L5 und L5/S1 vor, bei Th12 und L1 waren Diskusfissuren und Schmorl-Knorpelknötchen erkennbar. Es gab kein Zeichen einer Nervenkompression.

Allgemeiner Gesundheitszustand und Komorbidität

Andere gesundheitliche Beeinträchtigungen sind nicht bekannt. Jack fühlt sich aber wegen der Schmerzen und des Schlafmangels ausgelaugt und müde. Kreuzschmerzen und die damit assoziierten Überzeugungen und Verhaltensweisen treten nachweislich familiär gehäuft auf (O'Sullivan et al. 2008), laut Jacks Auskunft leide in seiner Familie aber sonst niemand an Rückenschmerzen.

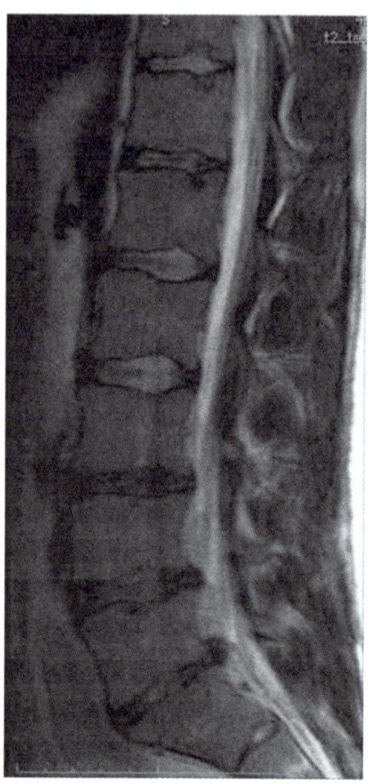

Abb. 6.1 MRT der Lendenwirbelsäule [P417]

6.2.2 Physiotherapeutische Anamnese

Schmerzmerkmale

Jack gibt eine ständiges Spannungsgefühl im Rücken an, das zunimmt, wenn er sich aufrecht hält, etwa im Stehen oder Sitzen. Er beschreibt einen tiefen, bohrenden Schmerz im unteren Rücken, der im Tagesverlauf stärker wird, dazu einen heftigen, scharfen Schmerz, wenn er den Rücken beugt, streckt oder dreht. Den bohrenden Schmerz bewertet er auf einer numerischen Bewertungsskala (NRS) mit 9/10 und den scharfen Schmerz ebenfalls mit 9/10. Es gibt einen positiven Zusammenhang zwischen dem „Spannungsgrad" in seinem Rücken und dem Schmerz. Schmerzen im Bein oder neurologische Symptome sind bisher nicht aufgetreten (➤ Abb. 6.2).

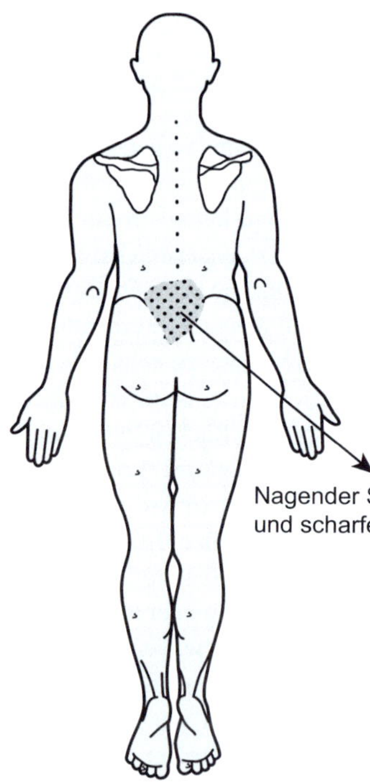

Abb. 6.2 Körpertabelle und Symptomareale [P417]

Verhalten der Symptome

Verschlechterung der Symptome:
- Körperhaltung: längeres Stehen, Sitzen, Liegen
- Aktivitäten: Lasten bewegen, bücken, anheben, laufen, im Bett umdrehen

Jack spannt zum Schutz seines Rückens bewusst die Rumpfmuskulatur an, wenn er die erwähnten Tätigkeiten ausführt. Bücken oder etwas anheben versucht er wegen der Schmerzen zu vermeiden.

Verbesserung der Symptome:
- Massagen oder Wärmeanwendung am Rücken.
- Wiederholte Manipulation des Rückens zur Entlastung.
- Wenn die Rückenmuskeln entspannt sind, sind auch die Schmerzen geringer.

Schlaf

Jack berichtet von erheblichen Schlafstörungen, weil er keine angenehme Schlafstellung findet und jedes Mal aufwacht, wenn er sich im Bett umdreht. Morgens fühlt er sich steif, es fällt ihm schwer, sich zu bewegen, aufzustehen und sich anzukleiden.

Aktivitätsgrad

Jack geht täglich spazieren und betont, er sei gern körperlich aktiv. Aber wann immer er ein Fitnessstudio aufsucht oder zum Laufen geht, flammen die Rückenschmerzen wieder auf. Deshalb hat er diese Aktivitäten aufgegeben und fühlt sich deshalb niedergedrückt und „behindert".

Überzeugungen

Aufgrund der Aussagen zum MRT war Jack überzeugt, sein Rücken sei geschädigt. Er hat wenig Hoffnung, das könne sich ändern. Er befürchtet, weiteren Schaden anzurichten und meint, Schmerz sei ein Zeichen für Schädigung. Er hat das Gefühl, sein Rücken werde „zerbrechen".

Er denkt ständig darüber nach, wie er seinen Rücken schützen kann. Er glaubt nicht, dass er je wieder eine manuelle Arbeit ausführen oder Fußball spielen wird. Er hofft sehr, bald wieder eine sitzende Tätigkeit aufnehmen zu können, befürchtet aber, letzten Endes ernsthaft behindert zu sein, sodass eine Wirbelkörperfusion unumgänglich wird. Jack hat keine Vorstellung davon, welche Art von Therapie ihm helfen könnte und wenig Zuversicht in Bezug auf eine Veränderung seiner Symptome.

Stress

Nach eigener Aussage ist Jack oft niedergeschlagen, sehr frustriert und auch ärgerlich über seine Situation. Sein emotionaler Zustand habe aber keinen Einfluss auf den Schmerz, meint er. Es sei alles eine Reaktion auf den Schmerz, denn früher sei er ein glücklicher Mensch gewesen.

Bewältigungsstrategien

Vermeiden schmerzauslösender Aktivitäten, Schutzverhalten und passive Behandlungen sind Jacks Bewältigungsstrategien. Die aktiven Bewältigungsstrategien beschränken sich auf das Spazierengehen.

Schutzverhalten

Jack ist inzwischen sehr darauf bedacht, seinen Rücken zu schützen. Er überstreckt seinen Rücken, setzt die Hände zur Entlastung ein und verlangsamt alle Bewegungen, um den Schmerz einzudämmen. Weil er befürchtet, sein Rücken könnte „brechen", vermeidet er schmerzauslösende Tätigkeiten, etwa sich bücken oder irgendetwas anheben.

Soziale Faktoren

Jack wohnt mit seiner Freundin zusammen und hat wegen der Schmerzen nur wenige Sozialkontakte. Zwar arbeitet er derzeit nicht, aber er will gern wieder eine Arbeit aufnehmen, wenn er den Schmerz besser im Griff hat. Familie und Freunde nehmen Anteil und unterstützen ihn.

Medikation

Jack hat verschiedene Arzneimittel ausprobiert, z. B. Gabapentin (ein Antiepileptikum, das gegen neuropathische Schmerzen eingesetzt wird) und starke Analgetika. Wegen unangenehmer Nebenwirkungen wie Müdigkeit und dem Gefühl, wie „benebelt" zu sein, hat er sie aber wieder abgesetzt.

Zielvorstellungen

Jack möchte seine Schmerzen kontrollieren, seine Arbeit wieder aufnehmen und leichte sportliche Betätigungen wie Fußball spielen ausüben. Er weiß nicht, ob das realistisch ist oder wie er diese Ziele erreichen kann.

PRAKTISCHER TIPP

Screening psychosozialer Begleitfaktoren

Das Screening psychosozialer Begleitfaktoren nimmt in der physiotherapeutischen Anamnese einen hohen Stellenwert ein. Es liegen mittlerweile mehrere auf Deutsch validierte Fragebögen vor, die helfen können, den individuellen Beitrag dieser Faktoren zu evaluieren, wie z. B. der STarT Back Tool (Aebischer et al. 2015), der Fear Avoidance Beliefs Questionnaire (Staerkle et al. 2004) oder auch die Tampa Scale of Kinesiophobia (Rusu et al. 2014). Wichtig ist, dass bei Fragebögen dieser Art nicht nur der Gesamt-Score ein wichtiger Indikator ist, sondern auch die einzelnen Items mit den Patienten besprochen werden können. Diese liefern oft wichtige Hinweise für die Therapiegestaltung.

Örebro-Screening

Jack erreicht im Örebro-Übersichtsfragebogen den Wert 132, was auf ein hohes Risiko für Chronizität hinweist (Boersma und Linton 2005, Schmidt et al. 2016). Beachtenswert waren insbesondere die Antworten auf folgende Fragen:

- In den vergangenen drei Monaten: Wie stark waren Ihre Schmerzen durchschnittlich? Angabe bitte auf einer Skala von 0–10 (10/10).
- Denken Sie an alles, was Sie an einem durchschnittlichen Tag zur Bewältigung oder dem Umgang mit Ihrem Schmerz tun: Wie weit können Sie ihn abschwächen? (Kann ihn gar nicht abschwächen, 10/10).
- Wie angespannt oder angstvoll waren Sie in der vergangenen Woche? (Angespannt und angstvoll wie immer, 8/10).
- Wie sehr hat Ihre Niedergeschlagenheit Sie in der vergangenen Woche gestört? (Extrem, 8/10).
- Für wie hoch schätzen Sie das Risiko ein, dass Ihr derzeitiger Schmerz chronisch wird? (Sehr hoch, 10/10).
- Welche Chance besteht Ihrer Ansicht nach, dass Sie in sechs Monaten arbeiten können? (Keine Chance, 1/10).
- Ein Schmerzanstieg ist der Hinweis, dass ich abbrechen soll, was ich gerade tue, bis der Schmerz nachlässt. (Zustimmung, 9/10).

Ziele der körperlichen Untersuchung

- Genaue Lokalisierung der Symptome.
- Bestimmung der Gewebesensibilität bei Palpation und der Schmerzreaktion auf Bewegung.
- Bestimmung der Ruhespannung der Rumpfmuskulatur und der Körperhaltung durch Inspektion und Palpation in den schmerzprovozierenden Körperstellungen (sitzen, stehen, liegen).
- Untersuchung der Bewegungskontrolle bei symptomprovozierender Betätigung (bücken, anheben, sich im Liegen drehen) und seine Ansichten und Überzeugungen dazu.
- Eruieren der Beziehung zwischen Jacks Muskel-„Anspannung" und seinem Schutzverhalten gegenüber symptomprovozierenden Körperstellungen (sitzen, stehen) und zu vermeidenden Bewegungen (Lasten bewegen, bücken, sich im Liegen drehen). Diese Punkte wurden als entscheidend eingestuft, um abklären zu können, ob das Schutzverhalten seinen Schmerz auslöst.
- Durchführung einer Reihe von angeleiteten Verhaltensexperimenten zu Körperhaltung und Bewegung, um herauszufinden:
  - ob er seine Bewegungsmuster normalisieren kann,
  - ob sein Schmerz vom Grad der Muskelspannung abhängt,
  - ob sich sein Schmerz dadurch modifizieren/kontrollieren lässt.
- Nutzung dieser angeleiteten Verhaltensexperimente, um Jack zu ermuntern, sich den Zu-

sammenhang zwischen seinen Überzeugungen, Verhaltensweisen und Schmerzerfahrungen klarzumachen.

6.2.3 Körperliche Untersuchung

Während des Interviews hält sich Jack sehr aufrecht und steif. Er versucht offenbar, seinen Rücken zu entlasten, indem er sich mit den Ellenbogen an der Stuhllehne und mit den Händen auf der Sitzfläche abstützt. In dieser Position gibt er eine Schmerzstärke von 8/10 an. Im Sitzen wird durch die Kleidung hindurch palpiert, um die Ruhespannung der Muskulatur von Abdomen und Rücken zu bestimmen. Beide Regionen sind in Ruhe stark angespannt. Das Atemmuster ist rasch und apikal **(Untersuchungsziel 3).**

Jack soll nun aufstehen. Er tut das, indem er die Wirbelsäule streckt, sich mit den Armen hochschiebt und dabei den Atem anhält. Er führt die Bewegung sehr langsam aus und gibt an, dabei Schmerzen zu haben. Auf Nachfrage bestätigt er, dass er so immer von einem Stuhl aufsteht **(Untersuchungsziele 4 und 5).**

An diesem Punkt wird das **erste angeleitete Verhaltensexperiment** vorgenommen. Jack wird aufgefordert, im Sitzen die Rumpf- und Rückenmuskulatur zu entspannen und sich dann auf den Stuhl sinken zu lassen. Anschließend soll er sich auf eine langsame Zwerchfellatmung konzentrieren (Bauchatmung). Er sagt, es falle ihm schwer, aber er habe weniger Spannung im Rücken **(Untersuchungsziele 5 und 6).**

Das **zweite angeleitete Verhaltensexperiment** erfolgt ebenfalls im Sitzen. Jack soll seine Wirbelsäule aus der Aufrichtung tendenziell flektieren, den Oberkörper vorbeugen, beim Einatmen Druck auf die Füße ausüben und dann aufstehen, ohne die Hände einzusetzen. Diese Aufgabe wurde ihm zunächst vorgeführt, dann sollte er sich den Ablauf vorstellen, bevor er ihn tatsächlich ausführt. Er wiederholt die Übung dreimal und sagt, sie fühle sich „merkwürdig" an, aber er habe dabei weniger Schmerzen. Er wurde gebeten zu überlegen, was das darüber aussagt, wie er sich normalerweise bewegt und wie das mit seinem Schmerz zusammenhängt **(Untersuchungsziele 5, 6 und 7).**

Jack wird klar, dass er seinen Rücken immer angespannt hält und sein Schmerz sich dadurch anscheinend verschlimmert. Wenn er seine Rumpfmuskulatur entspannt, hat er weniger Schmerzen. Auf die Frage, weshalb er sich ständig unter Spannung hielt, erwiderte er, das habe er seit dem ersten schweren „Krampf" im Alter von 16 Jahren so gemacht. Die Bauchspannung und Aufrichtung habe er beibehalten, weil sein voriger Physiotherapeut gemeint hatte, das sei gut für seinen Rücken **(Untersuchungsziel 7).**

Als Jack steht, wird die Muskulatur von Bauchwand und Rücken palpiert, um den Grad der Muskelspannung und Gewebeempfindlichkeit zu ermitteln. Jack war wieder stark angespannt. Bei kräftiger Palpation über den Dornfortsätzen der unteren LWS und der paraspinalen Muskulatur **(Untersuchungsziel 1 und 2)** meldet er eine moderate Hyperalgesie. Anschließend soll er selbst seinen Rücken und die Bauchwand palpieren. Auf Nachfrage sagt er, das Areal fühle sich verhärtet an. Als nächstes sollte er die Fäuste abwechselnd ballen und lockern, um seine Unterarmmuskeln zu spüren und überlegen, ob das Gefühl in den Unterarmen sich auf seinen Rücken übertragen ließe und was seine Abdominalmuskulatur tut **(Untersuchungsziel 7).**

Im **dritten angeleiteten Experiment** wird getestet, wie Jack einen Gegenstand vom Boden aufhebt. Wir lassen einen Stift zu Boden fallen und fordern Jack auf, diesen aufzuheben. Er zögert zunächst, stützt dann seine linke Hand auf dem linken Oberschenkel ab, hält den Rücken bei lordosierter LWS sehr gerade, bevor er in die Hocke geht und den Stift aufhebt. Dabei hält er wieder den Atem an **(Untersuchungsziel 3).**

Für das **vierte angeleitete Verhaltensexperiment** soll Jack ausprobieren, sich nach dem Stift zu bücken, ohne die Knie zu beugen. Er wendet ein, dass er sich danach nicht wieder aufrichten kann. Nach erneuter Aufforderung beugt sich mit lordosierter Wirbelsäule vor, bis er mit den Fingerspitzen die Mitte der Oberschenkel erreicht. Dann hält er an und erklärt, der Rücken schmerze. Beim zweiten Versuch wird gleichzeitig die Bauchwand palpiert. Muskelspannung und Atemverhalt sind feststellbar. Jack soll sich selbst davon überzeugen und erfährt, dass man beim Vorbeugen die Bauchwand normalerweise nicht anspannt **(Untersuchungsziel 7).** Das sei, als balle man die Faust und versuche gleichzeitig sie zu bewegen. Jack soll das mit den eigenen Fäusten ausprobieren und der Empfindung nachspüren **(Untersuchungsziel 7).**

Anschließend wird Jack gebeten, sich auf den Rücken zu legen. Wie die Palpation ergibt, sind die

Muskeln von Bauchwand und Rücken rigide und er kann sie kaum entspannen.

Für das **fünfte angeleitete Experiment** soll Jack sein rechtes Hüftgelenk beugen. Er erreichte 90° und klagt dann über Rückenschmerzen. Während dieser Bewegung sind sein Rücken und seine Bauchwand hart.

Für das **sechste angeleitete Experiment** soll Jack sich umdrehen, als läge er im Bett. Er stützt sich mit den Ellenbogen ab, fixiert Kopf und Thorax und rollt dann durch eine Beckendrehung herum. Dabei vermeldet er Schmerzen.

Beim **siebten angeleiteten Experiment** sollt Jack in den Vierfüßler-Kniestand gehen und sich dann über die Knie nach hinten bewegen. Wiederum beendet er die Bewegung bei 90° Hüftflexion und klagt über Schmerzen. Dabei spannt er die Bauchwand erkennbar an.

Jack wird gebeten, sich die Reaktion seines Körpers bei den einzelnen funktionalen Übungen klarzumachen, bei denen Schmerzen aufgetreten waren. Er bestätigt, dass er fest und hart geworden war und den Atem angehalten hatte. Auf die Frage, ob er das für hilfreich hält, war seine Antwort, er sei sich nicht sicher, aber er wisse auch nicht, wie er sich anders bewegen sollte.

Jack wird erklärt, er werde nun lernen, wie er Bauchwand und Rückenmuskeln entspannen könne, während er den Oberkörper beugt, damit er merkt, ob sein Schmerz sich verändert. Ihm wurde klargemacht, dass dies ungefährlich sei und auf die Schmerzstärke Rücksicht genommen werde.

Nun werden die Übungen aus den angeleiteten Verhaltensexperimenten wiederholt. Jack beginnt in Rückenlage mit aufgestellten Füßen (die am wenigsten „bedrohliche" Haltung) und erlernt die Zwerchfellatmung („in den Bauch atmen"). Dabei soll er sich darauf konzentrieren, die Rückenmuskulatur in die Hand des Therapeuten hineinzuentspannen, die unter seinem Rücken liegt. Als nächstes flektiert er ein Hüftgelenk und führt das betreffende Bein zur Brust, während die andere Hand des Therapeuten auf seinem Abdomen ruht und auf sein Atemmuster achtet. Jack bemerkt, dass der Schmerz dabei nachlässt.

Jack begibt sich nun in den Vierfüßler-Kniestand. Die Spannung der Abdominalmuskulatur und die Atmung wurden überwacht, während er die Hüften zurück auf die Fersen schiebt. Jack merkt, dass er weniger Schmerzen hat, wenn er die Bauchwand bewusst entspannt und weiteratmet. Danach soll er sich im Liegen umdrehen: Die Bewegung soll am Kopf beginnen, der Rumpf bleibt entspannt und Jack atmet weiter. Wiederum hat er weniger Schmerzen.

Als nächstes lernt Jack, in entspannter Haltung auf der Bettkante zu sitzen, in den Bauch zu atmen und sich nach unten zu beugen, ohne zu verspannen. Er spürt dabei ein „Ziehen", aber keinen scharfen Schmerz. Nach fünf Wiederholungen dieser Übung soll er aufstehen, ohne die Hände zu benutzen oder sich anzuspannen. Dies gelingt ihm völlig schmerzfrei.

Schließlich wird Jack angeleitet, sich mit entspannter Bauchwand und entspanntem Rücken zu bücken und einen Gegenstand vom Boden aufzuheben. Sobald er sich verspannt, wird die Übung unterbrochen und er beginnt von vorne, bis es ihm gelingt. Zum Schluss der Sitzung kann er ohne jegliche Anspannung einen Gegenstand vom Boden aufheben und hat dabei keine Schmerzen.

WAS WÄRE, WENN …

… die offensichtlichen psychosozialen Begleitfaktoren nicht vorhanden gewesen wären?

In diesem Fall hätte bei der körperlichen Untersuchung klar die Überprüfung des Bewegungsausmaßes, der Kraft sowie die manualtherapeutische Beurteilung der Wirbelsäule im Vordergrund gestanden. Ein elementarer Punkt des Clinical Reasonings ist es, die offensichtlichen Aspekte der klinischen Präsentation primär zu betrachten und zu adressieren.

➤ Abb. 6.3 gibt eine Übersicht über die beitragenden Faktoren zur klinischen Präsentation.

6.3 Physiotherapeutische Maßnahmen

6.3.1 Kognitiv-funktionelle Therapie (CFT)

Den Schmerz begreifen

Jack soll zusammenfassen, was er bisher gelernt hat: „Ich habe gelernt, dass ich bei allen Körperhaltun-

Befunde	**Geschätzter Beitrag zur Schmerzstörung**
Pathoanatomische Faktoren	gering — hoch
Schmerzmerkmale	mechanisch — nicht mechanisch
Sensorische Merkmale Moderate lokale Hyperalgesie Gerichtete Schmerzprovokation bei wiederholtem Vorbeugen	gering — hoch
Psychologisch: kognitive Faktoren (Angst, Vigilanz, Vermeidungsbestreben)	gering — hoch
Psychologisch: emotionale Faktoren (Verzweiflung, Verstimmung)	gering — hoch
Soziale Faktoren (Vermeidung von Berufstätigkeit, körperliche Aktivität, Sozialkontakte)	gering — hoch
Lebensweise (sitzende Lebensweise, Ruhe als Bewältigungsstrategie)	gering — hoch
Gesundheitsbezogene Faktoren	gering — hoch
Schmerzbezogene funktionelle Verhaltensfaktoren (aktives Extensionsmuster, protektive Muskelschonung, Schmerzverhalten)	gering — hoch

Abb. 6.3 CR-Formblatt zu beitragenden Schmerzfaktoren [P417]

gen und Bewegungen fest und hart war, und das ist schmerzhaft. Aber wenn ich mich entspanne und bewege, tut es nicht weh." Auf die Frage, weshalb er sich so verhalten hat, entgegnet er: „Ich hatte Angst, und man hat mir gesagt, ich solle es so machen. Aber die neue Art ist besser".

Wir erläutern Jack, wie sich seine Schmerzstörung entwickelt hat – insbesondere, wie das Schmerzerleben, die negative Aussage bezüglich der Struktur seiner Wirbelsäule, sein hohes Angstniveau und sein Schutzverhalten ihn in einen Teufelskreis aus Angst, Vermeidung und Behinderung gezwungen haben. Er erfährt, dass die im MRT erkennbaren Veränderungen nicht ungewöhnlich sind und wenig über Rückenschmerzen und Behinderung aussagen. In unserer Praxis haben sich Athleten mit ähnlichen Befunden vorgestellt, die auf hohem Leistungsniveau aktiv sind.

Jack lässt sich alles durch den Kopf gehen und sagt, dass leuchte ihm ein. Nun soll er überlegen, wie er diesen Prozess verändern könnte. Er meint, er müsse anders über seinen Rücken denken, lernen, sich zu entspannen und zu bewegen und sich nicht davor zu fürchten, sein Leben wieder aufzunehmen. Wir stimmen ihm zu, das sei der richtige Weg.

Exposition mit Schmerzkontrolle

Jack erhält eine Liste mit allen Bewegungsexperimenten, die wir in der Sitzung durchgeführt haben:

Hüftflexion in Rückenlage, Vierfüßler-Kniestand und Hüft- und Wirbelsäulenflexion, im Liegen umdrehen, entspannt sitzen, aus dem Sitzen aufstehen und schließlich sich vorbeugen. Für jede Übung werden 15–20 Wiederholungen vorgeschrieben, wobei er auf seine Atmung und Muskelspannung achten soll. Er führt alle Übungen noch einmal unter Beobachtung aus.

Dabei wird Jack daran erinnert, seine Bauchwand nicht ständig anzuspannen und zu manipulieren, sondern stattdessen Bauchatmung und Entspannung zu üben. Er lernt außerdem, sich in den Stuhl zu „lümmeln", statt gerade aufgerichtet zu sitzen. Wenn er tagsüber Schmerzen bekommt, soll er seiner Muskelspannung nachzuspüren und dem Schmerz mit Bauchatmung und Entspannung begegnen.

Lebensweise

Schließlich wird Jack empfohlen, seine Spaziergänge beizubehalten, aber darauf zu achten, dass dabei die Bauchwand entspannt bleibt. Für die Nachtruhe wird ihm aufgetragen, vor dem Einschlafen erst einige entspannte Atemzüge zu nehmen und sich im Bett zu drehen, um dadurch den nachteiligen Zyklus von Schützen und Schonen zu durchbrechen, der seinen Schlaf stört.

6.3.2 Zweite Sitzung (ein Tag später)

Am folgenden Tag wird Jack erneut begutachtet. Er berichtet, sein Rücken habe sich sofort besser angefühlt und sei deutlich weniger schmerzhaft gewesen. Er habe auch in Verkehrsmitteln eine Stunde lang mit nur geringen Schmerzen sitzen können und dabei daran gedacht, „den Rücken immer locker zu lassen". Bei den Übungen hatte er nur wenig Schmerzen und war gegebenenfalls darauf eingegangen, indem er bewusst entspannte und atmete. Die positive Reaktion überraschte ihn, damit hatte er nicht gerechnet.

6.3.3 CFT-Intervention

Den Schmerz begreifen

Jack wird gefragt, was er nach der vorangegangenen Sitzung über seine Rückenschmerzen gedacht hat. Seine Antwort: „Ich war völlig platt". Er hat einen Weg gefunden, seinen Schmerz anders wahrzunehmen und zu kontrollieren und ist deshalb richtig aufgeregt. Bisher hat Jack auf Schmerz immer reagiert, indem er sich vermehrt anspannte und den Atem anhielt. Er ist nun zuversichtlich, dass er diesen Mechanismus unterbrechen kann, sein Rückenproblem beherrschen und sein Leben wieder aufnehmen kann.

Kontrollierte Exposition

Alle Verhaltensübungen werden überprüft: Er kann sie mit geringen Schmerzen ausführen. Seine Sitzhaltung und Alltagsbewegungen wie aus dem Sitzen aufstehen und sich entkleiden waren deutlich flüssiger, rascher und weniger angespannt. Das war eine dramatische Veränderung. Jack wird nachdrücklich darauf hingewiesen, wie wichtig es ist, diese neuen Bewegungen in den Alltag zu integrieren, damit sie zur Routine werden. Anschließend muss er auf der Stelle laufen und einen Stuhl anheben. Aufgrund dieses Wiederbefundes wird ein Plan entworfen, um schrittweise sein Selbstvertrauen aufzubauen, damit er sich wieder rasch bücken, Lasten anheben, sich drehen und die Wirbelsäule belasten kann.

Lebensweise

In Verbindung mit dem oben erwähnten Plan wird skizziert, mit welchen Schritten er seine vorrangigen Ziele erreichen kann: eine Arbeit aufnehmen, soziale Kontakte pflegen und körperlich aktiv sein (Fußball spielen).

6.3.4 Verlaufskontrolle nach einem Jahr

Als Jack nach einem Jahr zur Überprüfung in die Praxis kommt, berichtet er, er habe seit der letzten Sitzung kaum Schmerzen gehabt und sei sehr aktiv. Er hat sich selbständig gemacht und installiert nun Gas- und Wasserleitungen, wobei er graben und handwerkliche Arbeiten verrichten muss. Er denkt eigentlich gar nicht mehr an seinen Rücken, er vertraut ihm. Im vergangenen Jahr hat er keinerlei Behandlung erhalten.

Als er gefragt wird, wie er sich diese Veränderungen erklärt, antwortet er: „Ich habe geglaubt, mein Rücken ist nicht mehr zu retten. Als Sie mir erzählten, dass diese Veränderungen (im MRT) ganz normal sind und dass Sie so etwas schon bei Sportlern gesehen hatten, bekam ich wieder Selbstvertrauen". Auf Nachfragen zählt er auf, was sich bei ihm vor allem geändert hatte. „Ich denke jetzt anders. Ich habe begriffen, dass ich keinen Schaden anrichte, wenn ich mich bewege. Ich bewege mich und ich ruhe aus. Aber das Denken, das war am wichtigsten."

Während der Untersuchung bewegt Jack sich frei, ohne Zögern oder Schmerz. Damit ist die Behandlung abgeschlossen.

6.4 Evidenzbasierte Zusammenfassung

Jacks Fall demonstriert, welche Rolle die CFT für den Umgang mit muskuloskelettalen Schmerzen spielen kann (O'Sullivan et al. 2018). Der Behandlungsansatz ist nicht kompliziert, aber er verlangt vom Therapeuten ein Umdenken:

- Schmerz sollte nicht gefürchtet werden.
- Patienten sollten dabei unterstütz werden, ihren Schmerz begreifen zu lernen.
- Der Patient braucht Hoffnung auf Veränderung.

Allein der letzte Punkt ist schon eine Intervention und Verhaltenstherapie ist eine wirkungsvolle Hilfe, damit Menschen sich die Dinge des Lebens zurückholen können, an denen ihnen liegt. Aus klinischer Erfahrung wissen wir, dass die meisten Menschen über eine außerordentliche Veränderungsfähigkeit verfügen. Eine Reihe von Faktoren kann dabei allerdings hinderlich sein, z. B. Stressoren aus dem sozialen Kontext, biomedizinische Überzeugungen, Komorbidität durch eine mentale und physische Gesundheitsproblematik und geringe geistige Aufgeschlossenheit. Unter solchen Gegebenheiten können Veränderungen Monate dauern oder in anderen Fällen niemals zustande kommen. Leider gibt es kulturelle Überzeugungen zum Thema Schmerz und wir haben ein Gesundheitssystem, das die Gleichsetzung „Schmerz = Schädigung" fördert und dass man bei Schmerzen die Kernmuskulatur kräftigen und es vermeiden sollte, den Rücken zu beugen. Es kann für Patienten überaus konfrontierend sein, solche Überzeugungen zu überwinden, wenn sie darin verankert sind oder wenn sie den Menschen vertrauen, die ihnen solche Dinge vermittelt haben.

Dokumentation von Jacks Geschichte: https://www.youtube.com/watch?v=j4gmtpdwmrs

LITERATUR

Aebischer, B. et al. 2015. German Translation and Cross-Cultural Adaptation of the STarT Back Screening Tool. PLoS One, 10, e0132068.

Boersma, K., Linton, S. J. 2005. Screening to identify patients at risk: profiles of psychological risk factors for early intervention. Clin J Pain, 21, 38–43; discussion 69–72.

O'Sullivan, P. B., et al. 2018. Cognitive Functional Therapy: An Integrated Behavioral Approach for the Targeted Management of Disabling Low Back Pain. Phys Ther, 98, 408–423.

O'Sullivan, P. B. et al. 2008. Carer experience of back pain is associated with adolescent back pain experience even when controlling for other carer and family factors. Clin J Pain, 24, 226–31.

Rusu, A. C. et al. 2014. Fear of movement/(Re)injury in low back pain: confirmatory validation of a German version of the Tampa Scale for Kinesiophobia. BMC Musculoskelet Disord, 15, 280.

Schmidt, C. O. 2016. Construct and predictive validity of the German Orebro questionnaire short form for psychosocial risk factor screening of patients with low back pain. Eur Spine J, 25, 325–332.

Staerkler, R. et al. 2004. Longitudinal validation of the fear-avoidance beliefs questionnaire (FABQ) in a Swiss-German sample of low back pain patients. Eur Spine J, 13, 332–40.

Steingrimsdottir, O.A. et al. 2017. Defining chronic pain in epidemiological studies: a systematic review and meta-analysis. Pain, 158, 2.092–2.107.

FALL

7 Thorakale Haltungsinsuffizienz

Sandra Schneider

Leitsymptome: Bilaterale, dorsale, thorakale Schmerzen bei langem Stehen

leicht

Definition

Haltungsinsuffizienz

Bei einer Haltungsinsuffizienz kann eine aufrechte Wirbelsäulenposition gegen die Schwerkraft nicht oder nur ungenügend eingenommen und gehalten werden. Dies führt zu verschiedenen Fehlhaltungen (➤ Abb. 7.1).

Kann die neutrale Körperhaltung während der Bewegung nicht eingehalten werden, spricht man von einer **Bewegungskontrolldysfunktion.**

7.1 Vorgeschichte

Der 42-jährige Herr W. leidet seit etwa zwei Jahre an intermittierenden, nichtinvalidisierenden Rückenschmerzen. Da sie sich in den letzten drei Monaten verschlimmert haben, hat Herr W. seinen Hausarzt aufgesucht, um den Grund für die Beschwerden abklären zu lassen.

In diesem Fallbeispiel werden folgende Fragen analysiert und beantwortet:

- Was gibt es für Typen von Haltungsinsuffizienz?
- Welche Assessments sind sinnvoll?
- Wie differenziert man eine Haltungsinsuffizienz von anderen Mechanismen?

7.2 Untersuchungsbefunde

7.2.1 Medizinische Befunde

Das Röntgenbild zeigt osteochondrotische Veränderungen im Bereich Th10–L2. Der Arzt verordnete nichtsteroidale Antirheumatika (NSAR), die Herr W. über 14 Tage einnahm, ohne dass es zu einer merklichen Linderung der Beschwerden kam.

Bei der erneuten hausärztlichen Kontrolle vierzehn Tage später wurde dem Patienten eine Verordnung zur Physiotherapie ausgestellt mit der Diagnose eines **Thorakovertebralsyndroms (TVS).**

Definition

Vertebrale Syndrome

- **CVS, TVS, LVS:** Cerviko-, Thorako, Lumbovertebralsyndrom: lokale Schmerzen ausgehend von einem Wirbelsegment, ohne Ausstrahlungen.
- **CSS, TSS, LSS:** cerviko-, thorako-, lumbospondylogenes Syndrom: ausstrahlende Schmerzen ausgehend von einem Wirbelsegment, ohne Beteiligung der Nervenwurzel; werden oft auch als pseudoradikuläre Ausstrahlungen bezeichnet.
- **CRS, TRS, LRS:** Cerviko-, Thorako-, Lumboradikulärsyndrom: ausstrahlende Schmerzen, verursacht durch die Irritation einer Nervenwurzel. Die Schmerzen treten im Ausbreitungsgebiet der betroffenen Nervenwurzel auf. Oft einhergehend mit dermatombezogenen Sensibilitätsstörungen, motorischen Ausfällen und Reflexabschwächung entsprechend der betroffenen Nervenwurzel.

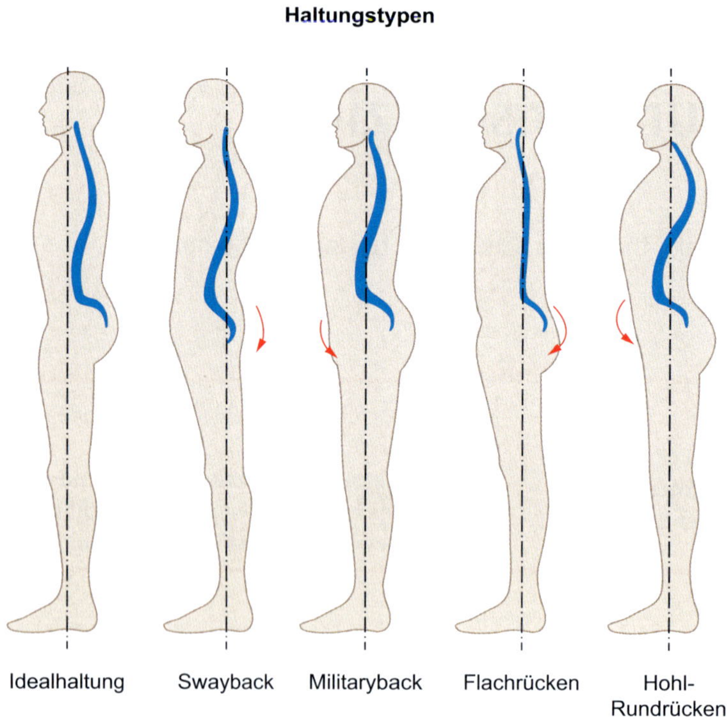

Abb. 7.1 Haltungstypen [L231]

7.2.2 Physiotherapeutische Anamnese

Auftreten der Symptome

Herr W. leidet an bilateralen Rückenschmerzen im unteren Bereich der thorakalen Wirbelsäule. Diese beschreibt er als ziehend und dumpf. Sie traten erstmals vor zwei Jahren ohne klaren Auslöser auf und kehren seither phasenweise immer wieder. Warum die Schmerzen in den letzten drei Monaten gehäufter auftreten, kann er sich nicht erklären, außer, dass er beruflich etwas mehr Stress hatte. Dies beunruhigt ihn etwas, und er möchte wissen, woher die Beschwerden kommen.

Die Schmerzen treten hauptsächlich tagsüber auf und sind abends am stärksten. Als Koch und Kantinenchef geht Herr W. mehrheitlich einer stehenden Tätigkeit nach. Nur die gelegentlichen Büroarbeiten erledigt er im Sitzen. Das zwischendurch anfallende Heben von Kisten mit Lebensmitteln bereitet ihm keine Mühe.

In der Freizeit geht Herr W. gerne angeln, was ihm in letzter Zeit auch öfters Beschwerden bereitet. Die restliche Zeit verbringt er mit seiner Familie mit leichten sportlichen Aktivitäten wie Spazierengehen oder Fahrradfahren, was ihm guttut.

Allgemeine Gesundheit

Der Allgemeinzustand von Herrn W. ist gut, er fühlt sich gesund und fit. Ernsthafte Erkrankungen oder Operationen hatte er keine. Er ist etwas beunruhigt über das häufigere Auftreten der Beschwerden, zeigt aber keine Tendenz zum Katastrophisieren oder einem Vermeidungsverhalten. Beruflich ist er zwar eingespannt und manchmal auch gestresst, die Arbeit bereitet ihm aber Freude. Sein familiäres Umfeld ist intakt. Es gibt keine offensichtlichen Hinweise auf psychosoziale Faktoren oder Red Flags, die einer vertieften Abklärung bedürften.

7.2.3 Evaluation des Gesundheitszustands nach ICF

Personenbezogene Faktoren

Herr W. ist zu 100 % arbeitsfähig. Seine Arbeit bereitet ihm Freude und ist abwechslungsreich. Er ist glücklich verheiratet und hat zwei Kinder. Die Freizeit verbringt er hauptsächlich mit der Familie. Seinem Hobby Angeln kann er aus zeitlichen Gründen nur unregelmäßig (ca. einmal pro Monat) nachgehen.

Umweltfaktoren

Bei seiner Tätigkeit als Koch und Kantinenchef steht Herr W. nahezu den ganzen Tag. Wenn er Lieferungen mit Nahrungsmitteln entgegennimmt und kontrolliert, muss er schwere Lasten heben. Aufgrund seiner Körpergröße (192 cm) muss er oft eine gebückte Position einnehmen, wenn er am Herd steht oder Büroarbeiten erledigt. Er spürt, dass ihm das nicht immer guttut.

Funktions- und Strukturebene

Inspektion

Der Patient ist groß und von schlanker Statur. Seine thorakale Kyphose ist leicht verstärkt. Er steht in Swayback-Haltung (➤ Abb. 7.1): Die Schultern sind protrahiert, das Becken eher aufgerichtet bei geringem glutealem Tonus. Die Beinachsen sind unauffällig.

Aktive Beweglichkeit

Die aktive thorakale Beweglichkeit wird im Sitzen überprüft. Bei der Bewegung in die Flexion spürt Herr W. endgradig ein leichtes Ziehen beidseits paravertebral. Die Extension ist etwas vermindert, die thorakale Kyphose bleibt teilweise bestehen. Rotation und Lateralflexion sind unauffällig.

PRAKTISCHER TIPP

Tests für das Flexionssyndrom

- Stand: aktive Flexion der Arme im Stehen (➤ Abb. 7.2)
- Stand: Waiters Bow (➤ Fall 4)
- Vierfüßler: Rocking Backwards (➤ Fall 4, ➤ Abb. 7.2)
- Rückenlage: Überkopfbewegung der Arme (➤ Abb. 7.2)

Bewegungskontrolle

Für die Beurteilung der Bewegungskontrolle wurden Tests aus der Testbatterie der Bewegungskontrolltests LWS (Luomajoki et al. 2007, ➤ Fall 4) verwendet, die für die Beurteilung eines thorakalen Problems sinnvoll erschienen (ohne Prone Knee Bend und Einbeinstand), ergänzt durch Tests beschrieben durch Sahrmann (2011) (➤ Abb. 7.2). Nicht korrekt ausgeführt und somit als positiv gewertet wurden Waiters Bow, Sitting Knee Extension sowie Rocking Backwards und Forewards. Korrekt ausgeführt wurde der Posterior Tilt: positiv also 4/5.

Aktuell gibt es für die thorakale Bewegungskontrolldysfunktion keine standardisierten und auf ihre Zuverlässigkeit untersuchten Testserien analog zur LWS (Luomajoki et al. 2007, Luomajoki et al. 2008, ➤ Fall 4), die Tests können aber trotzdem als Verlaufsparameter benutzt werden.

Haltungskontrolle

Unbelastet: aktive glenohumerale Flexion im Stand → Zunahme der Sway-Back-Position durch Translation des Oberkörpers nach dorsal ab ca. 120° Flexion (➤ Abb. 7.2).

Belastet: aufrechter Stand mit Gewichten in 90° glenohumeraler Flexion (modifizierter Matthiass-Test, Betsch et al. 2010), 2 × 2 kg Hantel → nach 20 Sekunden Zunahme der thorakalen Kyphose und der dorsalen Rumpftranslation in der Sway-Back-Position.

Betsch und Kollegen (2010) konnten in einer Studie mit jungen gesunden Athleten und Athletinnen aufzeigen, dass allein das Anheben der Arme zu einer Abnahme der Rumpfinklination, der thorakalen Kyphose und einer Zunahme der lumbalen Lordose führt. Wird ein Zusatzgewicht von 5 % des Körpergewichts eingesetzt, kommt es zu signifikanten Abweichungen dieser Haltungsparameter. Bei Haltungsschwachen kommt es primär zu einer Zunahme der thorakalen Kyphose und einer ausgeprägten Zunahme der lum-

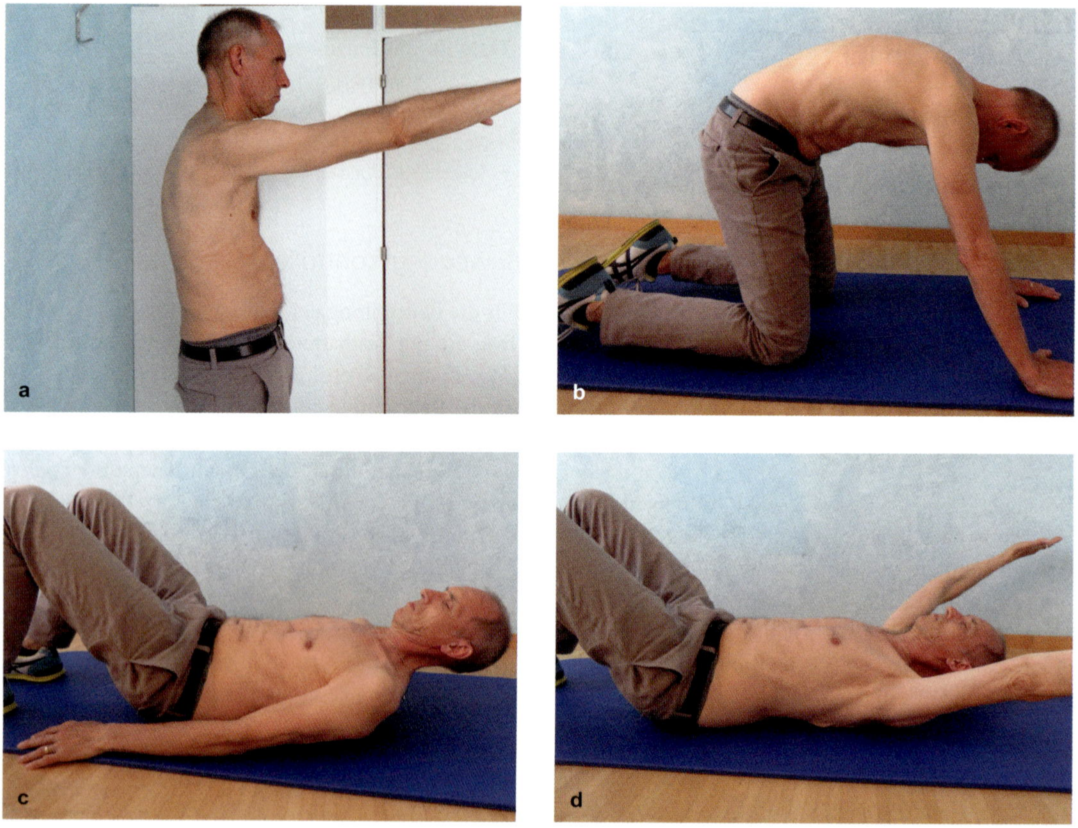

Abb. 7.2 Tests für das Flexionssyndrom [P418]

balen Lordose. Dies kann z. B. mit dem modifizierten Matthiass-Test beurteilt werden.

PRAKTISCHER TIPP

Matthiass-Test

Der Matthiass-Test wurde entwickelt, um die Haltungsschwäche bei Kindern und Jugendlichen zu beurteilen: Im Stehen werden die Arme im 90°-Winkel über 30 Sekunden nach vorne ausgestreckt gehalten (Klee 1995, Mahlknecht 2007, ➤ Abb. 7.3)

Kraft

Die Kraft der Rückenextensoren wird durch den isometrischen Biering-Sørensen-Test überprüft (➤ Abb. 7.4). In Bauchlage, die Beine sind an mindestens drei Stellen fixiert, richtet der Patient seinen Oberkörper in die Horizontale auf und bleibt so lange wie möglich so. Die Arme sind dabei vor dem Thorax verschränkt (Demoulin et al. 2006). Nach 120 Sekunden kann Herr W. die korrekte Position in der Horizontalen nicht mehr halten, er fällt thorakal in eine verstärkte Kyphose.

Palpation

Die segmentale Mobilität in den Segmenten Th8–L1 ist vermindert bei lokaler Druckdolenz (Springing-Test). Die paraverteberale Rückenmuskulatur und der Ursprungsbereich der Bauchmuskulatur am Rippenbogen sind hyperton, die Glutealmuskulatur hypoton.

KLINISCHER HINTERGRUND

Flexible oder strukturelle Haltungsschwäche?

Bei einer Haltungsinsuffizienz muss festgestellt werden, ob diese haltungs- oder stellungsabhängig und somit flexibel oder strukturell bedingt ist (Sahrmann 2011):

- Haltungsabhängige Schwäche: flexibel, reagiert auf Positions- oder Haltungsänderungen.
- Strukturelle Haltungsschwäche: Bei Positions- oder Haltungsänderungen findet keine Haltungsänderung statt, es liegt eine fixe Veränderung in den ossären Strukturen vor (➤ Abb. 7.2).

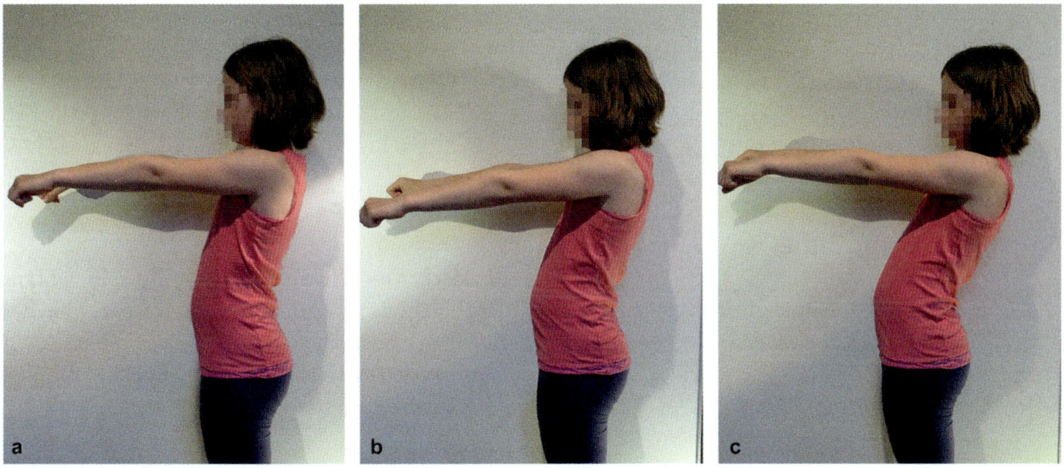

Abb. 7.3 Matthiass-Test
a) Normale Ausgangsposition
b) Leichte Haltungsschwäche mit Zunahme der lumbalen Lordose und ventraler Verschiebung des Beckens.
c) Normale Ausgangsposition mit leichter Rückverlagerung der Körperlängsachse. [P418]

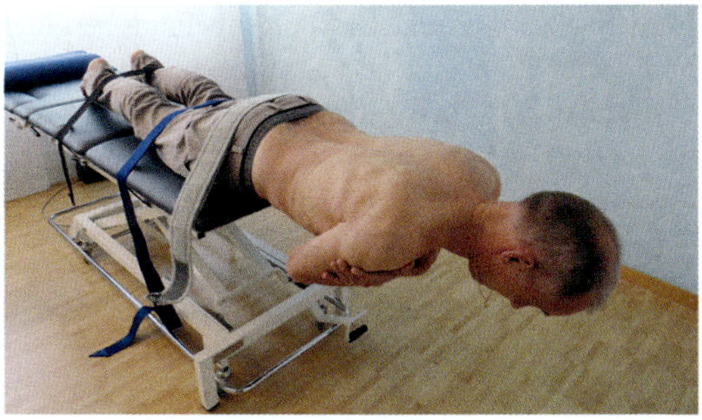

Abb. 7.4 Biering-Sørensen-Test [P418]

Neurodynamik

Der Slump-Test (➤ Abb. 1.1) fällt negativ aus.

Zwei-Punkt-Diskrimination

Auf Höhe Th1, Th6 und Th12: seitengleich zwischen 4 cm und 4,5 cm.

Aktivitätsebene

- Patientenspezifische Funktionsskala (PSFS):
  - Aufrichten vom Bürostuhl nach länger als einer Stunde sitzen: 4/10
  - Länger als 1 Stunde stehen: 4/10
  - Länger als 1 Stunde angeln (sitzend oder stehend): 3/10
- Oswestry Disability Questionnaire (ODI): 7/50 Punkten = 14 % Einschränkungen im Alltag aufgrund der Beschwerden (= geringe Behinderung)

Partizipationsebene

Herr W. kann seiner Arbeit zu 100 % nachgehen. Bei der Ausführung seines Hobbys, dem Angeln, ist er leicht eingeschränkt, er muss sich zwischendurch immer wieder bewegen.

7.3 Zusammenfassung der wichtigsten Befunde

Pathobiologische Mechanismen

Das Auftreten der Beschwerden bei gehaltenen Positionen spricht für einen dominant peripher nozizeptiv-ischämischen Schmerzmechanismus. Die schlechte muskuläre Kontrolle, die Haltungsinsuffizienz und die verkürzte, hypertone Muskulatur weisen auf eine Beteiligung des Output-Mechanismus hin.

Da es kein Trauma gibt und die Beschwerden schleichend begonnen haben, gibt es keine Wundheilungsphasen zu beachten. Aufgrund der Dauer der Beschwerden handelt es sich um eine chronische

Problematik. Das Verhalten und der Umgang mit den Beschwerden sind mehrheitlich adaptiv. Psychosoziale Komponenten sowie Zwei-Punkt-Diskrimination sind unauffällig, somit scheinen noziplastische Veränderungen nicht im Vordergrund zu stehen.

Quelle der Symptome

Als Schmerzursache kommen die fallverhinderndeden aktiven Strukturen (z. B. thorakale Rückenstrecker) sowie die überdehnten passiven Strukturen (z. B. Gelenkkapsel, Ligamente) infrage.

Dysfunktion

Gehaltene Aktivitäten und Positionen in Richtung Flexion bereiten Mühe.

Vorsichtsmaßnahmen/Kontraindikationen

Es gibt keine Hinweise auf Yellow Flags oder Red Flags.

7

WAS WÄRE, WENN ...

... es sich um eine ältere Patientin handeln würde, die sich mit einer ausgeprägten Kyphose in der Physiotherapie vorstellt und deren akute Schmerzen bereits seit zwei Wochen andauerten?

Gesetzt den Fall, die Schmerzen träten hauptsächlich bei flexorischen, aber auch bei anderen Wirbelsäulenbewegungen auf, die Patientin könnte kaum länger als fünf Minuten in einer Position verweilen und hätte auch Schmerzen beim tiefen Einatmen oder bei Pressatmung? An was müsste man im Clinical Reasoning Prozess denken? (➤ Kasten Vorsicht)

⚠ VORSICHT

Die exzessive Flexion der thorakalen Wirbelsäule führt zu erhöhtem biomechanischem Stress für die Wirbelsäule. Dies verstärkt die Kompression auf die ventralen Strukturen wie Wirbelkörper und Bandscheibe und den Zug auf die dorsalen Strukturen wie Ligamente und Muskulatur. Ist die aktive Flexion im Zusammenhang mit einer tiefen Inspiration schmerzhaft, das Schmerzverhalten nicht klar dem einen peripher nozizeptiv-mechanischen bzw. -ischämischen Schmerzmechanismus zuzuordnen und weist die betroffene Person prädisponierende Faktoren für eine mögliche reduzierte Knochendichte auf, ist an eine Kompressionsfraktur zu denken. Es sollte das Screening für eine Fraktur (➤ Fall 10) angewendet werden (Sahrmann 2011).

Beitragende Faktoren

Physisch: Das Arbeitsumfeld ist mit seinen Standardhöhen nicht optimal für die Körpergröße des Patienten eingerichtet.

Biomedizinisch: die thorakale Kyphose mit den degenerativen Veränderungen.

Gedanken des Patienten über das Problem

Herr W. macht sich zwar Gedanken über sein Problem, ist aber aufgrund des Röntgenbefunds beruhigt und davon überzeugt, sein Problem in den Griff zu bekommen.

Definition

Thorakales Flexionssyndrom

Die Betroffenen zeigen eine übermäßige Flexionshaltung bei Bewegungen und Haltungen der Brustwirbelsäule in Flexion. Es können, müssen aber nicht, Beschwerden im Bereich der BWS (interskapulär oder untere BWS-Region) vorliegen. Oft treten die Schmerzen bei schnellem Aufrichten nach längerem Verweilen in Flexion auf.

- Prädisponierte Haltungstypen: thorakale Kyphose und/oder Sway Back mit Rumpftranslation nach dorsal
- Brustkorbform: epigastrischer Winkel oft vergrößert (> 90°), vertiefter Brustkorb
- Muskuläre Befunde:
  - Lange thorakale paraspinale- und skapulothorakale Muskulatur (M. trapezius pars ascendens, Mm. rhomboidei)
  - Zu kurze oder hypertone ventrale axioskapuläre- und humerale Muskulatur (Mm. pectoralis major et minor, M. latissimus dorsi) und M. rectus abdominis (Sahrmann 2011)

7.4 Physiotherapeutische Zielsetzung

Herr W. erwartet sich von der Therapie einen Rückgang der Schmerzen, sodass er auch seinem Hobby Angeln wieder unbeschwert nachgehen kann, sowie eine Anleitung dafür, was er selbst gegen die Beschwerden tun kann.

Ziele

Gemeinsam mit dem Patienten werden folgende Ziele vereinbart:

- Verbesserung der Symptome bei längerem Stehen und Sitzen (länger als 1 h möglich)
- Verbesserung der thorakalen Mobilität
- Kennen und Üben entlastender Positionen
- Ergonomische Abläufe am Arbeitsplatz erarbeiten bzw. optimieren

Das übergeordnete Ziel ist, Herrn W. genügend Mittel und Informationen an die Hand zu geben, damit er mit seinem Problem aktiv umgehen kann und so über ein Eigenmanagement verfügt.

Das Erreichen der Ziele wird mittels der Befundverlaufsparameter überprüft (z. B. PFSF, ODI, aktive Bewegungstests).

Prognose

Mit dem Patienten wird die Einschätzung zu seinem Problem besprochen. Diese ist ausgerichtet auf den dominanten Schmerzmechanismus, die bisherige Geschichte und die funktionellen und strukturellen Befunde.

Die Prognose ist insgesamt günstig. Es wird aber einige Zeit dauern, die Haltungs- und Bewegungsveränderungen wahrzunehmen und einzuüben. Negativ auf die Prognose wirkt sich die Körpergröße von Herrn W. aus, da die Standardmaße der Arbeitsflächen in der Küche nicht an ihn persönlich angepasst werden können.

7.5 Physiotherapeutische Maßnahmen

Zunächst wird primär an der Wahrnehmung gearbeitet, vornehmlich in alltagsbezogenen Ausgangsstellungen wie Stand und Sitz, mit und ohne visuelle Unterstützung zur Selbstkontrolle. Selbstmobilisierende Übungen in die thorakale Extension sollen außerdem die thorakale Mobilität verbessern.

Sukzessive erfolgt ein Übergang vom Wahrnehmungs- zum Kraft- und Ausdauertraining. Hier liegt der Schwerpunkt auf der statischen Rumpfstabilisation bei Bewegung der Extremitäten, vor allem bei gehaltenen Positionen, die dem Patienten jeweils Mühe bereiten. Die thorakalen Rückenextensoren werden konzentrisch und exzentrisch gekräftigt (➤ Abb. 7.5).

Um die Arbeitssituation von Herrn W. besser einschätzen zu können, wird er gebeten, Fotos von sich an seinem Arbeitsplatz (im Büro, beim Kochen etc.) mitzubringen. Die Bilder werden gemeinsam besprochen, Anpassungsmöglichkeiten aufgezeigt und ausprobiert.

Sollten sich diese Anpassungen als ungenügend erweisen oder aus den Bildern ersichtlich sein, dass die Arbeitsbedingungen äußerst ungünstig sind, wäre eine Arbeitsplatzabklärung vor Ort indiziert.

Assessment nach vier Wochen

➤ Tab. 7.1 fasst die Ergebnisse der Zwischenassessments zusammen.

Weiterer Therapieverlauf

Herr W. kommt zunächst zweimal wöchentlich zur Physiotherapie. Er lernt, längere statische Aktivitäten durch entlastende Positionen und aktive Bewegungen zu unterbrechen, wodurch sich seine Beschwerden schnell bessern. Die Therapieabstände werden auf einmal pro Woche, später einmal alle zwei Wochen verlängert, um die Fortschritte seines Heimprogramms zu überprüfen und anzupassen.

Nach einer Serie (neun Behandlungen) wird die Therapie beendet. Herr W. kann mit seinen Beschwerden nun gut selbständig umgehen. Er hat Übungen

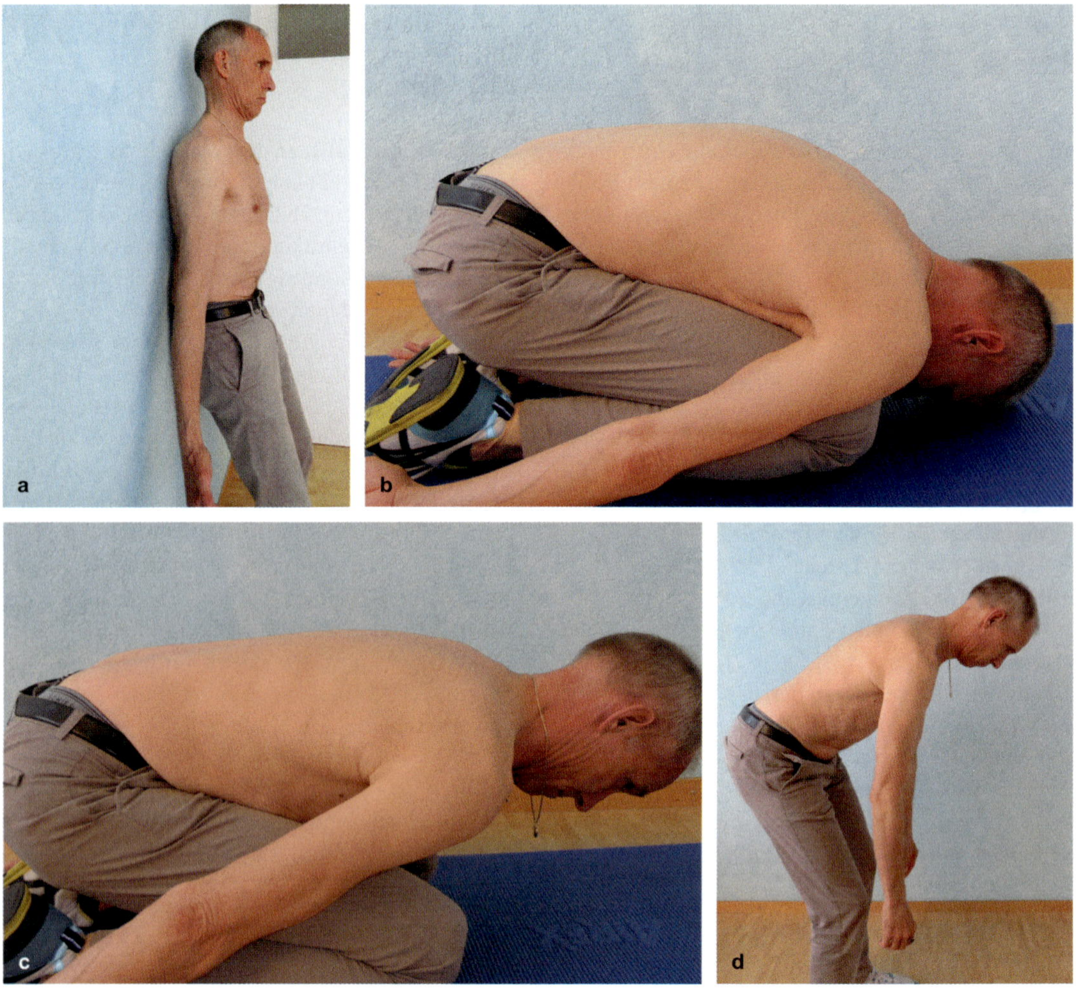

Abb. 7.5 Extensionsübungen [P418]

Tab. 7.1 Assessment nach vier Wochen

Assessment	Anfang	Nach vier Wochen	Bemerkung
PSFS	• Sitzen im Büro > 1 h: 4/10 • Stehen > 1 h: 4/10 • Angeln sitzend oder stehend > 1 h: 3/10	• Sitzen im Büro > 1 h: 1/10 • Stehen > 1 h: 0/10; nach 8 h: 3/10 • Angeln > 1 h: 0/10; > 2 h: 2/10	Unterbricht die statischen Positionen mit aktiven Bewegungen oder entlastenden Positionen
ODI	7/50	3/50	
Haltungskontrolle unbelastet	Stand glenohumerale Flexion 120°: Ausweichbewegung (AWB)	Stand glenohumerale Flexion: 150° AWB	AWB in Richtung dorsale Rumpftranslation (Verstärkung Sway Back)
Haltungskontrolle belastet	Modifizierter Matthiass-Test 2 × 2 kg: 20 s bis AWB	Modifizierter Matthiass-Test 2 × 2 kg: 30 s bis AWB	AWB: Zunahme der thorakalen Kyphose und Zunahme Sway Back
Bewegungskontrolle	4/5	2/5	

erlernt, um aktiv etwas gegen seine Schmerzen zu unternehmen, und ist zufrieden mit dem aktuellen Zustand.

7.6 Evidenzbasierte Zusammenfassung

Die propriozeptive Kontrolle ist ein wichtiger Faktor in der Prävention von Rückenschmerzen. Ein Zusammenhang zwischen „gekrümmter Haltung" und der Häufigkeit von Rückenschmerzen konnte ebenso aufgezeigt werden wie auch ein damit einhergehender Verlust der Wahrnehmungskontrolle (O'Sullivan et al. 2003). Der zugrundeliegende Mechanismus lässt sich durch die veränderte Aktivität des propriozeptiven Systems und die adaptive Veränderung der viskoelastischen Strukturen erklären, die durch eine vermehrte Zugbelastung auf Ligamente und andere spinale Strukturen entstehen (Dolan und Green 2006). Ein therapeutischer Ansatz mit Verbesserung der Wahrnehmung und der Haltungskontrolle ist deshalb ein wichtiger Bestandteil in der Behandlung einer Haltungsschwäche (O'Sullivan et al. 2006).

Elektromyografische Untersuchungen haben gezeigt, dass es bei passiven Haltungstypen wie der Sway-Back-Haltung oder dem flektierten Sitzen zu einer verminderten Aktivität in der rumpfstabilisierenden Muskulatur (M. obliquus internus, Mm. multifidi, M. erector spinae thoracis) kommt. Diese geht einher mit einer erhöhten Aktivität des M. rectus abdominis (Callaghan und Dunk 2002, O'Sullivan et al. 2006, O'Sullivan et al. 2002).

Bei der Kräftigung der thorakalen Extensoren ist darauf zu achten, dass die Bewegung im Zielbereich, hier den thorakalen Extensoren, ausgeführt wird, da es sonst zu einer dominanten Aktivität der lumbalen Extensoren kommt (➢ Abb. 7.5). Die Ausdauer der dorsalen Rückenmuskulatur wird am besten mithilfe des Biering-Sørensen-Tests gemessen (➢ Abb. 7.4). Es gibt keine standardisierten Normwerte, je nach Autor werden unterschiedliche Angabe gemacht (Frauen 140–197 Sekunden, Männer 150–198 Sekunden). Bei der Testausführung gilt es zu beachten, dass auch die dorsale Oberschenkel- und Gesäßmuskulatur an der Ausführung beteiligt sind (Demoulin et al. 2006). Als Verlaufsparameter in der Behandlung ist der Test gut geeignet.

LITERATUR

Betsch M., Wild M., Jungbluth P., Thelen S., Hakimi M., Windolf J., Horstmann T., Rapp W. (2010). The rasterstereographic-dynamic analysis of posture in adolescents using a modified Matthiass test. Eur Spine J, 19, 1.735–1.739.

Callaghan J. P., Dunk N. M. (2002). Examination of the flexion relaxation phenomenon in erector spinae muscles during short duration slumped sitting. Clin Biomech (Bristol, Avon), 17, 353–360.

Demoulin C., Vanderthommen M., Duysens C., Crielaard J. M. (2006). Spinal muscle evaluation using the Sorensen test: a critical appraisal of the literature. Joint Bone Spine, 73, 43–50.

Dolan K. J., Green A. (2006). Lumbar spine reposition sense: the effect of a 'slouched' posture. Man Ther. 11. 2006. 202–207.

Klee A. Predictive value of Matthiass' arm-raising test. Z Orthop Ihre Grenzgeb, 133, 207–213.

Luomajoki H., Kool J., De Bruin E., Airaksinen O. (2007). Reliability of movement control tests in the lumbar spine. BMC Musculoskelet Disord, 8, 90.

Luomajoki H., Kool J., De Bruin E., Airaksinen O. (2008). Movement control tests of the low back; evaluation of the difference between patients with low back pain and healthy controls. BMC Musculoskelet Disord, 9, 170.

Mahlknecht J. F. (2007). The prevalence of postural disorders in children and adolescents: a cross sectional study. Z Orthop Unfall, 145, 338–342.

O'sullivan P. B., Burnett A., Floyd A. N., Gadsdon K., Logiudice J., Miller D., Quirke H. (2003). Lumbar repositioning deficit in a specific low back pain population. Spine (Phila Pa 1976), 28, 1.074–1.079.

O'sullivan P. B., Dankaerts W., Burnett A. F., Farrell G. T., Jefford E., Naylor C. S., O'sullivan K. J. (2006). Effect of different upright sitting postures on spinal-pelvic curvature and trunk muscle activation in a pain-free population. Spine (Phila Pa 1976), 31, E707–E712.

O'sullivan P. B., Grahamslaw K. M., Kendell M., Lapenskie S. C., Moller N. E., Richards K. V. (2002). The effect of different standing and sitting postures on trunk muscle activity in a pain-free population. Spine (Phila Pa 1976), 27, 1.238–1.244.

Sahrmann S. A. (2011). Movement System Impairment Syndromes of the Extremities, Cervical and Thoracic Spines. Elsevier Mosby. St. Louis Missouri.

FALL

8

Sandra Schneider

Rippenblockierung

Leitsymptome: Stechende unilateral-dorsale Schmerzen bei forcierter Inspiration und Rotation

leicht

Definition

Rippenblockierung

Es handelt sich um eine Dysfunktion der Kostotransversal- oder Kostovertrebralgelenke, die mit einer verminderten, schmerzhaften Beweglichkeit in den Rippengelenken einhergeht. Die Schmerzen treten meist lokal über den Gelenken auf und strahlen evtl. entlang der Rippen aus. Sie können durch forcierte Inspiration oder ausladende Rumpf- bzw. Armbewegungen provoziert werden.

8.1 Vorgeschichte

Der 47-jährige Herr B. kommt als Selbstzuweiser in die Praxis. Er leidet an rechtsseitigen, stechenden, dorsalen Thoraxschmerzen. Diese strahlen beim Einatmen, beim Strecken und bei Rotationsbewegungen des Thorax seitlich entlang der Rippen aus. Die Schmerzen persistieren seit einem einschießenden Schmerzerlebnis vor zwei Tagen beim Tennisspielen.

In diesem Fallbeispiel werden folgende Fragen analysiert und beantwortet:

- Was sind mögliche Auslöser (Quelle des Problems)?
- An welche Differenzialdiagnosen/Red Flags muss gedacht werden?
- Welche Behandlungsmöglichkeiten gibt es?

8.2 Untersuchungsbefunde

8.2.1 Physiotherapeutische Anamnese

Auftreten der Symptome

Herr B. leidet seit zwei Tagen an stechenden, rechtsseitigen, dorsalen, lokalen Thoraxschmerzen (P1, NRS 5/10), die entlang der Rippe in die rechte Flanke ausstrahlen (P2, NRS 3/10, ➤ Abb. 8.1). Bei P1 besteht außerdem ein Blockadegefühl. Die Beschwerden traten erstmalig als einschießender, stechender Schmerz während eines Aufschlags beim Tennis auf. Im ersten Moment konnte Herr B. kaum tief einatmen und musste kurz pausieren. Er spielte das Match dann doch noch zu Ende, vermied dabei aber Überkopfbewegungen wie Aufschlag oder Schmetterbälle. Am nächsten Tag spürte er die Beschwerden noch bei forcierter Inspiration, bei Überkopfaktivitäten v. a. in Kombination mit einer Oberkörperdrehung und bei längerem Sitzen.

Da er in drei Tagen wieder Tennis spielen möchte, entschied er sich, in die Physiotherapie zu kommen.

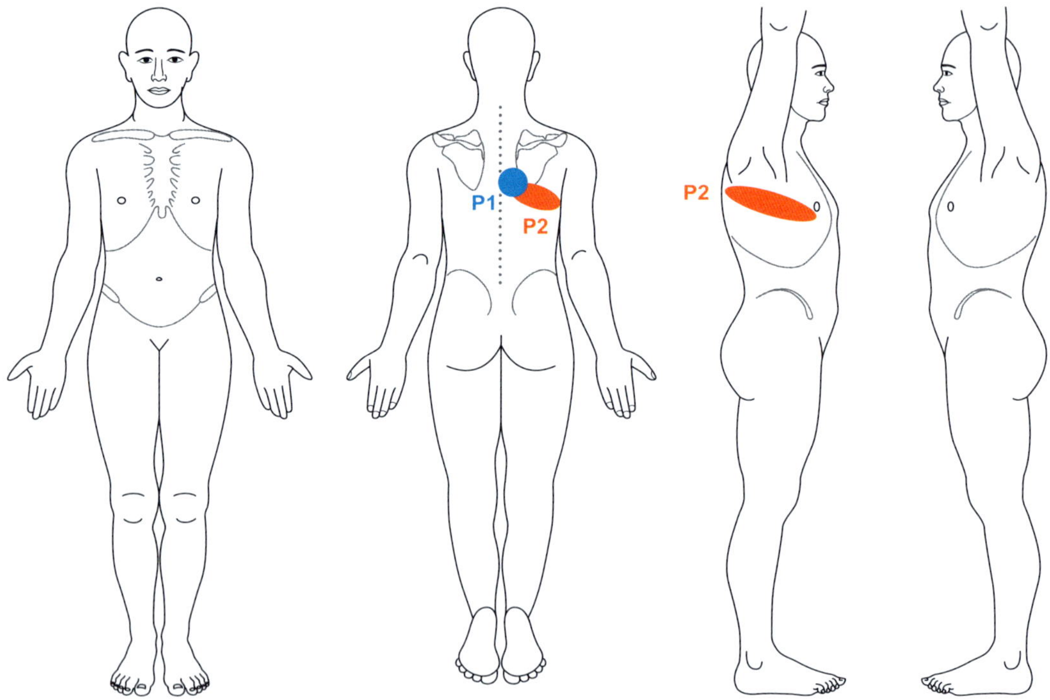

P1: stechend, scharf, einschießend, tief, intermittierend
P2: ziehend, krampfartig oberflächlich, intermittierend

Abb. 8.1 Bodychart mit Lokalisation der Beschwerden [L231]

Allgemeine Gesundheit

Herr B. ist in einem guten Allgemeinzustand, leidet oder litt an keinen ernsthaften Erkrankungen oder einem Trauma, sodass das Screening für Red Flags negativ ausfällt.

Der Patient lebt in einem sozial stabilen Umfeld, ist beruflich zufrieden und steht vor einer beruflich bedingten Rückkehr in sein Heimatland.

Erste Hypothese

Die Schmerzlokalisation, das klar mechanische Verhalten mit den lokalen, stechenden Schmerzen auch im Zusammenhang mit der forcierten Inspiration und der klare Auslöser deuten auf eine Blockade im Bereich der Facetten-, Kostotransversal- oder Kostovertebralgelenke hin.

8.2.2 Evaluation des Gesundheitszustands nach ICF

Personenbezogene Faktoren

Herr B. befindet sich gerade in einer Übergangsphase: Nach einem zweijährigen, beruflich bedingten Aufenthalt in der Schweiz zieht er nun in sein Heimatland zurück. Seine Familie ist bereits vor einigen Wochen zurückgekehrt. Er genießt es, in den freien Tagen seinen sportlichen Aktivitäten nachgehen zu können.

Umweltfaktoren

Normalerweise arbeitet Herr B. 100 % sitzend im Büro. Der aktuelle unbezahlte Urlaub ermöglicht es ihm, regelmäßig körperlich aktiv zu sein.

Funktions- und Strukturebene

Inspektion

Es zeigt sich eine symmetrische Thoraxform mit einem gut ausgebildeten Muskelrelief. Dieses ist im Bereich des thorakalen Segments Th4/Th5 des M. erector spinae ausgeprägter und verquollen. Die thorakale Kyphose ist abgeflacht.

Schmerzangaben

NRS im schlimmsten Fall 5/10, im besten Fall 0/10.

Aktive Beweglichkeit der BWS

Bei der thorakalen Flexion verspürt Herr B. endgradig ein lokales Ziehen. Durch thorakale Extension und Rotation nach rechts können seine bekannten Symptome provoziert werden und sind nach zwei Drittel des physiologischen Bewegungsausmaßes schmerzhaft eingeschränkt.

Palpation

Im Bereich Th4/Th5 ist ein Hypertonus palpierbar, einhergehend mit Provokation des bekannten, lokalen Schmerzes. Das Gewebe über den Kostovertebral- und Kostotransversalgelenken auf Höhe Th4/Th5 ist verquollen und druckdolent.

Bei der Differenzierung Wirbelgelenk versus Rippengelenk sind die Provokationstests für das Rippengelenk positiv (➤ Abb. 8.2).

Bestätigt wird dies über die unilateralen posterior-anterioren Zusatzbewegungen (PA), die über den Kostotransversal- und Vertebralgelenken auf Höhe Th4, Th5 und Th6 hypomobil sind und die bekannten Schmerzen provozierten (NRS 5/10).

PRAKTISCHER TIPP

Differenzierung Wirbel- oder Rippengelenk

Bei einer schmerzhaft eingeschränkten BWS-Rotation nach rechts kann die Ursache der Beschwerden im Wirbel- oder im Rippengelenk liegen. Um dies zu differenzieren, wird das Prinzip der Provokation und Elimination angewendet werden (Pfund und Zahnd 2006).

Provokation (➤ Abb. 8.2)

Der Patient wird in die Rotation nach rechts bis **kurz vor Auftreten** der Symptome geführt. Der Therapeut stabilisiert den Patienten in dieser Position und führt an der zugehörigen Rippe (medial des Angulus costae) eine Schubbewegung **nach ventral** durch.

Kommt es beim Schub auf die Rippe zu einer **Schmerzprovokation,** liegt es mit großer Wahrscheinlichkeit am Kostotransversalgelenk und nicht am Wirbel, da dieser in eine Linksrotation bewegt wird und somit die Rotation nach rechts reduziert wird.

Elimination (➤ Abb. 8.3)

Der Patient wird in die Rotation nach rechts geführt bis **zum Auftreten der Symptome.** Der Therapeut stabilisiert den Patienten in dieser Position und führt von ventral an der zugehörigen Rippe eine Schubbewegung **nach dorsal** aus.

Kommt es beim Schub auf die Rippe zu einer **Schmerzlinderung,** liegt die Ursache mit hoher Wahrscheinlichkeit im Kostotransversalgelenk und nicht im Wirbel, da dieser in eine verstärkte Rotation nach rechts bewegt wird. Wäre das Wirbelsegment betroffen, käme es nicht zur Schmerzlinderung, da die Rotation nach rechts verstärkt wird.

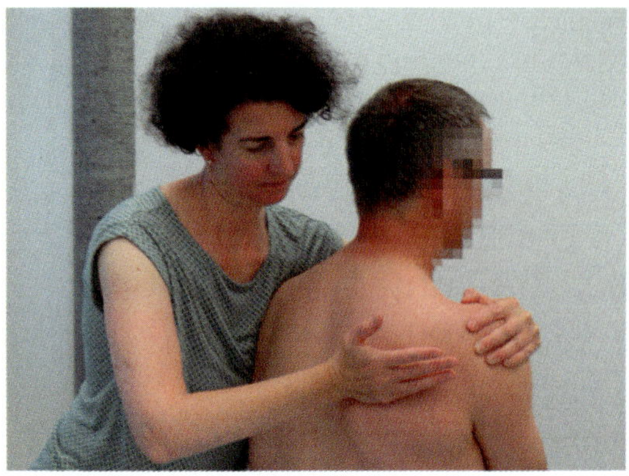

Abb. 8.2 Differenzierung Wirbel- oder Rippengelenk durch Provokation [P418]

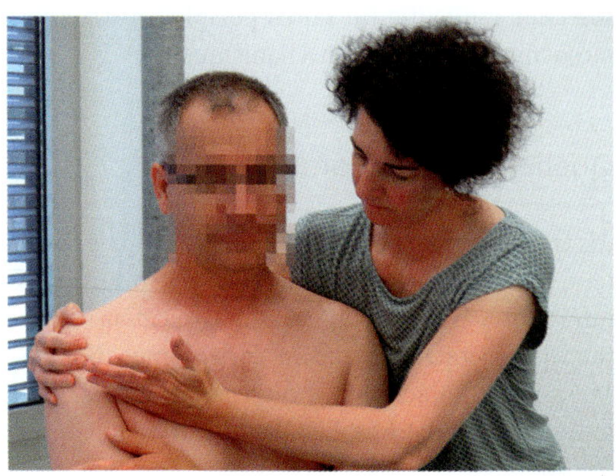

Abb. 8.3 Differenzierung Wirbel- oder Rippengelenk durch Elimination [P418]

Sensibilität

Die Sensibilitätstests (Light Touch und Pinprick, ➤ Fall 33) im Bereich des Schmerzgebiets fallen unauffällig aus.

Aktivitätsebene

Patientenspezifische Funktionsskala (PSFS):

- Eine Stunde Sitzen: 3/10
- Überkopfbewegungen (z. B. etwas aus dem Küchenregal holen): 4/10
- Tiefes Einatmen: 5/10

Partizipationsebene

Tennisspielen ist auf Grund der Beschwerden nicht möglich. Herr B. möchte wissen, ob er wandern soll (bzw. darf) oder ob das Tragen eines Rucksacks sich evtl. negativ auf seine Beschwerden auswirken könnte.

WAS WÄRE, WENN ...

... die Schmerzursache eine Nervenwurzelkompression wäre?

Unilateral ausstrahlende Schmerzen entlang der Rippen im Versorgungsgebiet des N. intercostalis sind typisch für thorakale radikuläre Ausstrahlungen, können aber auch bei artikulären Dysfunktionen auftreten.
Sind die Schmerzen von scharfer, brennender oder elektrisierender Qualität, möglicherweise einhergehend mit einem Taubheitsgefühl oder Kribbeln im Schmerzbereich, ist an eine Nervenwurzelirritation zu denken.
Die Beschwerden zeigen kein mechanisches Verhalten, treten oft in Ruhe oder nachts auf und sind schwierig zu lindern. Die Patienten beschreiben meist eine schon lange andauernde Schmerzhistorie mit Episoden von dorsalen thorakalen Rückenschmerzen.
Neurologische Ausfälle der Motorik oder der Reflexe, wie es bei der lumbalen Nervenwurzelirritation (➤ Fall 5) vorkommen kann, treten bei thorakalen Nervenwurzelreizungen nicht auf. Möglich sind aber positive Pyramidenzeichen, wenn es zu einer Kompression des Rückenmarks kommt (➤ Fall 5, ➤ Fall 16). Die Innervationsgebiete des N. intercostalis überlappen sich, wodurch eine Zuordnung zum betroffenen Segment nur schwer möglich ist. Um eine neuropathische Beteiligung auszuschließen, müssen Hypo- und Hyperalgesie, Allodynie und Loss of Function getestet werden.
Thorakale Nervenwurzelkompressionen sind äußerst selten (Inzidenz 1 : 1.000.000, van Kleef et al. 2010).

8.3 Zusammenfassung der wichtigsten Befunde

Pathobiologische Mechanismen

Das klare On-/Off-Verhalten der Symptome, der bekannte Auslöser und die kurze Dauer der Symptome sprechen eindeutig für einen peripher nozizeptiv-mechanischen Schmerzmechanismus.

Quelle der Symptome

Als Quelle kommen artikuläre Strukturen wie Facetten-, Kostotransversal- oder Kostovertebralgelenke infrage, des Weiteren umgebende Weichteilstrukturen wie M. erector spinae, M. longissimus thoracis, M. spinalis thoracis, M. semispinalis thoracis, Mm. multifidi, M. rotatores, Lig. flavum sowie Lig. interspinale.

Dysfunktion

Die Beschwerden werden bei Bewegungen in Richtung Extension und Rotation zur betroffenen Seite hin provoziert, es ist daher von einer Verschlussproblematik im Bereich der Kostovertrebral- und/oder Kostotransversalgelenke auszugehen.

KLINISCHER HINTERGRUND

Innervation der thorakalen Gelenke

- Die **Facettengelenke** werden bisegmental vom R. medialis (Ast des R. dorsalis) innerviert (d. h. Versorgung des angrenzenden und des kranialen Segments, ➤ Abb. 8.4).
- Die **Kostotransversalgelenke** werden vom lateralen Ast (R. lateralis) des R. dorsalis versorgt.
- Die **Kostovertebralgelenke** werden vom R. ventrales innerviert, der als N. intercostalis in den Interkostalräumen nach ventral verläuft. ➤ Abb. 8.4 zeigt die neurale Versorgung der thorakalen Segmente schematisch.

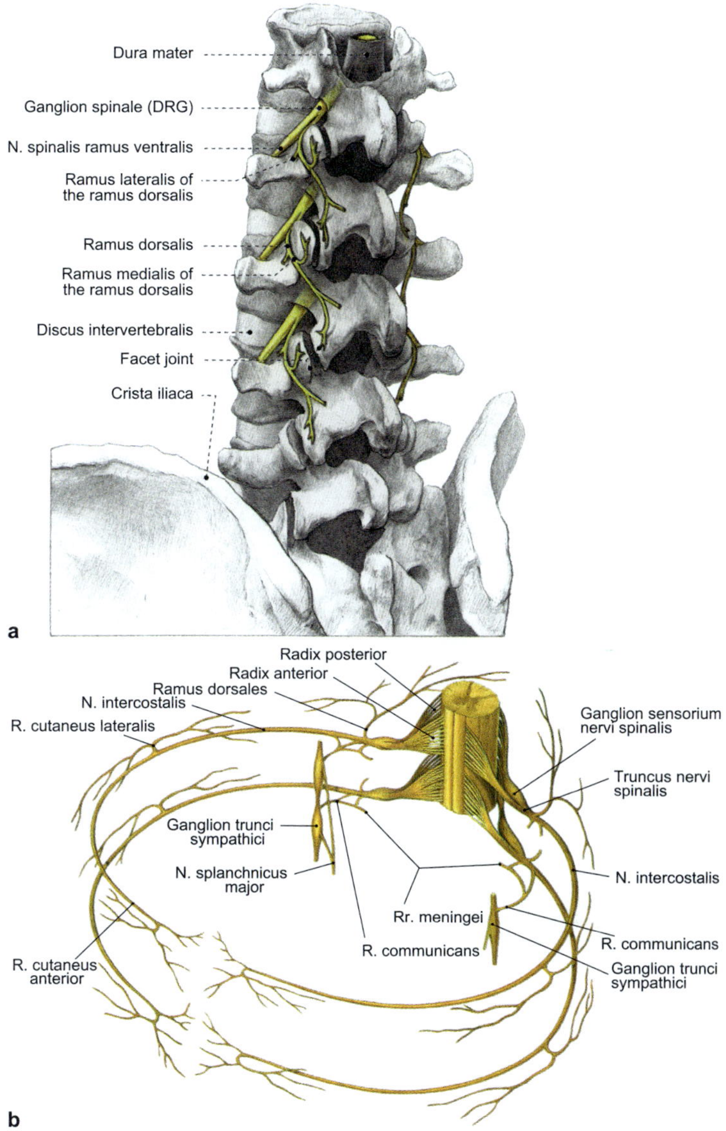

Abb. 8.4 Thorakale Innervation [G681, S007–22]

8

KLINISCHER HINTERGRUND

Referred Pain Patterns

Hilfreich bei der strukturellen Differenzierung ist es, wenn man die verschiedenen Ausstrahlungsbereiche (Referred Pain) aus der jeweiligen Ursprungsstruktur kennt. So projiziert beispielsweise das Facettengelenk Th2/Th3 eher flächig in den Bereich der Margo medialis oder das Segment Th11/Th12 flächig in den Nierenbereich (➤ Abb. 8.5). Gleiches gilt für die Ausstrahlung von interspinalen thorakalen Strukturen, dargestellt in der ➤ Abb. 8.5.

Vorsichtsmaßnahmen/Kontraindikationen

Es liegen weder eine Gefahrensituation noch eine Kontraindikation vor. Herr B. erfreut sich bester Gesundheit, hat kein Trauma erlitten und nie eine ernste Erkrankung gehabt.

Sein Leidensdruck ist gering, die Beschwerden zeigen ein klares Verhalten ohne Irritierbarkeit, und es gibt einen klaren Auslöser zu den Beschwerden.

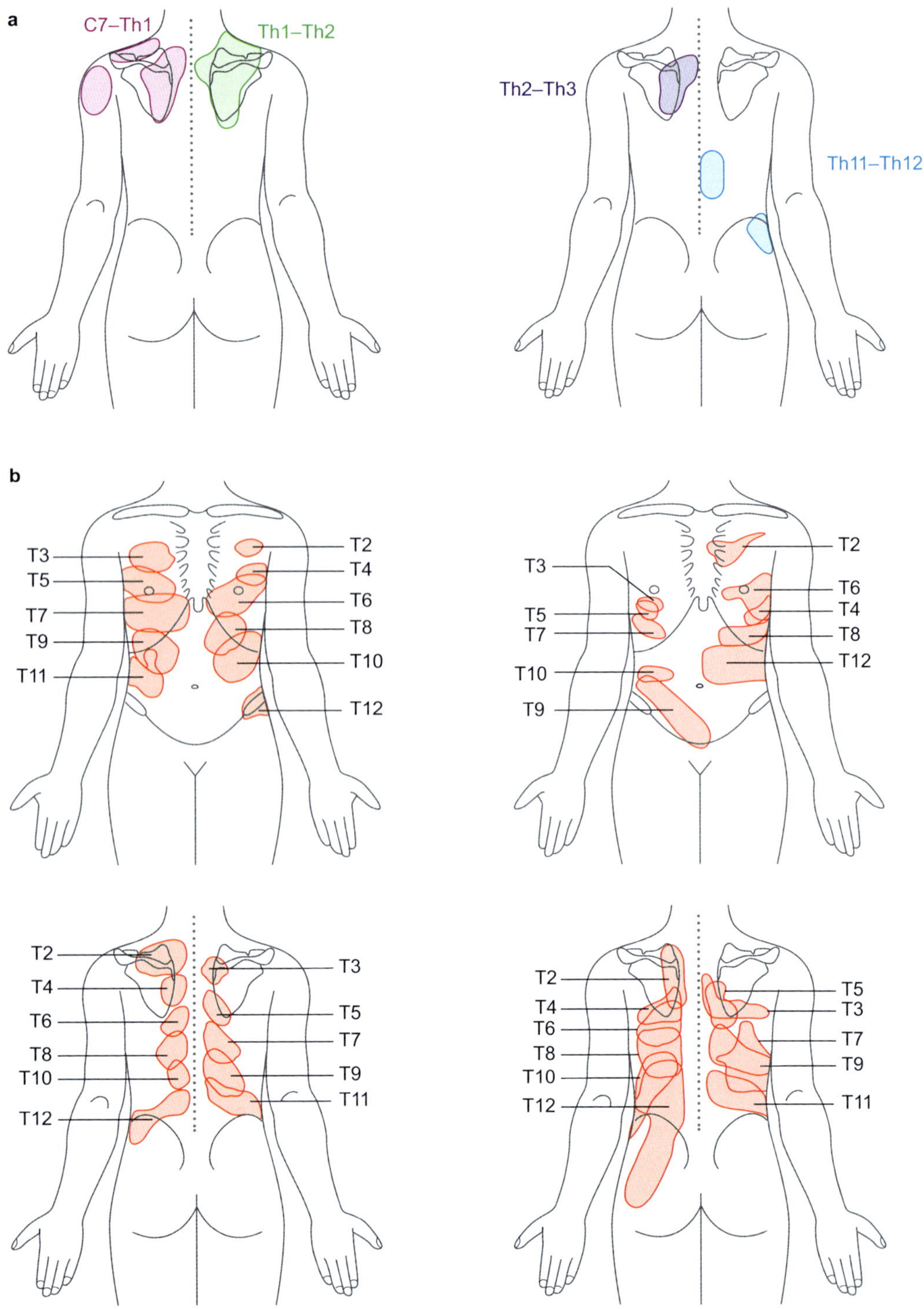

Abb. 8.5 Referred Pain
a) Facettengelenke; b) Interspinale Struktur, links basierend auf Resultaten von Kellgren, rechts von Feinstein et al. [L231]

⚠ VORSICHT

Herpes zoster

Bei ausstrahlenden unilateralen Schmerzen, Juckreiz oder Überempfindlichkeit entlang eines oder mehrerer Dermatome (➤ Abb. 8.6), gefolgt von einem Ausschlag (mit Flüssigkeit gefüllte Bläschen, ➤ Abb. 8.7) ist an eine Herpes-zoster-Erkrankung (Gürtelrose) zu denken.

Nach einer primären Infektion mit Varizella-Zoster-Virus (VZV), am häufigsten eine Windpockeninfektion in der Kindheit, setzen sich die Viren im Nervengewebe, meist im Hinterwurzelganglion, ab und bleiben dort latent vorhanden (Pinchinat et al. 2013). Unter bestimmten Umständen kann es zu einer Reaktivierung des Virus kommen und damit zum Ausbruch einer Gürtelrose.

Risikofaktoren für einen Ausbruch sind fortgeschrittenes Alter, geschwächtes Immunsystem, Diabetes, Lupus erythematodes oder ein kürzlich erlittenes Trauma (Forbes et al. 2016). Eine Nichtbehandlung der Erkrankung kann zu einer Post-Zoster-Neuralgie führen, weshalb eine Früherkennung und eine antivirale Behandlung innerhalb der ersten 72 Stunden nach Ausbruch von großer Wichtigkeit sind, um Komplikationen zu vermeiden (Mallick-Searle et al. 2016).

Beitragende Faktoren

Hervorzuheben sind die gute konstitutionelle Verfassung des Patienten sowie seine aktuelle körperlich aktive Phase. Seine ansonsten einseitige Arbeitsbelastung (sitzende Tätigkeit) kann er momentan vermeiden. Negativ könnte sich die abgeflachte thorakale Kyphose auswirken.

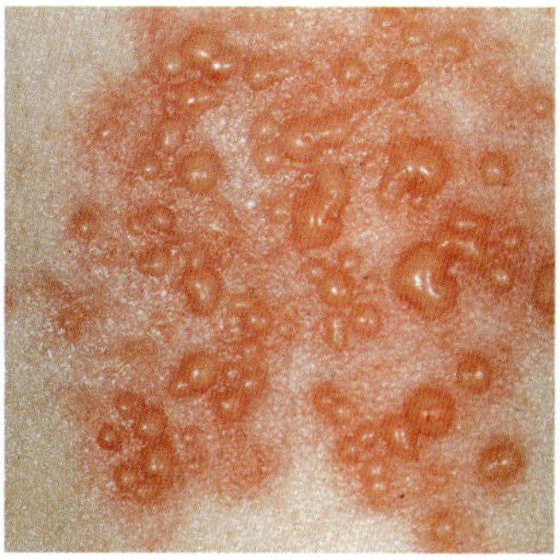

Abb. 8.7 Herpes-Ausschlag [E385]

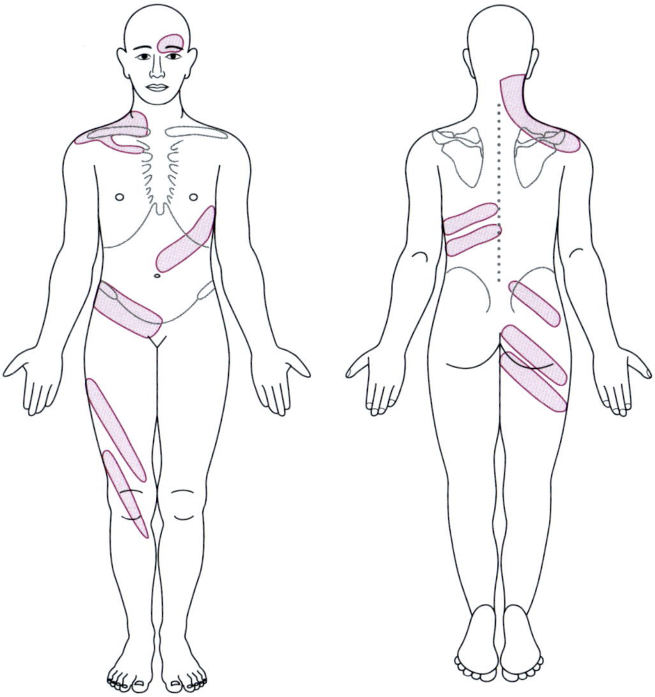

Abb. 8.6 Prädilektionsstellen bei Herpes zoster [L231]

Gedanken des Patienten über das Problem

Herr B. ist überzeugt davon, dass mit dem „Lösen des blockierten Gelenks" seine Beschwerden behoben werden können. Er kennt dies von früheren Blockaden des Nackens, wo dies immer funktioniert hat.

8.4 Physiotherapeutische Zielsetzung

Die Ziele werden gemeinsam mit dem Patienten vereinbart. Das größte Anliegen von Herrn B. ist, dass er am nächsten Tag wandern gehen und auch möglichst schnell wieder Tennisspielen kann.

Als Verlaufszeichen werden die eingeschränkten Aktivitäten des PSFS und das Bewegungsausmaß verwendet.

Ziele

- Schmerzreduktion: wieder schmerzfrei Tennisspielen können
- Verbesserung der Beweglichkeit

Prognose

Für eine günstige Prognose sprechen die kurze Dauer der Problematik, der peripher nozizeptiv-mechanische Schmerzmechanismus und die positive Einstellung des Patienten. Negative Faktoren liegen nicht vor.

8.5 Physiotherapeutische Maßnahmen

Die lokalen Befunde und das mechanische Verhalten der Beschwerden indizieren eine mechanische, manualtherapeutische Maßnahme.

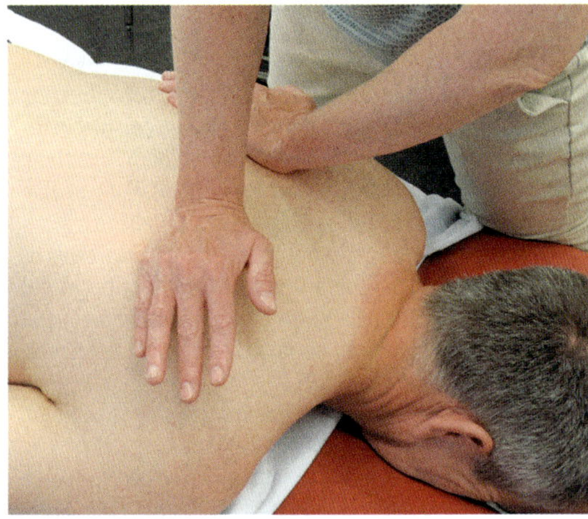

Abb. 8.8 Rippenmobilisation in Bauchlage (BL) [P418]

Es werden unilaterale Techniken im Bereich der Kostovertebral- und Kostotransversalgelenke angewendet: endgradige Mobilisationstechniken wie die Rippenmobilisation in Bauchlage (➤ Abb. 8.8), unilaterale PAs und die Behandlung mit Impuls (Manipulation).

KLINISCHER HINTERGRUND

Behandlung mit Impuls (van den Berg und Wolf 2002)

Indikation:
- „Kurze Anamnese", d. h., das Problem besteht erst seit kurzer Zeit, zeigt ein klar mechanisches Verhalten
- Akute Gelenkblockierung
- End-Of-Range-Problem (EOR) mit starken Schmerzen

Kontraindikation:
- Angst oder Abneigung des Patienten
- Pathologische Veränderungen im Behandlungsgebiet (Tumore)
- Entzündungen/Infekte (lokal oder systemisch)
- Ausgeprägte degenerative Veränderungen
- Gestörte Stabilität im Behandlungsgebiet (Frakturen, Osteoporose, strukturelle Hypermobilität)
- Positive neurologische Befunde (Radikulopathie, Cauda equina, Rückenmarkszeichen)
- Bandlaxizität (Schwangerschaft, Hormonbehandlung, systemisch)
- Chronische HNO-Infekte (Griesel-Syndrom)

Die Frage, ob er einen Rucksack tragen darf, wird bejaht. Herr B. wird darauf aufmerksam gemacht, Schulter- und Bauchgurte des Rucksacks so einzustellen, dass das Gewicht möglichst nahe am Rumpf sitzt.

Mit dem Tennisspielen sollte er zwei bis drei Tage aussetzen, bis er sich im Alltag wieder beschwerdefrei bewegen kann, respektive das tiefe, forcierte Durchatmen wieder möglich ist.

Bei den Wiederbefunden nach den manualtherapeutischen Interventionen treten die Schmerzen noch bei der endgradigen Extension und Rotation auf. Das Durchatmen fällt ihm deutlich leichter.

Zur Selbstbehandlung werden mobilisierende Übungen aus der Rückenlage in die Extension mit einem gerollten Tuch instruiert.

Assessment nach zwei Behandlungen

Herr B. erscheint eine Woche nach der ersten Behandlung zu einer erneuten Sitzung. Er berichtet, dass er bereits nach der ersten Behandlung wieder frei durchatmen konnte und die Beschwerden nur noch in geringer Intensität (1–2/10) bei endgradigen Streck- und Drehbewegungen des Thorax spürte. Er konnte problemlos beim Wandern den Rucksack tragen und am Tag vor der zweiten Behandlung auch wieder Tennis spielen. Dabei verspürte er nur noch beim Aufschlag einen dumpfen lokalen Schmerz (P1).

Die aktive Mobilität ist in alle Richtungen frei, einzig bei der endgradigen Extension und Rotation trat noch ein dumpfer lokaler Schmerz auf, den er aber nicht mehr als störend empfindet.

Die PA Th4–Th6 lösen noch einen dumpfen Schmerz aus (NRS 2/10).

8.6 Evidenzbasierte Zusammenfassung

Akute Gelenkblockaden sind ein häufiges Problem in der ambulanten Praxis. Hierbei werden als Schmerzquelle oft die Kostovertebral- oder Kostotransversalgelenke vermutet (Young et al. 2008). Allein aufgrund des Schmerzmusters kann nicht auf die Schmerzquelle geschlossen werden, da sich die Schmerzbereiche der verschiedenen Wirbelsäulengelenke überschneiden. Um die Schmerzquelle zu evaluieren, müssen das klinische Verhalten sowie die Untersuchungsbefunde im Rahmen des Clinical-Reasoning-Prozesses herangezogen werden.

Prognostisch haben Beschwerden von so kurzer Dauer und mit einem klar mechanischen Verhalten eine sehr gute Prognose und verschwinden oftmals von allein innerhalb weniger Tage. Aufgrund des Schmerzes und den damit verbundenen Einschränkungen sind die Patienten oft verunsichert und ängstlich. Die Aufklärung des Patienten ist deshalb die wichtigste Maßnahme.

Lokale manualtherapeutische Techniken haben über die neuroreflektorische Stimulation (durch Aktivierung der schmerzhemmenden Bahnen und der Mechanorezeptoren, die Beeinflussung des sympathischen Nervensystem sowie der Muskelfasern) einen positiven Effekt auf das Schmerzgeschehen (Boyling und Jull 2005). Um diesen Effekt aufrecht zu erhalten und positiv zu unterstützen, soll der Patient zu aktiven Selbstübungen angeleitet werden.

LITERATUR

Boyling J.D., Jull G.A. (2005). Grieve's Modern Manual Therapy. Elsevier Churchill Livingstone. Edinburgh London New York Oxford Philadelphia St Louis Syndey Toronto.

Forbes H.J. et al. (2016). Systematic review and meta-analysis of risk factors for postherpetic neuralgia. Pain, 157, 30–54.

Giles L.G.F., Singer K.P. (2000). Clinical Anatomy and Management of THORACIC SPINE PAIN. Butterworth-Heinemann. Oxford.

Grant R. (2002). Physical Therapy of the Cervical and Thoracic Spine. Churchill Livingstone. St. Louis.

Kaltenborn F.M. (2004). Manuelle Therapie nach Kaltenborn, Teil 2, Wirbelsäule. Noli. Oslo.

Mallick-Searle T., Snodgrass B., Brant J.M. (2016). Postherpetic neuralgia: epidemiology, pathophysiology, and pain management pharmacology. J Multidiscip Healthc, 9, 447–454.

Pfund R., Zahnd F. (2006). Differentiation, Examination and Treatment of Movement Disorders in Manual Therapy. Elsevier/Butterworth-Heinemann. Oxford.

Pinchinat S. et al. (2013). Similar herpes zoster incidence across Europe: results from a systematic literature review. BMC Infect Dis, 13, 170.

Van den Berg F., Wolf U. (2002). Manuelle Therapie. Sichere und effektive Manipulationstechniken. Springer Verlag. Berlin Heidelberg.

Van Kleef M. et al. (2010). 10. Thoracic pain. Pain Pract, 10, 327–338.

Weinberg J.M. (2007). Herpes zoster: epidemiology, natural history, and common complications. J Am Acad Dermatol, 75, S130–S135.

Young B.A. et al. (2008). Thoracic costotransverse joint pain patterns: a study in normal volunteers. BMC Musculoskelet Disord, 9, 140

FALL

9

Sandra Schneider

Ankylosierende Spondylitis (Morbus Bechterew)

Leitsymptome: Rückenschmerzen mit frühmorgendlichem Erwachen und anhaltender Morgensteifigkeit

mittel

Definition

Ankylosierende Spondylitis (AS)

Die ankylosierende Spondylitis (Morbus Bechterew) gehört zur Gruppe der chronisch-entzündlichen Wirbelsäulenerkrankungen. Oft geht sie mit asymmetrischen Gelenksentzündungen oder Arthritiden in den unteren Extremitäten und Enthesitiden einher. Extraskelettale Beteiligungen können in den Augen (Uveitis) und im Verdauungstrakts (Ileitis terminalis) auftreten. Die Prävalenz in der Gesamtbevölkerung beträgt 0,1–1,4 %. Erstsymptome treten im Durchschnitt um das 26. Lebensjahr auf (Braun, Rudwaleit und Sieper 2011). Männer sind zwei- bis dreimal häufiger betroffen als Frauen (Ehrenfeld 2012).

9.1 Vorgeschichte

Die 21-jährige Studentin Frau O. kommt mit der Diagnose eines Thorakovertebralsyndroms (TVS) in die Physiotherapie. Sie leidet seit mehreren Monaten an thorakalen Schmerzen, derentwegen sie seit einigen Wochen frühmorgens erwacht und die sie dazu zwingen, aufzustehen. Die Schmerzen traten ohne klaren Auslöser auf. Frau O. vermutet, dass die Ursache der Beschwerden das häufige Sitzen sei, da sie sich aktuell auf die Zwischenprüfungen vorbereitet und wenig körperlich aktiv ist.

Das frühmorgendliche Erwachen führte zu einem erheblichen Leidensdruck, weshalb Frau O. ihren Hausarzt aufsuchte. Dieser überprüfte Beweglichkeit sowie Haltung und machte die falsche Sitzhaltung als Ursache für die Schmerzen aus. Er verordnete der Patientin Physiotherapie und entzündungshemmende Schmerzmittel.

In diesem Fallbeispiel werden folgende Fragen analysiert und beantwortet:

- Wann muss an eine ankylosierende Spondylitis (AS) gedacht werden?
- Wie präsentiert sich das klinische Bild bei einer Erstmanifestation?
- Wie wird die ankylosierende Spondylitis behandelt, und wie sieht die Prognose aus?

9.2 Untersuchungsbefunde

9.2.1 Physiotherapeutische Anamnese

Frau O. beschreibt ihre Schmerzen als tief, ziehend bis pochend und brennend über der mittleren Brustwirbelsäule. Sie fühlt sich allgemein etwas ausgebrannt und übermüdet.

Ihr Leidensdruck hat in den letzten Wochen stark zugenommen, da sie aufgrund der Schmerzen nicht mehr genügend Schlaf bekommt.

Auftreten der Symptome

Anfänglich traten die Schmerzen nur im Verlauf des Tages nach langem Sitzen auf. Die Patientin konnte die Beschwerden jeweils durch Aufstehen und Bewegung lindern. Seit einigen Wochen erwacht sie frühmorgens aufgrund der Schmerzen, die so schlimm sind, dass sie aufstehen muss. Begleitet werden sie von einem starken Steifigkeitsgefühl, das auch nach dem Aufstehen anhält. Die Patientin äußert, dass sie sich wie eine „80-jährige Oma fühle". Erst nach der Morgentoilette und dem Frühstück beim Verlassen der Wohnung sind die Schmerzen und die Steifigkeit weg (ca. 45 Minuten nach dem Aufstehen). Die Medikamente lindern die Schmerzen ein wenig.

Allgemeine Gesundheit

Frau O. ist allgemein etwas erschöpft, da sie sich in einer Vorbereitungsphase auf Prüfungen befindet. Durch das frühmorgendliche Erwachen fühlt sich übermüdet, ansonsten aber gesund. Sie möchte aktiv etwas gegen die Schmerzen tun. Sportliche Aktivitäten kommen aktuell etwas zu kurz. Dass sie aufgrund der Schmerzen aufwacht und sich steif fühlt, beunruhigt sie etwas. Sie ist aber zuversichtlich, dass ihr die Physiotherapie Linderung bringen wird.

Erste Überlegungen zum Clinical Reasoning

Untypisch für einen mechanischen Rückenschmerz sind die frühmorgendlichen Schmerzepisoden, die die Patientin aufwecken. Ebenfalls ungewöhnlich ist, dass sich die Beschwerden nicht gut lindern beziehungsweise beeinflussen lassen. Auch die anhaltende Steifigkeit ist für das junge Alter untypisch.

⚠ VORSICHT

Häufigste Red Flags bei Rückenschmerzen (Goodman und Snyder 2013)

- Alter < 20 oder > 50 (Malignitäten); > über 70 (Frakturen)
- Krebserkrankung in der Historie
- Konstitutionelle Symptome (z. B. Fieber, Schüttelfrost, unerklärbarer Gewichtsverlust)
- Keine Verbesserung der Symptome durch konservative Behandlung (über vier bis sechs Wochen)
- Kürzlicher Harnwegsinfekt, Blut im Urin (oder Stuhl), Miktionsschwierigkeiten
- Drogenmissbrauch (Injektion)
- Immunsuppression (längere Kortisoneinnahme, Transplantation, Autoimmunerkrankung)
- Keine Schmerzerleichterung durch Ruhe oder Liegen
- Starke, konstante nächtliche Schmerzen
- Progressive neurologische Defizite
- Rückenschmerzen in Zusammenhang mit Abdominal-, Becken- oder Hüftschmerzen
- Trauma in der Geschichte
- Signifikante Morgensteifigkeit mit Bewegungseinschränkungen der Wirbelsäule
- Hautausschlag

Es gilt zu beachten, dass einzelne Red Flags oftmals falsch-positiv sind. Red Flags sollten deshalb nie isoliert betrachtet werden, sondern immer in Zusammenhang mit der klinischen Präsentation, der körperlichen Untersuchung und der Berücksichtigung von Risikofaktoren für vorliegende Red Flags.

Erste Hypothesen

Das anfängliche Beschwerdebild vor Frau O. würde zu einem **peripher nozizeptiv-ischämischen Schmerzmechanismus** passen, der durch eine Haltungsinsuffizienz erklärbar wäre. Das aktuelle Symptomverhalten und die Geschichte passen aber nicht zu einem peripher ischämischen Schmerzgeschehen. Am ehesten träfe noch ein peripher nozizeptiv-entzündlicher Schmerzmechanismus zu. Das erstmalige spontane Auftreten der Beschwerden, der progrediente Verlauf, das junge Alter und die begleitende Erschöpfung sind mögliche Red Flags, die besondere Aufmerksamkeit und Abklärung bedürfen.

⚠ VORSICHT

Red Flags bei Verdacht auf eine systemische entzündliche Erkrankung (Lüdtke et al. 2015)

- Entzündliches Geschehen in einer anderen Gelenksregion
- Familiengeschichte, z. B. rheumatologische Erkrankungen
- Morgendliche Schmerzen, die den Schlaf stören

9

9.2.2 Evaluation des Gesundheitszustands nach ICF

Personenbezogene Faktoren

Die Patientin ist Studentin und arbeitet gelegentlich als Aushilfskellnerin in einer Bar. In vier Wochen stehen die Zwischenprüfungen an. Sie lebt zu Hause bei ihren Eltern. Das regelmäßige Fitnesstraining hat sie aufgrund der intensiven Lernphase unterbrochen. Sie ist unsicher, ob sie es aufgrund der Beschwerden überhaupt ausführen soll/kann. Nach den Prüfungen möchte sie wieder körperlich aktiv werden. Da sie die Beschwerden nur schlecht beeinflussen kann, fühlt sie sich in der Situation hilflos und hat Bedenken, dass sie ihr Lernpensum nicht bewältigen kann. Ihren Gesundheitszustand bezeichnet sie als gut, sie hat keine anderen Erkrankungen oder Beschwerden und noch nie eine Operation gehabt.

Umweltfaktoren

Frau O. verbringt fast den ganzen Tag sitzend in der Bibliothek, um zu lernen. Die Einrichtung dort ist nicht optimal. Der Tisch ist eher niedrig und kann wie der Stuhl nicht in der Höhe angepasst werde. Die Stühle sind aus Holz und haben eine fixe Lehne, die sie als unbequem empfindet.

Funktions- und Strukturebene

Inspektion

Frau O. ist schlank, 174 cm groß und wiegt 58 kg. Ihr Rücken ist ziemlich flach, Lumballordose sowie Brustkyphose sind nur schwach ausgeprägt. Sie steht in einer **Sway-Back-Haltung** (➤ Fall 7), wobei Schultergürtel und BWS nach dorsal, das Becken nach ventral geschoben sind. Rücken- und Bauchmuskulatur ist gut ausgebildet. Das Becken steht gerade und ist symmetrisch. Die Beinachsen sind unauffällig.

Symptomangaben

- Numeric Rating Scale (NRS): im schlimmsten Fall 8/10 (frühmorgens), im besten Fall 0/10 (tagsüber)
- Steifigkeitsgefühl nach dem Aufstehen: 8/10 für circa 45 Minuten

Aktive Bewegungen der Wirbelsäule

Die aktive Mobilität ist insgesamt nicht eingeschränkt. Der modifizierte Schober-Test ergibt bei Flexion 6 cm, bei Extension 4 cm (➤ Abb. 9.1). Der Hinterhaupt-Wand-Abstand beträgt 0 cm (➤ Abb. 9.3).

KLINISCHER HINTERGRUND

Empfohlene Assessments bei AS (Sieper et al. 2009)

Modifizierter Schober-Test (➤ Abb. 9.1):
- Aufrechter Stand: Verbindungslinie zwischen SIPS (Spina iliaca posterior superior) links und rechts ziehen
- Markierung 10 cm kranial und 5 cm kaudal ziehen
- Patient maximal flektieren lassen; Differenz zwischen den Markierungen messen (in cm)
- Norm: > 4 cm Differenz

Thoraxexpansion (➤ Abb. 9.2):
- Aufrechter Stand: Messung über den Processus xiphoideus bei maximaler Exspiration und maximaler Inspiration
- Norm: Differenz Inspiration/Exspiration > 4 cm

Hinterhaupt-Wand-Abstand (Okziput-Wand-Abstand, ➤ Abb. 9.3**) und Tragus-Wand-Abstand:**
- Aufrechter Stand, Fersen und Rücken berühren die Wand, Kinn in normaler Haltung
- Patient soll mit maximalem Kraftaufwand versuchen, den Hinterkopf gegen die Wand zu bewegen → Messung in cm
- Norm:
  - Hinterhaupt-Wand-Abstand: Hinterkopf berührt Wand
  - Tragus-Wand-Abstand: ≤ 10 cm

Des Weiteren wird empfohlen, die lumbale Lateralflexion und die zervikale Rotation zu messen und zu dokumentieren.

Als zusammenfassendes Messinstrument kann der **Bath Ankylosing Spondylitis Metrology Index** (BASMI), ein 10-Punkte-Beurteilungsinstrument für Beweglichkeitseinschränkungen, angewendet werden (Jones et al. 1995, www.spondylitis-international.org)

Es zeigt sich bei allen Bewegungsrichtungen eine verminderte Mobilität in den mittleren thorakalen Segmenten. Die bekannten Schmerzen können nicht reproduziert werden. Auf eine Untersuchung mit Überdruck wird auf Grund der Nachtschmerzen und

9

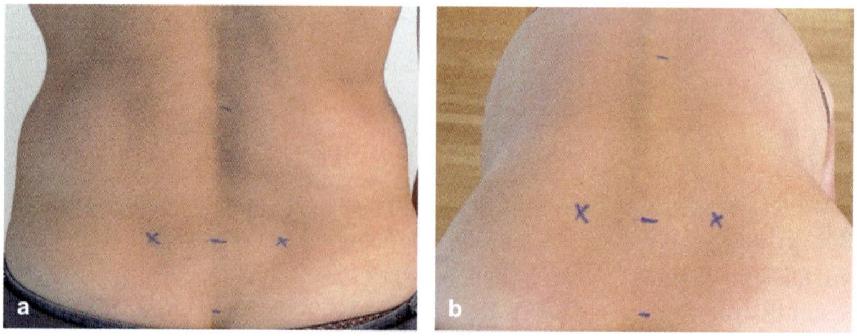

Abb. 9.1 Modifizierter Schober-Test [P418]

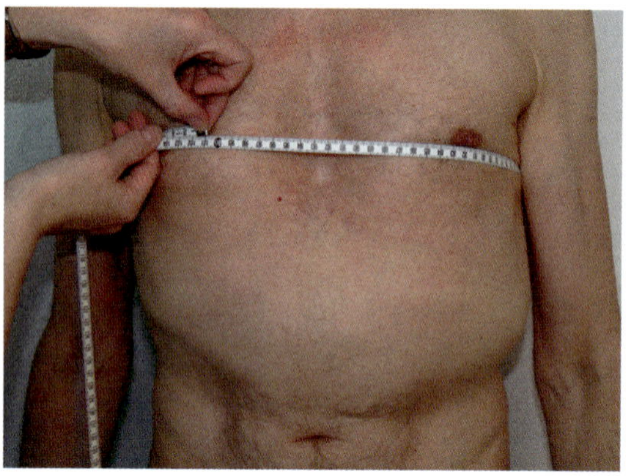

Abb. 9.2 Thoraxexpansion [P418]

der damit verbundenen hohen Schmerzintensität verzichtet.

Passive Mobilität

- Springing-Test: mittlere BWS hypomobil, lokale Druckdolenz
- Zentrale posterior-anteriore Zusatzbewegung (PA): Th4–Th7 hypomobil, lokaler Schmerz bei endgradiger Provokation (Grad IV–).
- Passive physiologische intervertebrale Mobilität (PPIVM): Th4–Th7 in Flexion hypomobil

Neurologie und Neurodynamik

Slump-Test und vegetativer Slump-Test fallen negativ aus.

Palpation

Die paravertebrale thorakale Rückenmuskulatur ist etwas hyperton und druckdolent.

Hypothesen

In der körperlichen Untersuchung können die Beschwerden nicht klar reproduziert werden. Aufgrund der Stärke der Symptome und der Natur des Problems (mögliche entzündliche Mechanismen) wurde auf provokative Manöver mit Überdruck verzichtet.

Da zwischen den Angaben aus Anamnese und physischen Befunden keine klare Korrelation besteht, wird die Hypothese einer möglichen Red Flag verstärkt (Malignität, entzündliches Geschehen).

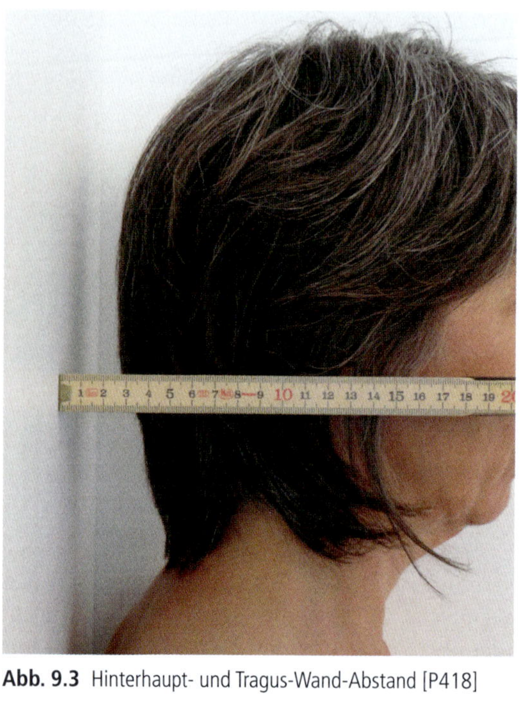

Abb. 9.3 Hinterhaupt- und Tragus-Wand-Abstand [P418]

9

PRAKTISCHER TIPP

Calin-30-Test

Unterscheidung zwischen mechanischen und entzündlichen Rückenschmerzen:
- Entzündliches Geschehen: morgendliche Steifigkeit > 30 min
- Mechanisches Geschehen: morgendliche Steifigkeit < 30 min
- Sensitivität: 72,9 %, Spezifität: 82,4 % (Solmaz et al. 2014)

Aktivitätsebene

Patientenspezifische-Funktionsskala (PSFS):
- Schmerzen nach drei bis vier Stunden sitzen: 4/10
- Schmerzen beim frühmorgendlichen Erwachen: 8/10
- Stärke der morgendlichen Steifigkeit: 8/10

Oswestry Disability Questionnaire (ODI): 7/50 Punkten = 14 % Behinderung im Alltag wegen Rückenschmerzen

Partizipationsebene

Frau O. geht ihren sportlichen Aktivitäten aktuell nicht nach (Unsicherheit bezüglich Auswirkungen und Zeitfaktor). Durch den gestörten Schlaf fühlt sie sich in ihrer Lernfähigkeit beeinträchtigt.

9.3 Zusammenfassung der wichtigsten Befunde

Pathobiologische Mechanismen

Der Schmerzmechanismus ist nicht eindeutig. Die Beschwerden bei gehaltenen Positionen sprechen für einen peripher nozizeptiv-ischämischen Mechanismus, die frühmorgendlichen Schmerzen und die anhaltende Steifigkeit hingegen für einen peripher nozizeptiv-entzündlichen Mechanismus respektive einen Output-Mechanismus des neuroimmunologischen Systems. Die Unsicherheit der Patientin bezüglich der Ursache für die Schmerzen könnte die Schmerzverarbeitung beeinflussen.

Quellen der Symptome

Als mögliche Quellen der Symptome kommen die dorsale Rückenmuskulatur, Bänder sowie die Gelenkkapseln der Facettengelenke, die Bandscheibe wie auch eine systemische entzündliche Erkrankung infrage.

Dysfunktion

Frau O. ist unfähig, länger zu sitzen, hat Probleme bei der Arbeit und ihr Schlafverhalten ist stark beeinträchtigt. Betrachtet man den ODI, ist die funktionelle Einschränkung mit 7/50 Punkten gering.

Vorsichtsmaßnahmen/Kontraindikationen

Das frühmorgendliche Erwachen, das Alter (< 40 Jahre) und die anhaltende morgendliche Steifigkeit von > 30 Minuten lassen ein entzündliches Geschehen vermuten, weshalb mit dem behandelnden Arzt Rücksprache gehalten wird.

Die entzündlichen Rückenschmerzen gehören zur Subgruppe der spezifischen Rückenschmerzen (➤ Fall 4). ➤ Tab. 9.1 fasst typische Symptome von entzündlichen Rückenschmerzen zusammen.

Beitragende Faktoren

Beitragende Faktoren sind zum einen die sitzende Arbeitstätigkeit (Lernen in der Bibliothek), die Bedenken der Patientin, ob sie ihr Lernpensum einhalten kann (Bestehen der Zwischenprüfungen) sowie die Unklarheit über die Ursache der Beschwerden.

Gedanken der Patientin über das Problem

Der Leidensdruck ist mäßig hoch, Frau O. kann voll arbeiten, ist aber durch die Müdigkeit in der mentalen Aufnahmefähigkeit eingeschränkt. Sie fühlt sich hilflos, da sie die Beschwerden kaum selber beeinflussen kann.

Tab. 9.1 Kriterien-Cluster für die klinische Diagnosestellung bei entzündlichen Rückenschmerzen (IBP, Inflammatory Back Pain)

ASAS Expert Bei Patienten mit LBP > 3 Monaten (Sieper et al., 2009)	Calin-Kriterien (Calin et al., 1977)	Berlin-Kriterien Bei Patienten mit LBP > 3 Monaten (Rudwaleit et al., 2006)
• Alter bei Beschwerdebeginn < 40 Jahre • Schleichender Beginn • Besserung durch Bewegung • Keine Besserung durch Ruhe • Nachtschmerzen (Besserung durch Aufstehen)	• Alter bei Beschwerdebeginn < 40 Jahre • Schleichender Beginn • Besserung durch Bewegung • Rückenschmerzen > 3 Monate • Assoziiert mit Morgensteifigkeit	• Erwachen in der 2. Nachthälfte durch Rückenschmerzen • Besserung mit Bewegung, nicht mit Ruhe • Wechselseitige Gesäßschmerzen • Morgensteifigkeit > 30 Minuten
Die Kriterien gelten als erfüllt, wenn mind. vier von fünf Parametern vorhanden sind.	Die Kriterien gelten als erfüllt, wenn mind. vier von fünf Parametern vorhanden sind.	Die Kriterien gelten als erfüllt, wenn mind. zwei von vier Parametern vorhanden sind.

1 **A**ssessment of **S**pondylo**a**rthritis International **S**ociety (ASAS)

9.4 Physiotherapeutische Zielsetzung

Es wird mit der Patientin über den Verdacht eines entzündlichen Geschehens gesprochen und in Rücksprache mit dem Hausarzt entschieden, zunächst weitere Abklärungen vorzunehmen, bevor die Physiotherapie fortgesetzt wird.

Die Patientin erscheint 14 Tage später erneut zur Therapie. Aufgrund der Labortests (positives HLA-B 27, eine Antigenvariante, bei deren Vorhandensein eine erhöhte Auftretenswahrscheinlichkeit für bestimmte Erkrankungen vorliegt; erhöhtes C-reaktives Protein → Entzündungszeichen) und Anzeichen einer Sakroiliitis in der Magnetresonanztomographie (MRT) wurde die Diagnose einer ankylosierenden Spondylitis gestellt. Interessanterweise hatte die Patientin keinerlei Beschwerden im Bereich der unteren LWS und des Iliosakralgelenks (➤ Fall 5).

Die Diagnosestellung einer ankylosierenden Spondylitis basiert auf mehreren Kriterien, die ➤ Tab. 9.2 zusammenfasst.

Ziele

Basierend auf der Klinik, den Befunden und der Diagnosestellung werden gemeinsam mit der Patientin folgende Behandlungsziele festgelegt:

- Schmerzreduktion
- Selbstmanagement bezüglich Schmerzen und Umgang mit der Diagnose
- Förderung der körperlichen Aktivität
- Vermeidung des Verlusts Wirbelsäulenmobilität

Wichtige Wiederverlaufsparameter für die physiotherapeutische Behandlung sind die kontinuierliche Evaluation der Schmerzstärke (NRS) sowie die aktivitätsorientierten Assessments PSFS und ODI.

Prognose

Ungünstig für die Prognose ist die systemische entzündliche Grunderkrankung. Positiv wirken sich die frühzeitige Diagnosestellung, die positive Einstellung der Patientin und ihre gute Grundkonstitution (keine offensichtlichen Bewegungseinschränkungen, sportliches und aktives Verhalten) aus.

9.5 Physiotherapeutische Maßnahmen

Die Empfehlungen für das physiotherapeutische Management bei der ankylosierenden Spondylitis basieren auf wenigen Leitlinien und Meinungen von Experten.

Es gibt eine starke Evidenz dafür, dass regelmäßige physische Aktivität zu einer Verbesserung bezüglich

9

Tab. 9.2 Diagnosekriterien der ankylosierenden Spondylitis (Sieper, 2009)

Kriterien der European Spondylarthropathy Study Group (ESSG)			**ASAS-Kriterien für die Klassifikation der axialen Spondylarthritis (SpA)** **Bei Patienten mit chronischen Rückenschmerzen mit Beginn im Alter von $<$ 45 Jahren**	
Entzündlicher Rückenschmerz	oder	Synovitis asymmetrisch oder vorwiegend in der unteren Extremität	Sakroiliitis in der Bildgebung* plus ≥ 1SpA-Zeichen**	HLA-B27 plus ≥ 2 andere SpA-Zeichen**
und				
eine oder mehrere der folgenden Varianten: • Positive Familiengeschichte • Psoriasis • Gicht • Urethritis, Zervizitis oder akute Diarrhö bis zu einem Monat vor Ausbruch der Arthritis • Links-, rechtsseitig wechselnde Gesäßschmerzen • Enthesitis • Sakroiliitis			*Sakroiliitis in der Bildgebung: • Aktive (akute) Entzündung im MRI, die auf eine Sakroiliitis assoziiert mit der SpA hindeuten • Klare radiologische Befunde einer Sakroiliitis basierend auf den modifizierten New-York-Kriterien (van der Linden et al., 1984)	**SpA-Zeichen: • Entzündlicher Rückenschmerz • Arthritis • Enthesitis (Ferse) • Uveitis • Daktylitis • Psoriasis • Morbus Crohn/Colitis ulcerosa • Gute Reaktion auf NSAR • Positive Familiengeschichte • HLA-B27 • Erhöhtes CRP

des Krankheitsverlaufes der Aktivitäts- und Partizipationsebene der Betroffenen führt (Rausch Osthoff et al., 2018).

Es wird unterschieden, ob es sich um eine aktivierte oder eine stabile (inaktive) Spondylitis handelt (Ward et al., 2016). Bei beiden steht der multimodale Behandlungsansatz mit folgenden Schwerpunkten im Vordergrund:

- Edukation im Umgang mit der Diagnose und den Schmerzen
- Erhalt der Wirbelsäulenmobilität und einer normalen Haltung
- Reduktion respektive Vermeidung von funktionellen Einschränkungen
- Erhalt der Arbeitsfähigkeit
- Aktive Therapie mit Instruktion eines Heimprogramms, regelmäßige körperliche Betätigung

Bei der **aktivierten ankylosierenden Spondylitis** dominieren der entzündliche Schmerz und die Steifigkeit. Folgende Maßnahmen stehen hier im Vordergrund:

- Aktive Übungen zur Schmerzreduktion
- Aktive Übungen zur Erhaltung von Beweglichkeit und Haltung
- Ergonomische Beratung

Bei der **stabilen ankylosierenden Spondylitis** ohne akute Beschwerden stehen aktive Übungen und aktives Training

- zur Verbesserung des Aktivitätslevels,
- zum Erhalt oder Verbesserung der Mobilität,
- zur Reduktion funktioneller Einschränkungen

im Mittelpunkt.

Behandlung

Nach der definitiven Diagnosestellung wurden mit Frau O. in der Physiotherapie ihre Prognose, die physiotherapeutischen Nah- und Fernziele sowie mögliche Maßnahmen besprochen.

Frau O. kommt zu Beginn regelmäßig ein- bis zweimal pro Woche zur Physiotherapie. Nach etwa einem Monat reduzieren sich ihre Beschwerden und die Sitzungen werden in größeren Abständen von zwei bis drei Wochen abgehalten.

Nahziele und Maßnahmen

Edukation

Diagnose, zugrundeliegender Schmerzmechanismus und entsprechende Symptomatik wurden mit

Frau O. besprochen. So kann sie ihre Beschwerden besser verstehen, einschätzen und damit umgehen sowie das Vertrauen in den eigenen Körper zurückgewinnen.

Frau O. wird außerdem dazu ermuntert, ihre früheren sportlichen Aktivitäten wieder regelmäßig auszuführen.

Schmerzreduktion

Um der morgendlichen Steifigkeit und den Schmerzen entgegenwirken zu können, lernt die Patientin aktive, hubfreie und -arme Bewegungen der Wirbelsäule. So kann sie selbständig aktive Strategien gegen ihre Beschwerden entwickeln.

Situativ wurden manualtherapeutische Techniken wie passiv-physiologische Mobilisation und Funktionsmassage im Bereich der BWS angewendet.

Ergonomische Beratung

Die Arbeitsplatzsituation wurde genauer betrachtet und mögliche Anpassungen und Entlastungsstellungen umgesetzt.

Fernziele und Maßnahmen

Erhalt der Wirbelsäulenmobilität

Zu Anfang wurden leichte, globale Bewegungs- und Wahrnehmungsübungen gewählt, die im weiteren Verlauf, der aktuellen Belastbarkeit der Patientin angepasst, in zunehmender Intensität und Schwierigkeit durchgeführt wurden. Ziel war es, ein Heimprogramm zusammenzustellen, respektive diese Übungen in ihr ursprüngliches Trainingsprogramm zu integrieren.

Erhalt und Verbesserung der Aktivitätslevels

Frau O. nimmt ihre sportlichen Aktivitäten (Jazztanz, Joggen, Krafttraining) wieder auf. Zu Beginn trainiert sie nur im aeroben Bereich. Im weiteren Verlauf werden Dauer und Intensität bis in den anaeroben Bereich gesteigert. Ihr bisheriges Krafttraining wurde angepasst mit den Schwerpunkten Ausdauertraining Herz-Kreislauf, Verbesserung der allgemeinen Muskelkraft, Verbesserung Beweglichkeit und neuromuskulären Übungen wie es in den EULAR-Guidelines für Physische Aktivität bei Personen mit entzündlichen Erkrankungen empfohlen wird (Rausch Osthoff et al., 2018).

KLINISCHER HINTERGRUND

Evidenzlage der Behandlung von AS (van der Heijde et al., 2017; Ward et al., 2019)

Die aktuellen Behandlungsempfehlungen verschiedener Fachvereinigungen wie EULAR (European League Against Rheumatism), ASAS (Assessment of SpondyloArthritis International Society) basieren auf mehreren Ebenen:

- Physiotherapie und Training
- Edukation mit Fokus auf aktiven Lebensstil (physical activity)
- Medikation

Die Behandlungsziele sollten basierend auf aktuellen Zeichen und Symptomen der Krankheit unter Berücksichtigung der individuellen Patientencharakteristika inklusive Komorbiditäten und psychosozialer Faktoren festgelegt werden. Mittels „Patient-reported Outcomes", klinischer Zeichen, Laboruntersuchungen und Bildgebung soll der Krankheitsverlauf und die Behandlungsziele überwacht und gesteuert werden.

Assessments nach acht Wochen

Die Ergebnisse des Zwischenassessments zeigt ➤ Tab. 9.3.

WAS WÄRE, WENN ...

... eine deutlich eingeschränkte Mobilität vorliegen würde?

Bei fortgeschrittenem Krankheitsverlauf kommt es zu osteodestruktiven und osteoproliferativen Veränderungen (Braun et al., 2011a). Durch Syndesmophytenbildung kann zu einer spinalen Fusion entlang des Achsenskelettes (Ankylosierung) kommen. Gleichzeitig gibt es bei Patienten mit hoher Krankheitsaktivität der AS eine hohe Prävalenz für Osteopenie oder Osteoporose (Wang et al., 2015), weshalb bei der Anwendung von Mobilisationstechniken Vorsicht geboten ist, respektive endgradige oder Techniken mit Impuls (Manipulationen) kontraindiziert sind.

Es konnte aufgezeigt werden, dass Modifikationen des Heimprogramms und periodisches Reassessment einen positiven Effekt auf die Krankheitsaktivität und auf die Verbesserung der physischen Funktion haben (Ward et al., 2016; Braun et al., 2011b).

Für eine systematische Erhebung der Funktions- und Bewegungsfähigkeit werden der BASFI (Bath Ankylosing Spondylitis Functional Index) und der BASMI (Bath Ankylosing Spondylitis Metrology Index) empfohlen.

Tab. 9.3 Zwischenassessments

Assessment	Anfang	Nach acht Wochen	Bemerkungen
NRS Schmerz	8/10	4/10	
NRS Steifigkeit	8/10	3/10	
PSFS	3–4 h sitzen: 4/10	3–4 h sitzen: 0/10 8 h sitzen: 3/10	
	Morgendliches Erwachen: 8/10	Nicht mehr täglich, 4/10	
	Morgendliche Steifigkeit: 8/10	3/10	
Modifizierter Schober	Flexion: 6 cm Extension: 4 cm		Grundmessung unauffällig, keine Einschränkung
ODI	14 % Behinderung	5 % Behinderung	

9.6 Evidenzbasierte Zusammenfassung

Die ankylosierende Spondylitis gehört zur Gruppe der spezifischen Rückenschmerzen (➤ Fall 4), da sie eine chronische systemische entzündliche Erkrankung ist. Leitlinien zur Folge ist das wichtigste Behandlungsziel eine größtmögliche, langzeitige, gesundheitsbezogene Lebensqualität durch Überwachung der Symptome und der Entzündung. Das Vermeiden von strukturellen Läsionen und eine Normalisierung der funktionellen und sozialen Partizipation (Braun et al., 2011b) ist ein weiteres Ziel. Dazu werden Maßnahmen wie Patientenedukation, aktive Physiotherapie (Training) und eine medikamentöse Behandlung empfohlen. Evidenz für eine Daueranwendung der physiotherapeutischen Behandlung gibt es jedoch nicht. Sie soll nur periodisch, basierend auf dem Verlauf der Erkrankung stattfinden und um gegebenenfalls das Heimprogramm anzupassen (Ward et al., 2016).

Entgegen früheren Annahmen, dass Training bei systemisch entzündlichen Erkrankungen negative Auswirkungen hat, konnte das Gegenteil aufgezeigt werden. Betroffene sollten unbedingt dazu angehalten werden, körperlich aktiv zu sein. Es können dazu die allgemein gültigen Richtlinien bezügliche Physischer Aktivität angewandt werden, mit Anpassungen auf mögliche Krankheitsbedingte Einschränkungen. Individuelle Trainingsziele sollten festgelegt und anhand subjektiver und objektiver Parameter evaluiert werden (Rausch Osthoff et al., 2018). Die Krankheit wird oft über längere Zeiträume nicht erkannt. Nur bei 20 % der Betroffenen wird die Diagnose innerhalb der ersten zwei Jahre seit Beginn der Symptome gestellt. Im Mittel dauert es fünf bis sieben Jahre, bis es zu einer Diagnosestellung kommt (Braun and Sieper, 2007). Neben der physischen kann es auch zu einer psychischen Belastung kommen, da die Patienten ihre Beschwerden nicht einordnen können und sich oft missverstanden und hilflos fühlen. Es ist wichtige im Rahmen des physiotherapeutischen Befundprozederes bei anhaltenden Rückenbeschwerden ohne Besserung hellhörig zu werden und wie weitere oben im Kapitel aufgeführt, ein gezieltes Screening auf entzündliche Rückenschmerzen anzuwenden.

Neben dem Achsenskelett können auch die peripheren Gelenke und Sehnenansätze betroffen sein. Komorbiditäten in Form von Herzkreislauferkrankungen und Osteoporose treten bei AS-Patienten gehäuft auf (Braun et al., 2011b) und müssen individuell und situativ in die Therapie miteinbezogen werden

LITERATUR

Braun J., Rudwaleit M., Sieper J. (2011). Spondyloarthritides. Internist (Berl), 52, 657–670.

Braun J., Sieper J. (2007). Ankylosing spondylitis. Lancet, 369, 1.379–1.390.

Braun J. et al. (2011). 2010 update of the ASAS/EULAR recommendations for the management of ankylosing spondylitis. Ann Rheum Dis, 70, 896–904.

Calin A. et al. (1977). Clinical history as a screening test for ankylosing spondylitis. JAMA, 237, 2.613–2.614.

Ehrenfeld M. (2012). Spondyloarthropathies. Best Pract Res Clin Rheumatol, 26, 135–145.

Goodman C. C., Snyder T. E. K. (2013). Differential Diagnosis for Physical Therapists. Elsevier Saunders. St. Louis, Missouri.

Jones S. D. et al. (1995). A new scoring system for the Bath Ankylosing Spondylitis Metrology Index (BASMI). J Rheumatol, 22, 1609

Lüdtke K., Gauel L., Laube D. (2015). Screening in der Physiotherapie. Georg Thieme Verlag KG. Stuttgart.
Rausch Osthoff, A. K. et al. (2018). 2018 EULAR recommendations for physical activity in people with inflammatory arthritis and osteoarthritis. Ann Rheum Dis, 77(9), 1.251–1.260.
Rudwaleit M. et al. (2006). Inflammatory back pain in ankylosing spondylitis: a reassessment of the clinical history for application as classification and diagnostic criteria. Arthritis Rheum, 54, 569–578.
Sieper J. et al. (2009). The Assessment of Spondyloarthritis international Society (ASAS) handbook: a guide to assess spondyloarthritis. Ann Rheum Dis, 68(2), ii1–ii44.
Solmaz D. et al. (2014). Performance of different criteria sets for inflammatory back pain in patients with axial spondyloarthritis with and without radiographic sacroiliitis. Clin Rheumatol, 33, 1.475–1.479.
Van der Heijde et al. (2017). 2016 update of the ASAS-EULAR management recommendations for axial spondyloarthritis. Ann Rheum Dis, 76(6), 978–991.
Van der Linden S., Valkenburg H.A., Cats A. (1984). Evaluation of diagnostic criteria for ankylosing spondylitis. A proposal for modification of the New York criteria. Arthritis Rheum, 27, 361–368.
Wang D.M. et al. (2015). Prevalence and risk factors of osteoporosis in patients with ankylosing spondylitis: a 5-year follow-up study of 504 cases. Clin Exp Rheumatol, 33, 465–470.
Ward M.M. et al. (2016). American College of Rheumatology/Spondylitis Association of America/Spondyloarthritis Research and Treatment Network 2015 Recommendations for the Treatment of Ankylosing Spondylitis and Nonradiographic Axial Spondyloarthritis. Arthritis Rheum, 68, 282–298.
Ward, M.M. et al. (2019). 2019 Update of the American College of Rheumatology/Spondylitis Association of America/Spondyloarthritis Research and Treatment Network Recommendations for the Treatment of Ankylosing Spondylitis and Nonradiographic Axial Spondyloarthritis. Arthritis Rheumatol, 71(10), 1.599–1.613.

FALL

10

Sandra Schneider

Th4-Syndrom

Leitsymptome: Schmerzen in beiden Armen – Schwellungsgefühl und Kribbeln in den Händen – diffuse Kopfschmerzen

mittel

Definition

Th4-Syndrom (Conroy und Schneiders 2005, Evans 1997, Grieve 1994)

- Diffuse Armschmerzen oder Parästhesien ohne neurologische Ausfälle
- Beidseitige Parästhesien in den Händen und Unterarmen (handschuhförmige Verteilung, ➤ Abb. 10.1)
- Verändertes Temperaturempfinden in Händen oder Armen
- Mögliche Nacken-, interskapuläre und/oder diffuse Kopfschmerzen (helmförmig)
- Frauen sind häufiger betroffen als Männer
- Alter: 30–50 Jahre

10.1 Vorgeschichte

Frau M. ist 49 Jahre alt und leidet seit drei Jahren an diffusen Kopfschmerzen mit ausstrahlenden Schmerzen in beide Arme. Ihre Hände fühlen sich morgens geschwollen an. Bisherige physiotherapeutische Behandlungen brachten keine Linderung der Beschwerden.

In diesem Fallbeispiel werden folgende Fragen analysiert und beantwortet:

- Was sind die typischen Symptome und Befunde?
- Was sind mögliche Erklärungsmodelle?
- An was muss differenzialdiagnostisch gedacht werden?

10.2 Untersuchungsbefunde

10.2.1 Medizinische Befunde

Röntgenbilder, die der Hausarzt vor zwei Jahren machte, zeigten degenerative Veränderungen im Bereich der Brustwirbelsäule (BWS). Um einen Tumor auszuschließen, wurde eine Magnetresonanztomografie (MRT) veranlasst, die negativ ausfiel. Vor einem Jahr überwies der Hausarzt Frau M. schließlich zum Neurologen. Dieser diagnostizierte ein beidseitiges Karpaltunnelsyndrom (KTS, ➤ Fall 24) und verordnete ihr Handgelenksschienen, die sie nachts tragen sollte. Das Tragen der Schienen brachte jedoch keine Veränderung. Einer Operation, wie vom Neurologen vorgeschlagen, will sie sich nicht unterziehen.

Mit der Diagnose eines **„beidseitigen Brachialsyndroms"** wird Frau M. vom Hausarzt zur Physiotherapie überwiesen.

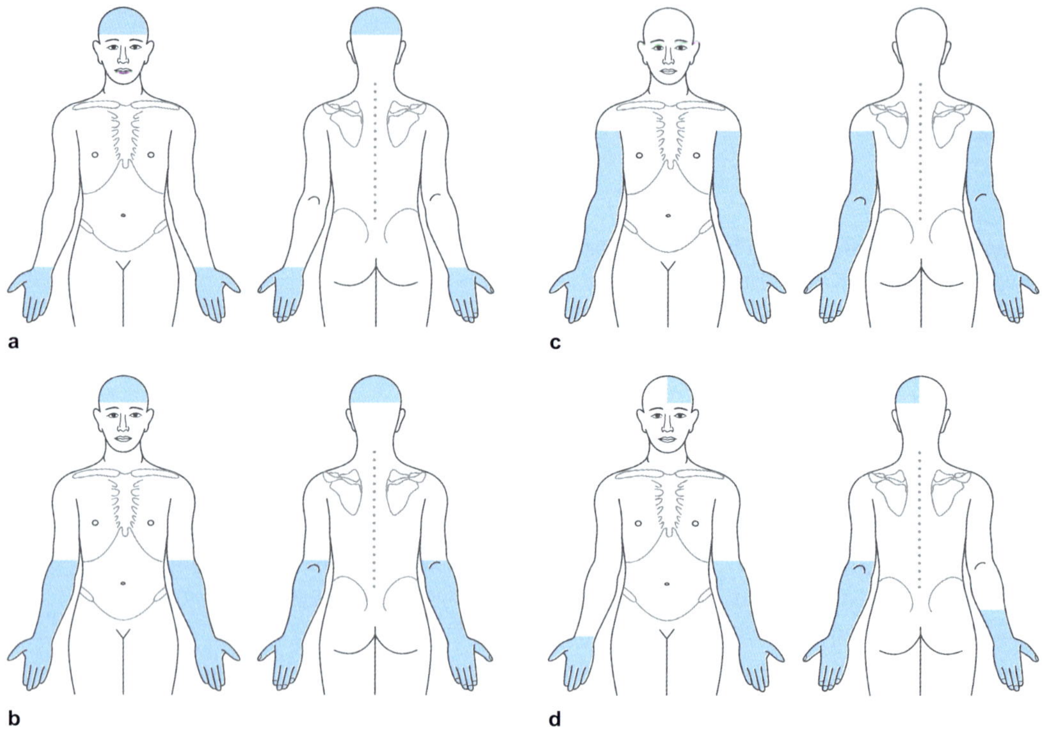

Abb. 10.1 Symptomverteilung beim Th4-Syndrom [L231]

10.2.2 Physiotherapeutische Anamnese

Frau M. berichtet, dass ihre Arm- und Kopfschmerzen ohne klaren Auslöser anfingen. Das morgendliche Schwellungsgefühl kam etwa ein Jahr später dazu. Sehr störend erlebt sie das häufige nächtliche Erwachen aufgrund der Armschmerzen, zusätzlich spürt sie dann auch die Kopfschmerzen. Das Schwellungsgefühl der Hände tritt nur morgens auf, eine tatsächliche Schwellung konnte sie aber nicht feststellen (ihre Ringe passen trotz des Gefühls immer). Die bisher in der Physiotherapie angewendeten Maßnahmen (Massage und Wärme) bewirkten jeweils nur eine kurze Linderung, aber keine anhaltende Verbesserung.

Auftreten der Symptome

Die Beschwerden treten tagsüber bei längeren Aktivitäten wie Abwaschen, Putzen oder beim Tragen schwerer Einkaufstaschen auf, manchmal auch beim Zeitunglesen oder Stricken. Wenn Frau M. dann aufsteht bzw. etwas umherläuft und ihre Arme bewegt, verschwinden die Symptome nach einigen Minuten wieder, und sie kann mit ihrer Tätigkeit fortfahren. Nachts wacht sie zwei- bis dreimal aufgrund der Schmerzen auf, wenn sie dann ihre Liegeposition ändert, kann sie nach ein paar Minuten weiterschlafen.

Allgemeine Gesundheit

Frau M. fühlt sich gesund und leidet an keinen ernsten Erkrankungen. Wegen erhöhten Blutdrucks und hoher Cholesterinwerte nimmt sie regelmäßig Betablocker und Cholesterinhemmer ein. Da Schmerzmedikamente nicht halfen, hat sie diese abgesetzt. Sie hatte noch nie Operationen oder Traumata im Bereich des Brustkorbs.

Erste Hypothese

Das Symptombild ist diffus, der Gedanke an ein Th4-Syndrom steht im Raum. Um andere klinische Muster mit möglicher Beteiligung des neuralen Systems auszuschließen, muss eine neurologische Untersuchung durchgeführt werden. Da die neurologischen Befunde bei einem KTS mit milder Ausprägung oft nicht positiv sind, werden die dünnen, unmyelinisierten Nervenfasern mittels quantitativer sensorischer Testung (QST) geprüft (➤ Fall 24). Auch HWS, BWS sowie die Schultergelenke werden untersucht.

Das beschriebene Schwellungsgefühl an den Händen wird als Hinweis auf eine Beteiligung des autonomen vegetativen Nervensystems interpretiert.

10.2.3 Evaluation des Gesundheitszustands nach ICF

Personenbezogene Faktoren

Die Patientin ist verheiratet, Hausfrau und hat zwei erwachsene Kinder. Sie engagiert sich ehrenamtlich in der Seniorenbetreuung. Sie bezeichnet sich als nicht sportlich, bewegt sich aber gerne und regelmäßig einmal pro Woche im Turnverein, bei gelegentlichen Spaziergängen oder leichten Wanderungen und anfallenden Gartenarbeiten.

Frau M. ist mit einem Body-Mass-Index von 27 etwas übergewichtig, was ihr bewusst ist und sie auch stört. Sie fühlt sich durch ihre Beschwerden beeinträchtigt, weil sie schlecht schläft und durch den Schlafmangel weniger Energie für ihre Aktivitäten aufbringen kann.

WAS WÄRE, WENN ...

... die Beschwerden nur in den linken Arm ausstrahlen und sich bei körperlicher Anstrengung verschlechtern würden?

Ausstrahlungen (Referred-Pain-Muster) können, ausgehend von Rumpf, Brust oder den Rippen, ernsthafte viszerale Pathologien vortäuschen und umgekehrt (➤ Abb. 10.2). Ernsthafte viszerale Erkrankungen wie ein Myokardinfarkt oder Angina pectoris können die gleichen Schmerzmuster aufweisen wie muskuloskelettale Beschwerden.

Eine genaue Schmerzanamnese ist deshalb äußerst wichtig. Die Einnahme von Medikamenten, der Gesundheitszustand und weitere aktuelle oder vergangene Erkrankungen sind genau zu erfragen. Bei Verdacht auf eine Beteiligung innerer Organe ist ein gezieltes Screening für die jeweilige Körperregion vorzunehmen (Lüdtke et al. 2015, Goodman und Snyder 2013)

Umweltfaktoren

Gemeinsam mit dem Ehemann lebt Frau M. in einem dreistöckigen Haus mit mittelgroßem Garten. Den Haushalt führt sie selbständig. Sie fühlt sich aber aufgrund ihrer Beschwerden in der Ausführung teilweise eingeschränkt.

Funktions- und Strukturebene

Symptomangaben

Frau M. beschreibt ihre Armschmerzen als diffus, dumpf und intermittierend bei einer Intensität von 5–6/10 auf der Numeric Rating Scale (NRS). Die Kopfschmerzen schildert sie als dumpf, ziehend und intermittierend (NRS 4/10). Das morgendliche Schwellungsgefühl wird mit einer Intensität von 5/10 (NRS) angegeben.

Inspektion

In der spontanen Sitzhaltung fallen eine thorakal kyphotische BWS mit Betonung im zervikothorakalen Übergang (CTÜ) sowie eine Kopf- und Schulterprotraktion auf.

Im Stehen ist die kyphotische Haltung vor allem im CTÜ-Bereich mit Kopf- und Schulterprotraktion und einer verstärkten Lumballordose sichtbar.

Das Gewebe im Bereich C7–Th3 zeigt eine Gewebequellung mit „Buckelbildung“.

Neurologie

Sensibilität, Kraft und Reflexe (Bizeps-, Trizepssehnenreflex) sind negativ, QST (Spitz-/Stumpfwahrnehmung) im Handbereich und zirkulär an Ober-/Unterarm ebenfalls.

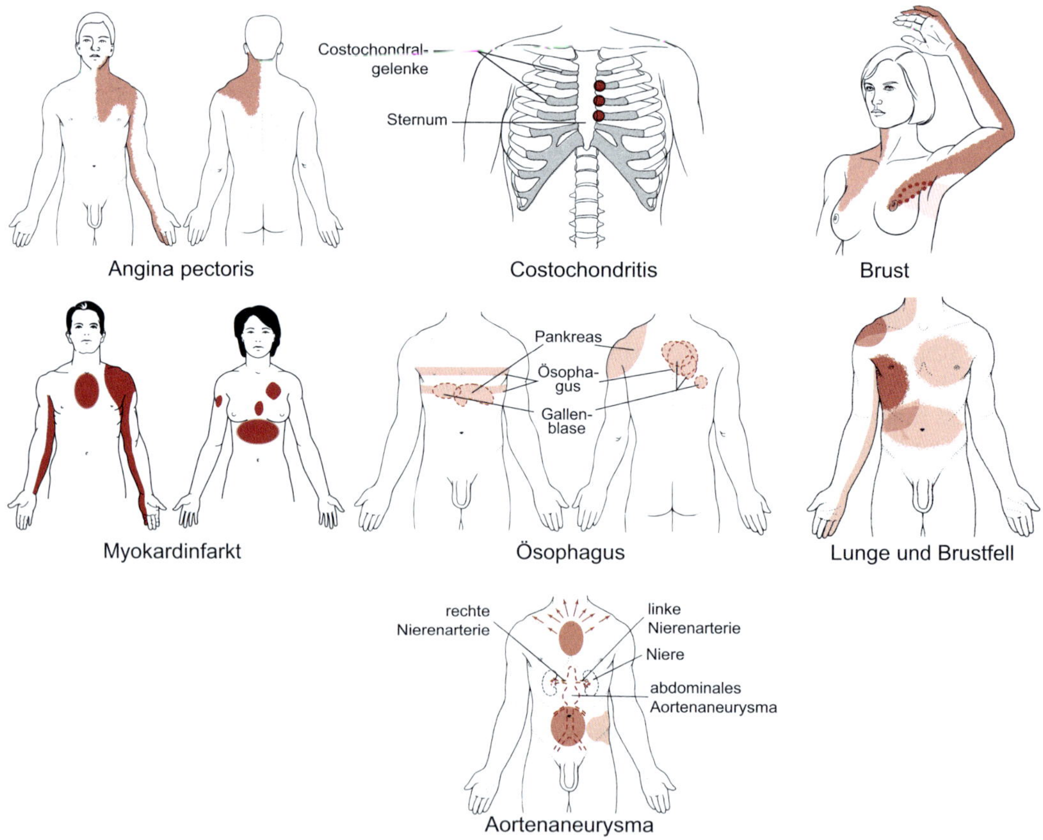

Abb. 10.2 Referred-Pain-Muster aus Brustkorb, Brust und Rippen [G682]

Aktive Beweglichkeit

Die thorakale Flexion ist zu einem Drittel, die Extension zu zwei Drittel reduziert (vor allem im oberen und mittleren BWS-Bereich wenig Bewegung). Die Schmerzen lassen sich nicht reproduzieren. Thorakale Rotation und Lateralflexion sind seitengleich, auch hier keine Symptomprovokation.

Die zervikale Flexion beträgt 40°, die Extension 20° (kaum Bewegung im CTÜ) und ist schmerzfrei. Rotation und Lateralflexion sind symmetrisch.

Die glenohumerale Flexion zeigt beidseits eine Beweglichkeit von 130°, die Abduktion 140° (beides ohne Symptomreproduktion).

Neurodynamik

Die Upper Limb Tension Tests (ULNT) 1–3 (N. medianus, N. radialis, N. ulnaris) sind unauffällig und negativ.

Beim Long-Sitting Slump Test (➤ Abb. 10.3) wird beidseitig ein thorakaler Zug provoziert, ab 20° zervikaler Flexion tritt ein Widerstand auf.

PRAKTISCHER TIPP

Long-Sitting Slump-Test (vegetativ)

Zur Beurteilung, ob eine Beteiligung des vegetativen Nervensystems vorliegt, eignet sich der Long-Sitting Slump Test: Der Therapeut führt den Patienten im Langsitz in eine thorakale Flexion mit Rumpfrotation und -lateralflexion zum Therapeuten hin (Testseite rechts → Rotation/Lateralflexion nach links). Zur strukturellen Differenzierung lässt man den Patienten das Knie auf der Testseite flektieren (30°–40°, Symptomlinderung durch Knieflexion, ➤ Abb. 10.3).

Palpation

Das Gewebe im Bereich C7–Th4 ist verquollen und weich. Durch Berührung bildet sich schnell und deutlich Rubor.

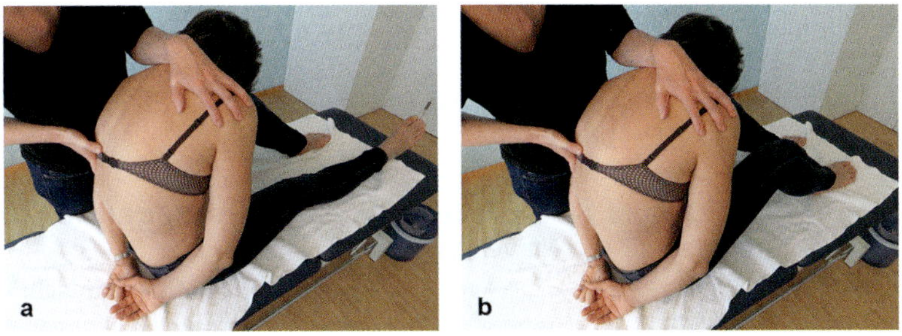

Abb. 10.3 Long-Sitting Slump Test
a) Bein gestreckt b) Bein angewinkelt [P418]

Die dorsale Nackenmuskulatur (M. trapezius descendens, M. splenius) ist beidseits hyperton.

Im Gelenksspiel, das mit zentralen und unilateralen PAs untersucht wird, sind die Segmente C7–Th5 hypomobil und lokal druckdolent. Die bekannten Symptome können nicht provoziert werden

Aktivitätsebene

Patientenspezifische Funktionsskala (PSFS):

- Nächtliches Erwachen: 6/10
- Schwellungsgefühl morgens: 5/10
- Alltagsaktivitäten wie Tasche tragen, abwaschen (keine Zeitangabe möglich): 3/10

Partizipationsebene

Frau M. kann den Haushalt führen, muss aber im Gegensatz zu früher öfters pausieren. In ihrem Sozialleben fühlt sie sich teilweise beeinträchtigt, da sie zu wenig Schlaf bekommt.

Um das Risiko der Chronifizierung besser einschätzen zu können, da die Beschwerden schon lange vorliegen, und mögliche beitragende psychosoziale Faktoren zu identifizieren, wurde der Örebro-Fragebogen (ÖMSPQ, Örebro Musculoskeletal Pain Questionnaire) angewendet. Frau M. erreicht hier 74 von 210 möglichen Punkten.

10.3 Zusammenfassung der wichtigsten Befunde

Pathobiologische Mechanismen

Das zeitweilige Auslösen der Symptome in den Armen durch gehaltene Positionen spricht für einen peripher nozizeptiv-ischämischen Mechanismus. Die nächtlichen Beschwerden werden hierdurch aber nicht erklärt, ebenso wenig die Kopfschmerzen und das morgendliche Schwellungsgefühl der Hände. Hier könnten Output-Mechanismen (motorisch, neuroendokrin/neuroimmun und autonom) eine Rolle spielen. Das unklare Verhalten der Beschwerden, die Dauer und die Kopfschmerzen könnten auf eine Komponente der Schmerzverarbeitung hindeuten. Eine Beteiligung des peripher neurogenen Systems kann durch die negativen neurologischen und neurodynamischen Teste ausgeschlossen werden.

Quelle der Symptome

Aktive Strukturen

Dorsale thorakale Muskulatur (M. splenius capitis, M. splenius cervicis, M. iliocostalis thoracis, M. longissimus thoracis).

Passive Strukturen

- Ligamente (Lig. costotransversarium, Lig. interspinale, Lig. longitudinale)
- Gelenkkapseln der Kostovertebral- und Kostotransversalgelenke

- Facettengelenke der oberen BWS und der unteren HWS
- Diskus, Dura mater sowie der ganze Grenzstrang im Bereich Th1–Th9 (Bogduk 2002)

KLINISCHER HINTERGRUND

Sympathisches vegetatives Nervensystem

Der sympathische Grenzstrang verläuft mit seinen 22 paarigen Ganglien von C8–L2 im Bereich der BWS direkt über den Kostovertebralgelenken. Der Grenzstrang ist über die Rami communicantes albi und grisei mit den Spinalnerven verbunden. Phänomene wie veränderte Hautfarbe bzw. Hauttemperatur, Schwitzen oder Schmerzreaktionen im Zusammenhang mit mechanischen Interventionen können durch die autonomen Interaktionen der peripheren, spinalen und zentralen Systeme mit dem somatischen und endokrinen System erklärt werden.

Vorsichtsmaßnahmen/Kontraindikationen

Es gibt keine Hinweise für eine Beteiligung des neuralen Systems.

Die nächtlichen Schmerzen stellen eine mögliche Gefahrensituation dar. Da die Patientin aber keine karzinogene Vorgeschichte hat und auch weitere Screening-Fragen für Nachtschmerzen negativ ausfallen, werden diese nicht als eigentliche Kontraindikation oder Gefahrensituation bewertet (Goodman und Snyder 2013).

Die Patientin leidet unter erhöhten Cholesterin- und Blutdruckwerten und somit einem erhöhten Risiko für Herz-Kreislauf-Erkrankungen. Sie musste sich aber kürzlich im Rahmen eines Gesundheitschecks einem Belastungs-EKG unterziehen, das keine Auffälligkeiten zeigte.

⚠ VORSICHT

Differenzialdiagnosen des Th4-Syndroms

- Muskuloskelettal:
  - Thoracic Outlet Syndrome (TOS)
  - Zervikale (thorakale) Nervenwurzelkompression
  - Zervikale Stenose
  - Karpaltunnelsyndrom
  - Complex Regional Pain Syndrome (CRPS)
  - Problematik an erster Rippe oder an Schulter
  - Triggerpunkte
- Viszeral:
  - Lunge: Embolie, Pancoast-Tumor
  - Kardiale Erkrankungen
  - Brust (➤ Abb. 10.2)

Beitragende Faktoren

- **Biomechanisch:** Hypomobilität des zervikothorakalen Übergangs.
- **Physisch:** leichte Adipositas.
- **Psychosozial:** Die Energielosigkeit mit einer teilweisen Einschränkung der sozialen Kontakte und Alltagstätigkeiten könnte ein beitragender Faktor sein. Der Örebro-Fragebogen ergab ein geringes Risiko einer Chronifizierung. Sie zeigt ein aktives Verhalten im Umgang mit ihren Beschwerden ohne Vermeidungsverhalten.

Gedanken der Patientin über das Problem

Frau M. macht sich etwas Sorgen, dass die Beschwerden nicht mehr besser werden. Vor allem die gestörte Nachtruhe empfindet sie als einschränkend, mit den Schmerzen tagsüber kann sie besser umgehen. Sie möchte gerne wissen, woher die Beschwerden rühren und was sie selbst dagegen tun kann.

KLINISCHER HINTERGRUND

Vegetative Innervation

Hautareale, die von den sensiblen Fasern eines Spinalnervs versorgt werden, bezeichnet man als Dermatome.
Als Sudotom werden die Bereiche bezeichnet, die von den vegetativen Fasern eines Spinalnervs versorgt werden (➤ Abb. 10.4),
Es werden folgende vegetative Versorgungsbereiche zugeordnet (➤ Abb. 10.4):

- Kopf-/Nackenbereich: Th1–Th4
- Obere Extremität: Th1–Th9
- Thorax: Th3–Th6
- Bauchbereich: Th7–Th11
- Untere Extremität: Th12–L2 (Bogduk 2002)

Hypothese

Die negativen neurologischen Befunde (Neurologie und QST) schließen ein Karpaltunnelsyndrom, ein

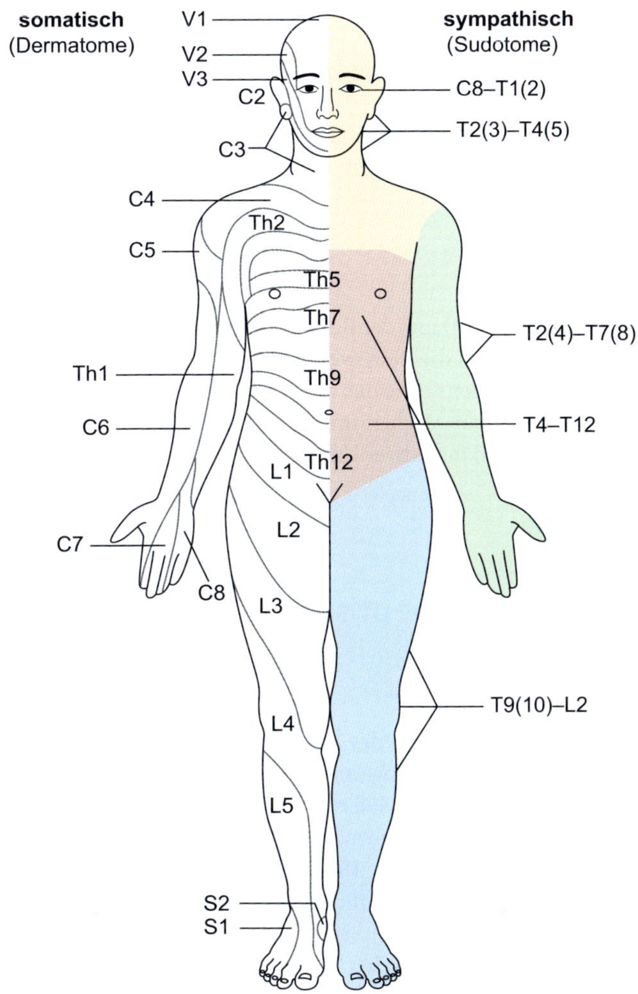

Abb. 10.4 Sudotome [L231]

neurologisches Thoracic-Outlet-Syndrom (TOS) und eine zervikale Radikulopathie aus. Die neurodynamischen Tests sind zwar nicht positiv, können aber aufgrund des erhöhten Widerstands beim Long-Sitting Slump Test ein beitragender Faktor des Problems sein. Eine Beteiligung der HWS und des Schulterkomplexes kann durch die negativen Screening-Tests ausgeschlossen werden. Die bilateralen Armsymptome mit dem Schwellungsgefühl präsentieren sich auch bei einem nichtneurologischen TOS, weshalb dieses noch ausgeschlossen werden muss. Die Symptome und Zeichen (thorakale Hypomobilität und lokalen Druckdolenz) verstärken die Hypothese eines Th4-Syndroms.

10.4 Physiotherapeutische Zielsetzung

Das wichtigste Ziel für Frau M. ist, dass die nächtlichen Schmerzen zurückgehen und sie wieder besser schlafen kann. Auch das morgendliche Schwellungsgefühl möchte sie lindern können. Sie möchte etwas über die Schmerzursache erfahren und selbst etwas dagegen tun können.

Ziele

- Schmerzreduktion mit dem primären Ziel der besseren Nachtruhe
- Verbesserung der thorakalen Mobilität
- Übungen zum Selbstmanagement

Prognose

Ungünstig sind die lange Dauer der Beschwerden, die Sorge der Patientin, dass die Beschwerden eventuell gar nicht mehr weggehen sowie der mögliche noziplastische und der Output-Mechanismus. Günstig auf die Prognose wirkt sich ihr aktiver Umgang mit dem Problem aus.

10.5 Physiotherapeutische Maßnahmen

Frau M. werden die Hypothese des Th4-Syndroms, die anatomischen Zusammenhänge und mögliche Ursachen für ihre Beschwerden erläutert. Sie wird dazu ermuntert, weiterhin aktiv zu bleiben, da sich dies auf ihre Problematik positiv auswirkt. Dieser **edukative Ansatz** ist primär wichtig, um auf die Ängste und Sorgen der Patientin einzugehen.

Mithilfe **manualtherapeutischer Techniken** wie der thorakalen Funktionsmassage, unilateralen und zentralen PAs sowie posterior-anteriorer Rotation (Screw, ➤ Abb. 10.5) werden das deszendierende schmerzhemmende, das motorische und das sympathische Nervensystem neurophysiologisch beeinflusst. Alle Maßnahmen werden durchgeführt mit dem Ziel, die Schmerzen zu lindern und die Beweglichkeit zu verbessern.

Zur Förderung der Eigenaktivität und um die Effekte der passiven Interventionen nachhaltig zu unterstützen, lernt Frau M. Automobilisationen, die sie daheim ausführen kann.

Die möglicherweise beteiligte neurodynamische Komponente (Long Sitting Slump Test) wird im Bereich der BWS durch manuelle Techniken in neuraler Vorspannung behandelt. So soll die erhöhte Mechanosensitivität des sensorischen und vegetativen neuralen Systems beeinflusst werden (➤ Abb. 10.5). Für zu Hause lernt Frau M. neurodynamische Sliders.

Assessment nach sechs Wochen

Weiterer Therapieverlauf

Um die potenzielle Reizung des sympathischen Nervensystems durch die thorakale Kyphose respektive Hypomobilität der thorakalen Extension zu vermeiden, wird an der Haltung und Aufrichtung der BWS gearbeitet. Zur Verbesserung des Mechanical Interfaces, also dem Gleiten des vegetativen Nervensystems (Grenzstrang) in seiner Umgebung, lernt Frau M. Slider-Übungen im Langsitz-Slump.

Mit den aufgeführten physiotherapeutischen Interventionen kommt es innerhalb der ersten zwei Wochen (bei zwei Behandlungen pro Woche) schnell zu einer Besserung der Beschwerden. Die Patientin erwacht weniger oft, kann einzelne Nächte sogar durchschlafen. Dies stellt für sie eine große Erleichterung dar. Durch den ausreichenden Schlaf hat sie wieder mehr Energie und kann mit den restlichen Beschwerden besser umgehen.

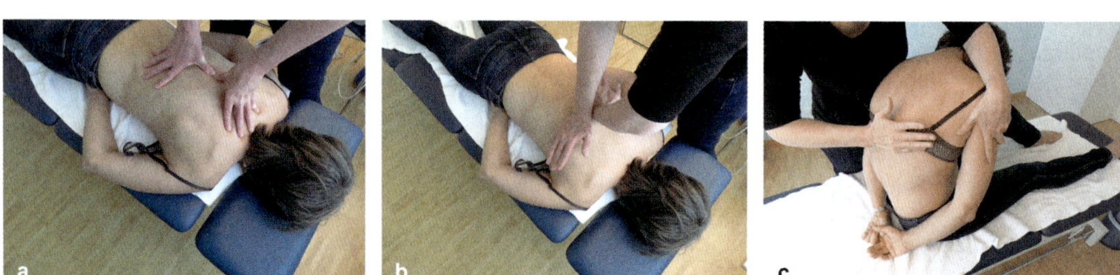

Abb. 10.5 Manualtherapeutische Techniken [P418]

Sie beginnt, wieder regelmäßiger körperlich aktiv zu sein und spürt, dass sie damit ihre Beschwerde lindern kann.

Die Behandlungen werden zunehmend in größeren Abständen von einmal wöchentlich bis einmal alles zwei bis drei Wochen durchgeführt. Dabei wird beobachtet, wie sich die Beschwerden verhalten, wie die Patientin mit ihrem Problem umgeht, und schlussendlich die Stabilität des Problems eingeschätzt.

Etwa sechs Wochen nach Beginn der Therapie erleidet Frau M. einen kleinen Rückfall, als sie im Urlaub wenig körperlich aktiv ist und viel Zeit im Auto sitzend verbringt. Sie erwacht nachts wieder von ihren Schmerzen, und auch das morgendliche Schwellungsgefühl tritt wieder verstärkt auf (➤ Tab. 10.1).

Da Frau M. im Therapieverlauf bereits erfahren hat, wie gut ihr die körperliche Aktivität in Bezug auf ihre Beschwerden tut, erkennt sie selbst den Zusammenhang zwischen der Inaktivität während des Urlaubs und dem erneuten Auftreten der Beschwerden. Trotzdem bekommt sie diese während des Urlaubs nur bedingt in Griff. Sie hat nun Angst, „dass alles wieder von vorne anfängt".

In den weiteren Sitzungen wird nochmals der Zusammenhang zwischen Inaktivität respektive gehaltenen Positionen und ihrem Problem besprochen. Weitere mögliche Strategien zur Selbsthilfe wie stoffwechselaktivierende und mobilisierende Übungen für die BWS werden erläutert. Im weiteren Behandlungsmanagement wird der Schwerpunkt zunehmend auf ein mobilisierendes und kräftigendes Programm für die Rumpfmuskulatur, insbesondere der BWS-Extensoren, gesetzt mit dem Ziel, ihrer kyphotischen Haltung entgegenzuwirken.

Bei Abschluss der Behandlung nach vier Monaten kann Frau M. wieder regelmäßig durchschlafen. Die Arm- und Kopfschmerzen treten nur noch gelegentlich in geringer Intensität auf. Das morgendliche Schwellungsgefühl in den Händen ist gänzlich verschwunden. Es wird Frau M. empfohlen, ihr Heimprogramm weiterzuführen und regelmäßig körperlich aktiv zu sein. Sie ist zuversichtlich, dass sie ihr Problem unter Kontrolle hat.

10.6 Evidenzbasierte Zusammenfassung

Das Th4-Syndrom ist eine „Diagnose", die auf klinischen Beobachtungen und Zeichen beruht. Es ist ein in manualtherapeutischen Kreisen bekanntes und anerkanntes klinisches Muster, entspricht jedoch keiner klassischen biomedizinischen Diagnose. Es gibt nur wenige Fallstudien, die das Th4-Syndrom untersuchen (Karas und Pannone 2017).

Die pathophysiologischen Prozesse, die für die klinischen Zeichen und Symptome des Beschwerdekomplexes beim Th4-Syndrom verantwortlich sind, sind unbekannt. Neuere bildgebende Verfahren oder diagnostische Nervenblockaden lassen Zweifel an

Tab. 10.1 Zwischenassessments

Assessment	Anfang	Nach sechs Wochen
Schmerz	• Arm 5–6/10 (NRS) • Kopf 4/10 (NRS)	• Arm 2–3/10 (NRS) • Kopf 2–3/10 (NRS)
PSFS	• Nächtliches Erwachen 2–3 ×, 6/10 • Morgendliches Schwellungsgefühl 5/10 • ADLs 3/10	• Nächtliches Erwachen 1–2 ×, 3/10 • Morgendliches Schwellungsgefühl 2/10 • ADLs 2/10
Örebro	74/210	44/210
Mobilität BWS	• Flexion ↓ • Extension ↓↓	• Flexion ↓ • Extension ↓
Mobilität HWS	• Flexion 40° • Extension 20°	• Flexion 40° • Extension 30°
Neurales System	Long-Sitting Slump Test: 20° zervikale Flexion → hoher Widerstand und starker, lokaler Zug BWS	Long-Sitting Slump Test: 30° zervikale Flexion → Widerstand und leichter, lokaler Zug BWS

der Richtigkeit der klinischen Diagnose aufkommen (Singer 2013).

Als Ursache wird vermutet, dass es durch die anatomische Nähe vom Grenzstrang zu den Kostovertebralgelenken zu einer Störung des mechanischen Interfaces kommt. Dies erzeugt eine mechanische Reizung der sympathischen Nervenstrukturen durch die umliegenden Strukturen wie Muskulatur, Ligamente, Bandscheiben oder Gelenke. Diese reizenden Stimuli führen zu einer Aktivierung von nozizeptiven Impulsen im Hinterhorn des Rückenmarks und der Medulla und letztendlich zu einer Ausweitung der sudomotorischen und vasomotorischen Regulation. Da die Schmerz- und Symptomverteilung an der oberen Extremität den Sudotomen entspricht (➤ Abb. 10.4), wird davon ausgegangen, dass das vegetative System beim Th4-Syndrom mitbetroffen ist (Mellick und Mellick 2006). Eine wissenschaftliche Evidenz zu diesen Theorien fehlt, sie basieren auf klinischen Erfahrungen.

Da die Beschwerden meist nicht im Zusammenhang mit einem klaren Auslöser stehen, von langer Dauer sind, und es auch zu Schlafstörungen kommen kann, kann nicht von einem peripher nozizeptiven Schmerzmechanismus ausgegangen werden.

Das oft beschriebene Schwellungs- oder Kältegefühl der Hände, der Vorderarme oder Arme weist auf einen autonomen Output-Mechanismus hin. Die Dauer und das unklare Bild der Symptome legen eine zentrale Verarbeitungskomponente nahe.

Das diffuse Bild und das Fehlen von klaren klinischen Befunden erfordern ein differenzialdiagnostisches Vorgehen im Rahmen des Clinical-Reasoning-Prozesses, um andere Muster oder Red Flags ausschließen zu können.

Als Behandlung wird, basierend auf klinischen Erfahrungen, ein primär manualtherapeutisches Management empfohlen, um die Mechanosensitivität der afferenten und efferenten Systeme zu stimulieren und somit das nozizeptive, motorische und vegetative Nervensystem zu beeinflussen (Boyling und Jul 2005).

Der Zusammenhang zwischen Schmerzreduktion und Stimulation des sympathischen Nervensystems mittels Mobilisation der Wirbelsäule konnte in verschiedenen Studien nachgewiesen werden (Conroy und Schneiders 2005).

Es gibt aber auch kritische Stimmen zu den peripheren Erklärungsmodellen des Th4-Syndroms (Wicki 2013, Singer 2013). Basierend auf schmerzwissenschaftlichen Modellen darf nicht aufgrund der erfolgreichen peripheren Behandlung der Rückschluss auf ein rein peripheres Erklärungsmodell gezogen werden. Die oft beschriebenen Befunde mit Gelenkszeichen der BWS oder diffusen Symptomen der Hände oder Arme könnten eine Folge der strukturellen Anpassung des Gewebes an die funktionellen und strukturellen Veränderungen im zentralen Nervensystem sein (Wicki 2013).

LITERATUR

Bogduk N. (2002). Innervation and Pain Patterns of the Thoracic Spine. Grant R. Physical Therapy of the cervical and thoracic spine. third ed. Churchill Livingstone. St. Louis Missouri.

Boyling J.D., Jull G.A. (2005). Grieve's Modern Manual Therapy. Second ed. Elsevier Churchill Livingstone. Edinburgh London New York Oxford Philadelphia St Louis Syndey Toronto.

Conroy J.L., Schneiders A.G. (2005). The Th4 syndrome. Man Ther, 10, 292–296.

Evans P. (1997). The Th4 Syndrome. Physiotherapy, 83, 186–189.

Goodman C.C., Snyder T.E.K. (2013). Differential Diagnosis for Physical Therapists. Elsevier Saunders. St. Louis, Missouri.

Grieve G.P. (1994). Thoracis muskuloskeletal problems. In: Boyling J.D. Palastanga N. Grieve's Modern Manual Therapy. Second ed. Churchill Livingstone. Edinburg.

Karas, S., Pannone, A. (2017). T4 Syndrome: A Scoping Review of the Literature. J Manipulative Physiol Ther, 40(2), 118–125.

Lüdtke K., Gauel L., Laube D. (2015). Screening in der Physiotherapie. Georg Thieme Verlag KG. Stuttgart.

Mellick G.A., Mellick L.B. (2006). Clinical presentation, quantitative sensory testing, and therapy of 2 patients with fourth thoracic syndrome. J Manipulative Physiol Ther, 29, 403–408.

Singer K. (2013). Schwerpunkt Th4-Syndrom Zeit für einen Paradigmenwechsel? Vom Th4-Syndrom zur exakteren Diagnose. Manuelle Therapie, 17, 103–107.

Wicki I. (2013). Aus schmerzwissenschaftlicher Sicht: Braucht das Th4-Syndrom einen neuen Namen? Manuelle Therapie, 17, 108–112.

FALL

11 Thorakale Wirbelfraktur

Sandra Schneider

Leitsymptome: Konstant-variable Schmerzen thorakal – Nachtschmerzen – keine Linderung durch Positionswechsel

mittel

Definition

Wirbelfraktur

Pathologische Prozesse wie z. B. Tumore oder metabolische Störungen können die Knochenstabilität und -struktur verändern. Ist diese vermindert bzw. gestört, kann dies zu einer kompletten oder teilweisen Unterbrechung der Knochenkontinuität, einer Wirbelfraktur führen.

11.1 Vorgeschichte

Frau A., Praxismanagerin einer Zahnarztpraxis und 53 Jahre alt, kommt aufgrund starker thorakaler Rückenschmerzen zur Therapie. Sie kann nicht mehr durchschlafen, muss mehrmals pro Nacht aufstehen und findet kaum schmerzlindernde Positionen. Aktuell unterzieht sie sich in einer Chemotherapie aufgrund eines Eierstockkarzinoms.

In diesem Fallbeispiel werden folgende Fragen analysiert und beantwortet:

- Welche Symptome und Zeichen deuten auf eine Fraktur hin?
- Was sind die Red Flags für Frakturen?
- Wie kann eine Fraktur klinisch untersucht und differenziert werden?

11.2 Untersuchungsbefunde

11.2.1 Medizinische Befunde

Vor fünf Monaten wurde bei der Patientin ein beidseitiges Ovarialkarzinom diagnostiziert mit Metastasen in der Leber, dem Kolon und der Pleura. Sie hatte drei Chemotherapie-Zyklen, wobei sich der Tumor um 50 % verkleinerte. Es folgte eine operative Entfernung der Ovarien. Aktuell befindet sich Frau A. in regelmäßiger chemotherapeutischer Behandlung.

Vor zwei Monaten wurde eine Magnetresonanztomografie (Rief et al. 2013) der Wirbelsäule durchgeführt. Diese zeigte eine lumbale Diskushernie und helle Stellen an der Brustwirbelsäule (BWS). Der Hausarzt erklärte Frau A., diese hellen Stellen seien Verschleißerscheinungen der Wirbelsäule. Des Weiteren wurde eine Computertomografie (CT) des Bauchraums gemacht, wobei die Metastasen entdeckt wurden.

11.2.2 Physiotherapeutische Anamnese

Zur Physiotherapie wird sie von der Hausarztvertretung überwiesen. Die ärztliche Diagnose lautet: Thorakovertebralsyndrom (TVS, ➤ Fall 7) bei bekanntem metastasierenden Zystadenokarzinom beider Ovaria.

Auftreten der Symptome

Frau A. leidet seit zwei Wochen unter konstant-variablen Schmerzen (NRS 2–3/10) im Bereich der BWS und der rechten Thoraxseite (➤ Abb. 11.1).

Diese treten vor allem nachts auf. Sie erwacht vier- bis fünfmal pro Nacht durch die Schmerzen (NRS 9/10) und findet kaum eine schmerzlindernde Position. Des Weiteren treten die Beschwerden auf, wenn sie aus dem Bett aufsteht und sich dabei seitlich mit dem Arm abstützt oder beim angelehnten Sitzen (NRS 5/10).

Die ärztlich verschriebenen Morphintabletten hat sie abgesetzt, da sie davon permanent müde war und sich benommen fühlte. Gegen die Schmerzen nimmt sie 1 g Dafalgan viermal pro Tag (➤ Fall 5), was allerdings nicht viel Erleichterung bringt. Husten und Niesen sind schmerzhaft. Kribbeln oder Taubheit in Armen oder Händen treten nicht auf.

Die Schmerzen begannen vor zwei Wochen, als Frau A. im Urlaub war. Sie vermutet als Ursache die harte Matratze, die wohl zu Verspannungen geführt habe. Einen anderen Auslöser kann sie nicht benennen, Traumata liegen nicht vor.

Red Flags und Yellow Flags

Die aktuelle Krebsgeschichte allein ist eine klare Red Flag, die ein gezieltes Screening für einen spinalen Tumor respektive knöcherne Metastasen erfordert.

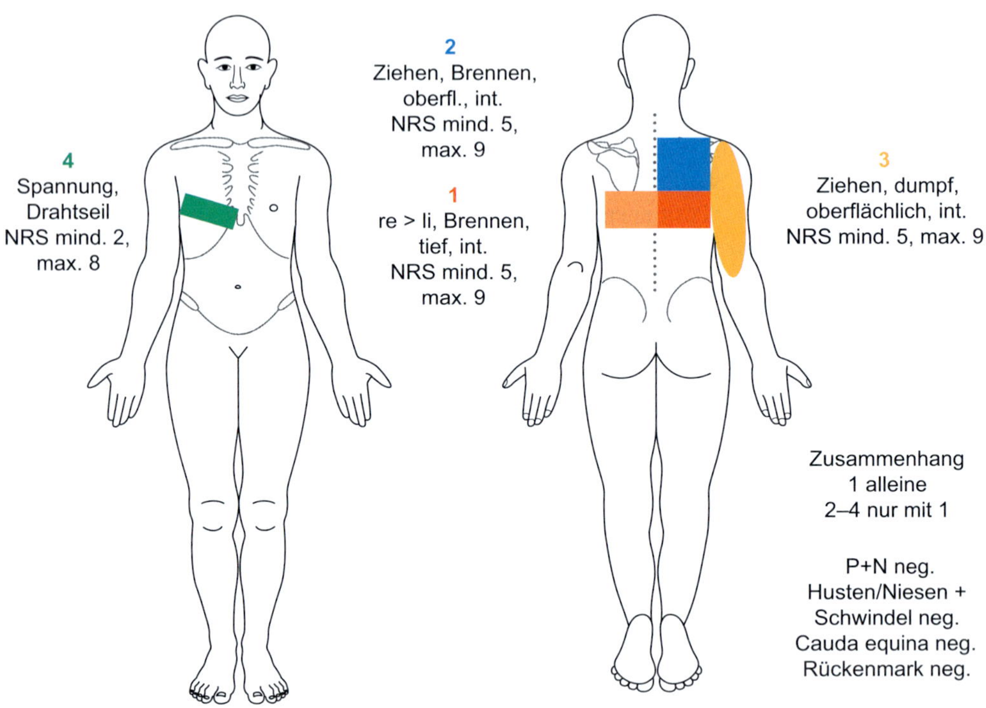

Abb. 11.1 Bodychart mit Lokalisation der Beschwerden [L231]

11

⚠ VORSICHT

Red Flags einer Tumorerkrankung

Die Kombination von Alter, einer früheren Geschichte mit Krebs, einem unerklärbaren Gewichtsverlust und keiner Symptomverbesserung nach einem Monat durch konservative Behandlung weist mit einer hohen Wahrscheinlichkeit auf eine Tumorerkrankung hin (Henschke et al. 2013). Allein das Vorhandensein einer früheren Krebsgeschichte erhöht die Wahrscheinlichkeit, dass eine Tumorerkrankung vorliegt, deutlich (Downie et al. 2013, van Tulder et al. 2006).

Aufgrund der vorhandenen Metastasen an inneren Organen muss zwingend an Knochenmetastasen und mögliche Frakturen gedacht werden. Deshalb steht ein Screening auf Frakturen dringend im Vordergrund. Das Verhalten der Beschwerden und die Krankheitshistorie bestärken diesen Verdacht.

⚠ VORSICHT

Red Flags von BWS-Frakturen (Lüdtke et al. 2015)

Bei folgenden Hinweisen sollte an eine Red Flag für eine BWS-Fraktur gedacht werden:

- BWS-/Brustkorbschmerzen als Folge eines Traumas
- BWS-/Brustkorbschmerzen bei bekanntem Verlust der Knochendichte
- Diagnostizierte Tumorerkrankung, respektive Strahlen- und Chemotherapie

Weitere Risikofaktoren und Hinweise für BWS-Frakturen sind:

- Schmerzen bei Atmen, Husten, Niesen
- Risikofaktoren für primäre oder sekundäre Osteoporose
- Rheumatische Erkrankungen wie rheumatoide Arthritis
- Chronisch obstruktive Lungenerkrankung (COPD)

KLINISCHER HINTERGRUND

Tumorerkrankungen

Oftmals treten Tumore der Wirbelsäule im thorakalen Bereich auf. Ursachen hierfür sind ihre Nähe zum Mediastinum sowie die metastatische Ausbreitung über die Lymphknoten bei Lymphom, Brust- oder Lungenkrebs. Die meisten Tumoren in der Wirbelsäule sind Metastasen, vor allem Brust- und Lungenkrebs metastasieren in die BWS (Rief et al. 2013, Schlampp et al. 2014). Bei 12–15 % aller Karzinompatienten können Knochenmetastasen nachgewiesen werden (Modaressi et al. 2013). Pathologiestudien haben gezeigt, dass bei über 70 % der an Krebs Verstorbenen spinale Metastasen vorlagen (Rose und Buchowski 2011).

Die im MRT zu erkennenden hellen Stellen, die laut Patientin bzw. Hausarzt auf Verschleißerscheinungen hindeuten, könnten auch Hinweise auf eine maligne ossäre Veränderung sein.

Die Patientin selbst ist davon überzeugt, dass die Beschwerden mit der harten Matratze im Urlaub zusammenhängen.

Erste Hypothese

Aufgrund der bestehenden Grunderkrankung und dem Verhalten der Symptome steht der dringende Verdacht eines spinalen Tumors respektive einer pathologischen Wirbelfraktur im Vordergrund.

11.2.3 Evaluation des Gesundheitszustands nach ICF

Personenbezogene Faktoren

Die Patientin ist aufgrund ihrer Krebserkrankung zu 100 % krankgeschrieben. Sie lebt mit ihrem Partner zusammen und hat zwei erwachsene Töchter. Die ganze Familie unterstützt sie umfassend. Frau A. möchte so viel wie möglich selbst erledigen, weil sie nicht gerne von anderen abhängig ist. Bezüglich ihrer Krebserkrankung ist sie gut aufgeklärt und weiß, dass sie keine gute Prognose hat, ihre Erkrankung nicht heilbar ist.

Umweltfaktoren

Ihre Wohnung liegt im dritten Stock, ein Lift ist vorhanden. Sie bekommt Hilfe durch einen ambulanten Pflegedienst.

Funktions- und Strukturebene

Inspektion

Frau A. wiegt bei einer Körpergröße von 168 cm 65 kg. Sie bewegt sich sehr vorsichtig und steif und vermeidet Flexions- und Rotationsbewegungen der Wirbelsäule. Ihre Sitzhaltung ist sehr aufrecht, die tho-

11

rakale Kyphose abgeflacht. Die rechte Schulter steht höher als die linke. Das Gewebe im rechten Bereich entlang des M. erector spinae (Bereich Th4–Th10) bis zur Margo medialis der Skapula sieht verquollen aus.

Aktive Beweglichkeit

Aufgrund der Symptomstärke und der Irritierbarkeit wird unter Berücksichtigung des Schmerzes getestet. Die Patientin wird also aufgefordert, die Bewegungen nur bis zum ersten Auftreten der Symptome durchzuführen. Die Rotation ist beidseits bei 20° schmerzhaft an P1, P2 und P4 (➤ Abb. 11.1, NRS 7/10). Die gleichen Symptome treten bei ca. 10° Flexion auf (NRS 8/10). Für die Untersuchung der Neurodynamik wird die Patientin aufgefordert, die HWS zu flektieren und zu extendieren, was die Symptome nicht verändert.

Palpation

Palpatorisch zeigt sich eine rechtsseitige Druckdolenz paravertebral zwischen Th4 und Th10, einhergehend mit einem Hypertonus. Die **intersegmentale Beweglichkeit,** die wegen des Verdachts auf eine vorliegende Pathologie nur bis maximal zum Auftreten des ersten Gewebewiderstands getestet wird, ist sowohl in Flexion als auch in Rotation beidseits im Bereich Th5–Th10 schmerzhaft eingeschränkt (P1 und P2 sind limitierend). Auf eine Untersuchung mit Zusatzbewegungen wird aufgrund der möglichen Fraktur und der vermuteten reduzierten Knochendichte (Chemotherapie) verzichtet.

Spezielle Tests

Klopf- und Vibrationstest sind positiv und lösen die bekannten Schmerzen (P1) aus.

PRAKTISCHER TIPP

Frakturscreening

Vibrationstest (➤ Abb. 11.2)
Leichte Flexion der Wirbelsäule; Stimmgabel (C64 Hz/C128 Hz) senkrecht auf den entsprechenden Dornfortsatz aufsetzen; mit den Segmenten ober- und unterhalb vergleichen. Der Test ist positiv bei einer Provokation der bekannten Symptome. Die Stimmgabel sollte nicht zu weit distal gehalten werden, da dies die Schwingung reduziert.
Perkussionstest (➤ Abb. 11.3)

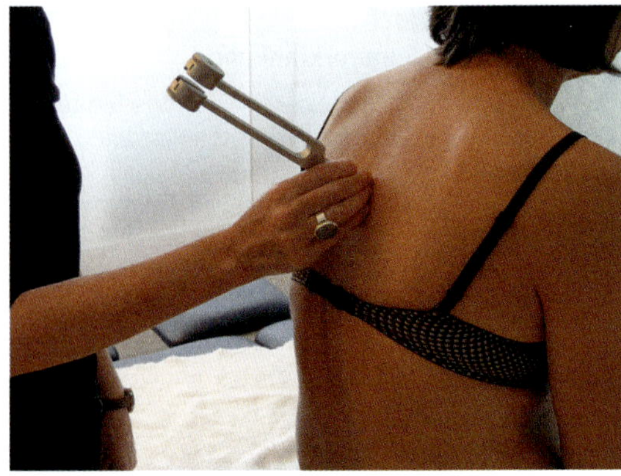

Abb. 11.2 Vibrationstest [P418]

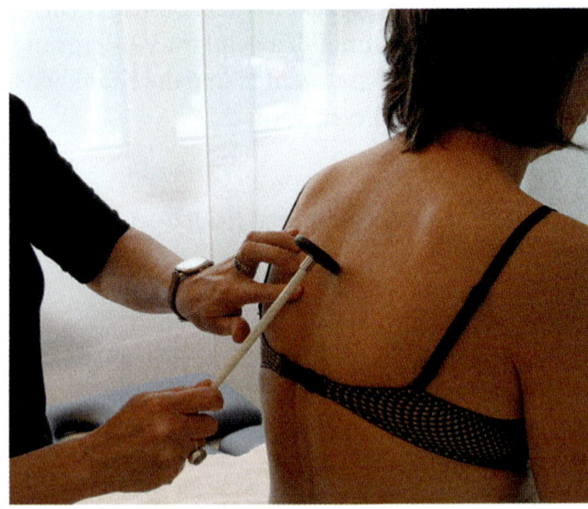

Abb. 11.3 Perkussionstest [P418]

Die Wirbelsäule leicht flektieren und mit dem Reflexhammer oder der Fingerkuppe einen Klopfimpuls auf den Dornfortsatz des betroffenen Segments geben. Mit den Segmenten ober- und unterhalb vergleichen. Der Test ist positiv bei einer Provokation der bekannten Symptome.

Aktivitätsebene

Assessments

Nach der patientenspezifischen Funktionsskala (PSFS) gibt Frau A. folgende Einschränkungen an:
- Schlafen: 8/10 (erwacht alle ein bis zwei Stunden)
- Angelehntes Sitzen: 8/10 (maximal zehn Minuten möglich)
- Aufstehen aus dem Bett: 8/10

11

Partizipationsebene

Aufgrund ihrer Krankheit und der Einschränkungen auf Funktions- und Strukturebene ist Frau A. eine Teilnahme am normalen Familien- und Sozialleben momentan nicht möglich. Sie erfährt viel Unterstützung durch ihren Partner und ihre Töchter, will aber nicht „abhängig sein". Viele Kontakte aus ihrem früheren sozialen Umfeld hat sie abgebrochen, da sie das Gefühl hatte, dass sich Freunde aufgrund ihrer Diagnose befangen fühlten.

Ihre Arbeit fehlt ihr sehr, da sie immer berufstätig war und dies für sie ein wichtiger Garant ihrer Unabhängigkeit war. Das Gefühl der Nutzlosigkeit und auch der Hilflosigkeit bei der negativen Prognose ihrer Krebserkrankung ist nachvollziehbar, weshalb auf weitere Screening-Fragebögen, psychosoziale Faktoren betreffend, verzichtet wird.

11.3 Zusammenfassung der wichtigsten Befunde

Pathobiologische Mechanismen

Die hohe Schmerzintensität und die Irritierbarkeit deuten auf einen peripher nozizeptiv-entzündlichen Schmerzmechanismus hin. Der reaktive Schutzspasmus lässt auf die Mitbeteiligung eines Output-Mechanismus schließen.

Es gibt keinen klaren Auslöser für die Beschwerden. Da diese aber erst seit Kurzem auftreten und die Befunde auf das Vorliegen einer Fraktur hindeuten, muss die Wundheilungsphase des betroffenen Gewebes (Proliferationsphase) beachtet werden.

Quelle der Symptome

Die positiven klinischen Tests und die Anamnese legen als Quelle der Symptome die Knochen nahe. Die aufgehellten Stellen im MRT könnten auch Hinweis auf einen malignen karzinogenen Prozess sein. Als Schmerzauslöser kommen das Knochenperiost, die Spongiosa sowie die umliegenden passiven Strukturen wie z. B. Ligamente infrage, die durch eine mögliche Höhenminderung des Wirbels unter erhöhte Zugbelastung geraten.

Vorsichtsmaßnahmen/Kontraindikationen

Die Krebserkrankung, die klinischen Befunde und das Verhalten der Symptome deuten auf eine Wirbelfraktur hin. Zusammen mit den unklaren Befunden der MRT erfordert der aktuelle Zustand der Patientin eine Rücksprache mit dem behandelnden Arzt und möglicherweise weitere Abklärung mittels CT.

Stärke und Irritierbarkeit wie auch eine mögliche reduzierte Gewebsbelastbarkeit erfordern ein primär schmerzlinderndes Vorgehen, ohne das Zielgewebe unter Stress zu setzen.

WAS WÄRE, WENN …

… die Patientin keine Krebserkrankung hätte, aber an plötzlich auftretenden, thorakalen Schmerzen leiden würde?

25 % der Frauen in der Postmenopause erleiden eine vertebrale Kompressionsfraktur als Folge eines Verlusts der Knochendichte (➤ Abb. 11.4). Die Anzahl der Betroffenen steigt linear mit dem Alter, 40 % der über 80-jährigen Frauen erleiden Frakturen (Verhagen et al. 2016). 20–40 % der Wirbelfrakturen betreffen die BWS (Vassal et al. 2014).

Risikofaktoren für Osteoporose:

- Herkunft (Kaukasier und Asiaten sind häufiger betroffen als Afroamerikaner und Lateinamerikaner)
- Alter (Postmenopause, > 65 Jahre)
- Niedriges Körpergewicht (< 57,6 kg)
- Frühe Menopause, Amenorrhöe
- Osteoporose in der Familiengeschichte
- Häufige Frakturen in der eigenen oder der Familiengeschichte (ohne erhebliches Trauma)
- Lifestyle: Nikotin, exzessiver Alkoholkonsum, inadäquate Kalziumversorgung, Bewegungsmangel
- Langanhaltende Einnahme (> sechs Monate) bestimmter Medikamente (z. B. Kortikosteroide) (Goodman und Snyder 2013, Camacho et al. 2016)

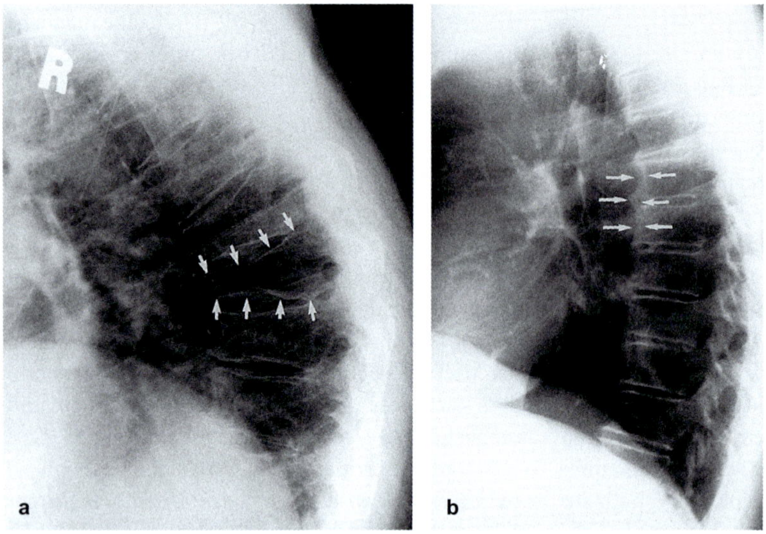

Abb. 11.4 Osteoporosefraktur [E283]

11.4 Physiotherapeutische Zielsetzung

Frau A. hat eine klare Vorstellung davon, was der Auslöser für ihre Beschwerden ist. Als Bestandteil der patientenzentrierten Therapie soll sie deshalb auch die Ziele selbst formulieren. Der Physiotherapeut nimmt dabei eine begleitende und beratende Rolle ein. Die Patientin erwartet von der physiotherapeutischen Behandlung Schmerzlinderung und das Lösen der Verhärtungen/Verklebungen.

Die physiotherapeutischen Befunde werden mit Frau A. besprochen und ihr wird erklärt, dass Beschwerdebild und Befunde nicht zu der von ihr vermuteten Verspannung passen. Bei genauerem Nachfragen, ob die hellen Flecken im MRT der BWS genauer abgeklärt wurden, bricht die Patientin in Tränen aus. Sie äußert, dass sie schon wisse, dass es auch etwas Ernsthafteres sein könne, diese Tatsache aber verdrängt habe.

Ziele

Es werden folgende Ziele formuliert:
- Rücksprache mit dem Arzt zu möglicher maligner Ursache der Beschwerden
- Schmerzreduktion
- Erarbeiten aktiver Bewältigungsstrategien gegen den Schmerz

Als subjektive Verlaufszeichen werden die in der PFSF definierten Aktivitäten verwendet, als objektiver Verlaufsparameter das aktive Bewegungsausmaß.

Prognose

Ungünstig für die Prognose sind von biomedizinischer Seite her die unklaren Befunde der Wirbelsäule, die vorliegende Krebserkrankung mit all ihren Nebenwirkungen sowie der aktuelle Verdacht auf eine weitere vorliegende Pathologie. Auch die psychosozialen Faktoren wie Rückzug aus dem sozialen Umfeld, Angst, Hoffnungslosigkeit, fehlende Zufriedenheit durch die Arbeitsunfähigkeit und das Gefühl der Abhängigkeit von anderen wirken sich negativ auf die Prognose aus.

Günstig für die Prognose ist die bis dahin kurze Beschwerdephase, die sich der klassischen Wundheilungsphase zuordnen lässt.

11.5 Physiotherapeutische Maßnahmen

Aufgrund der unklaren Diagnose und des Verdachts auf eine vorliegende Red Flag wird mit dem Hausarzt telefonisch Rücksprache gehalten. Dieser möchte die Patientin erneut in seiner Sprechstunde sehen.

Da unklar ist, wie belastbar das Gewebe ist, wird auf manuelle Interventionen verzichtet. Bei einer Wirbelfraktur oder Knochenmetastasen wären diese kontraindiziert.

Als primäre Maßnahmen, um den Schmerz zu lindern, wird Frau A. ergonomisch beraten. Sie erlernt Entlastungsstellungen, um die Knochen und das umliegende Gewebe zu schonen und so weitere Schäden zu vermeiden.

KLINISCHER HINTERGRUND

Instabilität bei spinalen Metastasen

Metastasen können osteolytisch (knochenabbauend) oder osteoplastisch (knochenbildend) sein. Dies hängt von der Wechselwirkung zwischen den Tumorzellen und dem Knochengewebe ab und beeinflusst Knochenstabilität und -struktur. Beide Formen können zu pathologischen Wirbelfrakturen führen (➤ Abb. 11.5), deren Beurteilung bezüglich der Stabilität für das Behandlungsprozedere essenziell sind (Modaressi et al. 2013)

Es gibt keine einheitlichen Klassifikationssysteme bezüglich der Wirbelstabilität bei Metastasen (Rief et al. 2013). Folgende Risikofaktoren sind ausschlaggebend für spinale Instabilität (Weber et al. 2011):

- Großer Tumor
- Knochendefekt mit einem größeren Querschnittsbereich
- Erhöhte spinale Krafteinwirkung
- Reduzierte Knochendichte
- Lokalisation des Tumors im Wirbel posterior
- Zerstörung der Kostovertebralgelenke oder der Pedikel
- Erhöhte axiale Steifigkeit
- Sagittale spinale Deformität

Assessment nach drei Wochen

Bei Frau A. wurden ein Röntgenbild und ein CT der BWS angefertigt, die eine pathologische Wirbelfraktur von Th5 und Th6 bestätigten. Die Fraktur wurde als stabil eingeschätzt und ein weiteres konservatives Behandlungskonzept festgelegt.

Ist die medizinische Diagnose gegeben und die Stabilität der Fraktur beurteilt, gibt es keine klaren Guidelines für das physiotherapeutische Management. Ziel ist es, die Mobilität und die Kapazitäten zum Erhalt und der Verbesserung der Aktivitäten des täglichen Lebens zu unterstützen sowie situativ Maßnahmen zur Schmerzlinderung einzusetzen (Curtin et al. 2017). Als schmerzlindernde Maßnahmen werden stoffwechselfördernde Interventionen wie Weichteilbehandlung (Jane et al. 2011), Wärmeapplikation oder stabilisierende Übungen (Cormie et al. 2014) empfohlen.

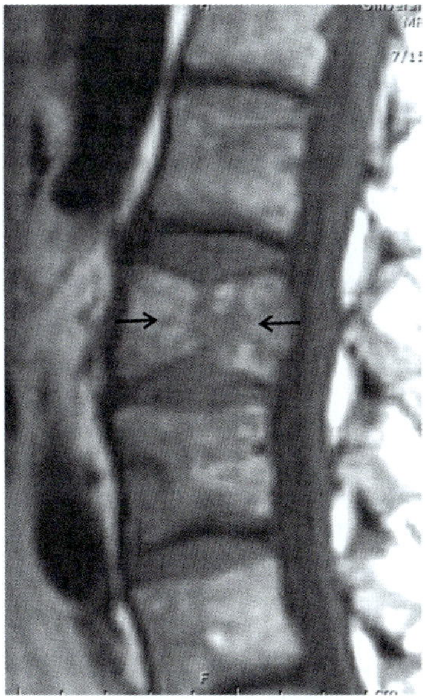

Abb. 11.5 Metastasenfraktur [H042–001]

Die Patientin wurde medikamentös eingestellt, die Physiotherapie mit dem Ziel der Schmerzlinderung fortgesetzt. Sanfte Weichteiltechniken bringen Frau A. Erleichterung und die Schmerzen können gelindert werden. Zur Stabilisation der Wirbelsäule werden isometrische Übungen, anfänglich in Rückenlage, durchgeführt. Diese werden im Behandlungsverlauf gesteigert, mit Ausgangsstellungen wie Sitz, Stand oder Vierfüßlerstand.

Frau A. geht es besser. Sie kann den Alltag wieder selbständiger bewältigen und hat durch die Übungen etwas mehr Sicherheit gewonnen, was sie ihrem Körper zumuten kann. Sie schläft auch wieder besser durch. Dies bedeutet für sie eine deutliche Erhöhung der Lebensqualität.

Frau A. spricht während der Behandlungen öfters darüber, dass sie wisse, dass es keine Aussicht auf Heilung gebe. Sie möchte die verbleibende Zeit möglichst ohne Schmerzen und Leiden erleben und macht sich Sorgen darüber, wie es mit ihrer Familie nach ihrem Tod weitergehe. Eine psychologische Betreuung möchte sie nicht beanspruchen.

➤ Tab. 11.1 fasst die Zwischenassessments nach drei Wochen zusammen.

Tab. 11.1 Zwischenassessments

Assessment	Beginn der Behandlung	Drei Wochen nach Therapiebeginn
NRS	5–9/10	4–6/10
PSFS	• Schlafen: 8/10, erwacht alle 1–2 h • Angelehntes Sitzen: 8/10, max. 10 min • Aufstehen vom Bett: 8/10	• Schlafen: 4/10, erwacht 3- bis 4-mal pro Nacht • Angelehntes Sitzen: 6/10, max. 15 min • Aufstehen vom Bett: 5/10
Aktive Beweglichkeit	• Rotation links/rechts: 20°, NRS 7/10 • Flexion: 10°, NRS 8/10	• Rotation links/rechts: 30°, NRS 4/10 • Flexion: 20°, NRS 4/10

Palpatorisch zeigt sich eine rechtsseitige Druckdolenz paravertebral im Bereich von Th4 bis Th10, begleitet von einem Hypertonus. Druckempfindlichkeit und Hypertonus sind aber im Vergleich zu vorher weniger stark ausgeprägt.

Weiterer Therapieverlauf

Die passiven Maßnahmen werden nur noch situativ angewendet. Den Behandlungsschwerpunkt bilden aktive Maßnahmen mit stabilisierenden und leichten Kräftigungsübungen.

Die Patientin erleidet, verursacht durch die Metastasen im Kolon, einen Darmverschluss, weshalb sie zwischenzeitlich ins Krankenhaus muss. Es bilden sich Wassereinlagerungen im ganzen Körper und sie kann nicht mehr in die Praxis kommen. Zur Entstauung wird als Heimbehandlung Lymphdrainage durchgeführt. Ihr Zustand verschlechtert sich zunehmend, und die Patientin verstirbt vier Monate später.

11.6 Evidenzbasierte Zusammenfassung

Spezifische Ursachen für Rückenschmerzen sind äußerst selten (➤ Fall 4). Die häufigsten seriösen Pathologien bei Rückenschmerzen sind spinale Frakturen (1–4 %) gefolgt von malignen Tumoren (Primärtumoren oder Metastasen), die weniger als 1 % ausmachen (Downie et al. 2013). Wichtig ist es, Patienten mit einem erhöhten Risiko für ernste Pathologien (z. B. Frakturen, maligne Tumoren) gezielt zu screenen und so zu identifizieren. Eine Früherkennung im klinischen Assessment ist essenziell, um weitere adäquate Abklärungen und Behandlungsschritte einleiten zu können und Kontraindikationen für die Behandlung zu erkennen.

In der physiotherapeutischen Nachbehandlung stehen in der akuten Phase die frühzeitige Mobilisation und die Prävention von weiteren Verletzungen im Vordergrund. Zu den präventiven Maßnahmen gehören die Kräftigung der Rumpfmuskulatur und das Training der Propriozeption mit dem Ziel der Sturzprophylaxe (Sherrington et al. 2008). Repetitive mechanische Belastungen stimulieren die Osteogenese und verbessern die Knochenqualität. Für die Rumpfkräftigung werden insbesondere Übungen zur Kräftigung der Rückenstrecker empfohlen, wie z. B. belastete oder unbelastete Übungen aus der Bauchlage oder isometrische Übungen der paraspinalen Muskeln unter dosiertem Hebeleinsatz der oberen Extremität.

Es konnte gezeigt werden, dass ein regelmäßiges begleitendes Krafttraining bei Patienten mit Knochenmetastasen zu einer Verbesserung der physischen Funktion, des Aktivitätslevels und der Lebensqualität beiträgt (Cormie et al. 2014). Bei postmenopausalen Frauen mit Osteoporose spielen eine gute Rumpfkraft und die lumbale Mobilität eine wichtige Rolle für eine gute Lebensqualität (Armstrong et al. 2016).

LITERATUR

Armstrong J. J. et al. (2016). Quality assessment of osteoporosis clinical practice guidelines for physical activity and safe movement: an AGREE II appraisal. Arch Osteoporos. 11, 6

Camacho P. M. (2016). American Association of Clinical Endocrinologists and American College of Endocrinology Clinical Practice Guidelines for the Diagnosis and Treatment of Postmenopausal Osteoporosis – 2016–Executive Summary. Endocr Pract. 22, 1.111–1.118.

Cormie P. et al. (2014). Exercise as medicine in the management of pancreatic cancer: a case study. Med Sci Sports Exerc. 46, 664–670.

Curtin, M. et al. (2017). Spinal Metastatic Disease: A Review of the Role of the Multidisciplinary Team. Orthop Surg, 9(2), 145–151.

Downie A. et al. (2013). Red flags to screen for malignancy and fracture in patients with low back pain: systematic review. BMJ. 347, f7095

Goodman C.C., Snyder T.E.K. (2013). Differential Diagnosis for Physical Therapists. Elsevier Saunders. St. Louis, Missouri.

Henschke N. et al. (2013). Red flags to screen for malignancy in patients with low-back pain. Cochrane Database Syst Rev. CD008686

Jane S.W. et al. (2011). Effects of massage on pain, mood status, relaxation, and sleep in Taiwanese patients with metastatic bone pain: a randomized clinical trial. Pain. 152, 2.432–2.442.

Lüdtke K., Gauel L., Laube D. (2015). Screening in der Physiotherapie. Georg Thieme Verlag KG. Stuttgart.

Modaressi K. et al. (2013). Knochenmetastasen – Abklärung und Therapie. Schweiz Med Forum. 13, 571–579.

Rief H. et al. (2013). The stability of osseous metastases of the spine in lung cancer – a retrospective analysis of 338 cases. Radiat Oncol. 8, 200

Rose P.S., Buchowski J.M. (2011). Metastatic disease in the thoracic and lumbar spine: evaluation and management. J Am Acad Orthop Surg. 19: 37–48.

Schlampp I. et al. (2014). Stability of spinal bone metastases in breast cancer after radiotherapy: a retrospective analysis of 157 cases. Strahlenther Onkol. 190, 792–797.

Sherrington C. et al. (2008). Effective exercise for the prevention of falls: a systematic review and meta-analysis. J Am Geriatr Soc. 56, 2.234–2.243.

Van Tulder M. et al. (2006). Chapter 3. European guidelines for the management of acute nonspecific low back pain in primary care. Eur Spine J. 15. Suppl 2, S169–S191.

Vassal M. et al. (2014). Surgical treatment of thoracic spine fractures. Outcomes on 50 patients at 23 months follow-up. Orthop Traumatol Surg Res. 100, 475–480.

Verhagen A.P. et al. (2016). Red flags presented in current low back pain guidelines: a review. Eur Spine J. 25, 2.788–2.802.

Weber M.H. et al. (2011). Instability and impending instability of the thoracolumbar spine in patients with spinal metastases: a systematic review. Int J Oncol. 38, 5–12.

FALL

12

Balz Winteler

Schleudertrauma/Schwindel

Leitsymptom: Nackenschmerzen bei statischen Haltungen mit ausstrahlenden Schmerzen und Einschränkungen der Beweglichkeit – mögliche Begleitsymptome Schwindel, Kopfschmerzen und Konzentrationsschwierigkeiten

schwer

Definition

Schleudertrauma

Zum Schleudertrauma sind verschiedene Begrifflichkeiten im Umlauf: Whiplash-associated Disorders (WAD), Peitschenschlagmechanismus, HWS-Distorsion, Whiplash injurie, Akzelerationstrauma, Schleudertrauma, Beschleunigungstrauma, etc.

Diese beschreiben den Unfallmechanismus und Folgen des Schleudertraumas.

Die Internationale Klassifikation der Krankheiten (ICD) bezeichnet das Schleudertrauma als „Verstauchung und Zerrung der Halswirbelsäule" (ICD10-Code: S13.4).

➤ Tab. 12.1 stellt die Klassifikation von Nackenschmerzen dar.

12.1 Vorgeschichte

Herr E., 53 Jahre, Lastwagenfahrer, kommt mit einem leicht verspannten/steifen Nacken und etwas schneller ermüdenden Augen in die Physiotherapie. Vor drei Wochen ist er beim Einparken seines Lastwagens an einen Pfosten gefahren und hat sich dabei seine Stirn rechts leicht angeschlagen. In den folgenden Tagen bemerkte er neben Kopfschmerzen eine Verspannung im oberen Nacken rechts und leichte Schwindelgefühle beim sich Hinlegen. Sein Hausarzt diagnostizierte ein leichtes Schleudertrauma und verschrieb ihm „Rheumamedikamente". Diese hätten eine deutliche Linderung gebracht. Beim Lastwagenfahren spürt Herr E. aber noch eine leichte Einschränkung beim Kopfdrehen nach rechts und seine Augen ermüden etwas schneller als früher.

In diesem Fallbeispiel werden folgende Fragen analysiert und beantwortet:

- Wie wird ein Schleudertrauma richtig klassifiziert?
- Welchen möglichen Mechanismen unterliegen die Symptome?
- Wie präsentiert sich das klinische Bild der Beschwerden, und was sind geeignete Tests und Assessments?
- Wodurch unterscheiden sich die Symptome eines Schleudertraumas von anderen Nackenbeschwerden?
- Was sind die evidenzbasierten Behandlungsstrategien, und wie sieht die Prognose aus?

12.2 Untersuchungsbefunde

12.2.1 Physiotherapeutische Anamnese

Herr E. gibt an, bereits früher unter Nackenverspannungen gelitten zu haben. Diese seien im Zusammenhang mit langen Lastwagenfahrten aufgetreten. Mit

Tab. 12.1 Klassifikation von Nackenschmerzen (Nordin et al. 2008)

Grad	Klinische Präsentation
I	• Nackenschmerzen • Keine Symptome und Zeichen einer größeren strukturellen Pathologie • Keine bzw. minimale Einschränkungen in den ATLs
II	• Nackenschmerzen • Keine Symptome und Zeichen einer größeren strukturellen Pathologie • Deutliche Einschränkungen in den ATLs
III	• Nackenschmerzen • Keine Symptome und Zeichen einer großen strukturellen Pathologie • Neurologische Zeichen (verminderte Reflexe tiefer Sehnen, Schwäche und/oder sensorische Defizite)
IV	• Nackenschmerzen • Symptome und Zeichen einer großen strukturellen Pathologie (z. B. Fraktur, Myelopathie, Neoplasie, systemische Erkrankung)

ein paar Massagetherapiesitzungen hätten diese jeweils gelöst werden können. Außer einem Beinbruch beim Skifahren als Kind, der ohne Komplikationen verheilte, seien keine weiteren Unfälle bekannt. Abgesehen von den aktuellen Nackenbeschwerden erfreut sich Herr E. bester Gesundheit.

Gibt es mögliche Red Flags?

Der traumatische Auslöser der Beschwerden legt nahe, dass empfindliche Strukturen (Facettengelenke, Bandscheiben, Ligamente, Nervengewebe) im Nackenbereich im Sinn einer Verstauchung und/oder Zerrung in Mitleidenschaft gezogen wurden.

Auch muss zwischen echten Konzentrationsstörungen (mögliche kognitive Beeinträchtigung im Rahmen einer Commotio cerebri) und Augenmuskelermüdung differenziert werden. Auch das Symptom Schwindel stellt für sich allein noch kein Red Flag dar, bedarf aber weiterer Abklärungen.

⚠ **VORSICHT**

Mögliche Symptome einer Instabilität der oberen HWS

- Taubheit oder Gefühlsstörungen in der okzipitalen Region, im Bereich der Zunge oder einer gesamten Körperhälfte
- Übelkeit, Schwindel und Geh-, Sprech-, Hör- oder Schluckstörungen

Gefäßverletzungen sind zwar selten, zeigen aber typische Symptome und Zeichen (➤ Tab. 12.2).

Bei Herrn E. brauchen die „etwas schneller ermüdenden Augen" und Schwindelgefühle ein weiterführendes Screening. Sonst scheint die Neurologie nicht betroffen zu sein.

Gibt es mögliche Yellow Flags?

Möglicherweise stellt die Diagnose „Schleudertrauma" bereits einen Risikofaktor für Chronifizierung dar. Der Begriff ist negativ konnotiert. Aus den Medien sind schwere Fälle mit langwierigen Verläufen bekannt. Obwohl diese eine Minderheit darstellen (85–95 % der Fälle verlaufen unkompliziert), kann ihre öffentliche Wahrnehmung zu Katastrophisierungsgedanken bei frisch Betroffenen führen.

Definition

Prädiktoren für Chronifizierung

Eine vorbestehende schlechte körperliche und psychische Verfassung erhöht das Risiko einer Chronifizierung nach einem Schleudertrauma. Umgekehrt schützt ein körperlich-aktiver Lebensstil davor (Myrtveit et al. 2013).

Weitere Prädiktoren:

- Hoher Score im NDI (> 14,5/50) (➤ Fall 14)
- Hohe initiale Nackenschmerzintensität (> 5,5/10)
- Durch den Unfall ausgelöste Kopfschmerzen
- Bildungsabschluss < Sekundarstufe II
- Schleudertrauma Grad II oder III

Weibliches Geschlecht (Walton et al. 2013)

Zudem weisen nebst psychologischen und verhaltensbezogenen Faktoren die Ausgangssymptome Schwindel, Taubheitsgefühl oder Schmerzen in den Armen und Schmerzen im unteren Rücken die stärksten Assoziationen mit einer verlängerten Behandlung auf (Oka et al. 2015).

Der Hausarzt von Herr E. hat zwar den Begriff „Schleudertrauma" verwendet, Herr E. scheint aber dadurch

Tab. 12.2 Gefäßpathologien (Taylor und Kerry 2010)

Arteria vertebralis	Arteria carotis interna
Gleichseitige Nacken- und okzipitale Schmerzen	Nacken- und Kopfschmerzen
• „5 Ds": Dizziness, Diplopia, Dysarthria, Dysphagia, Drop attacks • „3 Ns": Nausea, Nystagmus, (facial) Numbness	• Horner-Syndrom • Hirnnervenlähmungen (IX bis XII, seltener VI) • Pulsierender Tinnitus
• TIA im Rautenhirn • Wallenberg-Syndrom • Locked-in-Syndrom	• TIA • Ischämischer Schlaganfall • Netzhautinfarkt • Amaurosis fugax

nicht beunruhigt zu sein. Auch hat Herr E. durch die Einnahme von Schmerzmedikamenten bereits eine Verbesserung der Symptome erfahren und geht seinem Alltag wieder normal nach.

Erste Hypothesen

Durch den leichten Aufprall mit der rechten Stirn am Rückspiegel des Lastwagens (Herr E. war nicht angegurtet) ist eine „Stauchung" der oberen Halswirbelsäule naheliegend. Mögliche betroffene Strukturen sind **Weichteile und Facettengelenke.** Ligamente müssen auf ihre Integrität geprüft werden. Die Schwindelsymptome sind durch eine veränderte Propriozeption des Nackens erklärbar (➤ Abb. 12.1), es muss aber auch in Richtung eines durch den Aufprall ausgelösten **benignen paroxysmalen Lagerungsschwindels (BPLS)** gescreent werden. Auch okulomotorische Tests (➤ Abb. 12.2) machen Sinn, da der Patient über schneller ermüdende Augen klagt. Die Sehschärfe von Herr E. ist gut, als Lastwagenfahrer muss er diese regelmäßig überprüfen lassen. Der letzte Kontrolltermin beim Augenarzt war gerade vor einer Woche.

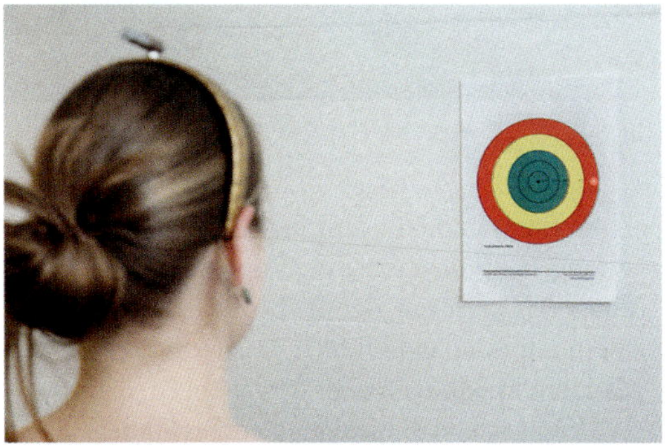

Abb. 12.1 Prüfung der Propriozeption der HWS mittels zervikalem Joint Position Error Test (JPET) [J806]

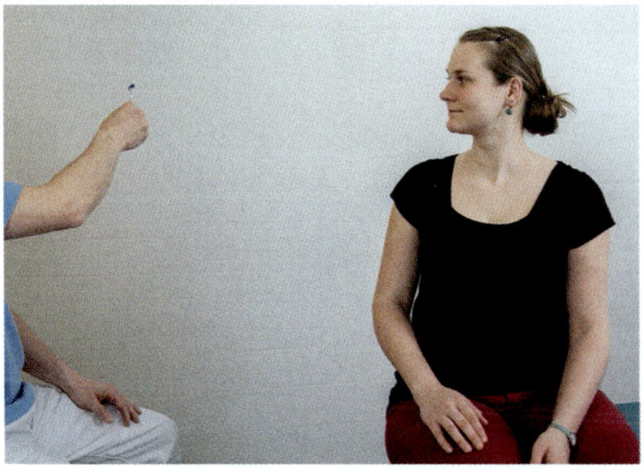

Abb. 12.2 Okulomotorik: Prüfung der Augenfolgebewegungen aus Rumpfrotation (Smooth Pursuit Neck Torsion Test, SPNT) [J806]

KLINISCHER HINTERGRUND

Klinisches Muster BPLS (posteriorer Bogengang, am häufigsten betroffen)

- Schwindelattacken beim Aufrichten/Hinlegen
- Latenz: 1–10 sec
- Dauer: 10–30 sec
- Abnahme der Schwindelintensität bei wiederholter Provokation
- Langsam an- und wieder abschwellende Schwindelintensität über 10–30 sec

PRAKTISCHER TIPP

Hallpike-Manöver

Die Hypothese eines BPLS kann vom erfahrenen Schwindeltherapeuten durch einen Screeningtest verifiziert werden, das sogenannte Hallpike-Manöver (➤ Abb. 12.3). Voraussetzungen dafür sind die Kontrollierbarkeit der Nackenschmerzen (Irritierbarkeit) und ein guter Allgemeinzustand des Patienten (Herz-Kreislauf, Bewegungsapparat). Für das diagnostische Manöver wird zudem eine Frenzel-Brille benötigt, damit ein zusammen mit dem Schwindel provozierter Nystagmus sichtbar gemacht bzw. vom Patienten durch visuelle Fixierung nicht unterdrückt werden kann.

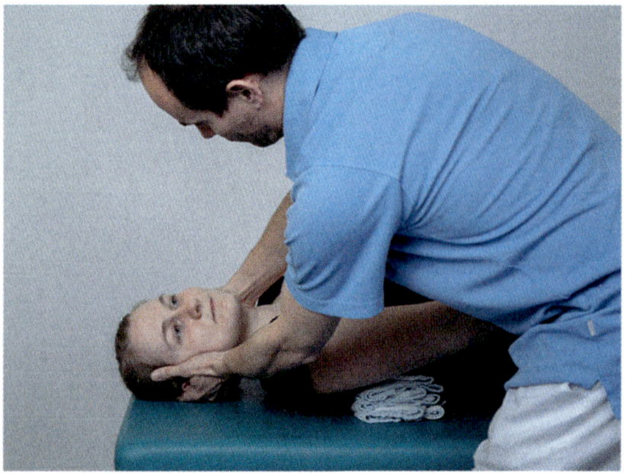

Abb. 12.3 Hallpike-Manöver: Untersuchung des rechten posterioren Bogengangs [J806]

WAS WÄRE, WENN …

… aus der Anamnese die Verdachtsdiagnose BPLS formuliert werden kann?

Als erstes muss die Diagnose durch einen Schwindelspezialisten (z. B. HNO-Arzt) verifiziert werden. Danach stehen dem geübten Schwindeltherapeuten verschiedene therapeutische Manöver zur Reposition der sich fälschlicherweise im Bogengang befindenden Otolithen zur Verfügung. Das Epley Manöver zeigt eine gute Wirksamkeit (Hilton und Pinder 2014; ➤ Abb. 12.4) und kann „modifiziert" auch als Selbstbehandlung angewendet werden.

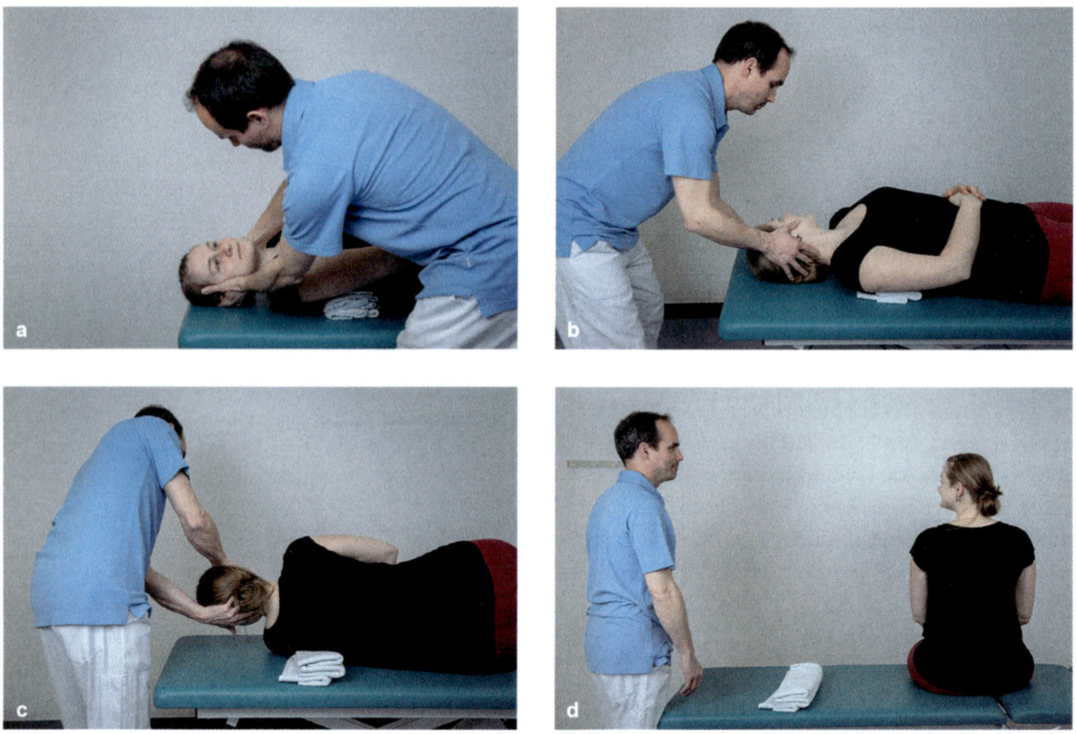

Abb. 12.4 Epley-Manöver für den rechten posterioren Bogengang [J806]

Definition

Pathomechanismus BPLS

Als Ursache des BPLS wird die Ablösung von Otokonien (aus Kalziumkarbonatkristallen bestehend) aus dem im Innenohr gelegenen Utriculus des Gleichgewichtsorgans angenommen. Mögliche Gründe dafür sind Traumata oder degenerative Prozesse. Wenn kleine Partikel davon (Otolithen) in die Bogengänge des Innenohrs gelangen, können diese bei Kopfbewegungen einen Sog auslösen, der die Bogengangsrezeptoren unphysiologisch reizt. Das Gehirn erhält dadurch Meldungen über Bewegungen, die im Widerspruch zu denjenigen anderer Sinnessysteme stehen. Dieser „Mismatch" führt zum Symptom Schwindel.

12.2.2 Evaluation des Gesundheitszustands nach ICF

Personenbezogene Faktoren

Herr E. arbeitet zu 100 % als Lastwagenfahrer bei einer Spedition, die ganz Europa bedient. Mit seiner Freundin lebt er zusammen in einer 3½-Zimmerwohnung. Als leidenschaftlicher Jogger nutzt Herr E. die Gelegenheit einer Laufrunde praktisch täglich, egal wo er sich gerade befindet. Er sei zufrieden mit sich und der Welt.

Umweltfaktoren

Langstreckenfahrten mit dem Lastwagen sind zum Teil etwas unbequem und führen auch ab und an zu Verspannungen. Herr E. gönnt sich aber dann eine Massage, damit kann er gut leben.

Funktions-/Strukturebene

Inspektion

Herr E. ist von schlanker Statur und großgewachsen. Er hat einen sportlichen Habitus. Seine BWS zeigt eine verstärkte Kyphose im oberen Bereich. Diese wird durch eine betonte HWS-Lordose kompensiert. Der Muskeltonus scheint allgemein eher hoch. M. sternocleidomastoideus und M. trapezius pars descendens zeichnen sich beidseits deutlich ab.

Schmerzangaben

Auf der Numeric Rating Scale (NRS) gibt Herr E. für die momentanen Schmerzen 4/10 an. Nach Lastwagenfahrten können diese auf 6/10 ansteigen wie auch beim endgradigen Drehen des Kopfes nach rechts. In der Nacht ist Herr E. schmerzfrei.

Aktive Bewegungen der Halswirbelsäule

Außer einem leichten „Ziehen" im Nacken ist die Flexion frei beweglich. Die meiste Bewegung findet in der mittleren HWS statt. Sowohl die Extension als auch die Rotation nach rechts sind leicht schmerzhaft eingeschränkt. Die Lateralflexion ist zu beiden Seiten durch die Spannung im jeweils kontralateralen M. trapezius pars descendens limitiert. Nach links wirkt sie etwas steifer und löst ein leichtes „Ziehen" im oberen Nacken rechts aus. Allgemein fällt auf, dass die oberen HWS-Abschnitte eher steif gehalten werden, während die mittleren viel Bewegung zulassen. Im Anschluss an die Testung spürt Herr E. ein leichtes, diffuses Schwindelgefühl.

Hypothesen

Die bewegungsrichtungsspezifische Schmerzprovokation lässt eine nozizeptiv-mechanische Störung vermuten. Da die obere HWS bei allen aktiven Bewegungen eher steif gehalten wird und Schwindelgefühle aufgetreten sind, fällt der Entscheid, im nächsten Schritt die Integrität der Bandstrukturen der oberen HWS zu überprüfen. Konkret betrifft dies das Lig. transversum atlantis, die Ligg. alaria und die Membrana tectoria.

Stabilitätstests der oberen HWS

Abgesehen von einer lokalen Druckdolenz bei der Grifffassung zeigt Herr E. keine Auffälligkeiten in den Tests (vergrößertes Bewegungsausmaß, auffälliges Bewegungsverhalten, Geräusche, Instabilitätssymptome, weniger fest-elastisches/fehlendes Endgefühl).

PRAKTISCHER TIPP

Stabilitätstests der oberen HWS

Sowohl bei der Anwendung als auch bei der Interpretation von Stabilitätstests der oberen HWS ist eine gewisse Vorsicht geboten.
Validität und Reliabilität der Testverfahren sind nicht restlos geklärt. Auch ist nicht bekannt, welches Risiko, bei vorhandener Instabilität, die Testung der hochzervikalen Strukturen birgt.
Obwohl der Sharp-Purser-Test (Lig. transversum atlantis) zu den am häufigsten angewendeten Tests zur Überprüfung der atlantoaxialen Stabilität gehört, ist seine Intra- und Interrater-Reliabilität unklar.
Bessere Gütekriterien weisen der seitliche Stresstest, der Rotationsstresstest (Ligg. alaria) und der obere zervikale Flexionstest auf (Osmotherly et al. 2012, Cattrysse et al. 1997). Testbatterien erhöhen möglicherweise die diagnostische Präzision (von Piekartz et al 2019).

Unilateraler, posterior-anteriorer Druck nach kranial anguliert auf Höhe C1 rechts provoziert die bekannten Schmerzen am deutlichsten (➤ Fall 14).

Herr E. zeigt in der Ausdauerfähigkeit seiner tiefen zervikalen Flexionsmuskulatur leichte Defizite. Beim kraniozervikalen Flexionstest (CCFT, ➤ Fall 14) ermüdet er ab der vierten Stufe nach sieben Sekunden.

Die aktive Reposition des Kopfes mit geschlossenen Augen aus endgradiger, aktiver Rechtsrotation zurück in die Neutralposition der Halswirbelsäule (JPET) gelingt Herr E. nur ungenügend (5° bzw. 8 cm Differenz).

PRAKTISCHER TIPP

Joint Position Error Test (JPET, ➤ Abb. 12.1)

Der JEPT misst den Gelenkspositionsfehler bei Nacken- und Schleudertraumapatienten. Eine Abweichung von mehr als 4,5° bzw. eine Differenz von mehr als 7 cm gilt als signifikant. Die Messung wird sechsmal wiederholt und der Durchschnittswert gebildet. Der Test zeigt eine gute Test-Retest-Reliabilität, aber nur eine geringe Korrelation mit der Schmerzstärke (de Vries et al. 2015).

Bei der Prüfung der Augenfolgebewegungen ermüdet Herr E. bereits nach fünf Bewegungen von den Augen her. Im Smooth Pursuit Neck Torsion Test (SPNT, ➤ Abb. 12.2) löst dieselbe Anzahl Bewegungen bei Rumpfrotation links zusätzlich leichte, diffuse Schwindelsymptome aus.

Aktivitätsebene

Im Neck Disability Index (NDI, ➤ Fall 14) gibt Herr E. folgende problemhafte Aktivitäten mit der entsprechenden Bewertung an:

- Heben von schweren Lasten: 1/5
- Lesen: 2/5
- Arbeiten: 1/5
- Autofahren: 2/5
- Freizeitaktivitäten: 2/5

Im Gesamtscore erreicht er 12 Punkte, was einer leichten Einschränkung entspricht.

Partizipationsebene

Herr E. wurde nach dem Unfall von seinem Hausarzt für eine Woche krankgeschrieben. Seither arbeitet er wieder zu 100 %. Bei Langstreckenfahrten müsse er wegen der Ermüdung der Augen etwas öfter Pausen einlegen. Sonst sei er aber wieder voll leistungsfähig. Auch das Joggen habe er wieder aufgenommen und fühle sich wieder zu achtzig Prozent fit (früher übliche tägliche Laufrunde ca. 40–45 min, aktuell wieder ca. 30 min schmerzkontrolliert möglich).

12.3 Zusammenfassung der Befunde

Die nachfolgenden Beschreibungen orientieren sich an den klassischen Hypothesenkategorien.

Pathobiologische Mechanismen

Auslöser der Beschwerden war ein Unfall. Falls Strukturen „verletzt" wurden, sind diese von der Wundheilungsphase her wieder dosiert belastbar (Proliferationsphase). Der primär dominante Schmerzmechanismus ist nozizeptiv-mechanisch, da die Schmerzen bei spezifischen Bewegungen auftreten und sich „on/off" verhalten. Ein Output-Mechanismus stellen die muskulären Verspannungen sowie der Schwindel dar. Letzterer wahrscheinlich bedingt durch propriozeptive Veränderungen im Nacken. Als beitragender Faktor ist die statische Belastung beim langen Sitzen auf Langstreckenfahrten mit dem Lkw zu sehen.

Quellen der Symptome

Als mögliche Quellen kommen die Gelenkskapseln der Facettengelenke am Kopf (C0/1 > C1/2 rechts) und myofasziale Strukturen (M. splenius capitis) infrage.

Dysfunktion

Eingeschränktes Sitzvermögen und schnellere Ermüdbarkeit der Augen beim Lastwagenfahren, Bewegungseinschränkung der HWS-Extension und -Rotation rechts und verminderte Propriozeption des Nackens

Vorsichtsmaßnahmen/Kontraindikationen

Strukturelle Läsionen konnten, soweit klinisch verifizierbar, ausgeschlossen werden. Die nach der Belastung aufgetretenen Schwindelsymptome (verzögerte Reaktion) deuten auf eine leichte Irritierbarkeit hin bzw. sind im Rahmen der Wundheilungsphase zu erklären (physiologische Belastbarkeit der betroffenen Gewebe noch nicht vollständig wiederlangt).

Beitragende Faktoren

Als beitragender Faktor ist das lange, statische Sitzen im Lkw zu betrachten.

12.4 Physiotherapeutische Zielsetzung

Wichtig ist es, gemeinsam mit dem Patienten das Problem zu definieren und konkrete/realistische Ziele zu vereinbaren. Hr. E versteht, dass er seine tiefen Nackenmuskeln für Haltung und Bewegung zu wenig aktiviert und dass diese schnell ermüden. Als „Sportler", der weiß, dass es ohne eigenes Dazutun nicht geht, ist er sehr motiviert, diese zu trainieren. Er fragt aktiv nach Selbstübungen, auch um diese auf seinen Fahrten im Ausland anwenden zu können. Letzteres ist auch der Grund, dass er nur alle zwei Wochen einen Physiotherapietermin wahrnehmen kann.

Konkrete Ziele:

- Eigenmanagement des Nackenproblems durch Übungen erlangen
- Uneingeschränktes Joggen über graduierten Trainingsaufbau erreichen
- Verbesserung der Ausdauerfähigkeit der tiefen Nackenflexoren und -extensoren gemessen an der Haltefähigkeit der Muskulatur
- Verbesserung der Propriozeption des Nackens über sensomotorisches Training mit dem Laserpointer und Augen-Kopf-Koordinationsübungen
- Verbesserung der allgemeinen Belastbarkeit gemessen mit funktionellen Tests für die HWS

Prognose

Herr E. zeigt keine Yellow Flags. Da sich das Problem bereits initial unter medikamentöser Therapie verbessert und Herr E. wieder seine normalen Aktivitäten aufgenommen hat, ist die Prognose gut. Außerdem ist er motiviert und besonders am Erlernen von Selbstmanagementstrategien interessiert.

Als Verlaufssymptome gelten die Beschwerden beim längeren Sitzen und Kopfdrehen nach rechts, als Verlaufszeichen die Leistung mit der Druck-Biofeedbackeinheit, Joint Position Error, Symptomreproduktion bei Augenfolgebewegungen und mit Therapieabschluss der NDI.

12.5 Physiotherapeutische Maßnahmen

Arbeitshypothese

Herr E. zeigt eine **segmentale Dysfunktion der Kopfgelenke** rechts (C0/1 betont). Diese wird durch die mangelnde muskuläre Ausdauer der segmentalen Muskeln und die verminderte Propriozeption der Halswirbelsäule begünstigt.

Im ersten Schritt wird Herr E. die Problematik erklärt, wie es dazu gekommen ist (was beim Unfall passiert ist, wie der Körper darauf reagiert hat), warum es weh tut und was dagegen gemacht werden kann. Außerdem werden ihm die verschiedenen Tests sowie deren Ergebnisse erklärt. Am wichtigsten ist die Zusammenfassung der Befunde für den Patienten am Ende der Untersuchung und die Rückfrage, ob er alles verstanden hat oder noch Fragen bestehen. Ziel ist es, mit jeder Beurteilung auch mögliche Lösungen aufzuzeigen und dem Patienten die Kontrolle über das Problem zuzugestehen, um unnötige Ängste zu vermeiden.

Da Herr E. nur alle zwei Wochen in die Therapie kommen kann, wird mit ihm in der ersten Sitzung ausschließlich die selektive Aktivierung der tiefen Nackenflexoren (➤ Fall 14) und -extensoren geübt, mit dem Ziel, dies selbständig zuhause und auf Reisen zu trainieren. Die auch für den Patienten merkliche Verbesserung der HWS-Rotation nach rechts im Anschluss spricht für die Übungswahl.

In der zweiten Sitzung (Woche fünf nach Unfall) war die Einschränkung beim Kopfdrehen nach rechts kein Thema mehr. Beim forcierten Bewegen des Kopfes nach oben war noch ein leichtes „Klemmen" im oberen Nacken rechts spürbar. Herr E. sei sich dessen seit der Testung bewusst und habe die Bewegung deshalb immer wieder geübt. Auch das Joggen ginge bereits wieder besser (> ½ h ohne Probleme). Nach wie vor spüre er noch eine schnellere Ermüdbarkeit der Augen. Schwindelgefühle seien seit der letzten Sitzung keine mehr aufgetreten.

Da eine Probebehandlung mit posterior-anterioren Gleitbewegungen auf C1 rechts die Extension deutlich verbesserte, wurde Herrn E. eine Atlas-Automobilisationstechnik gezeigt. Zusätzlich erlernt er das Üben der HWS-Propriozeption mit einem Laserpointer (➤ Abb. 12.1). Davon war Herr E. so begeistert, dass er selbst ein Übungsgerät konstruieren wollte, um damit zuhause trainieren zu können.

In der dritten Sitzung war Herr E. beschwerdefrei. Er hatte ein Übungsgerät konstruiert und damit regelmäßig geübt. Alle Befunde hatten sich normalisiert. Der NDI wurde noch einmal erhoben und die Progression der Kräftigungsübungen für die Nackenflexoren und -extensoren angeraten.

Weiterführende Therapie

Herrn E. wurde empfohlen, die Übungen zwei- bis dreimal pro Woche selbständig weiterzuführen und sein Jogging-Pensum weiter schrittweise zu steigern. Die Therapie wurde beendet, der Patient kann sich bei Bedarf melden. Auf die Frage, was Herrn E. am meisten geholfen habe, antwortete er: die Erklärung, dass ein Schleudertrauma dasselbe sei wie eine Verstauchung, und das Trainieren seiner Nackenmuskeln. Letzteres sei analog dem Jogging zu einem festen Bestandteil seiner täglichen Routine geworden.

Assessments sieben Wochen nach Unfall

Die Ergebnisse der Assessments zu Therapiebeginn und bei Therapieabschluss (nach vier Wochen/drei Therapiesitzungen) zeigt ➤ Tab. 12.3.

12.6 Evidenzbasierte Zusammenfassung

Die australischen „Guidelines for the management of acute whiplash-associated disorders for health professionals, third edition 2014" empfehlen folgende Behandlungen:

- Instruktion, aktiv zu bleiben und alltägliche Aktivitäten weiterzuführen, bei Bedarf modifizieren
- Beruhigung: ernst nehmen, informieren, aufklären, ermutigen
- Förderung von Selbstmanagement und Eigenständigkeit
- Nackenübungen (Beweglichkeit, Muskelrekrutierung, posturale Ausdauer, Kräftigung)
- Medikamentöse Schmerzkontrolle

Tab. 12.3 Assessments

Assessment	Therapiebeginn	Therapieabschluss
NRS	• 4/10 momentan • 6/10 bei langer Lkw-Fahrt/Kopfdrehung nach rechts	0/10
NDI	12 Punkte (leichte Einschränkung)	4 Punkte (keine Einschränkung)
ROM Extension/Rotation rechts	Leicht schmerzhaft	Frei
Unilateraler posterior-anteriorer Druck C1 rechts	Schmerzreproduktion	Lokale Empfindlichkeit
CCFT	Ab vierter Stufe 7 sec	Alle Stufen 10 sec
SPNT (Rumpfrotation links)	Schwindelsymptome	Symptomfrei
JPET rechts	5°/8 cm Differenz	2,5°/4 cm Differenz, entspricht linker Seite

Ergänzend werden bei Ansprechen auf die Therapie (mind. 10-prozentige Verbesserung auf der VAS und im NDI) manuelle Therapie, thorakale Manipulation, Akupunktur, Dry Needling und kinesiologisches Taping empfohlen. Dasselbe gilt für Behandlungsoptionen, bei denen die Evidenz nicht bekannt ist.

Nicht empfohlen werden:

- Schonen > vier Tage
- Halskrause
- Antikonvulsiva, Antidepressiva und Muskelrelaxanzien
- Botulinumtoxin vom Typ A
- Intraartikuläre und intrathekale Steroidinjektionen
- Pulsed Eletromagnetic Treatment (PEMT) (State Insurance Regulatory Authority 2014)

Bei anhaltenden Beschwerden (> 3 Mon.) empfiehlt sich gemäß Leitfaden für die klinische Praxis von Bussieres et al. (2016) angeleitetes Training mit Beratung oder nur Beratung (WAD Grad I–II).

LITERATUR

Bussieres, A. E. et al. (2016). The Treatment of Neck Pain-Associated Disorders and Whiplash-Associated Disorders: A Clinical Practice Guideline. J Manipulative Physiol Ther, 39, 523–564 e27.

Cattrysse, E. et al. (1997). Upper cervical instability: are clinical tests reliable? Man Ther, 2, 91–97.

De Vries. J. et al. (2015). Joint position sense error in people with neck pain: A systematic review. Man Ther, 20, 736–44.

Hilton, M. P., Pinder, D. K. (2014). The Epley (canalith repositioning) manoeuvre for benign paroxysmal positional vertigo. Cochrane Database Syst Rev, CD003162.

Myrtveit, S. M. et al. (2013). What characterizes individuals developing chronic whiplash?: The Nord-Trondelag Health Study (HUNT). J Psychosom Res, 74, 393–400.

Nordin, M. et al. (2008). Assessment of neck pain and its associated disorders: results of the Bone and Joint Decade 2000–2010 Task Force on Neck Pain and Its Associated Disorders. Spine (Phila Pa 1976), 33, S101–22.

Oka, H. et al. (2015). Risk Factors for Prolonged Treatment of Whiplash-Associated Disorders. PLoS One, 10, e0132191.

Osmotherly, P. G., Rivett, D. A., Rowe, L. J. (2012). Construct validity of clinical tests for alar ligament integrity: an evaluation using magnetic resonance imaging. Phys Ther, 92, 718–25.

State Insurance Regulatory Authority: Guidelines for the management of acute whiplash-associated disorders – for health professionals. Sydney: third edition 2014.

Taylor, A. J., Kerry, R. 2010. A 'system based' approach to risk assessment of the cervical spine prior to manual therapy. Int J Osteopath Med, 13, 85–93.

Von Piekartz, H. et al. (2019). Diagnostic accuracy and validity of three manual examination tests to identify alar ligament lesions: results of a blinded case-control study. J Man Manip Ther, 27, 83–91.

Walton, D. M. et al. (2013). Risk factors for persistent problems following acute whiplash injury: update of a systematic review and meta-analysis. J Orthop Sports Phys Ther, 43, 31–43.

FALL

13

Balz Winteler

Instabilität der Halswirbelsäule (HWS)

Leitsymptom: Nackenschmerzen – Ausstrahlungen – +/- neurologische Symptome

schwer

Definition

Instabilität

Unter dem Begriff „Instabilität" wird ganz Unterschiedliches verstanden. Das ist nicht nur in der Kommunikation mit anderen Berufsgruppen zu berücksichtigen, sondern vor allem auch im Gespräch mit dem Patienten. Grundsätzlich soll mit dem Begriff „Instabilität" behutsam umgegangen werden, um nicht unnötige Ängste zu schüren.

Strukturelle Instabilitäten der HWS:
- Ossär
- Ligamentär (➤ Fall 12)
- Spondylolisthesis
- Hypermobilität

Funktionelle Instabilitäten der HWS:
- Insuffizienz der tiefen segmentalen Muskeln mit segmentalem „Give" (segmentale Knick-/Stufenbildung) statisch/dynamisch (➤ Abb. 13.1)
- Bewegungskontrolldysfunktion (➤ Fall 4)
- Propriozeptive Schwierigkeiten der Halswirbelsäule

13.1 Vorgeschichte

Herr C., 57 Jahre alt und Elektroinstallateur, kommt mit einem steifen und schmerzhaften Nacken mit Ausstrahlungen bis über die rechte Schulter in die Physiotherapie. Vor zwei Wochen ist er bei der Arbeit von der Bockleiter gerutscht und hat sich dabei den Nacken an einer Stufe der Leiter angeschlagen. Ein Arbeitskollege fuhr ihn mit dem Auto in eine naheliegende Notfallpraxis. Dort wurde eine Computertomografie (CT) der HWS gemacht und Herr C. mit Medikamenten und einer Halskrause versorgt. Eine Fraktur konnte ausgeschlossen werden. Die CT zeigte degenerative Veränderungen der HWS. Diese und ein Wirbelgleiten wurden bereits vor fünf Jahren im Rahmen einer arbeitsbelastungsbedingten Nackenschmerz-Exazerbation diagnostiziert. Der Orthopäde riet damals von einer Operation ab und verordnets Physiotherapie. Damit und mit selbständigem, regelmäßigem Weiterführen seines Heimprogramms hatte Herr C. sein Nackenproblem bis zum Unfall vor zwei Wochen im Griff.

Aktuell spürt Herr C. neben den Nackenschmerzen ein dumpfes Ziehen bis über die rechte Schulter, das

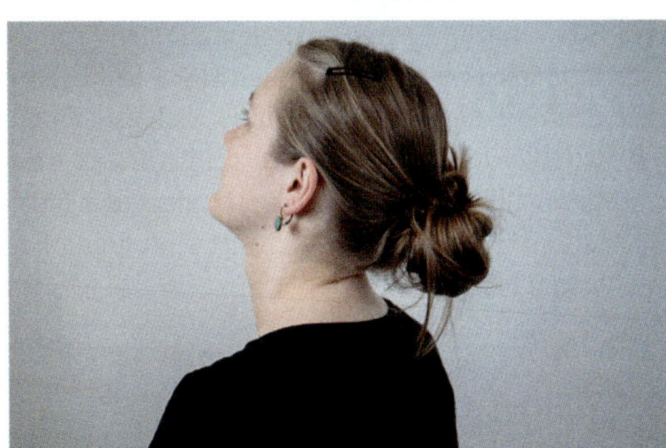

Abb. 13.1 Segmentaler „Give" bei aktiver Extension der Halswirbelsäule [J806]

neu ist. Das erste Mal hatte er das Ziehen am Tag nach dem Leitersturz bemerkt. Seither ist es in unregelmäßigen Abständen mal mehr, mal weniger präsent. Herr C. gibt an, seine Arbeit noch nicht wieder aufgenommen zu haben. Jedes Mal, wenn er den Kopf nach oben hebt, empfindet er seinen Nacken als zu schwach, um das Gewicht seines Kopfes halten zu können.

In diesem Fallbeispiel werden folgende Fragen analysiert und beantwortet:

- Was wird unter einer „Instabilität" verstanden?
- Wann gehört eine Instabilität in physiotherapeutische Hände, wann nicht?
- Wie präsentiert sich das klinische Bild der Beschwerden und was sind geeignete Tests und Assessments?
- Welches sind die evidenzbasierten Behandlungsstrategien und wie sieht die Prognose aus?

13.2 Untersuchungsbefunde

13.2.1 Medizinische Befunde

Herr C. suchte wegen des Schwächegefühls im Nacken letzte Woche erneut seinen Orthopäden auf. Dieser verglich die aktuelle Bildgebung mit derjenigen von vor fünf Jahren und stellte keine Veränderung fest, veranlasste aber wegen des bekannten Wirbelgleitens eine neue Funktionsaufnahme. Den schriftlichen Befundbericht davon hat Herr C. mit dabei. Von seinem Orthopäden wurde er mit Reservemedikamenten versorgt und in die Physiotherapie weiterverwiesen. Auf der ärztlichen Verordnung zur Physiotherapie steht: „muskuläre Stabilisation bei Status nach HWS-Kontusion und bekannter degenerativer Spondylolisthesis C4/5".

Herr C. leidet unter erhöhtem Blutdruck und nimmt deshalb Medikamente ein. Damit ist der Blutdruck stabil (125/85 mmHg). Sonst sind keine Erkrankungen bekannt.

13.2.2 Physiotherapeutische Anamnese

Herr C. gibt an, über Jahre immer wieder einmal unter Nackenbeschwerden gelitten zu haben. Häufig traten Steifigkeit und/oder Schmerzen im Nacken am Tag nach längerer Belastung mit viel Über-Kopf-Arbeit auf. Dies führte jeweils zu Schonverhalten für drei bis vier Tage. Seit der arbeitsbelastungsbedingten Nackenschmerz-Exazerbation vor fünf Jahren hat Herr C. seine Arbeitsweise angepasst und vermeidet langes Über-Kopf-Arbeiten. Mit Physiotherapie hat Herr C. nicht nur im Zusammenhang mit seiner Nackenproblematik gute Erfahrungen gemacht. Vor zehn Jahren war er in Behandlung wegen eines Tennisellenbogens und ist seither beschwerdefrei.

Gibt es mögliche Red Flags?

Der traumatische Auslöser der Beschwerden legt nahe, dass empfindliche Strukturen im Bereich der HWS in Mitleidenschaft gezogen wurden. Dazu gehören Facettengelenke (Gelenkkapseln), Bandscheiben, Ligamente, Wirbelkörper, Nerven und Gefäße.

Herr C. zeigt keine Symptome für eine Instabilität der oberen Halswirbelsäule (➤ Fall 12). Abgesehen von einem leicht flauen Gefühl im Magen beim Nachoben-Schauen (schmerzassoziiert) verneint er andere Symptome, die auf eine Verletzung der A. vertebralis hindeuten könnten (➤ Fall 12). Im ventrolateralen Bereich der rechten Schulter/des rechten Oberarms gibt Herr C. eine Dysästhesie an. Symptome einer zervikalen Myelopathie liegen nicht vor.

⚠ **VORSICHT**

Zervikale Myelopathie

Mögliche Symptome (Kalsi-Ryan, Karadimas und Fehlings 2013, Badran et al. 2018):

- Taube und/oder „ungeschickte" Motorik der Hände
- Schwäche
- Bilaterale Armparästhesien
- Gangbeeinträchtigung, Gleichgewichtsstörungen, Stürze und/oder Lhermitt-Phänomen (durch Beugung des Nackens ausgelöste elektrifizierende Schmerzen entlang des Rückens)
- Gesteigerter/häufigerer Harndrang und Harninkontinenz

Aufgrund der Schilderung einer veränderten Berührungsempfindung im Bereich der rechten Schulter/des rechten Oberarmes, des Wissens über eine Spondylolisthesis C4/5 und dem traumatischen Auslöser der Beschwerden vor zwei Wochen fällt der Entscheid, als Erstes eine gründliche neurologische Untersuchung durchzuführen.

Erste Hypothesen

Die Schilderung des Unfallhergangs und der Symptome lässt keine abschließende Beurteilung über die Lokalisation der Verletzung zu. Eine Differenzierung ist besonders hinsichtlich oberer (ligamentäre Strukturen) und mittlerer (Spondylolisthesis C4/5) HWS wichtig. Dies muss in der physischen Untersuchung weiter eruiert werden. Der traumatische Auslöser der Beschwerden macht eine Nozizeption mehrerer Strukturen wahrscheinlich. Eine Beteiligung des Nervensystems ist möglich und verlangt eine gründliche neurologische Untersuchung und engmaschige Verlaufskontrolle.

WAS WÄRE, WENN ...

... der Patient in der Anamnese mögliche Symptome einer Myelopathie äußert?

Es ist möglich, dass sich strukturelle Pathologien in der Zeit zwischen dem ärztlichen Kontakt und der ersten Physiotherapiesitzung verschlechtern und der Patient sich anders präsentiert als erwartet. Schildert er neue Symptome, die auf eine Beteiligung des Nervensystems hindeuten, ist umgehend der zuweisende Arzt zu informieren. Mit einer schnellen medizinischen Diagnostik und Intervention kann weiterer Schaden vermieden werden. Ist die Neurologie abgeklärt und stabil, kann bei entsprechender Indikation physiotherapeutisch weitergearbeitet werden (➤ Fall 16). Es gilt, die Neurologie engmaschig zu kontrollieren und entsprechende Vorsichtsmaßnahmen umzusetzen.

13.2.3 Evaluation des Gesundheitszustands nach ICF

Personenbezogene Faktoren

Herr C. arbeitet zu 100 % als Elektroinstallateur und technischer Leiter in einem Elektroinstallationsunternehmen. Er lebt mit seiner Frau zusammen in einer 4½-Zimmer-Wohnung. Seine beiden Kinder, eine 27-jährige Tochter und ein 25-jähriger Sohn, sind bereits früh von zu Hause ausgezogen. Seit einem halben Jahr ist Herr C. Großvater von einem Mädchen. Seine Enkeltochter bereitet ihm viel Freude. Er ist leidenschaftlicher Jasser und verabredet sich regelmäßig mit seinen Jass-Kollegen. Einmal pro Woche turnt Herr C. bei den Senioren im Turnverein mit. Die Sache mit dem Nacken beschäftigt ihn ziemlich. Er ist unsicher, ob er seinen Job noch bis zur Pensionierung ausführen kann.

Umweltfaktoren

Ein Großteil der Arbeit von Herr C. findet über dem Kopf statt. Seit der Nackenschmerz-Exazerbation vor fünf Jahren achtet er bewusst auf eine gute Nacken-Ergonomie und richtet sich auf der Bockleiter entsprechend ein. Dies hatte er in der Physiotherapie gelernt. Allgemein stellt Herr C. fest, dass bei der Arbeit alles immer schneller gehen muss und die Qualität darunter leidet.

Funktions-/Strukturebene

Inspektion

Herr C. ist von mittelgroßer und eher kräftiger Statur. Er hält seinen Nacken in einer Streckhaltung (abgeflachte Lordose). Zudem ist ein leichter Shift nach rechts feststellbar. Der rechte Schultergürtel steht tiefer als der linke. Dadurch wirkt der rechte M. trapezius pars descendens „langgezogener“ und hypotoner als der linke. Eine assistierte Korrektur der Schultergürtelstellung wirkt entlastend.

Schmerzangaben

Auf der Numeric Rating Scale (NRS) gibt Herr C. momentan Schmerzen von 4/10 an. Beim Nach-oben-Schauen können diese auf 7/10 ansteigen. In der Nacht erwacht Herr C. zwei- bis dreimal wegen der Schmerzen. Er muss jeweils die Position ändern und kann dann wieder einschlafen. Seit fünf Jahren schläft Herr C. auf einem Spezialkissen mit Nackenunterstützung.

Neurologische Untersuchung

Bei der Prüfung der Berührungsempfindung mit einem Wattebausch zeigt Herr C. eine Dysästhesie im Bereich des rechten ventrolateralen Oberarms. Die Sensibilität ist vorhanden, es fühle sich „rechts einfach etwas dumpfer an als links“. Bei der Testung der Kennmuskeln fällt bei der Schulterabduktion gegen Widerstand rechts eine Schwäche auf, wobei Schmerzhemmung nicht ausgeschlossen werden kann. Dasselbe gilt für die Schultergürtel-Elevation. Der Radius-Periost-Reflex ist auf der rechten Seite etwas weniger gut auslösbar. Babinski-Reflex und Klonus-Test sind beidseits negativ.

KLINISCHER HINTERGRUND

Klonus-Test

Beim Klonus-Test wird der Vorfuß des Patienten mit einer schnellen Bewegung nach oben gezogen. Reagiert die Wadenmuskulatur mit einer kleinen, wiederholten Kontraktion (Klonus), gilt der Test als positiv.

Da die neurologische Untersuchung Befunde zeigt, fällt der Entscheid, telefonische Rücksprache mit dem Orthopäden von Herrn C. zu halten. Dieser rät, noch abzuwarten. Herr C. soll während der nächsten Tagen zusätzlich Reservemedikamente zu den fest verordneten Medikamenten einnehmen. Sollte sich die Neurologie trotzdem weiter verschlechtern, soll er direkt bei ihm vorstellig werden.

Die verbleibende Therapiezeit wird genutzt, um ein Entlastungstape für den Plexus brachialis anzubringen (➤ Abb. 13.2) und Herrn C. Verhaltensregeln im Umgang mit seinen neurologischen Symptomen zu instruieren. Das Tape empfindet Herr C. als sehr entlastend und angenehm. Ein nächster Termin wird für den kommenden Tag vereinbart.

Da sich die neurologischen Befunde am nächsten Tag unverändert präsentieren und sich die Schmerzsituation leicht verbessert hat, wird die körperliche Untersuchung weiter vervollständigt.

Aktive Beweglichkeit der HWS

Die Extension ist schmerzlimitiert. Auffällig ist ein segmentaler „Give" im Bereich der mittleren HWS. Die in ihren Endpositionen über zehn Sekunden gehaltenen Rotationen sind unauffällig (keine Symptome für eine A.-vertebralis-Pathologie, ➤ Fall 12).

Unter Anleitung ist es Herrn C. möglich, den „Give" bei der Extension zu kontrollieren. Diese ist dadurch weniger schmerzhaft und zeigt ein größeres Bewegungsausmaß (➤ Abb. 13.3).

PRAKTISCHER TIPP

Segmentale Kontrolle bei aktiver Extension

Zuerst drückt der Patient den Dornfortsatz des betroffenen Wirbels sanft gegen seine Fingerkuppe. Dann extendiert er die HWS im schmerzfreien Bereich bis an den Punkt, wo er den Kontakt zwischen Dornfortsatz und Fingerkuppe gerade noch kontrollieren kann. Tipp: Bei großen Schwierigkeiten kann auch in flektierter Position gestartet und nur bis zur Neutralposition der Halswirbelsäule bewegt werden. Falls möglich, sollte die Bewegung fünfzehnmal wiederholt und dreimal am Tag geübt werden.

Hypothesen

Die bewegungsrichtungsspezifische Schmerzprovokation sowie die bekannte Spondylolisthesis lassen eine mechanische Störung vermuten. Aufgrund der neurologischen Untersuchung scheint das Neuroforamen C4/5 rechts beziehungsweise die Nervenwurzel C5 mit involviert zu sein.

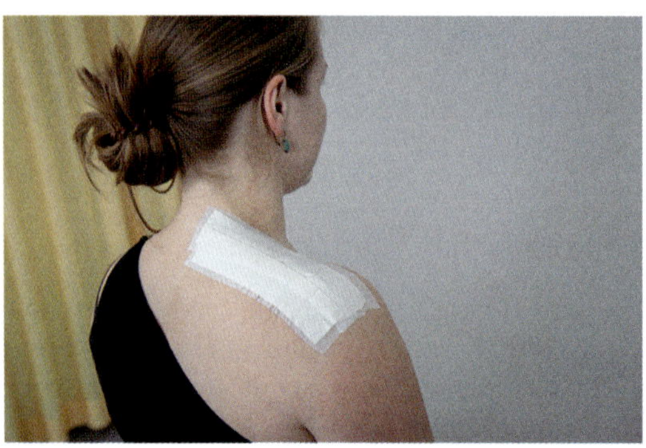

Abb. 13.2 Entlastungstape für den Plexus brachialis: hier rechts [J806]

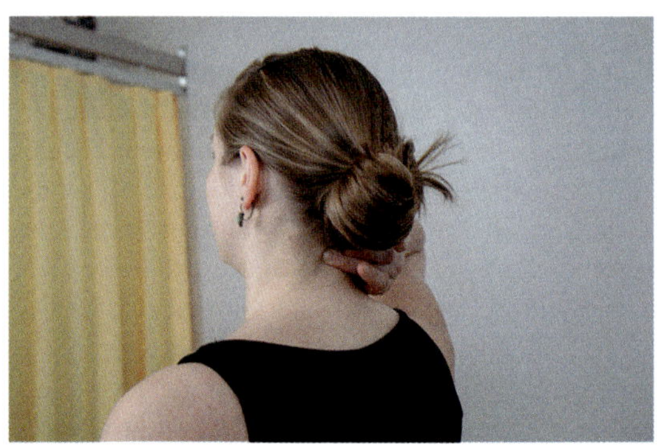

Abb. 13.3 Selbstkontrolle eines segmentalen „Give" bei aktiver Extension der Halswirbelsäule [J806]

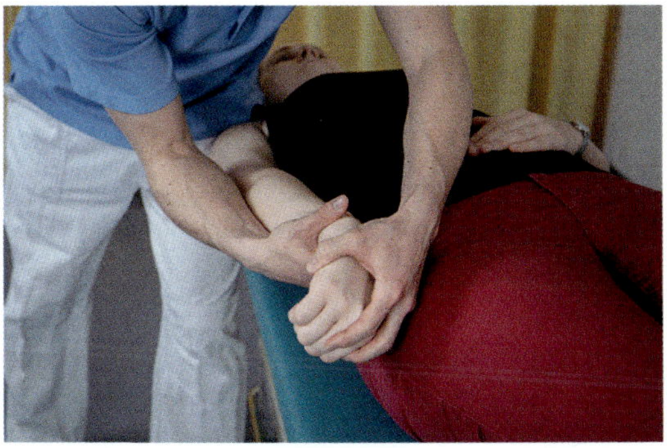

Abb. 13.4 ULNT2b: hier rechts [J806]

Stabilitätstests der oberen HWS

Abgesehen von einer lokalen Druckdolenz bei der Grifffassung zeigt Herr C. keine Auffälligkeiten in den Tests (➤ Fall 12).

Neurodynamische Tests

Im Upper Limb Neurodynamic Test (ULNT) 2b rechts lässt sich der Schulterschmerz von Herrn C. bei einem Ellenbogenextensionsdefizit von 20° reproduzieren und über die Hand neural differenzieren (links schmerzfreie volle Ellenbogenextension und Innenrotation des Armes, ➤ Abb. 13.4).

Passive segmentale Beweglichkeit

Bei der Prüfung der passiven segmentalen Beweglichkeit durch Passive Physiological Intervertebral Movements (PPIVM) fallen bei der Extension auf Höhe C4/5 eine Hypermobilität und deutliche lokale Empfindlichkeit auf.

Kraniozervikaler Flexionstest (CCFT, ➤ Fall 14)

Herr C. zeigt in der Ausdauerfähigkeit seiner tiefen zervikalen Flexionsmuskulatur deutliche Defizite. Vor allem in den unteren Stufen (1–3) ermüdet er schnell (Mühe, die Spannung länger als 5 sec zu halten).

Joint Position Error Test (JPET, ➤ Fall 12)

Bei der Repositionierung des Kopfes aus Rechtsrotation zeigt Herr C. eine Differenz von 8 cm, aus Linksrotation von 5 cm.

Aktivitätsebene

Im Neck Disability Index (NDI, ➤ Fall 14) gibt Herr C. folgende Bewertungen an:

- Schmerzintensität: 3/5
- Persönliche Versorgung: 1/5
- Heben: 4/5
- Lesen: 3/5
- Kopfschmerzen: 1/5
- Konzentration: 1/5
- Arbeit: 5/5
- Autofahren: 3/5
- Schlafen: 3/5
- Freizeit: 4/5

Im Gesamtscore erreicht er 28 Punkte, was starken Einschränkungen entspricht (56 % Behinderung im Alltag, ➤ Fall 14).

Partizipationsebene

Herr C. ist seit dem Unfall vor zwei Wochen zu 100 % krankgeschrieben. Vom Turnen hat er sich bis auf Weiteres abgemeldet.

13.3 Zusammenfassung der wichtigsten Befunde

Die nachfolgenden Beschreibungen orientieren sich an den klassischen Hypothesenkategorien.

Pathobiologische Mechanismen

Auslöser der aktuellen Beschwerden war ein Unfall. Neurale Strukturen können von der Wundheilungsphase her noch in der Entzündungsphase sein (zwei bis drei Wochen) und bedürfen besonderer Aufmerksamkeit (Irritierbarkeit, engmaschige Kontrolle der Neurologie). Andere betroffene Gewebe sind wieder dosiert belastbar (Proliferationsphase). Der primär dominante Schmerzmechanismus ist sowohl nozizeptiv-mechanisch (lokale Schmerzen) als auch peripher-neurogen (geleitete Schmerzen).

Quellen der Symptome

Als lokale Schmerzquellen kommen Strukturen des Bewegungssegmentes C4/C5 infrage (Facettengelenke, Bandscheibe, Weichteile), für die geleiteten Symptome neurale Strukturen (Nervenwurzel C5).

Dysfunktion

Positive Neurologie und Neurodynamik, schmerzlimitierte Extension der HWS, segmentaler „Give“ bei aktiven und passiven Bewegungen, muskulär insuffiziente segmentale Stabilisierungsfähigkeit, propriozeptive Schwierigkeiten der HWS und Arbeitsunfähigkeit.

Vorsichtsmaßnahmen/Kontraindikationen

Positive Neurologie und bekannte Spondylolisthesis.

Beitragende Faktoren

Degenerative Veränderungen der HWS, chronische/arbeitsbezogene Nackenproblematik, Arbeitshaltung (über Kopf) und Stress bei der Arbeit.

Gedanken des Patienten über das Problem

Eine gewisse Verunsicherung, ob der Job noch bis zur Pensionierung möglich ist.

13.4 Physiotherapeutische Zielsetzung

Herr C. versteht, dass er seinen gereizten Nerv entlasten und neurologische Symptome regelmäßig kontrollieren muss (Berührungsempfindung, Schwäche, eine mögliche Ausbreitung der Symptome in die Peripherie). Ihm ist klar, dass sein Problem primär mit aktiver Therapie angegangen werden muss. Die ersten Behandlungstermine werden deshalb engmaschig gesetzt.

Ziele

- Wiedererlangen des aktiven Eigenmanagements der Nackenproblematik
- Segmentale muskuläre Stabilisation
- Verbesserung der Ausdauerfähigkeit der tiefen Nackenflexoren
- Verbesserung der Propriozeption der HWS
- Allgemeiner Aufbau der Belastbarkeit
- Aufnahme der Arbeitstätigkeit
- Wiederaufnahme des Turnens
- Vermeiden von Verschlechterungen neurologischer Zeichen

Prognose

Positiv zu werten sind die guten Erfahrungen mit der Physiotherapie und übungsbasiertem Eigenmanagement sowie die Motivation des Patienten. Negative Einflussfaktoren sind die neurale Beteiligung, die strukturellen Veränderungen an der HWS und die Belastungen bei der Arbeit.

13.5 Physiotherapeutische Maßnahmen

Arbeitshypothese

Herr C. zeigt eine **segmentale Dysfunktion** C4/C5 rechts **mit neuraler Beteiligung** (Nervenwurzel C5). Die segmentale Dysfunktion ist primär funktioneller

Natur (muskulär insuffiziente segmentale Stabilisierung), hat aber auch einen strukturellen Anteil (milde degenerative Spondylolisthesis).

In der zweiten Sitzung wird mit Herrn C. die segmentale Stabilisation C4 als Selbsttraining für zuhause eingeübt.

Die auch für den Patienten merkliche Verbesserung der HWS-Extension im Anschluss spricht für die Übungswahl. Herr C. bringt sein vor fünf Jahren angeschafftes Spezial-Nackenkissen mit in die Physiotherapie. Wenn er sich darauflegt, fällt auf, dass die Nackenstütze des Kissens seine HWS in eine Hyperlordose drückt. Herrn C. wird geraten, im Moment auf das Spezialkissen zu verzichten und auf einem normalen und nicht zu dicken Kissen zu schlafen.

In der dritten Sitzung berichtet Herr C., dass das Weglassen des Spezialkissens „Wunder" bewirkt habe. Er könne wieder normal durchschlafen. In der Therapie und den folgenden Sitzungen wird weiter die segmentale Stabilisation und selektive Aktivierung der tiefen Nackenflexoren (➤ Fall 14) geübt. Da Herr C. sehr gut auf das Entlastungs-Tape reagiert, wird seine Ehefrau geschult, dieses zuhause ihrem Ehemann in Eigenregie anzulegen. Die Frequenz der Therapiesitzungen wird auf zweimal pro Woche reduziert.

In der fünften Sitzung zeigt die neurologische Untersuchung normale Befunde (keine Missempfindung, Schwäche oder Reflexminderung). Die aktive HWS-Extension hat sich hinsichtlich Bewegungsqualität und -umfang deutlich verbessert. Endgradig ist sie jedoch noch eingeschränkt und schmerzhaft.

Vier Wochen nach dem Unfall nimmt Herr C. seine Arbeit mit einem Pensum von 20 % wieder auf. Sein Orthopäde hatte sich auf Anregung der Physiotherapie und Wunsch von Herr C. beim Arbeitgeber für einen graduierten Arbeitswiedereinstieg stark gemacht. Von Über-Kopf-Arbeiten ist Herr C. vorläufig freigestellt. Die Steigerung der Arbeitsfähigkeit auf 50 % ist in zwei Wochen, auf 100 % in einem Monat geplant.

Der Fokus der Therapie liegt jetzt auf dem sensomotorischen Training der HWS und der Wiederaufnahme des früheren Heimprogramms. Dieses wird gemeinsam durchgespielt und, wo nötig, angepasst. Herr C. freut sich, endlich wieder „trainieren" zu können.

In der achten Sitzung präsentiert sich Herr C. beschwerdefrei. Die Arbeitswiederaufnahme sei geglückt. Er hält sich konsequent an die Nacken-Ergonomie von vor dem Unfall, damit funktioniert es gut. Herr C. kann wieder uneingeschränkt nach oben schauen, und der Nacken fühlt sich deutlich gestärkt an. Die neurologische Untersuchung zeigt weiterhin normale Befunde und der ULNT2b ist beidseits gleich. Einzig die aktive HWS-Extension bleibt endgradig leicht eingeschränkt und schmerzhaft.

Weiterführende Therapie

Im Sinne der **Rezidivprophylaxe und Sekundärprävention** wird mit Herrn C. bis zur Wiedererlangung der Partizipation (berufliche und sportliche Reintegration) physiotherapeutisch weitergearbeitet. Im Verlauf der Behandlung nimmt der Physiotherapeut unterschiedliche Rollen ein. Seine Expertise kann er als Aufklärer, Behandler, Anleiter, Motivator, Begleiter und Coach einsetzen. Das biopsychosoziale Gesundheitsverständnis leitet sein Handeln.

Nach 14 Sitzungen (neun Wochen nach dem Unfall) wird die Therapie beendet. Herr C. hat seine alte Leistungsfähigkeit wiedererlangt. Auf die Frage, was ihm am meisten geholfen habe, antwortet er, dass er seine Problematik schnell selbst wieder in den Griff bekommen habe. Zudem empfand er die Unterstützung in Bezug auf die Wiederaufnahme des Arbeitspensums ebenso hilfreich wie die wertvollen Tipps der Physiotherapie.

Assessments nach neun Wochen

Die Ergebnisse der Assessments zu Therapiebeginn und bei Therapieabschluss sind in der folgenden Tabelle dargestellt (➤ Tab. 13.1).

13.6 Evidenzbasierte Zusammenfassung

Zur Behandlung der degenerativen zervikalen Spondylolisthesis existieren keine Guidelines (Jiang, Jiang und Dai 2011). Als Operationsindikation gilt eine Spondylolisthesis mit radiologisch nachgewiesener Instabilität (> 2 mm) und/oder Rückenmarkskom-

Tab. 13.1 Assessments

Assessment	Therapiebeginn	Therapieabschluss
NRS	• 4/10 momentan • 7/10 beim Nach-oben-Schauen	• 0/10 • 0/10
NDI	28 Punkte (starke Einschränkung)	3 Punkte (keine Einschränkung)
Neurologie	Dysästhesie, Schwäche, Reflexminderung C5	Normale Befunde
Neurodynamik	ULNT2b rechts: Schulterschmerz 5/10 neural differenzierbar bei 20° Ellenbogenextensionsdefizit	Schmerzfrei, volle/seitengleiche Ellenbogenextension und Arm-Innenrotation
Aktive HWS Extension	Schmerzlimitiert, segmentaler „Give"	Gute segmentale Kontrolle, endgradig leicht eingeschränkt und schmerzhaft
E-PPIVMs	Hypermobilität C4/C5, lokale Schmerzen 5/10	Unveränderte Hypermobilität, lokale Empfindlichkeit 2/10
CCFT	1.–3. Stufe 5 sec	Alle Stufen 10 sec
JPET	Rechtsrot 8 cm Differenz, Linksrotation 5 cm	Beidseits 4,5 cm
Arbeitsunfähigkeit	100 %	0 %
Sportunfähigkeit	100 %	0 %

pression, wobei für Patienten ohne Radikulopathie oder Myelopathie eine operative Dekompression wahrscheinlich nicht nötig ist. Für die funktionelle Therapie lassen sich Behandlungsprinzipien für mechanische Nackenschmerzen heranziehen (Gross et al. 2016). Spezifische Kräftigungsübungen für den Nacken, den skapulothorakalen Bereich und die Schultern können bei chronischen Nackenschmerzen empfohlen werden. Zur optimalen Dosierung gibt es noch keine wissenschaftlichen Daten. Das Üben mit einer Druck-Biofeedbackeinheit beeinflusst kurz- und langfristig den Schmerz, die Funktion und den vom Patienten wahrgenommenen Gesamteffekt der Therapie positiv. Ein Heimprogramm allein oder in Kombination mit anderen konservativen Therapien ist ebenfalls effektiv (Zronek et al. 2016). Der Fokus sollte sowohl auf Übungen zur Kräftigung und Verbesserung der muskulären Ausdauer als auch auf spezifischen Eigenmobilisationen der HWS liegen.

Gemäß der diagnoseunabhängigen Klassifikation von Nackenschmerzen (BNordin et al. 2008, ➤ Fall 12) empfiehlt die Ontario Protocol for Traffic Injury Management Collaboration (Cote et al. 2016) folgende Therapien:

- Grade I–II ≤ 3 Monate: Edukation (normale Aktivitäten beibehalten, Wichtigkeit von Bewegung) kombiniert mit Übungen für den Bewegungsumfang, multimodale Therapie (Übungstherapie kombiniert mit manueller Therapie), muskelrelaxierende Medikamente
- Grade I–II > 3 Monate: Edukation kombiniert mit Übungen für den Bewegungsumfang und Kraft, Qigong, Yoga, multimodale Therapie, Massage, Low-Level-Lasertherapie, nichtsteroidale Antirheumatika
- Grad III ≤ 3 Monate: Kräftigungsübungen unter Supervision zusätzlich zur Edukation
- Grad III > 3 Monate: **keine Halskrause,** bei neurologischen Zeichen und Beeinträchtigungen > 3 Monate weiterführende medizinische Abklärung und Behandlung
- Re-Assessment in jeder Sitzung

Nicht wirksam sind **alleinige Therapiemodalitäten.**

Eine Abstufung von Therapieempfehlungen gemäß Vertrauen in die Evidenz und Ausmaß des Effekts findet sich in den klinischen Praxisleitlinien von Blanpied et al. 2017.

REFERENZEN

Badran, A. et al. (2018). Is there a role for postoperative physiotherapy in degenerative cervical myelopathy? A systematic review [with consumer summary]. Clinical Rehabilitation, 32(9), 1.169–1.174.

Blanpied, P.R. et al. (2017). Neck pain: clinical practice guidelines linked to the International Classification of Functioning, Disability, and Health from the Orthopaedic Section of the American Physical Therapy Association. The Journal of Orthopaedic and Sports Physical Therapy, 47(7), A1–A83.

Cote, P. et al. (2016). Management of neck pain and associated disorders: A clinical practice guideline from the Ontario Protocol for Traffic Injury Management (OPTIMa) Collaboration. Eur Spine J, 25, 2.000–2.022.

Gross, A. R. et al. (2016). Exercises for mechanical neck disorders: A Cochrane review update. Man Ther, 24, 25–45.

Jiang, S. D., Jiang, L. S., Dai, L. Y. (2011). Degenerative cervical spondylolisthesis: a systematic review. Int Orthop, 35, 869–75.

Kalsi-Ryan, S., Karadimas, S. K., Fehlings, M. G. 2013. Cervical spondylotic myelopathy: the clinical phenomenon and the current pathobiology of an increasingly prevalent and devastating disorder. Neuroscientist, 19, 409–21.

Nordin, M. et al. (2008). Assessment of neck pain and its associated disorders: results of the Bone and Joint Decade 2000–2010 Task Force on Neck Pain and Its Associated Disorders. Spine (Phila Pa 1976), 33, S101–22.

Zronek, M. et al. (2016). The influence of home exercise programs for patients with non-specific or specific neck pain: a systematic review of the literature. J Man Manip Ther, 24, 62–73.

FALL

14 Zervikogene Kopfschmerzen

Balz Winteler

Leitsymptome: Kopfschmerzen – Nackenschmerzen variabler Ausprägungsgrade

mittel

Definition

Zervikogene Kopfschmerzen

Die internationale Kopfschmerzgesellschaft IHS (2018) beschreibt zervikogene Kopfschmerzen wie folgt: Kopfschmerz, der durch eine Störung in der Halswirbelsäule und der zu ihr gehörigen Knochen-, Wirbel- und/oder Weichteilgewebe-Komponenten verursacht wird, gewöhnlich, jedoch nicht unweigerlich begleitet von Nackenschmerzen.

14.1 Vorgeschichte

Frau M. ist eine 36-jährige Architektin mit der Diagnose Kopfschmerzen vom Spannungstyp. Sie leidet schon länger unter Verspannungen im Schultergürtel- und Nackenbereich. Die Arbeitsbelastung von Frau M. ist zurzeit hoch, da diverse Bauabnahmen im Gange sind. Bei einer solchen hat Frau M. vor vier Wochen eine „blöde" Kopfbewegung gemacht. Seither kann sie schmerzbedingt den Kopf nicht mehr frei nach rechts bewegen. Auch fühlt sie sich stärker verspannt als üblich und muss Arbeiten am Computer häufig wegen rechtsseitiger, vom oberen Nacken Richtung Ohr ziehender Schmerzen unterbrechen. Ihr Hausarzt verschrieb ihr entzündungshemmende Medikamente. Damit kann sie ihre Arbeitstage trotz Schmerzen bewältigen. Da die Verspannungen und die Bewegungseinschränkung aber nicht nachgelassen hätten, hat ihr Arzt ihr ein Rezept zur Physiotherapie mit Vermerk „Muskelentspannung" ausgestellt.

In diesem Fallbeispiel werden folgende Fragen analysiert und beantwortet:

- Wie grenzt sich zervikogener Kopfschmerz von anderen Kopfschmerzarten ab?
- Was sind die wichtigsten Red Flags, die man kennen muss?
- Was sind wichtige Features in Befund und Assessment?
- Welche Therapien sind die vielversprechendsten?

14.2 Untersuchungsbefunde

14.2.1 Physiotherapeutische Anamnese

Frau M. gibt an, bereits früher unter „Nackenblockaden" gelitten zu haben. Meistens traten diese nach dem Schlafen auf, verschwanden jedoch nach ein paar Tagen wieder von allein. Seit Frau M. ein dickeres Nackenkissen benutzt, bleibt sie beschwerdefrei. Ein Röntgenbild der HWS von vor ca. vier Jahren zeigte altersentsprechende degenerative Veränderungen.

14.2.2 Evaluation des Gesundheitszustands nach ICF

Personenbezogene Faktoren

Frau M. arbeitet zu 80 % als Architektin in einem Architekturbüro. Sie sitzt viel am Computer und muss häufig auch noch abends von zu Hause aus, nachdem ihre Tochter im Bett ist, am PC arbeiten und Korrespondenz mit Kunden erledigen. Frau M. ist verheiratet und hat eine dreijährige Tochter (stabile Familienverhältnisse). Sie ist von schlanker Statur und bezeichnet sich selbst als nicht sehr sportlich: Vor der Geburt ihrer Tochter hat sie regelmäßig Pilates gemacht, was sie jetzt wieder anfangen möchte. Frau M. fühlt sich gesund, war nie länger krank und hatte bis jetzt keine operativen Eingriffe.

Umweltfaktoren

Frau M. wohnt mit ihrer Familie in einem Einfamilienhaus. An ihren Arbeitstagen betreut eine Tagesmutter ihre Tochter. Ihr Ehemann, Professor für Kunstgeschichte, unterstützt sie im Haushalt und beim Kochen und kümmert sich um den Garten. Größere Putzarbeiten im Hause kann Frau M. wegen ihrer Nackenbeschwerden zurzeit nicht vornehmen.

Funktions- und Strukturebene

Frau M. berichtet in der ersten physiotherapeutischen Behandlung über rechtsbetonte Nackenverspannungen (NRS 3/10) mit konstant-variablem Charakter, Schmerzen im oberen Nacken rechts beim endgradigen Drehen des Kopfes nach rechts (NRS 5/10) und Steifigkeitsgefühl und Bewegungseinschränkung beim Drehen des Kopfes nach rechts.

Inspektion

Die Inspektion zeigt eine leichte Protraktionshaltung des Kopfes bei abgeflachter BWS-Kyphose, eine Schultergürteldepressionsstellung (horizontal stehende Claviculae) und ein langgezogener, deutlich prominenter M. trapezius pars descendens rechtsbetont. Das Entlasten des Schultergürtels verringert das Verspannungsgefühl (NRS 1–2/10), hat aber keinen Einfluss auf die schmerzhaft eingeschränkte endgradige aktive Rotation der HWS. Die **Differenzierung** mittels gekoppelten Bewegungen zeigt eine Dysfunktion der oberen HWS mit Schmerzreproduktion.

Beweglichkeitsprüfung der HWS

Im zervikalen **Flexions-Rotations-Test** (FRT) zeigt sich ein deutlich verringertes Bewegungsausmaß der passiven Rotation nach rechts. Bei diesem Test wird in endgradiger HWS-Flexion sowohl die passive Links- als auch Rechtsrotation gemessen. Der Test gilt bei einer Rotation von < 32° als positiv und stellt einen wichtigen Schlüsselbefund (C1/C2-Rotationseinschränkung) beim zervikogenen Kopfschmerz dar (Ogince et al. 2007, ➤ Abb. 14.1).

Die **passive Nackenflexion** (PNF) provoziert ein leichtes Ziehen subokzipital. Dieses lässt sich neural nicht differenzieren und legt eine myofasziale Quelle nahe.

Palpation

Bei der Palpation ist eine Verdickung der tiefen Weichteilstrukturen über dem rechten Facettengelenk C1/C2 feststellbar. Zudem sind die Mm. suboccipitales beidseits hyperton und druckdolent.

Unilateraler, posterior-anteriorer Druck auf Höhe C2 rechts provoziert die bekannten Schmerzen (➤ Abb. 14.2).

Muskeltests

Frau M. zeigt in der Ausdauerfähigkeit ihrer tiefen zervikalen Flexionsmuskulatur deutliche Defizite. Beim **kraniozervikalen Flexionstest** (CCFT) ermüdet sie ab der zweiten Stufe bereits nach fünf Se-

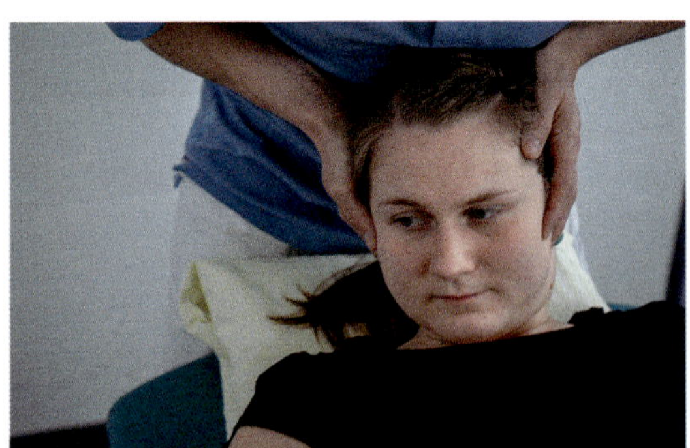

Abb. 14.1 Zervikaler Flexions-Rotations-Test nach rechts [J806]

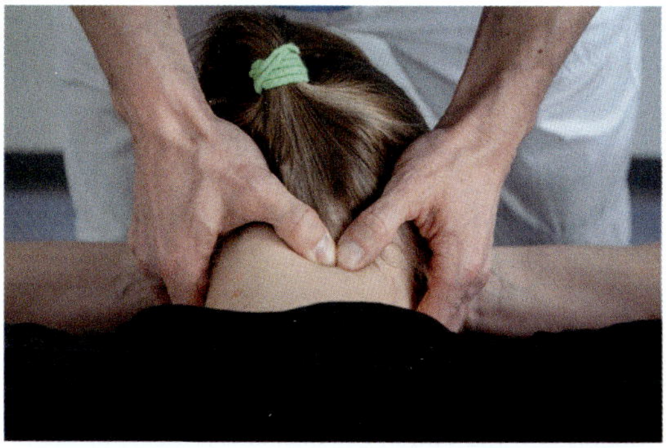

Abb. 14.2 Segmentaler Provokationstest nach Maitland, C2 unilateral rechts [J806]

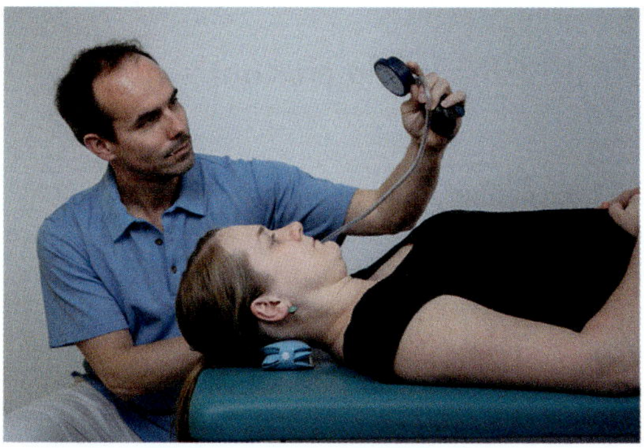

Abb. 14.3 Kraniozervikaler Flexionstest [J806]

kunden und verliert die Kontrolle über die Neutralposition der HWS (Protraktionsbewegung vom Kinn her beobachtbar, ➤ Abb. 14.3).

PRAKTISCHER TIPP

Kraniozervikaler Flexionstest

Mit einer Druck-Biofeedbackeinheit (Pressure Biofeedback Unit) können im kraniozervikalen Flexionstest die Leistung der tiefen zervikalen Flexionsmuskulatur (M. longus colli, M. longus capitis) und die Koordination respektive die motorische Kontrolle der tiefen und oberflächlichen Flexoren erfasst und im Verlauf überprüft werden.
Die Druck-Biofeedbackeinheit wird subokzipital unter die HWS gelegt und auf 20 mmHg Druck aufgeblasen. Der Patient führt in fünf Stufen eine kraniozervikale Flexion aus (Kraftmessung). In einem zweiten Schritt soll jede Stufe zehn Sekunden gehalten werden (Ausdauerfähigkeit).
Der Test gilt als positiv, wenn eine Stufe nicht geschafft wird beziehungsweise nicht zehn Sekunden lang ohne kompensatorische Aktivierung anderer Muskeln (M. sternocleidomastoideus, Mm. scaleni) gehalten werden kann.

Aktivitätsebene

Der **Neck Disability Index** (NDI) dient der Erfassung von Beschwerden und Problemen bei alltäglichen Aktivitäten, die durch die HWS verursacht werden. Er ist der beim zervikogenen Kopfschmerz am häufigsten eingesetzte Fragebogen. Die Bewertung erfolgt subjektiv durch den Patienten (Patient-reported Outcome Measurement) auf einer Likert-Skala von 0 (keine Probleme) bis 5 (gar nicht möglich).

Frau M. gibt für folgende Bewertungen für problemhafte Aktivitäten an:

- Heben von schweren Lasten: 2/5
- Lesen: 3/5
- Arbeiten: 1/5
- Autofahren: 2/5
- Freizeitaktivitäten: 3/5

Zusammen mit den Bewertungen von Schmerz (2/10), Selbstversorgung (1/10), Kopfschmerzen (2/10), Konzentration (2/10) und Schlaf (0/10) erreicht sie einen NDI Gesamtscore von 18/50 Punkten, was einer mittelmäßigen Einschränkung entspricht (36 % Behinderung im Alltag).

Definition

Neck Disability Index (NDI) – Auswertung (Vernon und Mior 1991)

Spannbreite: 0–50 Punkte (0–100 % Behinderung im Alltag)

- 0–4 Punkte: keine Einschränkungen (0–8 % Behinderung im Alltag)
- 5–14 Punkte: leichte Einschränkungen (10–28 % Behinderung im Alltag)
- 15–24 Punkte: mittelmäßige Einschränkungen (30–48 % Behinderung im Alltag)
- 25–34 Punkte: starke Einschränkungen (50–68 % Behinderung im Alltag)
- Über 35 Punkte: totale Einschränkungen (über 70 % Behinderung im Alltag)

Partizipationsebene

Laut der Befunde auf Funktions- und Strukturebene ist es Frau M. nicht möglich, ohne Einschränkungen am Familienleben teilzunehmen. Der Umgang mit ihrer Tochter und das Ausüben von Freizeitaktivitäten ist mit Hindernissen verbunden. Durch die Beschwerden bei der Arbeit fühlt sich Frau M. nicht voll leistungsfähig, was Frustration erzeugt. Da ansonsten keine eindeutigen Zeichen oder Hinweise auf psychosoziale Risikofaktoren (Yellow Flags) vorliegen, wird vorerst auf ein Screening mittels eines geeigneten Fragebogens (Multidimensional Pain Inventory, ➤ Fall 5) verzichtet.

14.3 Zusammenfassung der wichtigsten Befunde

Die Einordnung der Patientenangaben sowie der physischen Befunde orientiert sich an den klassischen Hypothesenkategorien.

Pathobiologische Mechanismen

Primär dominant ist ein **nozizeptiver Schmerzmechanismus.** Da Frau M. bereits länger unter Verspannungen im Schultergürtel- und Nackenbereich leidet und aktuell eine hohe Arbeitsbelastung mit geringen Möglichkeiten zur Regeneration besteht, sind im Management auch einer möglichen zentralen Sensibilisierung und Dekonditionierung Rechnung zu tragen.

Quellen der Symptome

Der mechanische Auslöser mit „Blockierungsgefühl" lässt ein Facettengelenk als mögliche Ursache der Beschwerden vermuten. Die subokzipitale Schmerzlokalisation mit Ausstrahlung Richtung Ohr deutet auf das **Facettengelenk C1/2** hin.

KLINISCHER HINTERGRUND

Trigeminozervikaler Mechanismus

Konvergenz im Hinterhorn der Rückenmarkssegmente C1–3: Bei Affektionen der oberen HWS ermöglicht die Konvergenz zwischen zervikalen Afferenzen okzipitale und aurikuläre Kopfschmerzprojektionen, die Konvergenz mit trigeminalen Afferenzen parietale, frontale und orbitale Projektionen (Bogduk und Govind 2009).

Als weitere mögliche (primäre oder sekundäre) Quellen kommen auch myofasziale Triggerpunkte in Frage. Beim akuten Zervikalsyndrom ist häufig der **M. trapezius pars descendens** beteiligt.

Vorsichtsmaßnahmen/Kontraindikationen

Im Umgang mit Kopfschmerzpatienten ist es nötig, die möglichen schwerwiegenden Pathologien und ihre Zeichen zu kennen. Gegebenenfalls kann der Patient umgehend zu adäquater medizinischer Diagnostik und Intervention weiterverwiesen werden. Zudem empfiehlt die **International Federation of Orthopaedic Manipulative Physical Therapists (IFOMPT)** im Umgang mit der HWS in der Physiotherapie einen von ihr erstellten Leitfaden zu nutzen, um Sicherheitsaspekten Rechnung zu tragen. Primär geht es darum, eine **Dysfunktion der zervikalen Arterien** (Cervical Artery Dysfunction, CAD) zu erkennen, bevor mit Mobilisation, Manipulation oder therapeutischen Übungen interveniert wird. Die deutsche Version des Frameworks ist frei zugänglich: www.svomp.ch/dienstleistungen-ifompt.html.

⚠ VORSICHT

Ernsthafte sekundäre Kopfschmerzen (Gardella et al 2006b, Garcia-Azorin et al. 2020)

- Intrakranielle Tumore
- Meningitis
- Subarachnoidalblutung
- Riesenzellarteriitis
- Primäres Winkelblockglaukom
- Idiopathische intrakranielle Hypertension
- Akute Infektionen (z. B. COVID 19)
- Tuberkulose, Neurozystizerkose, Neurosarkoidose, HIV-assoziierte Infektionen

Als Red-Flag-Erkennungswerkzeug in der klinischen Praxis schlagen (Do et al. 2019) die systematische SNNOOP10-Liste vor.

Beitragende Faktoren

Die erneute „Nackenblockade" kann als Rezidiv bezeichnet werden. Die aktuell hohe Arbeitsbelastung mit geringen Möglichkeiten zur Regeneration (kein sportlicher Ausgleich zur Büroarbeit) trägt zur bestehenden Problematik bei.

14.4 Physiotherapeutische Zielsetzung

Integraler Bestandteil einer patientenzentrierten Therapie ist die **gemeinsame Zielformulierung** und die Klärung von gegenseitigen Erwartungen.

Wichtige **Verlaufsparameter** in der physiotherapeutischen Behandlung sind Schmerz (Intensität, Frequenz, Dauer), Medikamenteneinnahme, zervikales Bewegungsausmaß, Leistung der tiefen zervikalen Flexionsmuskulatur, Koordination/motorische Kontrolle der tiefen und oberflächigen Flexoren sowie Schmerz-Behinderungsfragebogen (NDI).

Ziele

Gemeinsam mit der Patientin werden folgende Ziele formuliert:

- Schmerzfreiheit bei Kopfdrehung nach rechts und Normalisierung der Nackenverspannung (keine Seitendominanz mehr und NRS 2/10 maximal)
- Erarbeiten von aktiven Bewältigungsstrategien („Coping") in Bezug auf Schmerz und Verspannung
- Normalisierung des zervikalen Bewegungsausmaßes (schmerzfreie Kopfdrehung von 70° auf beide Seiten)
- Im Verlauf der Behandlung müssen die beitragenden Faktoren in das physiotherapeutische Management miteinbezogen werden (körperliche Belastbarkeit aufbauen und steigern, Pausenmanagement), die möglicherweise zum erneuten Rezidiv geführt haben.
- Sekundärprävention: aktives Selbstmanagement-Programm erarbeiten

Prognose

Mit der Patientin wird die realistische Einschätzung der Prognose besprochen. Innerhalb von einer bis maximal zwei Behandlungsserien (à neun Sitzungen) sollte die Rehabilitation abgeschlossen sein. Die Chancen auf eine Heilung sind gut, der Behandlungserfolg erfordert jedoch eine gute Compliance und sekundärpräventive Maßnahmen der Patientin.

14.5 Physiotherapeutische Maßnahmen

Spezifische Kräftigungsübungen weisen beim zervikogenen Kopfschmerz **aktuell die beste Evidenz** auf (Gross et al. 2016). Je nach individueller Problematik macht es Sinn, diese z. B. mit manueller Therapie und/oder Dry Needling zu kombinieren. Bei der Wahl der komplementären Methoden spielen **Präferenzen des Patienten und des Physiotherapeuten** eine Rolle. Die Wirksamkeit von Selbstmanagement (Heimprogrammen) wurde bisher unterschätzt. Weitere, methodologisch hochstehende, randomisierte kontrollierte Studien mit großen Studienpopulationen sind nötig.

In der ersten Sitzung werden mit Frau M. die physischen Befunde, deren mögliche Relevanz und Ursachen sowie der ausgewertete Fragebogen besprochen. Auch erste Selbstmanagement-Maßnahmen werden gemeinsam erarbeitet und therapeutische Interventionen für die kommenden Sitzungen definiert.

Dieser **edukative Ansatz** dient dazu, der Patientin Vertrauen und Wissen zu vermitteln, um ihr eigenes Problem besser verstehen und managen zu können. Wichtig für die Patientin sind vor allem die regelmäßige Möglichkeit zur gezielten Selbstmobilisation der HWS, das Vermeiden von langen statischen und unergonomischen Sitzphasen und die Verbesserung der allgemeinen körperlichen Fitness. Diese **aktiven Coping-Strategien** tragen dazu bei, der anfänglich oft vorhandenen Hilflosigkeit der Patienten entgegenzuwirken.

In den folgenden Sitzungen wendet der Physiotherapeut sogenannte SNAGs (Sustained Natural Apophyseal Glides) zur gezielten Mobilisation des hypo-

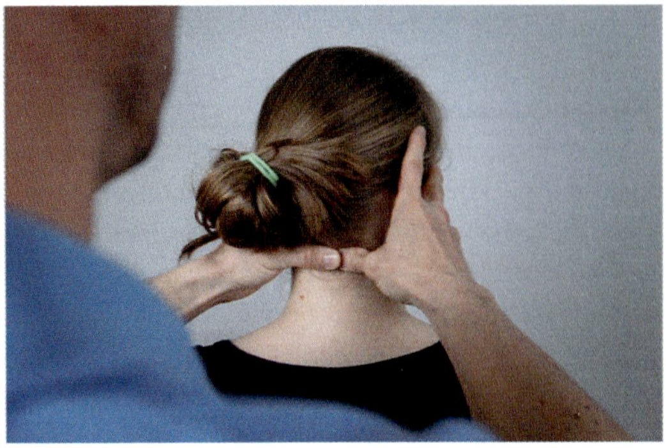

Abb. 14.4 Sustained Natural Apophyseal Glides (SNAG) [J806]

mobilen Bewegungssegmentes C1/C2 an. Die vom Neuseeländer Brian Mulligan entwickelte Methode kombiniert aktive Bewegung mit manueller Therapie (➤ Abb. 14.4). Die Patientin wird instruiert, entsprechende Selbstmobilisationsübungen in Eigenregie zuhause weiterzuführen. Der Nutzen von **manueller Therapie** bei zervikogenen Kopfschmerzpatienten ist anerkannt (Garcia et al. 2016).

Mithilfe einer Druck-Biofeedbackeinheit wird der Patientin die **selektive Aktivierung der tiefen Nackenflexoren** beigebracht. Auch diese Übung wendet sie zusammen mit Übungen zur Kräftigung des skapulathorakalen Bereichs und der Schultern zuhause an.

Um den Verlauf der Problematik richtig einschätzen zu können, ist die kontinuierliche Re-Evaluation relevanter Befunde wichtig.
Zur **optimalen Dosierung der Kräftigungsübungen** gibt es noch keine wissenschaftlichen Daten. Grundsätzlich richtet sich die Dosierung nach der Belastbarkeit des Patienten. Für die stabilisierende Muskulatur gilt es, zehnmal hintereinander die jeweilige Position ohne große Kompensationen und Anstrengungsempfindung über zehn Sekunden halten zu können.

WAS WÄRE, WENN ...

... die gewählten Behandlungstechniken zu einer Exazerbation, also Verschlimmerung, der Symptome führen?

Hier kommt das Clinical Reasoning des Physiotherapeuten zum Tragen (Selbstreflexion). Folgende Fragen sollte sich ein Physiotherapeut bei einer Schmerzzunahme während einer oder im Anschluss an eine **Hands-on-Behandlung** stellen:

- War meine Einschätzung hinsichtlich Irritierbarkeit der Problematik und/oder Belastbarkeit des Gewebes korrekt?
- War mein Red-Flag-Screening umfassend genug?
- Braucht es eine Rücksprache mit dem behandelnden Arzt?
- Welcher Schmerzmechanismus ist für die Exazerbation verantwortlich?
- War der Patient entspannt?
- War mein Handling für den Patienten angenehm?
- War die Dosierung adäquat?
- Habe ich den Patienten genügend aufgeklärt und sein Krankheitskonzept genügend berücksichtigt?
- Habe ich Ängste des Patienten wahrgenommen?
- Was für alternative Behandlungsmethoden stehen mir zur Verfügung?
- Ist Physiotherapie überhaupt indiziert?

Bei einer Verschlimmerung der Symptome im Zusammenhang mit dem Üben zuhause ist es zusätzlich wichtig, die korrekte Ausführung der Übung(en) zu überprüfen, sowie Dosierung und andere mögliche Einflussfaktoren (Belastungen im Alltag, Verhalten des Patienten) detailliert zu eruieren.

Nach drei Wochen Physiotherapie (zwei Sitzungen pro Woche) ist Frau M. wieder voll leistungsfähig. Einzig beim Arbeiten am Computer muss sie darauf achten, das Sitzen regelmäßig zu unterbrechen, damit sie sich nicht wieder verspannt. Diese „Pausen" nutzt sie für Übungen. Außerdem konnte sie sich in Absprache mit ihrem Vorgesetzten aus einem Projekt zurückziehen, was eine große Entlastung bringt. Die nächtlichen Arbeitsstunden fallen dadurch weg. Das zervikale Bewegungsausmaß hat sich normalisiert – die Kopfdrehung ist wieder auf beiden Seiten schmerzfrei und uneingeschränkt möglich, und die Schmerzmedikation konnte abgesetzt werden (➤ Tab. 14.1).

Re-Evaluation nach drei Wochen

Die Ergebnisse spiegeln den **Verlauf von Nackenbeschwerden gutartiger Natur** wider. Eine Verbesserung wird durch die physischen Befunde, den Fragebogen sowie durch die subjektive Wahrnehmung der Patientin deutlich. Die verbleibenden drei Behandlungssitzungen der Serie konnten zur Vertiefung des Heimprogramms genutzt werden.

Tab. 14.1 Assessments

Assessment	Beginn der Behandlung	Drei Wochen nach Beginn
NRS	• Endgradige aktive HWS-Rotation rechts 5/10 • Rechtsbetonte Nackenverspannung 3/10	• Endgradige aktive HWS-Rotation rechts 0/10 • Nackenverspannung beidseits 0–2/10
NDI	• Heben von schweren Lasten: 2/5 • Lesen: 3/5 • Arbeiten: 1/5 • Autofahren: 2/5 • Freizeitaktivitäten: 3/5 Gesamtscore: 18 Punkte = mittelmäßige Einschränkungen	• Heben von schweren Lasten: 1/5 • Lesen: 1/5 • Arbeiten: 1/5 • Autofahren: 0/5 • Freizeitaktivitäten: 1/5 Gesamtscore: 11 Punkte = leichte Einschränkungen
FRT	Rotation links/rechts 35°/25°	Rotation links/rechts 35°/35°
Schmerzprovokation	Schmerzprovokation mit unilat. PA auf Höhe C2 rechts	Keine Schmerzprovokation mehr
CCFT	Ermüdung mit Kontrollverlust der Neutralposition der HWS ab der 2. Stufe nach 5 sec	Ermüdung ohne Kontrollverlust noch in den Stufen 4 und 5 nach 5 sec

Weiterführende physiotherapeutische Empfehlungen und Einschätzungen

Mit Wiedererlangen der Mobilität der HWS und abnehmender Schmerzstärke gewinnen die **sekundär präventiven Strategien** an Bedeutung. Beitragende Faktoren wie die fehlende allgemeine körperliche Fitness gelangen in den Behandlungsfokus des Physiotherapeuten. Die Patientin muss lernen, Selbstverantwortung zu übernehmen. Der Übergang von der Physiotherapie in das selbständige Training sollte einen fließenden Prozess darstellen und setzt eine gute Selbstwirksamkeit der Patientin voraus.

Frau M. hat ihre wöchentliche Pilates-Stunde wieder aufgenommen. Daneben führt sie ihr Heimprogramm selbständig weiter. Die Physiotherapie wurde nach neun Sitzungen (eine Behandlungsserie) gestoppt.

14.6 Evidenzbasierte Zusammenfassung

Kopfschmerzen gehören neben Rücken- und Nackenschmerzen zu den **häufigsten körperlichen Beschwerden.** Personen ohne jegliche Berufsausbildung geben öfters an, darunter zu leiden. Auch Frauen sind häufiger betroffen.

In Großbritannien gibt es jährlich 25 Millionen krankheitsbedingte Ausfälle an Arbeits- oder Schultagen allein infolge von Migräne. Ähnliche Zahlen werden bei Spannungs- und medikamenteninduzierten Kopfschmerzen vermutet (Gardella et al. 2006a), wobei in der Zwischenzeit die Belastung der Gesellschaft durch Spannungskopfschmerzen diejenige durch Migräne übertroffen haben dürfte (Bendtsen et al. 2010).

Die epidemiologische Datenlage zum zervikogenen Kopfschmerz ist spärlich. Die Prävalenz in der Gesamtbevölkerung wird auf 0,4–4 % geschätzt (Bajwa und Watson 2016), wobei diese bei Personen, die über mindestens fünf Kopfschmerztage pro Monat berichten, deutlich höher ausfallen dürfte (Nilsson 1995).

Ein zervikaler Ursprung der Kopfschmerzen kann differenziert und wirksam behandelt werden. Die beste Evidenz gibt es für **spezifische Kräftigungsübungen,** die gut mit **manueller Therapie oder Dry Needling** kombiniert werden können.

Invasive Behandlungsmethoden wie Injektionen, Radiofrequenztherapie und Kryoneurolyse sollten erst in Erwägung gezogen werden, wenn konservative Therapie (Medikation und Physiotherapie) nicht zum gewünschten Resultat führt (van Suijlekom et al. 2010, Kvarstein et al. 2019).

LITERATUR

Headache Classification Committee of the International Headache Society (IHS). (2018).The International Classification of Headache Disorders, 3rd edition. Cephalalgia, 38, 1–211.

Bajwa, Z. H., Watson, J. C. (2016). Cervicogenic headache [Online]. Aus: https://www.uptodate.com/contents/cervicogenic-headache (letzter Zugriff: 31. Juli 2021).

Bendtsen, L. et al. (2010). EFNS guideline on the treatment of tension-type headache. Report of an EFNS task force. European Journal of Neurology, 17(11), 1.318–1.325.

Bogduk, N., Govind, J. (2009). Cervicogenic headache: an assessment of the evidence on clinical diagnosis, invasive tests, and treatment. Lancet Neurol, 8, 959–68.

Do, T. P. et al. (2019). Red and orange flags for secondary headaches in clinical practice: SNNOOP10 list. Neurology, 92, 134–144.

Garcia-Azorin, D. et al. (2020). Frequency and Type of Red Flags in Patients With Covid-19 and Headache: A Series of 104 Hospitalized Patients. Headache, 60, 1.664–1.672.

Garcia, J. D. et al. (2016). Mobilization and Manipulation of the Cervical Spine in Patients with Cervicogenic Headache: Any Scientific Evidence? Front Neurol, 7, 40.

Gardella, L. et al. (2006a). Neurological disorders: a public health approach. Headache disorders. EPIDEMIOLOGY AND BURDEN, Geneva, Switzerland, World Health Organization.

Gardella, L. et al. (2006b). Neurological disorders: a public health approach. Headache disorders. TYPES OF HEADACHE DISORDERS. Serious secondary headaches. In: WHO (ed.) Neurological disorders: public health challenges. Geneva, Switzerland: World Health Organization.

Gross, A. R. et al. (2016). Exercises for mechanical neck disorders: A Cochrane review update. Man Ther, 24, 25–45.

Kvarstein, G. et al. (2019). Cryoneurolysis for cervicogenic headache – a double blinded randomized controlled study. Scand J Pain, 20, 39–50.

Nilsson, N. (1995). The prevalence of cervicogenic headache in a random population sample of 20–59 year olds. Spine (Phila Pa 1976), 20, 1.884–1.888.

Ogince, M. et al. (2007). The diagnostic validity of the cervical flexion-rotation test in C1/2-related cervicogenic headache. Man Ther, 12, 256–262.

Van Suijlekom, H. et al. (2010). 6. Cervicogenic headache. Pain Pract, 10, 124–130.

Vernon, H., Mior, S. (1991). The Neck Disability Index: a study of reliability and validity. J Manipulative Physiol Ther, 14, 409–415.

FALL

15

Balz Winteler

Kraniomandibuläre Dysfunktion (CMD)

Leitsymptome: Schmerzen im Bereich Schädel, Kiefer und Gesicht

mittel

Definition

Kraniomandibuläre Dysfunktion

Eine kraniomandibuläre Dysfunktion zeigt sich in Form von Schmerzen (Kaumuskelschmerz, Kiefergelenkschmerz, [para-]funktionell bedingter Zahnschmerz und/oder schmerzhafter oder nicht schmerzhafter Dysfunktion (Bewegungseinschränkung, Hypermobilität, Koordinationsstörung, intraartikuläre Störung, funktionsstärende Vorkontakte sowie Gleithindernisse).

15.1 Vorgeschichte

Frau S. ist eine 49-jährige Kindergärtnerin mit der Diagnose **Verkrampfung der Kaumuskulatur mit Kieferklemme.** Sie kann den Mund nur eingeschränkt öffnen und spürt dabei ein unangenehmes Druckgefühl in beiden Ohren und in den Kiefergelenken. Auch der ganze Wangenbereich, Nacken und Schultergürtel fühlen sich stark verspannt an. Zuweilen spürt Frau S. auch ein Ziehen, ausgehend vom Nacken bis in den Hinterkopf. Die Beschwerden treten vor allem im Liegen auf. Der Schlaf ist für Frau S. dadurch seit ein paar Wochen beeinträchtigt und nicht mehr erholsam.

Bei einer Kieferklemme (Beeinträchtigung der Mundöffnung) ist immer auch an folgende Red Flags zu denken.

⚠ VORSICHT

Red Flags

- Infektionen: akute odontogene Entzündungen der Molaren, Parotitis epidemica (Mumps), Tetanusinfektion (Risus sardonicus)
- Neoplasien: Glandula parotidea, Kaumuskulatur, Kieferhöhle, aufsteigender Unterkieferast
- Frakturen: Jochbeinfraktur (Ott et al. 2003)

Die Patientin selbst führt die Problematik auf Stress bei der Arbeit zurück (schwierige Elterngespräche bei sozial auffälligen Kindern in der Klasse). Frau S. hat früher schon öfters wegen Verspannungen immer wieder einen Masseur aufgesucht. Aktuell sind die Beschwerden verstärkt und im Bereich des oberen Nackens und Kiefers akzentuiert. Zusätzlich kann sie seit einigen Tagen den Mund nur noch eingeschränkt öffnen und spürt beim Singen mit den Kindern eine Ermüdung des Kiefers.

Um psychosoziale Aspekte zu erfassen, wurde Frau S. der Patient Health Questionnaire-4 (PHQ-4) ausgehändigt (➤ Tab. 15.2), eine Ultrakurzform des Gesundheitsfragebogens für Patienten (PHQ-D). Er umfasst die ersten beiden Fragen des Depressionsmoduls (PHQ-2) und des Moduls zur Erfassung der generalisierten Ängstlichkeit (GAD-2).

Im Fragebogen wird ersichtlich, dass eine latente Niedergeschlagenheit sowie Schwierigkeiten im Umgang mit alltäglichen Sorgen eine Rolle spielen. Frau S. macht aber deutlich, dass sie für diese Beschwerden keine psychologische Hilfe in Anspruch nehmen möchte.

KLINISCHER HINTERGRUND

Epidemiologie von kraniomandibulären Beschwerden

5–12 % der Bevölkerung leiden unter kraniomandibulären Beschwerden. Diese gehören neben chronischen Kreuzschmerzen zu den häufigsten Beschwerdebildern überhaupt und stellen ein Problem für die Volksgesundheit von erheblicher sozioökonomischer Bedeutung dar (NIDCR 2018).

Definition

Diagnosekriterien

Diese sind sowohl für schmerzassoziierte Beschwerdebilder (➤ Tab. 15.1) als auch für intraartikuläre Kiefergelenkspathologien beschrieben (Schiffman et al. 2014).

In diesem Fallbeispiel werden folgende Fragen analysiert und beantwortet:

- Wie äußert sich eine kraniomandibuläre Problematik typischerweise?
- Was sind die wichtigsten Red Flags, die man kennen muss?
- Was sind wichtige Features in Befund und Assessment?
- Welche Therapien sind am vielversprechendsten?

Tab. 15.1 Diagnosekriterien schmerzassoziierter Beschwerdebilder am Beispiel **myofaszialer Schmerz mit Ausstrahlung** (Schiffman et al. 2014, Schiffman und Ohrbach 2016)

Beschreibung	Muskelschmerzen mit Ausstrahlung über den palpierten Muskel hinaus
Diagnosekriterien aus der Anamnese	Schmerzen im Bereich des Kiefers, der Schläfen, der Ohren oder vorderhalb der Ohren **und** Schmerzmodulation über Bewegungen, Funktionen oder Parafunktionen des Kiefers
Diagnosekriterien aus der körperlichen Untersuchung	Schmerzprovokation **und** -reproduktion **und** Referred-Pain-Provokation in M. temporalis und M. masseter
Validität	• Sensitivität: 0,86 • Spezifität: 0,98
Bemerkungen	Die Schmerzen können mit einer anderen Schmerzdiagnose nicht besser erklärt werden. Neben M. temporalis und M. masseter können auch andere Kaumuskeln betroffen sein (klinisches Wissen).

15.2 Untersuchungsbefunde

15.2.1 Medizinische Befunde

Frau S. war beim Hausarzt. Dieser hat ihr entzündungshemmende Medikamente verschrieben, damit kann sie ihre Arbeitstage einigermaßen bewältigen. Sie ist aber froh, in die Physiotherapie kommen zu können aufgrund zunehmender Verspannungen und Müdigkeit.

Seit einem Jahr trägt Frau S. eine Nachtschiene, da ihr Zahnarzt einen Bruxismus (Zähneknirschen) festgestellt habe.

15.2.2 Physiotherapeutische Anamnese

Im Alter von 40 Jahren ließ sich Frau S. alle Weisheitszähne ziehen, wobei jene auf der rechten Seite herausoperiert werden mussten. Vor zwei Jahren musste ein Backenzahn im Unterkiefer rechts einer Wurzelkanalbehandlung unterzogen und ein Stiftaufbau eingebracht werden. Seit dem Einsetzen der künstlichen Krone hat sie Probleme mit der Okklusion. Diese hängt stark von der Kiefermuskelspannung ab. Im Anschluss an das Ziehen der Weisheitszähne vor neun Jahren sei der Druck auf den Ohren das erste Mal aufgetreten. Eine Abklärung beim HNO-Arzt damals erbrachte keinen Befund. Ein Röntgenbild der Kiefergelenke zeigte altersentsprechende degenerative Veränderungen.

15.2.3 Evaluation des Gesundheitszustands nach ICF

Personenbezogene Faktoren

Frau S. arbeitet zu 70 % als Kindergärtnerin. Zurzeit muss sie viele Gespräche mit der Schulleitung und Eltern führen, da eine Häufung von verhaltensauffälligen Kindern in der Klasse aufgetreten ist. Frau S. ist verheiratet und hat einen 15-jährigen Sohn und eine 12-jährige Tochter. Ihr Sohn bereitet ihr aktuell Sorgen, da er viel Zeit mit Freunden verbringt, von denen Frau S. nicht gerade begeistert ist. Früher war sie recht sportlich und betrieb regelmäßig Fitness und Aerobic. Seit der Erhöhung ihres Arbeitspensums vor zwei Jahren hat sie damit aufgehört. Unter Stress presst Frau S. häufig ihre Zähne aufeinander. Wenn sie dies bemerkt, versucht sie, sich zu entspannen, was ihr aber nicht immer gelingt. Davon abgesehen fühlt sie sich gesund, ist nie länger krank gewesen und hatte, abgesehen von der Zahnsanierung, keine operativen Eingriffe. Frau S. ist von schlanker Statur.

KLINISCHER HINTERGRUND

Parafunktionen

Parafunktionen sind stereotype, nicht mehr zielgerichtete und zweckgeführte Aktivitäten der Zähne, der Zunge oder der Kau- und mimischen Gesichtsmuskulatur (Johnke 2000).

Umweltfaktoren

Frau S. wohnt mit ihrer Familie in einer 5½-Zimmer-Eigentumswohnung. An Arbeitstagen betreut ihre Mutter die Kinder. Ihr Ehemann, Autoimporteur, ist beruflich viel im Ausland. Sie ist eine Perfektionistin im Haushalt, wischt täglich Staub und putzt „den Kindern hinterher".

Funktions- und Strukturebene

In der ersten physiotherapeutischen Sitzung berichtet Frau S. über Verspannungen im Bereich der Wangen, des Nackens und des Schultergürtels (5/10 auf der Numeric Rating Scale, NRS) mit konstant-variablem Charakter. Die maximale aktive Mundöffnung (MAM) reproduziert ihren Ohrdruck (NRS 7/10) und ist deutlich eingeschränkt (32 mm, ➤ Abb. 15.1). Sonst scheinen die Kiefergelenksfunktionen im Normbereich (passive anteriore Translation des Caput mandibulae beidseitig unauffällig, ➤ Abb. 15.2). Die Palpation der myofaszialen Strukturen hingegen zeigt massive Hartspannstränge mit Schmerzreproduktion im M. masseter und M. pterygoideus lateralis rechts stärker als links. Ersterer weist Triggerpunkte auf, die das Druckgefühl in den Ohren reproduzieren (NRS 7/10). Auch der M. pterygoideus medialis ist druckdolent, wenn auch deutlich weniger stark ausgeprägt als die anderen Muskeln. Die Palpation des M.

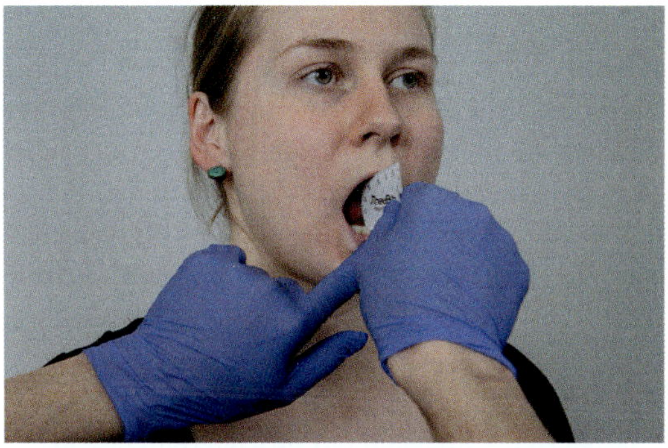

Abb. 15.1 Messung der MAM mit einer Range of Motion Scale [J806]

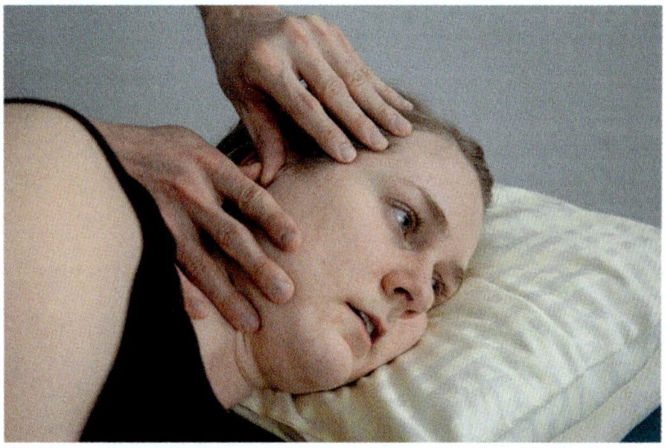

Abb. 15.2 Passive Zusatzbewegungen zur Prüfung der Kiefergelenksfunktion: hier anteriore Translation des Caput mandibulae rechts [J806]

temporalis löst Kopfschmerzen aus, die die Patientin von früher her kennt (Spannungskopfschmerzen als junge Frau).

Inspektion

Die Inspektion zeigt eine akzentuierte Protraktionshaltung des Kopfes bei abgeflachter Kyphose der Brustwirbelsäule (BWS) im oberen/mittleren Bereich. Frau S. kann zwar die Fehlhaltung der HWS aktiv korrigieren, dies ist aber sehr anstrengend für sie und löst ein leichtes, unangenehmes Würgegefühl aus. Die hochthorakale Wirbelsäule zeigt eine leichte rechtskonvexe C-förmige Skoliose. Frau S. hält ihren Schultergürtel spontan in Elevation. Der M. trapezius pars descendens zeichnet sich beidseits deutlich ab. Auf Aufforderung ist es der Patientin möglich, den Schultergürtel zu entspannen. Sie merkt an, dass sie in Stresssituationen häufig die Schultern.

Aktive Beweglichkeit

Bei den aktiven **HWS-Bewegungen** fällt besonders die eingeschränkte Extension auf. Frau S. hält bei der Bewegungsausführung ihre Zähne aufeinandergepresst. Bei entspanntem Unterkiefer (leicht geöffnetem Mund) ist die Extension für die Patientin noch schwieriger zu bewältigen und deutlich unangenehmer.

PRAKTISCHER TIPP

Aktive HWS-Extension mit geschlossenem und offenem Mund testen

Die tiefen ventralen Halsmuskeln kontrollieren die HWS-Extension aus aufrechter Position exzentrisch. Bei geschlossenem Mund kann die oberflächliche ventrale Kette (M. temporalis und M. masseter in Kombination mit der supra- und infrahyoidalen Muskulatur) als Hilfsmuskulatur wirken. Bei geöffnetem Mund ist diese Kette unterbrochen. Eine Insuffizienz der tiefen Muskeln zeigt sich jetzt noch akzentuierter, mit zusätzlicher Mühe bei der Extension.

Die Mobilität der **BWS** ist vor allem im oberen/mittleren Bereich in der Flexion eingeschränkt.

Palpation

Die **Mobilität des Os hyoideum** ist ebenfalls eingeschränkt und fühlt sich bei der passiven Bewegung von rechts nach links fest an (➤ Abb. 15.3). Der M. digastricus ist rechts stärker links deutlich hyperton.

Weitere Muskelverhärtungen sind beidseits im **M. sternocleidomastoideus** und **M. trapezius pars descendens** palpierbar. Im Erstgenannten finden sich zudem myofasziale Triggerpunkte, die ein bekanntes Druckgefühl von mittlerer Intensität (NRS 5/10) im Bereich der Kiefergelenke und Ohren provozieren.

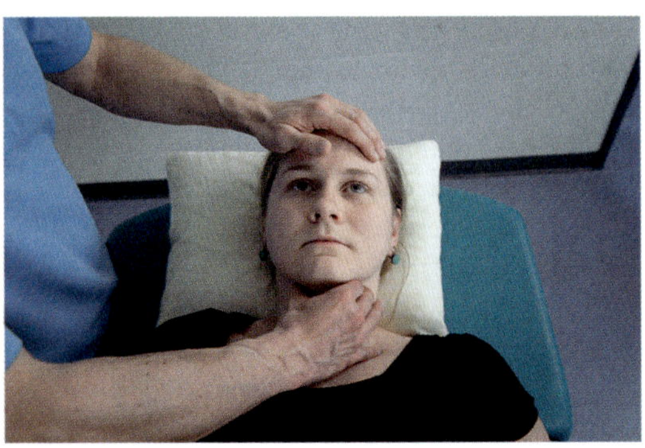

Abb. 15.3 Passive Testung der Beweglichkeit des Os hyoideum: hier von rechts nach links [J806]

Unilateraler, anterior-posteriorer Druck auf Höhe der mittleren HWS-Segmente fühlt sich auf beiden Seiten fest an.

Unilateraler, posterior-anteriorer Druck (➤ Fall 14), nach kranial anguliert auf Höhe C1, provoziert deutliche lokale Schmerzen. Rechts fühlt sich die Bewegung sehr steif an.

Muskeltests

Frau S. zeigt in der Ausdauerfähigkeit ihrer tiefen zervikalen Flexoren und Extensoren deutliche Defizite. Beim kraniozervikalen Flexionstest (CCFT, ➤ Fall 14) ermüdet sie auf Stufe 1–3 jeweils nach vier Sekunden und verliert die Kontrolle über die Neutralposition der HWS (Protraktionsbewegung vom Kinn her beobachtbar). Für die Stufen 4 und 5 fehlt die Kraft. Bei der Testung der Extensoren bereitet es ihr größte Mühe, sowohl bei kleinen Nickbewegungen als auch bei kleinen Rotationsbewegungen die obere HWS selektiv und flüssig zu bewegen.

Aktivitätsebene/Partizipation

Um den Einfluss der chronischen Problematik auf den Alltag der Patientin evaluieren zu können, muss Frau S. im Verlauf der Behandlung die Graded Chronic Pain Scale (GCPS, ➤ Tab. 15.2) abgeben. Die Auswertung zeigt eine geringe Beeinträchtigung mit funktionalem Schmerz.

WAS WÄRE, WENN ...

... der GCPS eine starke Beeinträchtigung mit dysfunktionalem Schmerz ergeben hätte?

Unabhängig vom Resultat ist es wichtig, Patienten die Ergebnisse von Assessment-Auswertungen zu erläutern, diese zu diskutieren und die Patienten zu fragen, ob sie das Resultat so erwartet hätten oder ob es für sie Überraschendes gebe. Ebenso wichtig ist es, sie zu fragen, was dies für sie bedeutet beziehungsweise ob sich für sie daraus ein Handlungsbedarf ergibt. Bei starker Beeinträchtigung mit dysfunktionalem Schmerz wird eine psychologische Schmerztherapie empfohlen. Um dieses Thema mit Patienten anzusprechen, braucht es gute kommunikative Fähigkeiten. Eine Möglichkeit wäre z. B., die Patientin zu fragen, ob sie mit der Situation zurechtkommt

Tab. 15.2 Empfohlene Assessments bei schmerzassoziierten Beschwerdebildern (Schiffman et al. 2014)

Domäne	Instrument
Schmerzintensität und Beeinträchtigungen	Graded Chronic Pain Scale (GCPS)*
Schmerzlokalisation	Schmerzzeichnung*
Funktionen der Kiefergelenke, verbaler und emotionaler Expressionen	Jaw Functional Limitation Scale (JFLS, kurze und lange Variante)
Ultrakurzform Depression und Angst	Patient Health Questionnaire-4 (PHQ-4)*
Depressivität	Patient Health Questionnaire-9 (PHQ-9)*
Generalisierte Angststörung/Symptomschwere der generellen Ängstlichkeit	Generalized Anxiety Disorder-7 (GAD-7)*
Schweregrad somatische Symptome/Somatisierung	Patient Health Questionnaire-15 (PHQ-15)*
Orale (Para-)Funktionen	Oral Behaviors Checklist (OBC)

* auf Deutsch erhältlich

oder ob sie bei der Bewältigung zusätzliche Unterstützung brauch. Falls sie die letzte Frage bejaht, kann das Einverständnis eingeholt werden, mit ihrem Arzt darüber sprechen zu dürfen.

➤ Tab. 15.2 listet die empfohlenen Assessments bei schmerzassoziierten Beschwerdebildern auf.

15.3 Zusammenfassung der wichtigsten Befunde

Pathobiologische Mechanismen

Obwohl die Beeinträchtigung der Mundöffnung ein **mechanisches Problem** darstellt, sind andere Mechanismen mit zu berücksichtigen. Zum einen besteht eine Vorbelastung durch chronische Beschwerden, die **zentral-neurogene Veränderungen** nahelegen, zum anderen beeinflussen **kognitiv-affektive und/oder behaviorale Mechanismen der Stressverarbeitung** den motorischen Output direkt.

Quellen der Symptome

Der langsame, progrediente Beginn der Beschwerden ohne plötzlichen Auslöser oder Trauma sowie der aktuelle, stressbelastete Kontext lassen eine myofasziale Quelle der Symptome vermuten. Die beeinträchtigte Mundöffnung und das Druckgefühl im Ohr deuten auf mögliche Triggerpunkte im M. masseter hin.

Gefahrensituationen und Kontraindikationen

Infektionen, Neoplasien und Frakturen als mögliche Red Flags im Gesichts- und Kieferbereich wurden bereits erwähnt. Mögliche ernsthafte Pathologien im Kontext von Kopfschmerzen sind im Kapitel zervikogene Kopfschmerzen aufgeführt (➤ Fall 14). Zudem gilt es auch beim Kieferpatienten, die Vorsichtsmaßnahmen im Umgang mit der HWS zu kennen (➤ Fall 14).

Beitragende Faktoren

Der aktuell erlebte Stress bei der Arbeit und in der Familie mit wenig Ausgleichsmöglichkeiten (keine sportlichen Aktivitäten) trägt zum allgemein hohen Muskeltonus bei und fördert Parafunktionen. Muskuläre Dysbalancen in der hyoidalen, Kau-, Nacken- und Schultergürtelmuskulatur führen zu Verspannungen und zur Aktivierung von myofaszialen Triggerpunkten. Beides wird durch den schlechten Trainingszustand der Muskulatur noch begünstigt.

15.4 Physiotherapeutische Zielsetzung

Wichtige **Verlaufsparameter** in der physiotherapeutischen Behandlung sind Schmerz (Intensität, Frequenz, Dauer), Medikamenteneinnahme, MAM, Kiefermuskelfunktion, Funktion der HWS und Alltagsbeeinträchtigung (GCPS für die chron. Beschwerden).

15

Ziele

Gemeinsam mit der Patientin werden folgende Ziele formuliert:

- Schmerzfreiheit bei der Mundöffnung und Normalisierung der Verspannungen (NRS 2/10 maximal)
- Erarbeiten von aktiven Bewältigungsstrategien („Coping") in Bezug auf Schmerz und Verspannungen
- Normalisierung des temporomandibulären und zervikalen Bewegungsausmaßes (schmerzfreie Mundöffnung von ca. 47 mm, Pfleiderer-Baier 2012)
- Verbesserung der Wahrnehmung in Bezug auf Haltung und Umsetzung im Alltag
- Von Beginn an müssen die beitragenden Faktoren in das physiotherapeutische Management miteinbezogen werden (Stressbewältigung, Entspannung, muskuläre Balance), die als primärer Auslöser der aktuellen Problematik angesehen werden können.
- Sekundärprävention: aktive Stressbewältigung erarbeiten und Stressresilienz stärken

Prognose

Die primär myofasziale Natur des Problems spricht für eine gute Prognose. Der Behandlungserfolg hängt jedoch stark davon ab, ob es gelingt, die beitragenden Faktoren zu managen und sekundärpräventive Maßnahmen umzusetzen. Beides erfordert eine gute Compliance der Patientin.

15.5 Physiotherapeutische Maßnahmen

In der ersten Sitzung werden mit Frau S. die physischen Befunde, deren mögliche Relevanz und Ursachen sowie der ausgewertete Kurzfragebogen PHQ-4 besprochen. Außerdem werden gemeinsam erste Selbstmanagement-Maßnahmen erarbeitet und therapeutische Interventionen für die kommenden Sitzungen definiert.

Wichtig für die Patientin sind vor allem die regelmäßige Möglichkeit zur gezielten Detonisierung und Dehnung der Kiefermuskulatur, bewusste Entspannung, aktive Stressbewältigung sowie die Verbesserung der allgemeinen körperlichen Fitness.

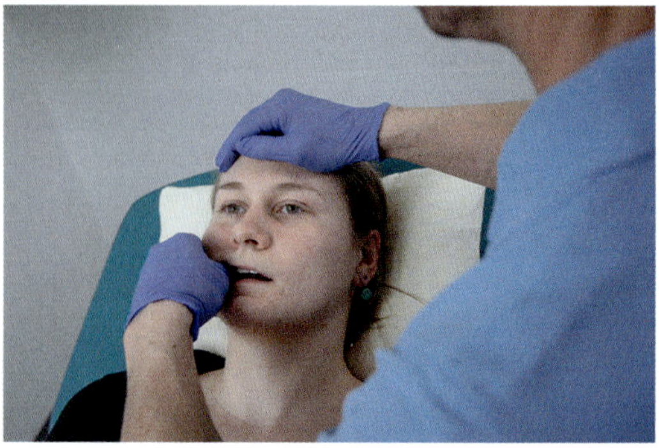

Abb. 15.4 Intraorale Triggerpunktbehandlung im rechten M. masseter [J806]

In den folgenden Sitzungen wendet der Physiotherapeut verschiedene Techniken zur Detonisierung der verspannten Kiefermuskulatur an. Neben Massagetechniken gehört die gezielte Deaktivierung von myofaszialen Triggerpunkten dazu. Im konkreten Fall wurden jene im M. masseter intraoral angegangen (➤ Abb. 15.4). Dadurch verbesserten sich die MAM um 10 mm, das mit der Mundöffnung assoziierte Druckgefühl in den Ohren und das Verspannungsgefühl in den Wangen je um drei Punkte auf der NRS und auch die Okklusion. Um die Nachhaltigkeit des Therapieeffekts gewährleisten zu können, werden Frau S. Selbstmassage und Selbstdehnung des M. masseter gezeigt. Auch Stressmanagement-Strategien werden thematisiert, Möglichkeiten zur Entspannung im Alltag diskutiert und Entspannungstechniken eingeübt. Hier bietet sich zum Beispiel die progressive Muskelrelaxation (PMR) nach Edmund Jacobson an.

Ab der fünften Physiotherapiesitzung werden die Nackenbefunde konkreter angegangen. Frau S. reagiert sehr gut auf posterior-anteriore Mobilisationen von C1. Damit lösen sich die Verspannungen im Nacken ganz und die HWS-Extension normalisiert sich komplett. Was ihr aber mehr Mühe bereitet, ist die selektive Rekrutierung der tiefen Nackenflexoren und -extensoren. Da das spezifische Training für Frau S. zu anstrengend und ermüdend ist, wird eine indirekte Aktivierung der stabilisierenden Muskulatur über Haltungs-, Gleichgewichts- und Augen-Kopf-Koordinationsübungen gewählt. Das klappt gut, und die Patientin kann sich dafür begeistern. Zuhause verinnerlicht Frau S. einmal täglich ganz bewusst die neutrale Position ihrer HWS und Kiefergelenke, trainiert die dynamische Haltungskontrolle auf einem Gymnastikball und macht Augen-Kopf-Koordinationsübungen. Zwischendurch nimmt sie sich aber auch immer wieder ganz bewusst Zeit, um zu entspannen. Die erlernten PMR-Übungen helfen ihr dabei sehr.

Nach der ersten Behandlungsserie (neun Therapiesitzungen) hat sich die Mundöffnung vollständig normalisiert (47 mm, beschwerdefrei). Die Verspannungen haben sich insgesamt auf ein erträgliches Maß reduziert (NRS 3/10), wobei Frau S. darauf achten muss, sich im Alltag immer wieder ganz bewusst Zeit zur Entspannung zu nehmen. Andernfalls können die Verspannungen vorübergehend wieder auf 5/10 ansteigen. Frau S. hat sich vorgenommen, den Stress bei der Arbeit und mit ihrem Sohn etwas gelassener zu nehmen, hat sich bei ihrem Ehemann durchsetzen können, eine Putzfrau anzustellen, und sich für einen Aerobic-Kurs angemeldet, der nächste Woche startet. Sie nutzt die Möglichkeit, in der Physiotherapie besprechen zu können, auf was sie dabei in Bezug auf ihren Nacken speziell achten sollte.

Evaluation nach vier Wochen

Die Ergebnisse der Assessments zu Therapiebeginn und nach der ersten Behandlungsserie (neun Therapiesitzungen) zeigt ➤ Tab. 15.3.

Weiterführende physiotherapeutische Empfehlungen und Einschätzungen

In drei weiteren Therapiesitzungen (im wöchentlichen Abstand) kann auf die Erfahrungen im Aerobic-Kurs eingegangen werden. Herausforderungen werden besprochen und mögliche Konsequenzen daraus diskutiert (Anpassung Therapieziele/Heimprogramm, Verhaltensinstruktionen). Außerdem wird nun mit selektiven Kraft- und Ausdauerübungen für die Nackenmuskulatur begonnen. In der zwölften Sitzung schildert Frau S., dass sie nun uneingeschränkt am Aerobic teilnehmen könne. Für sie bestehe kein weiterer Therapiebedarf mehr. Auf die Frage, von was sie in der Physiotherapie am meisten profitieren konnte, antwortet sie: von den Entspannungsübungen, den Übungen für den Nacken und von den ganz praktischen Tipps fürs Aerobic. Sie ist froh, mithilfe der Physiotherapie wieder die Kontrolle über die Verspannungen zu haben und hat vor, diese nicht mehr so schnell abzugeben.

15.6 Evidenzbasierte Zusammenfassung

Massage und Triggerpunktbehandlung scheinen wirksame Maßnahmen in der Behandlung von kraniomandibulären Beschwerden zu sein (Miernik et al. 2012, Randhawa et al. 2016). Vor allem Ersteres ist zudem einfach in der Anwendung. Auch manuelle Therapie,

Tab. 15.3 Assessments

Assessment	Therapiebeginn	Nach neun Sitzungen
MAM	32 mm, Ohrdruck NRS 7/10	47 mm, beschwerdefrei
NRS	Verspannungen 5/10	3/10
Mobilität Os hyoideum	Von rechts nach links fest	Normalisiert (seitengleich)
Fragen zur Alltagsbeeinträchtigung	Geringe Beeinträchtigung im GCPS	Keine Einschränkungen bzw. volle sportliche Leistungsfähigkeit noch nicht erreicht
Aktive Beweglichkeit der HWS	Eingeschränkte Extension, auffällige Bewegungsqualität	Physiologisches Bewegungsausmaß, gute Bewegungsqualität, symptomfrei
Unilaterale PA C1 nach kranial anguliert	Lokaler Schmerz, rechts steif	Schmerzfrei, rechts normalisiert (seitengleich)
CCFT	• Stufe 1–3: Ermüdung nach 4 sec • Stufen 4+5: nicht möglich	• Stufe 1–3: Ermüdung nach 8 sec • Stufen 4+5: Ermüdung nach 6 sec

allein oder in Kombination mit Übungstherapie, zeigt positive Effekte (Martins et al. 2016). Dasselbe gilt für Übungstherapie (List und Axelsson 2010). Auf die MAM scheint manuelle Therapie im Bereich der oberen HWS den größten Impact zu haben (Calixtre et al. 2015, la Touche et al. 2020). Manuelle Therapie an der HWS und der Kieferregion reduziert Einschränkungen im Alltag stärker als manuelle Therapie an der HWS allein (Spranz-Linke 2016). Um dem vielschichtigen Symptomkomplex von kraniomandibulären Beschwerden gerecht zu werden, wird eine auf die individuelle Problematik abgestimmte Therapie benötigt, die aktive und passive Maßnahmen berücksichtigt. Auch kognitiv-verhaltenstherapeutische Aspekte und die Anleitung zur Selbsthilfe sollten Bestandteil jeder Intervention sein. Diese sind analog den bewegungsorientierten Therapieansätzen nichtinvasiv und bergen kaum Risiken. Doch nicht zuletzt ist auch bei der kraniomandibulären Dysfunktion weitere Forschung mit großen Studienpopulationen und hoher methodologischer Qualität erforderlich, um verlässlichere Aussagen zur Wirksamkeit der therapeutischen Optionen machen zu können (Armijo-Olivo et al. 2016, Almeide de Melo et al. 2020).

LITERATUR

Almeida de Melo, L. et al. (2020). Manual therapy in the treatment of myofascial pain related to temporomandibular disorders: a systematic review. Journal of Oral & Facial Pain and Headache, 34(2), 141–148.

Armijo-Olivo, S. et al. (2016). Effectiveness of Manual Therapy and Therapeutic Exercise for Temporomandibular Disorders: Systematic Review and Meta-Analysis. Phys Ther, 96, 9–25.

Calixtre, L. B. et al. (2015). Manual therapy for the management of pain and limited range of motion in subjects with signs and symptoms of temporomandibular disorder: a systematic review of randomised controlled trials. J Oral Rehabil, 42, 847–61.

Johnke, G. (2000). Psychische Aspekte dentaler Parafunktionen: Knirschen – Mahlen – Pressen, Hannover, Schlütersche GmbH & Co. KG.

La Touche, R. et al. (2020). Effect of manual therapy and therapeutic exercise applied to the cervical region on pain and pressure pain sensitivity in patients with temporomandibular disorders: a systematic review and meta-analysis. Pain Medicine, 21(10), 2.373–2.384.

List, T., Axelsson, S. (2010). Management of TMD: evidence from systematic reviews and meta-analyses. J Oral Rehabil, 37, 430–51.

Martins, W. R. et al. (2016). Efficacy of musculoskeletal manual approach in the treatment of temporomandibular joint disorder: A systematic review with meta-analysis. Man Ther, 21, 10–7.

Miernik, M. et al. (2012). Massage therapy in myofascial TMD pain management. Adv Clin Exp Med, 21, 681–5.

NIDCR (2018). Facial Pain [Online]. National Institutes of Health, National Institute of Dental and Craniofacial Research. Aus: https://www.nidcr.nih.gov/research/data-statistics/facial-pain (letzter Zugriff: 01. August 2021).

Itt, R., Vollmer, H. P., Krug, W. (2003). Klinik- und Praxisführer Zahnmedizin, Stuttgart, Georg Thieme Verlag.

Randhawa, K. et al. (2016). The Effectiveness of Non-invasive Interventions for Temporomandibular Disorders: A Systematic Review by the Ontario Protocol for Traffic Injury Management (OPTIMa) Collaboration. Clin J Pain, 32, 260–278.

Schiffman, E., Ohrbach, R. (2016). Executive summary of the Diagnostic Criteria for Temporomandibular Disorders for clinical and research applications. J Am Dent Assoc, 147, 438–45.

Schiffman, E. et al. (2014). Diagnostic Criteria for Temporomandibular Disorders (DC/TMD) for Clinical and Research Applications: recommendations of the International RDC/TMD Consortium Network* and Orofacial Pain Special Interest Groupdagger. J Oral Facial Pain Headache, 28, 6–27.

Spranz-Linke, R. (2016). Hat manuelle Therapie an der HWS bei Patienten mit Zeichen einer kraniomandibularen Dysfunktion einen Effekt auf das Kausystem und umgekehrt? Systematische Übersichtsarbeit (Has manual therapy on the cervical spine an effect on the masticatory system and vice versa in patients with signs of temporomandibular disorders? Systematic literature review) [German]. Manuelle Therapie, 20(2), 83–91.

FALL

16 Zervikoradikuläres Syndrom (CRS)

Balz Winteler

Leitsymptome: Nackenschmerzen – Schulter-/Armschmerzen – +/- neurologische Symptome

mittel

Definition

Zervikoradikuläres Syndrom

Die Symptome und Beschwerden eines zervikoradikulären Syndroms sind einer zervikalen Nervenwurzel zuzuordnen und präsentieren sich als Wurzelreizung (ohne Sensibilitätsstörung oder Parese) oder als Wurzelkompressionssyndrom (mit Sensibilitätsstörung und/oder Parese).

16.1 Vorgeschichte

Frau B. ist eine 42-jährige Kunsthistorikerin. Sie leidet schon länger unter Nackenbeschwerden. Ihre Arbeitsbelastung ist zurzeit sehr hoch, da sie eine große Kunstausstellung organisiert. Vor vier Wochen hat sich Frau B. beim Aufhängen eines Bildes ungünstig positioniert und vom rechten Arm her verkrampft. Am nächsten Morgen wachte sie mit einem steifen Nacken und Schmerzen im rechten Arm auf. Frau B. arbeitete trotzdem weiter. In den folgenden Tagen nahmen die frühmorgendlichen Beschwerden an Intensität zu. Zudem bemerkte sie beim Hantieren mit den Bildern ein Kribbeln im rechten Mittelfinger sowie eine Schwäche in der rechten Hand und des rechten Arms. Daraufhin suchte Frau B. ihren Hausarzt auf. Dieser ordnete eine Magnetresonanztomografie (MRT) an mit dem Ergebnis: mediolaterale Diskushernie C6/C7 rechts mit foraminaler Enge und möglicher Nervenwurzelkompression C7. Der Hausarzt wollte Frau B. krankschreiben, was diese wegen der bevorstehenden Kunstaustellung ablehnte. Frau B. hat die Symptome mit Medikamenten einigermaßen im Griff und hofft, die Physiotherapie kann sie von den Schmerzen befreien.

KLINISCHER HINTERGRUND

Zervikale Diskushernien

Zervikale Diskushernien als Ursache für zervikale Radikulopathien sind häufig. Die jährliche Inzidenz wird auf 18,6 Fälle pro 100.000 geschätzt und erreicht ihre Spitze in der sechsten Lebensdekade.

Risikofaktoren (Wong et al. 2014):

- Männliches Geschlecht (?) gemäß Kim et al. (2018) höhere Inzidenz bei Frauen
- Rauchen
- Schweres Heben
- Häufiges Springen ins Wasser vom Sprungbrett
- Arbeitsbedingte Belastung und Beanspruchung (Armeepiloten, Berufskraftfahrer, vibrierende Arbeitsgeräte)

In diesem Fallbeispiel werden folgende Fragen analysiert und beantwortet:

- Worin unterscheidet sich ein CRS von anderen HWS-Problematiken?
- Was sind die wichtigsten Red Flags, die man kennen muss?
- Was sind wichtige Features in Befund und Assessment?
- Welche Therapien sind die vielversprechendsten?

16.2 Untersuchungsbefunde

16.2.1 Physiotherapeutische Anamnese

Frau B. gibt an, bereits früher unter Nackenbeschwerden gelitten zu haben. Meistens traten diese nach größeren Belastungen bei der Arbeit auf, verschwanden jedoch nach ein paar Tagen wieder von allein. In Bezug auf Intensität und Dauer der Beschwerden konnte die Patientin in den letzten beiden Jahren eine Progredienz feststellen. Vor ca. einem Jahr traten auch erstmals Schmerzen bis in den Arm auf. Ein Röntgenbild der HWS damals zeigte eine „Abnutzung".

16.2.2 Evaluation des Gesundheitszustands nach ICF

Personenbezogene Faktoren

Frau B. arbeitet zu 70 % als Kunsthistorikerin in einem Museum. Sie ist damit beauftragt, Ausstellungen zu organisieren und umzusetzen. Frau B. muss viel telefonieren und sitzt häufig am Computer. Sie ist geschieden und lebt mit ihren zwei pubertierenden Töchtern (16 und 17 Jahre alt) zusammen. Um familiären und beruflichen Stress abzubauen, geht sie zweimal pro Woche ins Zumba. Sie war nie länger krank und hatte bis jetzt keine operativen Eingriffe.

Umweltfaktoren

Frau B. wohnt zusammen mit ihren Töchtern in einer 4½-Zimmerwohnung. An ihren Arbeitstagen organisieren sich ihre Töchter selbständig, jedes zweite Wochenende verbringen sie bei ihrem Vater, dem Exmann der Patientin. Zuhause hat sie eine strikte Aufgabenverteilung eingeführt und fordert die Mithilfe ihrer Töchter im Haushalt konsequent ein. Das Hantieren mit Bildern für Ausstellungen bereitet Frau B. bereits seit längerem Probleme.

Funktions- und Strukturebene

In der ersten physiotherapeutischen Behandlung berichtet Frau B. über rechtsbetonte Nackenschmerzen mit einer Intensität von 5/10 auf der Numeric Rating Scale (NRS) mit konstant-variablem Charakter, ziehenden Schmerzen im rechten Unterarm ventral (NRS 7/10) und Kribbeln im rechten Mittelfinger. Das Kopfdrehen nach rechts fühlt sich eingeschränkt an, Über-Kopf-Arbeiten vermeidet die Patientin zurzeit.

Inspektion

Die Inspektion zeigt eine leichte Protraktionshaltung der HWS und eine Elevationsstellung des Schultergürtels rechts. Der M. trapezius pars descendens zeichnet sich rechtsseitig prominent ab. Da der Versuch, die Fehlhaltung zu korrigieren, sowohl vom Nacken als auch vom Schultergürtel her die ziehenden Schmerzen im Unterarm verstärkt, wird dies nicht weiter versucht und als adaptiv interpretiert (Schutz von irritiertem Gewebe).

Neurologie und Neurodynamik

In der neurologischen Untersuchung zeigt sich eine 20-prozentige Sensibilitätsminderung an der rechten Mittelfingerkuppe. Im Bereich der Handinnenfläche und des ventralen Unterarms bezeichnet Frau B. die Berührungsempfindung rechts als dumpfer im Vergleich zu links. Die Temperaturempfindung ist normal. Der M. triceps brachii rechts ist abgeschwächt. Der rechte Trizepssehnenreflex lässt sich nicht auslösen.

KLINISCHER HINTERGRUND

Neurologische Untersuchung

Die neurologische Untersuchung orientiert sich an den Aussagen des Patienten. Sie erhebt sowohl Negativzeichen (Loss of Function) wie Taubheit, Kraftverlust und Reflexminderung, als auch Positivzeichen (Gain of Function) wie Schmerz, Parästhesien und Hypersensitivität (Allodynie, Hyperalgesie).

Negativzeichen:
- Mechanische Hypästhesie (A-beta, dick myelinisiert): Taschentuch oder Wattebausch, Stimmgabel
- Thermische Hypästhesie (A-delta und C-Fasern, dünn/unmyelinisiert): vorgewärmte versus nicht vorgewärmte Münze oder Spezialprodukt (z. B. Tip-Therm)

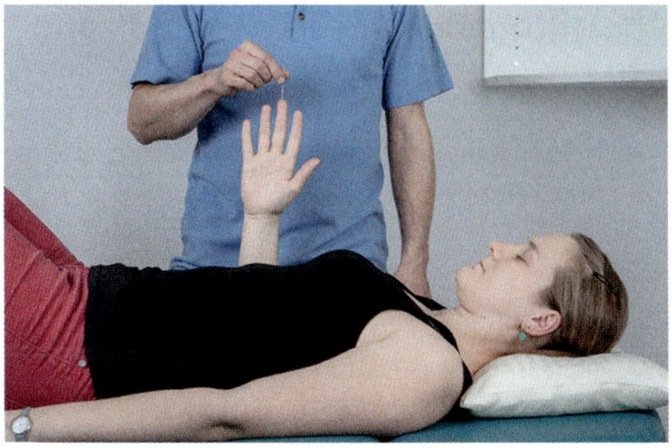

Abb. 16.1 Prüfung der Schmerzempfindung mit einem Zahnstocher, Dermatom C7 rechts [J806]

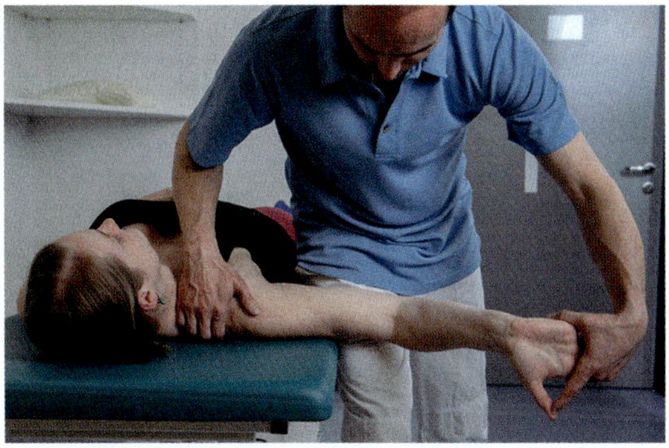

Abb. 16.2 Neurale Differenzierung von distalen Symptomen über eine leichte neurale Vordehnung von der HWS her: HWS-Lateralflexion links beim ULNT1 rechts [J806]

- Mechanische Hypalgesie (A-delta): Zahnstocher (➤ Abb. 16.1)
- Thermische Hypalgesie (A-delta und C-Fasern)

Positivzeichen:

- Mechanische Hyperalgesie (A-delta und C-Fasern): Zahnstocher
- Mechanisch dynamische Allodynie (A-beta): Wattebausch, weicher Pinsel (falls schmerzhaft → Hinweis auf eine zentrale Sensibilisierung)
- Thermische Hyperalgesie (A-delta und C-Fasern):
  - Auf Kälte: Eiswürfel in einem Plastiksäckchen 10 sec auf die Haut legen, mit NRS quantifizieren
  - Auf Wärme: ein mit maximal 40 °C warmem Wasser gefülltes Plastikröhrchen auf die Haut legen (sollte im Normalfall keine Schmerzen auslösen, Pfau et al. 2012)

Im Upper Limb Neurodynamic Test (ULNT) 1 lassen sich die ventralen Unterarmschmerzen bei 50° Ellenbogenflexion reproduzieren. Wird die HWS in leichter Lateralflexion nach links vorgelagert und der Test wiederholt, findet die Schmerzreproduktion bereits bei 70° Ellenbogenflexion statt (➤ Abb. 16.2). Das aktive Repositionieren der HWS zurück in die Neutralposition entlastet sofort, und die ursprüngliche Ellenbogenflexion von 50° ist wieder erreichbar.

Aktive Bewegungen der HWS

Das Bewegungsausmaß der Rotation nach rechts und der Extension ist schmerzlimitiert. Aus Gründen der Irritierbarkeit der Symptome wird die Lateralflexion nicht getestet.

Segmentale Untersuchung

Sanfter unilateraler, anterior-posteriorer Druck auf Höhe C7 und posterior-anteriorer Druck auf Höhe C6 rechts verstärken die Nackenschmerzen.

Kraniozervikaler Flexionstest (CCFT, ➤ Fall 14)

Frau B. zeigt in der Ausdauerfähigkeit ihrer tiefen zervikalen Flexionsmuskulatur leichte Defizite. Beim CCFT ermüdet sie in der vierten und fünften Stufe nach fünf Sekunden.

Aktivitätsebene

Im Neck Disability Index (NDI) erreicht Frau B. einen Gesamtscore von 25/50 Punkten, was starken Einschränkungen entspricht (➤ Fall 14).

Um während des gesamten Behandlungszeitraums patientenzentrierte Endpunkte auf Aktivitäts- und Partizipationsebene im Fokus zu behalten, wird bei Frau B. ergänzend zum NDI die Patient Specific Functional Scale (PSFS) eingesetzt. Die Patientin wird gebeten, drei für sie wichtige Aktivitäten anzugeben, die sie wegen ihrer Beschwerden nicht oder nur mit Schwierigkeiten ausführen kann, und auf einer numerischen Skala von 0–10 zu bewerten: 0 = unfähig, die Aktivität auszuführen, 10 = Aktivität normal ausführbar (➤ Tab. 16.1). Bei Therapieabschluss werden die Aktivitäten erneut bewertet. Die minimale feststellbare Veränderung für eine einzelne

Tab. 16.1 Patientenspezifische Funktionsskala

Aktivität	Punktzahl (0–10)
Arbeit	5
Zumba	4
Malen	6
Gesamtwert:	**5**

Gesamtwert = Summe der Punktzahl der Aktivitäten/Anzahl der Aktivitäten

Aktivität beträgt drei Punkte, für den Gesamtwert zwei Punkte.

Für Patienten mit zervikalem Nervenwurzelkompressions-Syndrom existiert noch keine validierte deutsche Version.

Partizipationsebene

Durch die Beschwerden bei der Arbeit fühlt sich Frau B. nicht voll leistungsfähig. Außerdem stresst es sie, dass sie am Zumba aktuell nur mit Einschränkungen teilnehmen kann. Sie ist frustriert.

16.3 Zusammenfassung der wichtigsten Befunde

Pathobiologische Mechanismen

Primär dominiert ein **peripher-neurogener Schmerzmechanismus.** Aber auch den emotionalen Aspekten (sich gestresst fühlen, Frustration) muss Rechnung getragen werden.

Quellen der Symptome

Die typische Anamnese von rezidivierenden Nackenschmerzen mit zunehmender Verlagerung der Beschwerden in die Peripherie, neu aufgetretenen neurologischen Symptomen sowie die übereinstimmende Klinik und Bildgebung sprechen klar für eine **Nervenwurzelreizung.**

Vorsichtsmaßnahmen/Kontraindikationen

Positive neurologische Befunde erfordern eine engmaschige Kontrolle.

⚠ VORSICHT

Operationsindikation

Bei Progredienz von motorischen Funktionseinbußen und/oder Vorliegen einer degenerativen zervikalen Spinalkanalstenose/Rückenmarkskompression sollte ein operativer Eingriff diskutiert werden (Wong et al. 2014, Wilson et al. 2013).

Beitragende Faktoren

Die erneuten Beschwerden können als weiteres Rezidiv bezeichnet werden und stellen eine Progression der Pathologie dar. Die Klinik der Beschwerden verlangt aktuell ein angemessenes Schonverhalten. Frau B. kann ihre Arbeit im Moment aber nicht liegenlassen und will bis zur Ausstellung durchhalten. Auch am Zumba nimmt Frau B. trotz ihrer Beschwerden weiterhin teil.

16.4 Physiotherapeutische Zielsetzung

Wichtige **Verlaufsparameter** in der physiotherapeutischen Behandlung von Frau B. sind Neurologie, Neurodynamik, Schmerz (Intensität, Frequenz, Dauer), Medikamenteneinnahme, zervikales Bewegungsausmaß, Leistung der tiefen zervikalen Flexionsmuskulatur, NDI und PSFS.

Ziele

Gemeinsam mit der Patientin werden folgende Ziele formuliert:

- Keine Verschlechterung der neurologischen Befunde
- Keine zunehmende Verlagerung der Beschwerden nach weiter peripher

- Erarbeiten von aktiven Bewältigungsstrategien („Coping") in Bezug auf neurologische Befunde und Schmerz
- Normalisierung des zervikalen Bewegungsausmaßes (seitengleiche Kopfdrehung und funktionell normalisierte HWS-Extension)
- Respektieren der körperlichen Kapazitäten und Grenzen bei Arbeit und Sport, achtsamer Umgang mit körperlichen Ressourcen
- Sekundärprävention: aktives Selbstmanagement-Programm erarbeiten

Frau B. möchte wissen, ob der Heilungsprozess evtl. durch eine Spritze beschleunigt werden könnte. Dazu wird ihr die aktuelle Studienlage erklärt: Die Wirksamkeit von interlaminären epiduralen Injektionen (Lokalanästhetikum mit oder ohne Steroide) ist bei zervikalen Diskushernien oder Radikulopathien nachgewiesen (Evidenzlevel II, tiefe Komplikationsraten; Manchikanti et al. 2015). Von einer transforaminalen epiduralen Injektion hingegen ist abzuraten (keine randomisierten Studien, höhere Komplikationsrate und mögliche fatale Folgen; Manchikanti et al. 2015.

Daraufhin möchte Frau B. erst mal abwarten, ob sie auf die Physiotherapie anspricht.

Prognose

Der natürliche Verlauf von symptomatischen zervikalen Diskushernien mit Radikulopathie ist grundsätzlich gut. Nur wenige Fälle führen zu langfristigen Einschränkungen. Innerhalb von vier bis sechs Monaten ist mit einer substanziellen und nachhaltigen Verbesserung der Schmerzsituation und der Einschränkungen im Alltag zu rechnen. Moderate Rezidive innerhalb von zwei bis drei Jahren sind in knapp einem Viertel der Fälle möglich. Das Risiko für eine Progredienz vorhandener neurologischer Defizite und die Entwicklung einer Myelopathie ist gering. Bei Patienten mit Versicherungsansprüchen scheint die Rehabilitation herausfordernder (Wong et al. 2014).

Mit der Patientin wird die realistische Einschätzung der Prognose besprochen. Innerhalb von zwei Behandlungsserien (à neun Sitzungen) sollte die Rehabilitation soweit abgeschlossen sein, dass die Patientin ihr Problem selbst managen kann und sie über die nötigen sekundärpräventiven Maßnahmen verfügt.

16.5 Physiotherapeutische Maßnahmen

In der ersten Sitzung werden mit Frau B. die physischen Befunde, deren mögliche Relevanz und Ursachen sowie der ausgewertete Fragebogen besprochen. Sie wird hinsichtlich der Verhaltensregeln im Umgang mit ihren neurologischen Symptomen instruiert. Gemeinsam werden erste Selbstmanagement-Maßnahmen erarbeitet und therapeutische Interventionen für die kommenden Sitzungen definiert.

In der ersten Phase der Rehabilitation werden die Entlastung der neuralen Strukturen, die Kontrolle der neuronalen Entzündung und das Selbstmanagement priorisiert.

In der zweiten Sitzung schildert Frau B., dass sie wegen der laufenden Ausstellung keine Rücksicht auf ihren Nacken nehmen kann und dass sie eine andere „Lösung" braucht. Neurologie und Schmerz sind unverändert. Frau B. wird erneut bei ihrem Arzt vorstellig, der sie für eine interlaminäre epidurale Injektion an ein Schmerzzentrum überweist.

Eine Woche darauf erscheint Frau B. wieder in der Physiotherapie. Seit der Injektion haben sich die Schmerzen um ca. 50 % reduziert, am meisten haben sie im Arm nachgelassen. Die Neurologie ist unverändert. Der ULNT1 rechts ist weniger schmerzhaft eingeschränkt (40° Ellenbogenflexion). Zum Zumba geht sie auf Anraten des Arztes und des Physiotherapeuten zurzeit nicht.

Gemeinsam mit Frau B. wird ein Stufenprogramm zur Kräftigung ihres Nackens und Schultergürtels erarbeitet. Initial wird die Rekrutierung der lokalen Stabilisatoren geübt und bald die Ausdauerfähigkeit der globalen Stabilisatoren mit dazu trainiert (➤ Abb. 16.3).

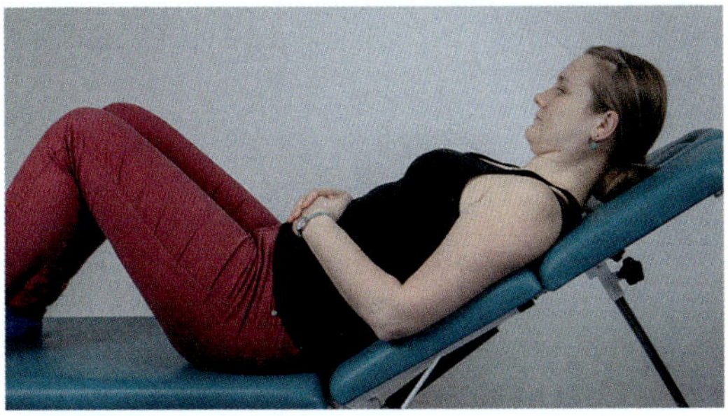

Abb. 16.3 Training der Ausdauerfähigkeit der globalen Stabilisatoren: hier zervikale Flexoren [J806]

16

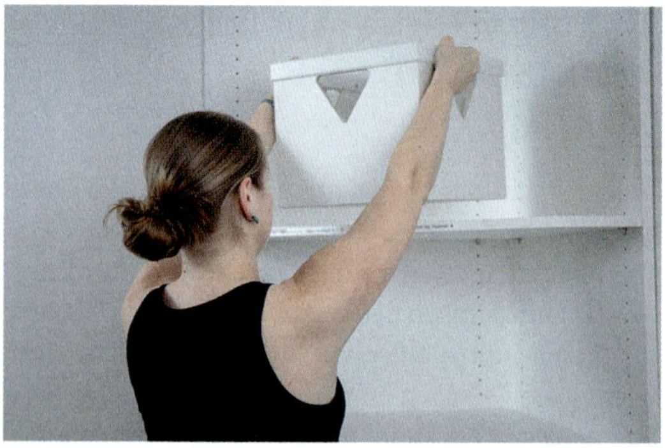

Abb. 16.4 Funktionelles Training: hier Heben auf Überkopfhöhe [J806]

Die Integration des Geübten in Alltagssituationen ist von Beginn an Teil der Behandlung (➤ Abb. 16.4).

Zur Schmerzkontrolle werden ein Entlastungstape für den Plexus brachialis (➤ Fall 13) und manuelle Traktionen eingesetzt, da Frau B. drei Kriterien der Clinical Prediction Rule (Cai et al. 2011) erfüllt: Schmerzintensität, positiver HWS-Distraktionstest, Schmerzausstrahlung bis über die Schulter (➤ Kap. 16.6).

Nachdem der Anästhesist ihr ins Gewissen geredet hat, versteht Frau B. auch besser, dass sie sich körperlich schonen muss, um ernste neurologische Schäden zu vermeiden. Sie verzichtet eine Zeitlang auf Zumba und will auch in der Arbeit einige Anpassungen vornehmen. Eine Operation will sie auf jeden Fall umgehen.

WAS WÄRE, WENN ...

... die Patientin nicht einsichtig geworden wäre und weiterhin über die Grenzen ihrer körperlichen Leistungsfähigkeit hinausgegangen wäre?

Es ist wichtig, immer wieder auf die **gemeinsame Zielformulierung** zurückzukommen und die Patientin zu fragen, worin sie **ihren Beitrag** zur Zielerreichung sehe. Unausgesprochene Erwartungen an die Patientin sollten spätestens jetzt thematisiert werden.

Nachdem Frau B. die Ausstellung erfolgreich abgewickelt hat, kann sie beruflich etwas kürzertreten. Ihre periphere Schmerzsituation verbessert sich (ventrale Unterarmschmerzen NRS 2–3/10). Zwar sind die Nackenschmerzen zuweilen etwas intensiver (NRS 6/10), aber nicht mehr konstant vorhanden. Da sich die neurologischen Befunde ebenfalls verbessern (keine Parästhesien mehr, bessere Kraft im M. triceps brachii) und der ULNT1 weniger Schmerzen provoziert (20° Ellenbogenflexion), werden die verstärkt wahrgenommenen Nackenschmerzen von Frau B. als mögliches Zentralisationsphänomen interpretiert.

In den folgenden Sitzungen wird unter anderem auch die eingeschränkte segmentale Beweglichkeit der oberen BWS in Extension manualtherapeutisch angegangen. Dies verbessert das aktive Bewegungsausmaß der HWS sowohl in Rotation nach rechts als auch in Extension merklich. Frau B. erlernt deshalb eine entsprechende Selbstmobilisationsübung für zuhause.

Die Gesamtsituation verbessert sich in den folgenden Sitzungen weiter: keine Schwäche des M. triceps brachii mehr, seitengleicher ULNT1 (10° Ellenbogenflexion) – wobei rechts noch ein stärkeres Ziehen als links spürbar ist. Die Unterarmschmerzen sind ebenfalls verschwunden, die Nackenschmerzen (NRS 3/10) nur noch bei Über-Kopf-Arbeiten > 10 Minuten.

Frau B. nimmt sich vor, den Wiedereinstieg ins Zumba zu wagen. Dafür wird sie zu Beginn nur die erste Hälfte eines Trainings mitmachen.

Nach sechs Wochen Physiotherapie (zwei Sitzungen pro Woche) ist Frau B. wieder voll leistungsfähig. An einem Zumba-Training pro Woche kann sie wieder beschwerdefrei teilnehmen. Einzig bei Über-Kopf-Arbeiten muss sie nach 15 Minuten bewusst eine Pause einlegen, um nicht wieder Nackenschmerzen zu provozieren. Das zervikale Bewegungsausmaß hat sich normalisiert (schmerzfreies, seitengleiches Kopfdrehen, schmerzfreie HWS-Extension in Alltagsfunktionen). Die Schmerzmedikation konnte abgesetzt werden (➤ Tab. 14.1).

Evaluation nach sechs Wochen

Die Ergebnisse spiegeln den **guten Verlauf von zervikalen Diskushernien mit Radikulopathie** wider. Die Verbesserung wird in den physischen Befunden, im Fragebogen sowie in der subjektiven Wahrnehmung der Patientin deutlich. Drei weitere Behandlungssitzungen werden zur Vertiefung des Heimprogramms genutzt.

Tab. 16.2 Assessments

Assessment	Beginn der Behandlung	Abschluss der Behandlung
NRS	• Nackenschmerzen 5/10, konstant-variabel • Ventrale Unterarmschmerzen 7/10	• Nackenschmerzen 3/10, intermittierend (> 15 min Über-Kopf-Arbeiten) • Ventrale Unterarmschmerzen 0/10
Neurologie	• 20-prozentige Sensibilitätsminderung Mittelfingerkuppe • Kribbeln am Mittelfinger • Dumpfes Gefühl Handinnenfläche/ventraler Unterarm • Schwäche M. triceps brachii • Fehlender Trizepssehnenreflex	• 20-prozentige Sensibilitätsminderung Mittelfingerkuppe • Kein Kribbeln mehr • Kein dumpfes Gefühl mehr • Normale Kraft M. triceps brachii • Fehlender Trizepssehnenreflex
ULNT1	50° Ellenbogenflexion	Seitengleich (10° Ellenbogenflexion)
Aktive Beweglichkeit der HWS	• Rotation nach rechts schmerzlimitiert • Extension schmerzlimitiert	• Rotation frei • Extension frei in Alltagsfunktionen
Segmentale Schmerzprovokation	• Bei unilateralem anterior-posterioren Druck auf Höhe C7 rechts • Bei unilateralem posterior-anterioren Druck auf Höhe C6 rechts	• Kein Schmerz bei unilateralem anterior-posteriorem Druck auf Höhe C7 rechts • Bei unilateralem posterior-anterioren Druck auf Höhe C6 rechts
CCFT	Ermüdung bei Stufen 4 und 5 nach 5 sec	Jede Stufe kann 10 sec gehalten werden
PSFS	• Arbeit: 5 • Zumba: 4 • Malen: 6 Gesamtwert: 5	• Arbeit: 8 • Zumba: 9 • Malen: 10 Gesamtwert: 9
NDI	Gesamtscore: 25 Punkte = starke Einschränkungen (50 % Behinderung im Alltag)	Gesamtscore: 4 Punkte = keine Einschränkungen (8 % Behinderung im Alltag)

Weiterführende physiotherapeutische Empfehlungen und Einschätzungen

Mit abnehmender Schmerzstärke und Wiedererlangen der Mobilität der HWS (bei stabiler Neurologie) gewinnen die **sekundär-präventiven Strategien** an Bedeutung. Beitragende Faktoren wie die fehlende muskuläre Stabilisierung bei Arbeit und Sport gelangen in den Behandlungsfokus des Physiotherapeuten.

Frau B. hat ihre wöchentlichen Zumba-Stunden wiederaufgenommen. Daneben führt sie ihr Heimprogramm selbständig weiter. Die Physiotherapie wird nach fünfzehn Sitzungen beendet.

16.6 Evidenzbasierte Zusammenfassung

Grundsätzlich besteht beim CRS ein gutartiger natürlicher Verlauf. Gemäß Zang und Kollegen (2015) erreichen 92 % der Patienten mit einer nachgewiesenen Diskushernie und symptomatischer Radikulopathie nach konservativer Therapie wieder das ehemalige Belastungsniveau. Eine Ruhigstellung des Nackens (Halskrause, kurze Bettruhe, Schonung) für maximal zehn bis 14 Tage scheint initial von Vorteil zu sein. Für Subgruppen, die gut auf Traktion reagieren (Responders), ist diese in Kombination mit Übungstherapie und anderen Therapiemodalitäten ebenfalls eine Option (Zang et al. 2015, Romeo et al. 2018, Colombo et al. 2020).

Eine solche Subgruppe stellen Patienten dar, die drei der folgenden vier Kriterien erfüllen (Cai et al. 2011):

- < 13 Punkte bei Arbeitsbelastung im Fear-Avoidance Beliefs Questionnaire (FABQ)
- Schmerzintensität ≥ 7/10
- Positiver HWS-Distraktionstest
- Schmerzausstrahlung bis über die Schulter

Zervikale Manipulationen gelten kurzfristig als wirksam in Bezug auf Schmerz, benötigen jedoch betreffend der Langzeiteffekte und unerwünschten Nebeneffekte weitere Forschung (Zhu et al. 2016). Übungstherapie allein oder in Kombination mit anderen Therapien verbessert zudem die Funktion der HWS (Liang et al 2019). Hinsichtlich der Art der Übungstherapie und anderen Therapiemodalitäten müssen Empfehlungen bei mechanischen Nackenschmerzen herangezogen werden. Im Management von chronischen radikulären Beschwerden gilt es aber auch emotionale und kognitive Aspekte (zum Beispiel Arbeitszufriedenheit) zu berücksichtigen (Bono et al. 2011).

LITERATUR

Bono, C. M. et al. (2011). An evidence-based clinical guideline for the diagnosis and treatment of cervical radiculopathy from degenerative disorders. Spine J, 11, 64–72.
Cai, C., Ming, G., Ng, L. Y. (2011). Development of a clinical prediction rule to identify patients with neck pain who are likely to benefit from home-based mechanical cervical traction. Eur Spine J, 20, 912–922.
Colombo, C. et al. (2020). Traction therapy for cervical radicular syndrome is statistically significant but not clinically relevant for pain relief. A systematic literature review with meta-analysis and trial sequential analysis. Journal of Clinical Medicine, 9(11), 3389.
Kim, Y. K. et al. (2018). Differences in the Incidence of Symptomatic Cervical and Lumbar Disc Herniation According to Age, Sex and National Health Insurance Eligibility: A Pilot Study on the Disease's Association with Work. Int J Environ Res Public Health, 15.
Liang, L. et al. (2019). The effect of exercise on cervical radiculopathy: a systematic review and meta-analysis. Medicine, 98(45), e17733.
Manchikanti, L. et al. (2014). Cervical radicular pain: the role of interlaminar and transforaminal epidural injections. Curr Pain Headache Rep, 18, 389.
Manchikanti, L. et al. (2015). Do cervical epidural injections provide long-term relief in neck and upper extremity pain? A systematic review. Pain Physician, 18, 39–60.
Pfau, D. B. et al. (2012). Quantitative sensory testing of neuropathic pain patients: potential mechanistic and therapeutic implications. Curr Pain Headache Rep, 16, 199–206.
Romeo, A. et al. (2018). Cervical radiculopathy: effectiveness of adding traction to physical therapy -- a systematic review and meta-analysis of randomized controlled trials. Physical Therapy, 98(4), 231–242.
Wilson, J. R. et al. (2013). Frequency, timing, and predictors of neurological dysfunction in the nonmyelopathic patient with cervical spinal cord compression, canal stenosis, and/or ossification of the posterior longitudinal ligament. Spine (Phila Pa 1976), 38, S37–54.
Wong, J. J. et al. (2014). The course and prognostic factors of symptomatic cervical disc herniation with radiculopathy: a systematic review of the literature. Spine J, 14, 1.781–1.789.
Zang, L. et al. (2015). Using the modified Delphi method to establish a new Chinese clinical consensus of the treatments for cervical radiculopathy. Eur Spine J, 24, 1.116–1.126.
Zhu, L., Wei, X., Wang, S. 2016. Does cervical spine manipulation reduce pain in people with degenerative cervical radiculopathy? A systematic review of the evidence, and a meta-analysis. Clin Rehabil, 30, 145–155.

FALL 17

Christian Bangerter

Nackenschmerzen mit Ausstrahlungen in den Arm (Anwendung des MCTF)

Leitsymptome: Nacken-/Armbeschwerden – keine neurologischen Befunde – Schmerzen bei Kopfbewegungen

mittel

Definition

Zervikoradikuläre Schmerzen

Zervikoradikuläre Schmerzen sind Nacken- oder Armbeschwerden, die auf eine Beteiligung von Nervenwurzeln zurückgeführt werden. Da sich in der klinischen neurologischen Untersuchung keine eindeutigen, objektivierbaren Ausfallerscheinungen finden, wird die Problematik zu den unspezifischen Beschwerdebildern gezählt.

17.1 Vorgeschichte

Herr P. ist 55 Jahre alt und arbeitet Vollzeit als Manager in einer Beratungsfirma. Er ist gesund, körperlich aktiv und treibt gerne Sport (Joggen, Schwimmen, Radfahren, Fitness). Vor vier Monaten stürzte er mit dem Motorrad und zog sich eine Verletzung des linken Akromioklavikulargelenks zu. Im Krankenhaus wurde eine Fraktur ausgeschlossen und keine weiterführende Therapie verordnet.

Die Schulterverletzung verheilte gut, sodass Herr P. in den letzten Wochen kaum noch Schulterschmerzen oder Einschränkungen verspürte. Jedoch hinderte ihn die Schulterproblematik während dreier Monate daran, seine gewohnten sportlichen Aktivitäten auszuführen.

Vor einer Woche hatte Herr P. plötzlich starke, intermittierende Nackenschmerzen, die insbesondere in der Nacht von brennenden Schmerzen und einem Kribbeln im linken Arm bis in die Finger begleitet wurden. Einen klaren Auslöser oder ein Trauma gab es nicht.

Herr P. litt in den vergangenen Jahren mehrmals an Nackenbeschwerden, die er mit regelmäßigem Kraft- und Fitnesstraining jedoch gut in den Griff bekommen hat.

Sein Hausarzt verordnete ihm NSAR, die zu einer Schmerzlinderung am Tag, jedoch nicht in der Nacht führten. Aufgrund der anhaltenden Schmerzsituation und der Ausstrahlungen wurde nach fünf Tagen eine Magnetresonanztomografie (MRT) der Halswirbelsäule (HWS) angeordnet und anschließend Physiotherapie verschrieben.

Eine Woche nach Beginn seiner Beschwerden kommt Herr P. in die physiotherapeutische Behandlung. Seine Schmerzen werden durch Sitzen, längere Arbeit am Computer, Kopfbewegungen sowie Überkopfaktivitäten provoziert und sind am Abend stärker als am Morgen. Liegen mit einem großen Kissen unter dem Kopf verschafft ihm Linderung.

In diesem Fallbeispiel werden folgende Fragen analysiert und beantwortet:

- Wie wird das Musculoskeletal Clinical Translation Framework (MCTF) von Mitchell et al. (2018) in der klinischen Praxis angewendet?
- Wie kann das MCTF Physiotherapeutinnen und Physiotherapeuten bei der klinischen Entscheidungsfindung dienen?
- Welche konkreten Behandlungsschritte lassen sich aus den Kategorien des MCTF, unter Einbezug der vorliegenden Evidenz, ableiten?

17.2 Untersuchungsbefunde

Im Folgenden werden die zehn Komponenten des MCTF einzeln auf den Fall von Herrn P. angewendet (➤ Kap. Muskuloskeletal Clinical Translation Framework).

17.2.1 Patientenperspektive

Hauptproblem

Als Hauptproblem nennt Herr P. starke Nacken- und Armschmerzen. Er kann sich dadurch beim Arbeiten am Computer schlecht konzentrieren und muss oft Pausen einlegen. Am meisten stört ihn jedoch, dass er aufgrund der Schmerzen sein Fitnesstraining nicht durchführen kann und in seinen sportlichen sowie sozialen Aktivitäten stark beeinträchtigt ist.

Er ist unsicher, wann er mit welchen Aktivitäten wieder anfangen soll, und weiß nicht, was der MRT-Befund für sein zukünftiges Sportverhalten bedeutet. Die Nachtschmerzen vermindern seine Schlafqualität und er hat deshalb Mühe, sich ausreichend zu erholen.

Funktionsfähigkeit

Trotz der Nacken-/Armbeschwerden kann Herr P. seine Arbeit weiter ausführen (mit Schmerzen), muss aber erneut auf sämtliche sportliche Aktivitäten (außer auf Spaziergänge) verzichten.

Die Einschränkungen in den Aktivitäten werden mit der Patient Specific Functional Scale (PSFS) quantifiziert (Horn et al. 2012). Hierzu wird der Patient aufgefordert, seinen subjektiven Grad der Funktionsfähigkeit zwischen 0 (maximale Einschränkung, nicht möglich) und 10 (keine Einschränkung) einzuschätzen:

- Arbeiten am Laptop: 4/10, max. 30 min möglich
- Überkopf-Aktivitäten: 2/10
- Schlafen: 2/10

PRAKTISCHER TIPP

Fragebögen in der Praxis

In klinischen Richtlinien zum Management von Patienten mit unspezifischen Nackenschmerzen besteht die klare Empfehlung, Fragebögen zur Selbsteinschätzung von Schmerz, Funktion, Beeinträchtigung und psychosozialer Situation einzusetzen. Diese können sowohl zur initialen Befunderhebung als auch als Verlaufsparameter verwendet werden (Blanpied et al. 2017, Bier et al. 2018).

Um die Auswirkung der Beschwerden auf das tägliche Leben besser einschätzen zu können und Verlaufsparameter zu erheben, werden dem Patienten bei der ersten Sitzung folgende klinische Fragebogen (in deutscher Sprache) vorgelegt:

- **Neck Disability Index (NDI,** ➤ Fall 14**):** Herr P. erreicht 21 von 50 möglichen Punkten, was einer Einschränkung von 42 % im täglichen Leben entspricht.
- **Shoulder Pain and Disability Index (SPADI):** Beim SPADI werden insgesamt 13 Fragen mit einer Schmerz- bzw. Beeinträchtigungsskala zwischen 0 (kein Schmerz, keine Beeinträchtigung) und 10 (unerträglicher Schmerz, nicht durchführbar) beantwortet (Angst et al. 2007). In Bezug auf den punktuellen Schulterschmerz erreicht Herr P. 8 von 130 möglichen Punkten (geringe Beeinträchtigung).

Erwartungen

Der Patient wünscht sich eine Schmerzreduktion und eine baldige Wiederaufnahme seines Trainings. Aufgrund der Krankheitsgeschichte und der MRT-Befunde stehen für ihn Informationen bezüglich Langzeitprognose und Therapieoptionen im Vordergrund.

17.2.2 Diagnosen

Red Flags

Aktuelle klinische Richtlinien zur Untersuchung und Behandlung von Patienten mit Nackenschmerzen betonen die Wichtigkeit eines konsequenten Red Flag Screenings, wobei Hinweise auf eine seriöse Pathologie gezielt erfragt und erhoben werden sollen (Blanpied et al. 2017).

Der Patient gibt in der Anamnese an, dass sich der vierte und fünfte Finger links manchmal taub anfühlen. Im Rahmen der neurologischen Testung

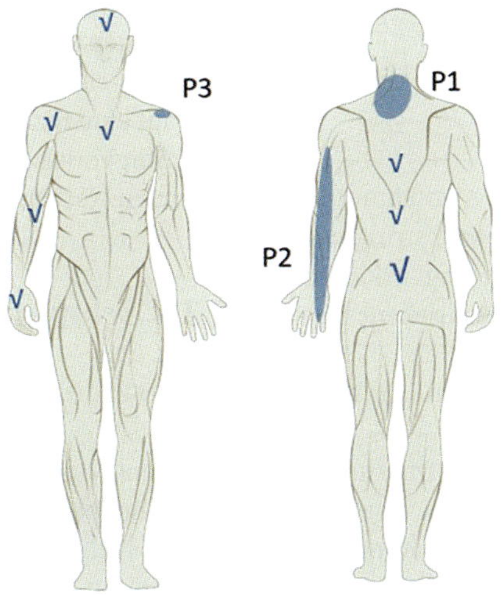

Nackenschmerz (P1)
- Dumpf, lokal
- Konstant - intermittierend
- Tiefsitzend
- 5/10 NRS

Armschmerz (P2)
- Brennend, kribbelnd
- Gefühl von Taubheit
- Intermittierend
- Oberflächlich
- 8/10 NRS (in der Nacht)

Schulterschmerz (P3)
- Punktuell, drückend
- Intermittierend
- Tiefsitzend
- 0-1/10 NRS

Abb. 17.1 Bodychart mit Darstellung der Beschwerden des Patienten [L231]

zu Beginn der körperlichen Untersuchung können jedoch **keine eindeutigen neurologischen Befunde** ausgemacht werden. Motorik und Reflexe sind seitengleich und unauffällig. Bei der sensorischen Untersuchung gibt der Patient minimale und inkonsistente Missempfindung bei leichter Berührung an kleinem Finger und Ringfinger links an, wobei allerdings keine eindeutigen Ausfallerscheinungen objektiviert werden können. Ansonsten keine sensorischen Defizite.

Außer dem Nachtschmerz sind keine weiteren Red Flags zu erkennen. Herr P. erfreut sich eines guten Allgemeinzustandes, familiäre Prädispositionen sind nicht bekannt und beim letzten Gesundheits-Check vor einigen Monaten war alles in Ordnung. Zusammengefasst ist nicht davon auszugehen, dass bei Herrn P. eine schwerwiegende Erkrankung vorliegt.

Medizinische Befunde

MRT-Befund HWS: Die Bildgebung zeigt akzentuierte degenerative Veränderungen auf Höhe C5/6 und C6/7 mit arthrotischen Veränderungen und Diskusprotrusionen. Es werden konsekutive Engstellen der Neuroforamina auf diesen Etagen beschrieben, mit intraforaminaler Komprimierung der C7-Wurzel links sowie Tangierung der C7-Wurzel rechts und der C6-Wurzeln beidseits.

Klinische Befunde

Klinische Befunde HWS: In der klinischen Untersuchung von Herrn P. zeigen sich stark eingeschränkte aktive Kopfbewegungen und die Schmerzen im Nacken sowie die Ausstrahlungen in den linken Arm werden provoziert. Die Schmerzintensität wird anhand der **Numeric Rating Scale (NRS)** von 0 (kein Schmerz) bis 10 (unerträglicher Schmerz) quantifiziert:

- Extension: P1 5/10 NRS, 80 % eingeschränkt (➤ Abb. 17.1)
- Rotation links: P2 3/10 NRS, 50 % eingeschränkt

Wird die Extension kombiniert mit einer Konkavrotation nach links durchgeführt, verstärken sich die Ausstrahlungen in den Arm (P2 7/10 NRS) und breiten sich über den Ellbogen nach distal bis in den kleinen Finger und den Ringfinger aus. Traktion in den schmerzhaften Positionen sowie Flexion in der Rotationsendstellung lindern die Symptome leicht.

WAS WÄRE, WENN …

… sich in der klinisch-neurologischen Untersuchung ganz klar Negativ- oder Positivzeichen finden würden?

Hätte die klinisch-neurologische Untersuchung klare Befunde ergeben, würde die vorliegende Problematik als zervikale Radikulopathie eingestuft. Eine **zervikale Radikulopathie** wird definiert als ausstrahlende Schmerzen in den Arm mit

Veränderungen der Motorik, der Reflexe und/oder der Sensorik, die durch Nackenbewegungen und/oder -positionen provoziert werden (Thoomes et al. 2012; ➤ Fall 16).

Interpretation der Befunde

Die plötzlich aufgetretenen Nacken-/Armschmerzen lassen sich mit den im MRT erkennbaren strukturellen Veränderungen der HWS nur bedingt erklären. Zwar scheint es plausibel, dass die beschriebene Nervenwurzelkomprimierung links, auf Höhe C7, die schmerzhaften Ausstrahlungen über den Arm bis in die Finger erklären kann.

Der klinische Befund, dass die Ausstrahlungen durch ein „Verschließen" der Foramina intervertebralia (Extension kombiniert mit Konkavrotation nach links) provoziert werden, während Flexion und Traktion in der Endstellung die Beschwerden vermindern, passt ebenfalls zu einer möglichen Beteiligung von Nervenwurzeln auf der linken Seite.

Jedoch muss auch festgehalten werden, dass klinisch keine eindeutigen, objektivierbaren Ausfallerscheinungen ausgemacht werden können und bei Missempfindungen am kleinen Finger eher von einer Reizung der C8-Wurzel ausgegangen werden müsste. Hierfür liefert das MRT allerdings keine Bestätigung.

Es gibt also Hinweise auf eine mögliche Beteiligung der linken Nervenwurzeln C7 und C8, jedoch ohne neurologische Defizite, weshalb die Beschwerden als überwiegend **„unspezifisch"** eingestuft werden.

KLINISCHER HINTERGRUND

Klinische Präsentation, Bildgebung und beitragende Faktoren

Degenerative Veränderungen der zervikalen Bandscheiben sind auch bei symptomfreien Menschen sehr häufig (Nakashima et al. 2015). Es ist daher von zentraler Bedeutung, auch beim Vorliegen von spezifischen Diagnosen gründlich abzuwägen, ob die Nachweise der Bildgebung zu den klinischen Befunden passen. Kenntnisse über klinische Muster und ein konsequentes Forward Reasoning bilden den Grundstein dafür.

Zudem soll betont werden, dass auch als spezifisch eingeordnete Beschwerden von beitragenden Faktoren beeinflusst werden, welche bei der individuellen Schmerzerfahrung und der Prognose eine große Rolle spielen können (Mitchell et al. 2018). Demnach sollten diese Faktoren erfragt, in der Behandlungsstrategie berücksichtigt und im Rahmen des Managements gezielt adressiert werden.

17.2.3 Krankheitsphase

Das plötzliche Auftreten der Beschwerden, das Symptomverhalten und die Nachtschmerzen deuten auf ein **akutes** Geschehen hin. Es bestehen aber auch Hinweise auf eine **rezidivierende** Problematik aufgrund der langen Vorgeschichte mit mehreren Episoden von moderaten Nackenschmerzen.

17.2.4 Schmerzeigenschaften

Schmerzmechanismus

Der Patient beschreibt seine Schmerzen im **Nacken** als dumpf und lokal (➤ Abb. 17.1). Die Nackenschmerzen sind auch in Ruhe leicht spürbar (0–1/10 NRS), reagieren gut auf entzündungshemmende Medikamente und werden als primär **nozizeptiv** eingeordnet.

Die starken **Armschmerzen** weisen eine brennende, kribbelnde Qualität auf und treten vorwiegend in der Nacht sowie bei kombinierten Nackenbewegungen auf. Die Tatsache, dass eine hochdosierte Einnahme von entzündungshemmenden Medikamenten keine Reduktion der Armschmerzen zur Folge hatte, liefert einen Hinweis gegen einen nozizeptiv-entzündlichen Mechanismus. Da von einer radikulären Beteiligung ausgegangen wird, ein relativ akutes Problem vorliegt und keine Hinweise auf eine veränderte Schmerzwahrnehmung vorliegen, handelte es sich hier wahrscheinlich um dominant **neuropathische** Schmerzen.

Zusammengefasst wird das Beschwerdebild als eine Kombination von nozizeptiven und neuropathischen Schmerzmechanismen gesehen und folglich als **gemischt** eingestuft.

Schmerztyp

Da die Beschwerden überwiegend bewegungsabhängig auftreten, die Symptome mit zunehmendem Bewegungsausmaß steigen und sich auch problemlos schmerzlindernde Stellungen bzw. Bewegungen finden lassen, werden die Beschwerden als **überwiegend mechanisch** deklariert. Die Nachtschmerzen (wahrscheinlich zum Teil positionsabhängig) und der lokale Nackenschmerz in Ruhe fließen jedoch auch in die Beurteilung mit ein.

Sensitivierung

Längeres Sitzen und Liegen (Schlafen) löst die Symptome aus bzw. verstärkt sie. Starke Reizungen führen zu einer verlängerten Schmerzantwort (Irritierbarkeit erhöht), weshalb die Sensitivierung als **mäßig bis hoch** eingestuft wird. Infolge der relativ akuten Problematik und der neurogenen Beteiligung wird diese als physiologisch interpretiert.

17.2.5 Psychosoziale Faktoren (Yellow Flags)

Kognitive Faktoren

Aufgrund früherer positiver Erfahrungen mit physiotherapeutischen Behandlungen sieht Herr P. dem Heilungsverlauf zuversichtlich entgegen und hat sich bereits auf eine längere Behandlungsdauer eingestellt. Er äußert allerdings Bedenken bezüglich des MRT-Befundes und macht sich Sorgen darüber, was diese Veränderungen langfristig für ihn und seine Freizeitaktivitäten bedeuten.

Um Angstvermeidungsverhalten frühzeitig zu erkennen, wird Herr P. gebeten, den **Fear Avoidance Beliefs Questionnaire (FABQ)** auszufüllen (Pfingsten et al. 2000). Dabei erreicht er 27 von 96 möglichen Punkten, was in beiden Subskalen (Arbeit und körperliche Aktivität) tiefere Werte darstellt, als die in der Literatur beschriebenen Grenzwerte für auffälliges Angstvermeidungsverhalten (Fritz und George 2002). Folglich wird die Beteiligung von kognitiven Faktoren an seinem Problem als **gering** eingestuft.

Affektive Faktoren

Beim Gespräch mit Herrn P. lassen sich keine Anzeichen auf übermäßige Sorge, Angst oder Hoffnungslosigkeit erkennen. Er erwähnt jedoch, dass er sich seit einigen Wochen in einem Stimmungstief befindet (Soziale Faktoren, ➤ Kap. 17.2.6).

Um den Einfluss von Yellow Flags auf das Hauptproblem und das Risiko einer Chronifizierung besser einschätzen zu können, füllt der Patient den **Örebro Musculoskeletal Pain Screening Questionnaire (ÖMPQ)** aus (Linton und Hallden 1998). Herr P. erreicht 63 von 210 Punkten. Gesamtwerte unter 90 weisen auf ein geringes Chronifizierungsrisiko hin und die Beteiligung von affektiven Faktoren am Beschwerdebild wird daher als **eher gering** eingestuft (Linton und Boersma 2003).

Soziale Faktoren

Herr P. lebt mit seiner Partnerin (keine Kinder) in einer Mietwohnung. Kurz vor Auftreten der Beschwerden wurde ihnen die Wohnung, trotz eines langjährigen Mietverhältnisses, kurzfristig gekündigt. Die Tatsache, dass sie sich nun innerhalb weniger Monate eine neue Wohnung suchen müssen, verärgert ihn stark. Der resultierende Disstress aus Ärger und Zeitdruck hat vermutlich einen **moderaten bis hohen** Einfluss auf seine Beschwerden.

17.2.6 Hinweise aus der Arbeit (Blue and Black Flags)

Ein kürzlicher Wechsel in der Geschäftsführung und Umstrukturierungen in der Firma erhöhen den Erfolgsdruck für den Patienten und sein Team. Normalerweise arbeitet er in seinem Büro an einem Stehpult mit großem Bildschirm. Infolge der betrieblichen Veränderungen musste er in den vergangenen drei Monaten vermehrt im Homeoffice tätig sein. Zuhause erledigt er seine Aufgaben mehrheitlich sitzend am Laptop, wodurch die Nackenbeschwerden ausgelöst respektive deutlich verstärkt werden.

Bedingt durch die veränderten Arbeitsbedingungen können folgende beitragende Faktoren identifiziert werden:

- **Blue Flags:** Unzufriedenheit über die aktuelle Arbeitssituation, höherer Erfolgsdruck, neue Geschäftsführung, weniger Austausch mit Mitarbeitenden
- **Black Flags:** Arbeitsplatz zuhause, mit schlechter Ausstattung für Homeoffice

Die Beteiligung von arbeitsbedingten ergonomischen, physischen und psychischen Faktoren wird in diesem Fall als **hoch** eingeschätzt.

17.2.7 Hinweise aus der Lebensweise

Der Patient ist normalgewichtig, ernährt sich ausgewogen, raucht nicht und trinkt nur mäßig Alkohol. Aufgrund der Nachtschmerzen ist seine Schlaf- und Erholungsqualität vermindert. Normalerweise pflegt er einen aktiven Lebensstil, besucht zweimal pro Woche ein Fitnessstudio und geht regelmäßig schwimmen, joggen, spazieren oder fährt Rad. Aktuell muss er wegen der Nacken-/Armbeschwerden, wie zuvor bei der Schulterverletzung, auf sämtliche Freizeitaktivitäten (außer Spazieren) verzichten. Der Beitrag von reduziertem Schlaf und verminderter Aktivität wird als **moderat bis hoch** eingestuft.

17.2.8 Allgemeinzustand

Herr P. fühlt sich gesund, es sind weder Komorbiditäten noch familiäre Prädispositionen bekannt, die seine Beschwerden beeinflussen könnten. Abgesehen von den verordneten Schmerzmitteln nimmt er keine weiteren Medikamente ein. Der Beitrag des allgemeinen Gesundheitszustandes am Hauptproblem wird als **gering** eingeordnet.

17.2.9 Funktionelles Verhalten

Der Patient zeigt sowohl provozierende (sitzende Tätigkeit im Homeoffice) als auch protektive (Reduktion der schmerzprovozierenden Bewegungen/Freizeitaktivitäten) Verhaltensmuster.

WAS WÄRE, WENN

… der Patient auch nach Abklingen der Symptome noch auf Freizeit- und Sportaktivitäten verzichten würde?

Ein übermäßiges und anhaltendes Vermeiden der Freizeitaktivitäten (auch infolge der Schulterverletzung) könnte ein maladaptives Verhaltensmuster darstellen und Ausdruck eines ungünstigen Angstvermeidungsverhaltens sein. In diesem Falle müsste das Verhalten mit dem Patienten besprochen und im Rahmen der Behandlung adressiert werden, um eine schrittweise Rückführung zu seinem ursprünglichen Aktivitätslevel zu ermöglichen.

Bewegungseinschränkung

Die Einschränkungen der aktiven Kopfbewegungen sind durch Schmerzen bedingt. In Anbetracht des ziemlich akuten Stadiums und der erhöhten Irritierbarkeit wird dieses funktionelle Verhalten als **protektiv/adaptiv** (hilfreich) eingeordnet.

Im Rahmen der körperlichen Untersuchung zeigen sich zudem eine uneingeschränkte Schultermobilität und eine Hypomobilität der gesamten BWS.

Koordinationseinschränkung

Die Nackenmuskulatur ist hyperton und der linke Schultergürtel wird in Protraktion/Elevation gehalten, was auf eine Schutzspannung zurückgeführt wird. Durch übermäßige Muskelaktivität erhöht sich jedoch die Belastung auf die Wirbelsäule (Kompression) und Muskulatur (van Dieen, Flor und Hodges 2017). Folglich wird dieses funktionelle Verhalten als **provokativ** klassifiziert. Sollte es eine Folge der Schulterverletzung darstellen, wäre dies nach vier Monaten ebenfalls nicht hilfreich, sondern **maladaptiv.**

Die kyphotische Sitzhaltung mit Kopfvorschub kann entweder als eine Schonhaltung zur Schmerzreduktion (weniger Extension in der unteren HWS) oder als ein Verlust der Haltungskontrolle gesehen werden. Da die Korrektur der Sitzhaltung zu einer sofortigen Zunahme der Nackenschmerzen führt, wird diese zurzeit als **protektiv/adaptiv** interpretiert.

Aufgrund der akuten Problematik, der Irritierbarkeit und der Intensität der Beschwerden werden Testungen der Muskelfunktion, Propriozeption und Bewegungskontrolle erst zu einem späteren Zeitpunkt durchgeführt.

Schmerzverhalten

Der Patient zeigt weder verbal noch nonverbal auffällige Schmerzreaktionen. Einzig eine gewisse Frustration über die Einschränkungen ist spürbar.

Dekonditionierung

Die vorangegangene Schulterverletzung zwang den Patienten zu einer mehrmonatigen Trainingspause, was zu einer kurzzeitigen Dekonditionierung der Schulter-/Nackenmuskulatur geführt haben könnte. Um die Schmerzsituation nicht unnötig zu verschlechtern, werden diesbezügliche Tests erst im Verlauf durchgeführt. Sein grundsätzlich aktiver Lebensstil und die gute körperliche Verfassung werden als physische Ressourcen angesehen.

17.2.10 Klinische Entscheidungsfindung

Die im MCTF erhobenen Informationen werden nun zu einem Gesamtbild zusammengefügt und die beteiligten Faktoren gewichtet bzw. priorisiert:

- Akute Nackenschmerzen mit radikulärer Ausstrahlungen in den Arm und eingeschränkter Nackenmobilität
- Gestörter Schlaf wegen Nachtschmerzen, was die Erholung negativ beeinflusst
- Funktionell ungeeignetes Verhalten aufgrund sitzender Computerarbeit, was die Schmerzen provoziert
- Veränderungen von Sozial- und Arbeitsfaktoren, was zu Unzufriedenheit und erhöhtem Stresslevel führt
- Befürchtungen und Sorgen über anhaltende Einschränkungen in Freizeit und Sport angesichts des MRT-Befundes
- Vorübergehende Dekonditionierung durch Trainingspause infolge der vorangegangenen Schulterverletzung

17.3 Zusammenfassung der wichtigsten Befunde

Herr P. leidet seit einer Woche an Nackenschmerzen, die bei Kopfbewegungen und insbesondere nachts in den linken Arm ausstrahlen. Im Rahmen der körperlichen Untersuchung können die Beschwerden durch Kopfbewegungen reproduziert werden, jedoch stimmt die klinische Präsentation nur teilweise mit den Befunden der Bildgebung überein. Im gemeinsamen Gespräch berichtet der Patient über arbeitsbedingte und soziale Herausforderungen sowie über Unsicherheit, was die degenerativen Veränderungen der Wirbelsäule für seine zukünftige sportliche Aktivität bedeuten.

Wie groß der Beitrag der jeweiligen Faktoren am Beschwerdebild des Patienten eingeschätzt wird, veranschaulicht das MCTF-Formular (➤ Abb. 17.2).

17.4 Physiotherapeutische Zielsetzung

Gemeinsam mit dem Patienten werden folgende übergeordnete Zielsetzungen vereinbart:

- Reduktion der Nacken-/Armschmerzen, damit er wieder schmerzfrei schlafen, arbeiten und seinen Freizeitaktivitäten nachgehen kann.
- Verbesserung der Nackenbeweglichkeit, sodass er wieder Rad fahren und schwimmen kann.
- Stärkung der Schultergürtel-/Nackenmuskulatur und Haltungstraining zur sekundären Prävention.

Behandlungsplanung

Die Planung der Behandlungsstrategie und der physiotherapeutischen Maßnahmen ist individuell und richtet sich nach den vorliegenden Erkenntnissen aus der Anamnese, den Befunden aus der körperlichen Untersuchung und den Bedürfnissen des Patienten. Zudem werden evidenzbasierte klinische Richtlinien in die Behandlungsplanung miteinbezogen (Blanpied et al. 2017).

Im vorliegenden Fall wird eine Kombination von Edukation, aktiven Übungen und Mobilisation der Wirbelsäule zur Behandlung eingesetzt. Das Behandlungsmanagement von Herrn P. beinhaltet demnach folgende Schwerpunkte:

Edukation

- Der Patient wird auf die günstige Prognose von zervikalen, radikulären Beschwerden bei konser-

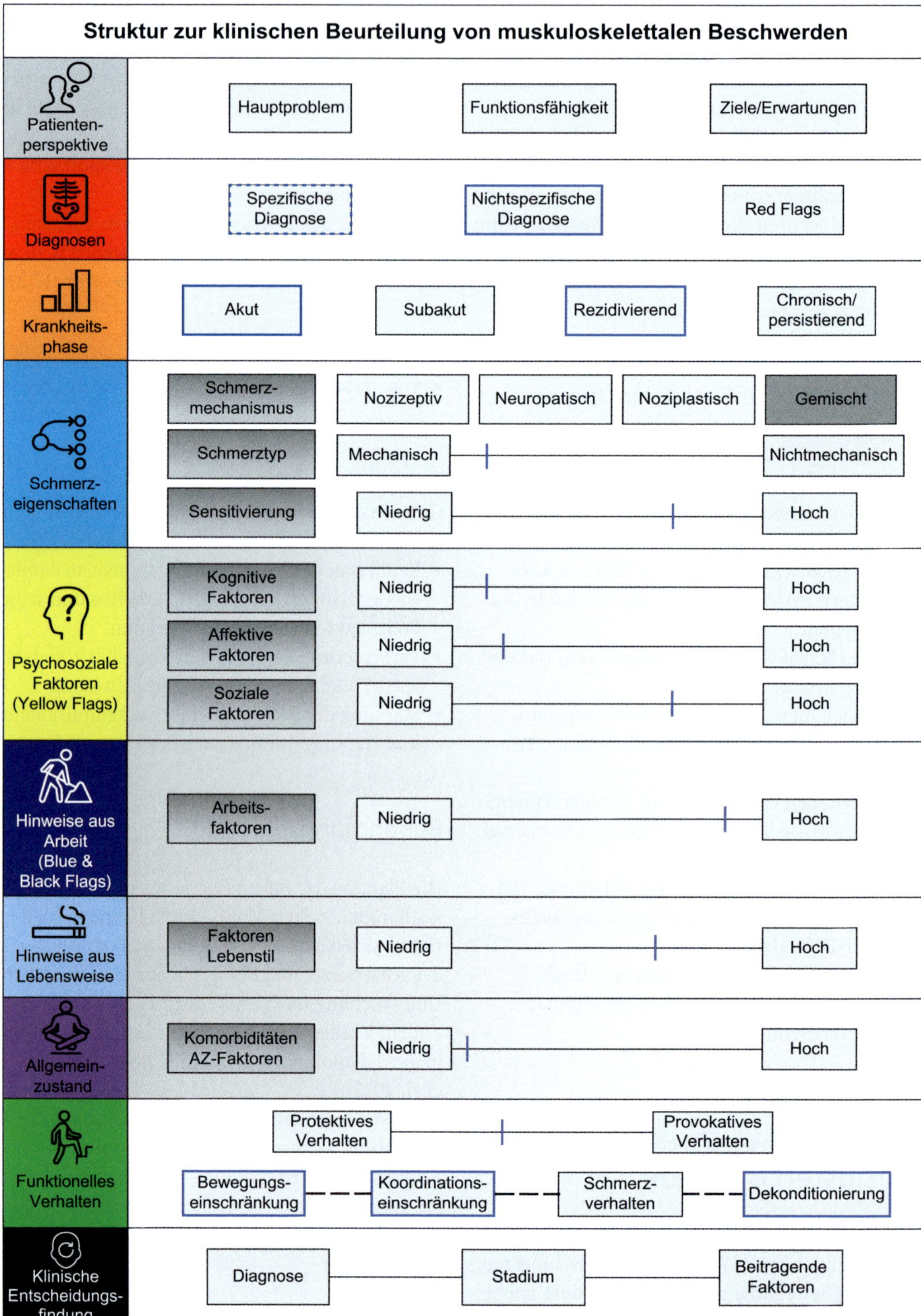

Abb. 17.2 MCTF-Formular mit Gewichtung des Einflusses der beitragenden Faktoren am Beschwerdebild des Patienten. Abbildung modifiziert nach [E1050/P417]

vativer Behandlung aufmerksam gemacht. Zudem wird die Diskrepanz von MRT-Befunden und Symptomen mit ihm besprochen (Nakashima et al. 2015).
- Die vielfältigen Dimensionen von Schmerzen werden ihm anhand des biopsychosozialen Modells vereinfacht erläutert und Herr P. wird über die Bedeutung der beitragenden Faktoren aufgeklärt.
- Die Selbstwirksamkeit soll erhöht und aktive Coping-Strategien sollen entwickelt werden. Dafür werden ihm Maßnahmen zur Verhaltensanpassung während der Arbeit und in der Freizeit dargelegt sowie Anleitungen zu hilfreichem Bewegungsverhalten (Coping) gegeben.

Mobilisation

- Mobilisationen der zervikalen Segmente werden zur Schmerzlinderung und Verbesserung der eingeschränkten Nackenbeweglichkeit eingesetzt. Zudem lernt Herr P. entlastende und mobilisierende Übungen.
- Mobilisation der thorakalen Wirbelsäule in Extension inkl. Heimübung.

Training

- Herr P. bekommt ein Übungsprogramm zur Verbesserung der zervikalen Mobilität sowie zur Steigerung von Ausdauer und Kraft der Schultergürtel-/Nackenmuskulatur.
- Trainingsplanung und -begleitung werden bis zur erfolgreichen Wiederaufnahme seiner sportlichen Aktivitäten weitergeführt.

17.5 Physiotherapeutische Maßnahmen

Behandlung und Verlauf

Die Behandlungsinhalte richten sich nach dem oben beschriebenen Behandlungsplan. In jeder Sitzung werden die Wiederbefunde überprüft und nötige Anpassungen der Interventionen oder der Dosierung vorgenommen.

In der ersten Sitzung wird Herrn P. aufgezeigt, wie sein Verhalten (Arbeiten am Laptop, bis schmerzbedingt eine Pause eingelegt werden muss) seine Beschwerden negativ beeinflusst. Zudem werden ihm zwei Übungen für zu Hause gezeigt, die er mehrmals am Tag durchführen soll:

- Schulterkreisen mit kleinen Bewegungen
- Bewegen des Kopfes in Konkavrotation nach rechts (in Rückenlage mit großem Kissen unter dem Kopf)

Die darauffolgenden Sitzungen werden überwiegend zur Patientenedukation genutzt, wobei die in der Behandlungsstrategie beschriebenen Aspekte mit dem Patienten besprochen werden. In diesem Zusammenhang werden unter anderem die Wohn- und Arbeitssituation sowie deren möglicher Beitrag zur Problematik diskutiert. Ergänzend werden manuelle Techniken zur Schmerzreduktion und Funktionsverbesserung eingesetzt:

- Traktion der HWS in Rückenlage
- Lateral Glide der unteren HWS-Segmente
- Unilaterale posterior-anteriore Mobilisation der Wirbelsäule auf Höhe C6–Th1
- Mobilisation der BWS in Extension (segmental und global) inklusive Heimübung (Selbstmobilisation über die Stuhllehne)

Nach zwei Monaten

Nach zwei Monaten haben sich die Beschwerden deutlich reduziert und die Einschränkungen im täglichen Leben sind geringer geworden. Der Patient klagt noch über leichte, ziehende Schmerzen im linken Arm und punktuelle Nackenschmerzen bei endgradiger Nackenextension. Die neurodynamische Testung zeigt einen Seitenunterschied und der ULNT1 reproduziert die ziehenden Beschwerden des Patienten. In der Behandlung wird eine Lateral-Glide-Mobilisation in Kombination mit einem ULNT1-Slider eingesetzt, wodurch die Beschwerden des Patienten unmittelbar reduziert und die darauffolgenden Wiederbefunde verbessert werden. Als Heimübung wird ihm eine neurodynamische Mobilisation gezeigt, die er einmal täglich durchführen soll (zehn Wiederholungen).

Herr P. wird aufgefordert, seine Freizeitaktivitäten stetig zu steigern und darauf zu achten, dass weder bei der Ausführung noch im Nachhinein eine Schmerzzunahme auftritt. Zudem wird ihm ein Heimprogramm zusammengestellt, das er zweimal pro Woche durchführt. Die Übungsauswahl richtet sich nach den Befunden der neuromuskulären Untersuchung.

KLINISCHER HINTERGRUND

Untersuchung von neuromuskulären Defiziten an der HWS

- Bei Hinweisen auf muskuläre Defizite sollten unter anderem der **kraniozervikale Flexionstest** (CCFT; Hudswell, von Mengersen und Lucas 2005) eingesetzt und die Ausdauerkapazität der tiefen Nackenflexoren mit dem **Supine Capital Flexion Test** (SCFT; Grimmer 1994) untersucht werden (Blanpied et al 2017).
- Patienten mit Nackenbeschwerden zeigen eine **reduzierte Aktivität der tiefen Nackenflexoren,** die mit dem CCFT erfasst werden kann (Falla, Jull und Hodges 2004).
- Ein **Bewegungskontrolldefizit** der HWS kann mit spezifischen Tests untersucht werden (Patrincini et al. 2014), wobei Gesunde zuverlässig von Patienten mit Nackenbeschwerden unterschieden werden können (Elsig et al. 2014).
- Patienten mit Nackenschmerzen zeigen Veränderungen der Propriozeption, wobei der **Joint Position Error Test (JPE)** Gesunde zuverlässig von Patienten unterscheidet (Elsig et al. 2014).

Das Trainingsprogramm von Herrn P. zielt auf eine Verbesserung von Muskelfunktion, Bewegungskontrolle und Propriozeption der HWS ab und beinhaltet folgende Übungen:

- Chin Tuck in Rückenlage, im Vierfüßler-Stand und im Sitz, Steigerung durch Widerstand mit elastischem Band
- Kontrolle der HWS-Position bei gleichzeitigen Armbewegungen
- Training mit Laserlampe auf dem Kopf (Muster nachzeichnen und Repositionierung)
- Kräftigung der thorakalen Extensoren und der Skapularetraktoren/-depressoren (M. trapezius ascendens) in Bauchlage

Es wird mit dem Patienten vereinbart, dass er sich bei einer Verschlechterung der Beschwerdesituation oder bei Fragen jederzeit melden kann.

Nach vier Monaten

Mittlerweile sind knapp vier Monate seit Beginn der Nacken-/Armbeschwerden vergangen. Über diesen Zeitraum erfolgten 16 Sitzungen, wobei die Behandlungsfrequenz fortlaufend reduziert wurde.

Herr P. hat kaum noch Beschwerden und kann seinen Alltag fast uneingeschränkt durchführen (➤ Tab. 17.1). Längeres Sitzen (> 2 h), Rad fahren und Fitnesstraining sind wieder möglich. Unterdessen haben er und seine Partnerin eine neue Wohnung gefunden, sind umgezogen und fühlen sich wohl in ihrem neuen Zuhause. Zwar arbeitet Herr P. noch immer vermehrt im Homeoffice, ist aber inzwischen besser ausgerüstet und legt regelmäßig kurze Pausen ein. So kann er seiner Arbeit ohne Einschränkungen nachgehen.

Tab. 17.1 Assessments

Assessment	Therapiebeginn	Nach vier Monaten
NRS	Aktive Bewegungen der HWS: • Extension: P1 5/10, 80 % eingeschränkt • Rotation links: P2 3/10, 50 % eingeschränkt • Kombiniert: P2 7/10	Aktive Bewegungen der HWS: • Extension: P1 1/10, nicht eingeschränkt • Rotation links: P2 0/10, nicht eingeschränkt • Kombiniert: P2 0/10
PSFS	• Arbeiten am Laptop: 4/10 • Überkopf-Aktivitäten: 2/10 • Schlafen: 2/10	• Arbeiten am Laptop: 9/10 • Überkopf-Aktivitäten: 9/10 • Schlafen: 10/10
NDI	21/50, 42 % Beeinträchtigung	5/50, 10 % Beeinträchtigung
SPADI	8/130	Nicht mehr getestet
ÖMPQ	63/210	22/210
FABQ	27/96	Nicht mehr getestet

17.6 Evidenzbasierte Zusammenfassung

Im vorliegenden Fall wird aufgezeigt, wie das MCTF in der Praxis bei einem Patienten mit Nacken-/Armbeschwerden eingesetzt werden kann. Zudem wird dargestellt, welchen Nutzen das MCTF zum strukturierten Erheben und Interpretieren von relevanten, beitragenden Faktoren bei einem individuellen Gesundheitsproblem bietet.

Im Rahmen der Anamnese ist es wichtig, die wesentlichen Informationen durch aktives Zuhören und gezieltes Nachfragen zu erfassen. Zudem soll ein Red Flag Screening durchgeführt werden (Blanpied et al. 2017). Sowohl zur Standortbestimmung als auch zur Verlaufsmessung werden klinische Fragebögen wie der NDI oder der FABQ klar empfohlen (Blanpied et al. 2017, Bier et al. 2018).

Mithilfe des MCTF lassen sich die erhaltenen Informationen aus Anamnese und Untersuchung zu einem Gesamtbild zusammensetzen. Dies erleichtert die Planung einer individuellen und zielführenden Behandlungsstrategie sowie die Wahl geeigneter physiotherapeutischer Maßnahmen.

Die Behandlungsmaßnahmen bei Patienten mit Nacken-/Armschmerzen können neben Patientenedukation und aktiven Übungen auch manualtherapeutische Elemente beinhalten (Blanpied et al. 2017, Bier et al. 2018).

LITERATUR

Angst, F. J. et al. (2007). Cross-cultural adaptation, reliability and validity of the German Shoulder Pain and Disability Index (SPADI). Rheumatology, 46, 87–92.

Bier, J. D. et al. (2018). Clinical Practice Guideline for Physical Therapy Assessment and Treatment in Patients With Nonspecific Neck Pain. Phys Ther, 98, 162–71.

Blanpied, P. R. et al. (2017). Neck Pain: Revision 2017. J Orthop Sports Phys Ther, 47, A1–A83.

Elsig, S. et al. (2014). Sensorimotor tests, such as movement control and laterality judgment accuracy, in persons with recurrent neck pain and controls. A case-control study. Man Ther, 19, 555–61.

Falla, D. L., Jull, G. A., Hodges, P. W. (2004). Patients with neck pain demonstrate reduced electromyographic activity of the deep cervical flexor muscles during performance of the craniocervical flexion test. Spine (Phila Pa 1976), 29, 2.108–2.114.

Fritz, J. M., George, S. Z. (2002). Identifying psychosocial variables in patients with acute work-related low back pain: the importance of fear-avoidance beliefs. Phys Ther, 82, 973–983.

Grimmer, K. (1994). Measuring the endurance capacity of the cervical short flexor muscle group. Australian Journal of Physiotherapy, 40, 251–254.

Horn, K. K. et al. (2012). The patient-specific functional scale: psychometrics, clinimetrics, and application as a clinical outcome measure. J Orthop Sports Phys Ther, 42, 30–42.

Hudswell, S., von Mengersen, M., Lucas, N. (2005). The cranio-cervical flexion test using pressure biofeedback: A useful measure of cervical dysfunction in the clinical setting? International Journal of Osteopathic Medicine, 8, 98–105.

Linton, S. J., Boersma, K. (2003). Early identification of patients at risk of developing a persistent back problem: the predictive validity of the Orebro Musculoskeletal Pain Questionnaire. Clin J Pain, 19, 80–6.

Linton, S. J., Hallden, K. (1998). Can we screen for problematic back pain? A screening questionnaire for predicting outcome in acute and subacute back pain. Clin J Pain, 14, 209–215.

Mitchell, T. et al. (2018). Musculoskeletal Clinical Translation Framework: From Knowing to Doing (eBook). Perth: Curtin University.

Nakashima, H. et al. (2015). Abnormal findings on magnetic resonance images of the cervical spines in 1211 asymptomatic subjects. Spine (Phila Pa 1976), 40, 392–398.

Patroncini, M. et al. (2014). Reliability of movement control tests on the cervical spine. BMC Musculoskelet Disord, 15, 402.

Pfingsten, M. et al. (2000). Validation of the German version of the Fear-Avoidance Beliefs Questionnaire (FABQ). Eur J Pain, 4, 259–266.

Thoomes, E. J. et al. (2012). Lack of uniform diagnostic criteria for cervical radiculopathy in conservative intervention studies: a systematic review. European Spine Journal, 21, 1.459–1.470.

Van Dieen, J. H., Flor, H., Hodges, P. W. (2017). Low-Back Pain Patients Learn to Adapt otor Behavior With Adverse Secondary Consequences. Exerc Sport Sci Rev, 45, 223–229.

FALL

18 Komplexe Präsentation orofazialer Beschwerden

Harry J.M. von Piekartz, Mariano Rocabado, Mark A. Jones

Leitsymptome: Fehlbiss – Probleme mit der Nasenatmung – Schmerzen im unteren Quadranten

schwer

Definition

Orofaziale Symptome

Orofaziale Symptome umfassen eine Vielzahl von Beschwerdebildern, die das Gesicht und/oder die Mundregion betreffen können. Die Ursachen können in der Muskulatur, den Gelenken und den Knochen liegen. Eine bekannte Ursache sind Dysfunktionen des Kiefergelenks (Articulatio temporomandibularis). Die Prävalenz von orofazialen Symptomen in der allgemeinen Bevölkerung liegt bei 26 %.

18.1 Vorgeschichte und physiotherapeutische subjektive Befundaufname

Jane sucht uns wegen einer Kombination von Beschwerden in der Kopfregion und der unteren Extremität auf.

Orofaziale Symptome und Kopfschmerzen

Jane klagt in erster Linie über einseitigen Tinnitus rechts und bilateralen Kopfschmerz (rechts stärker ausgeprägt als links) sowie über Druck in der Zunge und ein Gefühl, als ob „die Zunge herausgezogen würde" (➤ Abb. 18.1). Den Verlust von Kraft oder Koordination ihres Kiefers beim Kauen und Sprechen sowie eine veränderte Geschmacksempfindung erwähnt sie nicht.

Jane beschreibt zwei unterschiedliche Okklusionsformen (Lage der Kiefer zueinander), die regelmäßig auftreten. Beim Essen, Sprechen und Kauen beeinflusst und verstärkt ihr „schlechter Biss", wie sie ihn selbst nennt (später als Retraktion des Unterkiefers bestimmt), diese orofazialen Funktionen zusätzlich zu den anderen Symptomen. Insbesondere steigert er die Kopfschmerzen und den Tinnitus sowie das sonderbare „Druckgefühl" in der Zunge. Die zweite Form beschreibt sie als ihren „entspannten Biss", wenn sie entspannt ist, meist in Rückenlage (später als Kreuzbiss und Überbiss erkannt).

Alle orofazialen Symptome schwächen sich innerhalb von 20 Minuten ab, wenn sie sich hinlegt oder nachts schläft. Besserung erzielt sie auch, wenn sie in die Haut am Unterkiefer kneift, meist wenn sie auf dem Rücken liegend ihre „Entspannter Biss"-Haltung einnimmt. Das ist allerdings problematisch, weil sich ihre Haut sich rötet und zu bluten beginnt, was mindestens dreimal pro Woche passiert. Jane weiß, wie nachteilig dieses Verhalten ist, sie ärgert und schämt sich gleichzeitig dafür. Sie mag ihr Gesicht nicht mehr betrachten und sieht nicht einmal mehr in den Spiegel.

Symptome im Bereich von Wirbelsäule, Hüfte und Knie

Jane beschreibt außerdem einen dumpfen, tiefen Schmerz im unteren Rücken (➤ Abb. 18.2), der oft in die rechte Leiste und tief ins vordere rechte Hüft-

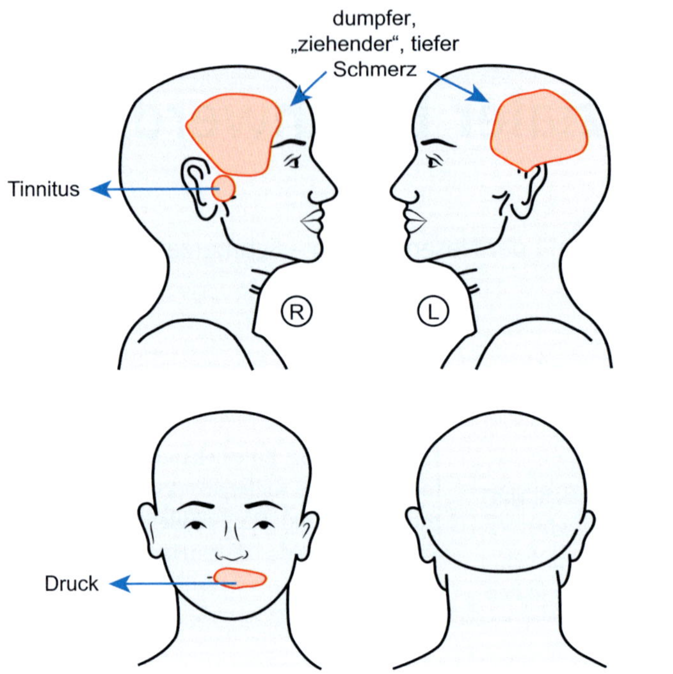

Abb. 18.1 Körpertabelle: orofaziale Symptome und Kopfschmerzen [P1059]

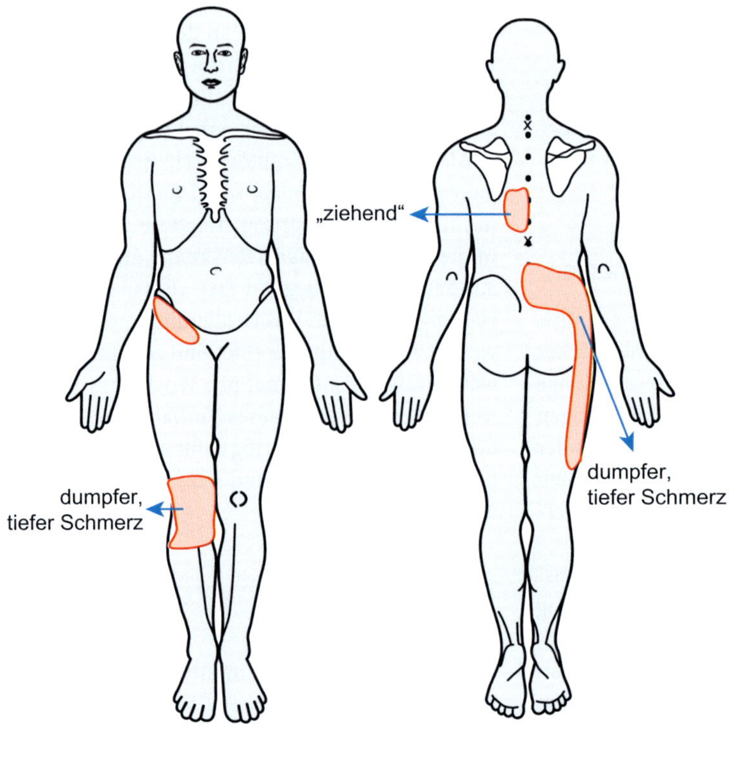

Abb. 18.2 Körpertabelle: Symptome im Bereich der Wirbelsäule, Hüfte und Knie [P1059]

gelenk ausstrahlt. Dieses Gelenk fühlt sich zudem in alle Bewegungsrichtungen steif an. Zusammen mit den Schmerzen in LWS und Hüftbereich tritt auch ein dumpfer Schmerz im rechten Knie auf. Zwischen diesen Beschwerden in der unteren Extremität und den orofazialen Symptomen gibt es insofern einen Zusammenhang, als alle normalerweise nur am Tag auftreten. Die Symptome in unterem Rücken, Hüfte und Knie verschlimmern sich meist, wenn Jane länger als 20 Minuten steht oder geht oder wenn sie versucht, zehn Minuten zu joggen. Sobald sie damit aufhört, gehen die Schmerzen in allen drei Bereichen zurück und sind dann innerhalb von 15 Minuten verschwunden, sogar schneller, wenn sie sich hinlegt. Nach längerem Sitzen spürt sie fünf bis zehn Minuten lang eine Steifigkeit im unteren Rücken und rechten Hüftgelenk, die sich beim Stehen und Gehen löst. Dies allerdings ruft dann Schmerzen in der unteren Extremität hervor. Zwei Tage vor ihrer Menstruation sind die Schmerzen in LWS und Hüftgelenk stärker als gewöhnlich.

Medizinische Vorgeschichte

Janes allgemeiner Gesundheitszustand ist gut. Es liegen weder systemische medizinische Erkrankungen noch organische Leiden oder ein unerklärlicher Gewichtsverlust vor. Schlafstörungen sind ihr fremd, sie schläft in der Regel sieben bis acht Stunden pro Nacht. Derzeit nimmt sie keine Medikamente ein. Im Alter von 20–22 Jahren erhielt sie Antidepressiva (Amitriptylin, 50 mg/d) und Paracetamol (50 mg) nach Bedarf gegen ihre Beschwerden. Keines der Präparate hat geholfen.

Im Alter von elf Jahren erhielt Jane wegen eines Überbisses von mehr als 6 mm eine Interokklusionsschiene. Nach einigen Monaten entwickelte sich ein „Tinnitus" im rechten Ohr und ihre Nasenatmung verschlechterte sich dermaßen, dass sie vermehrt durch den Mund atmen musste. Ungefähr zur selben Zeit bemerkte Janes Mutter die zunehmende Gesichtsasymmetrie bei ihrer Tochter. Die kieferorthopädische Behandlung wurde fortgesetzt, bis Jane 17 Jahre alt war. Anders als der Kieferorthopäde, der sich mit dem Resultat „zufrieden" zeigte, waren Jane und ihre Mutter mit dem Behandlungsergebnis gar nicht einverstanden, denn das Mädchen litt inzwischen unter ständigem Tinnitus und regelmäßig auftretenden Kopfschmerzen. Sie konsultierte verschiedene Ärzte, Zahnärzte und Physiotherapeuten wegen ihrer Beschwerden, aber niemand konnte etwas für sie tun.

Janes Lumbal-, Hüft- und Knieschmerzen setzten spontan ein, als sie 22 Jahre alt war, ohne einen eindeutigen lokalen, prädisponierenden Faktor. Sie steigerten sich allmählich bis zum gegenwärtigen Niveau. Jane erhielt sechs Monate lang Manualtherapie für den unteren Rücken und eine Übungstherapie für ihre Körperhaltung. Die Interventionen verringerten zwar die Schmerzen in Rücken, Hüfte und Knie, die Besserung hielt jedoch jeweils nur zwei bis drei Tage an, und ihre Beschwerden im Gesicht änderten sich nicht.

Als Jane 23 Jahre alt war, diagnostizierte ein für Temporomandibulargelenke (TMG) spezialisierter Facharzt eine ausgeprägte frontale Dysgnathie (einen „offenen Biss"): Dabei sind die oberen und unteren vorderen Zähne so weit nach außen gedrängt, dass die Zähne des Ober- und Unterkiefers selbst bei geschlossenem Mund keinen Kontakt haben. Zudem stellte er eine Retrognathie der Mandibula fest (retrahierte Mandibula), begleitet von einer links-konvexen Gesichtsskoliose (eine extreme Rotation der Maxilla und Verlagerung der Mandibula nach rechts)

In den vergangenen zwei Jahren suchte Jane drei Fachärzte für maxillofaziale Chirurgie und zwei spezialisierte Kieferchirurgen auf. Weder die Chirurgen noch die Kieferorthopäden glaubten, was sie über ihren „entspannten Kreuzbiss" sagte. An diesem entspannten „Kreuzbiss" in Rückenlage wollte der Kieferorthopäde die Okklusion korrigieren, zunächst durch Einsetzen eines Michigan-Splint und sechs Monate später mit einer Zahnspange. Da dieser Vorschlag Jane nicht einleuchtete, kam es zu keiner Einigung. Irgendwann fand sie einen Chirurgen, der bereit war, sie erneut zu operieren, um den Biss zu korrigieren und eine normale Nasenatmung wiederherzustellen. Dafür mussten zunächst die Schrauben in ihrer Mandibula entfernt werden (➤ Abb. 18.3), anschließend folgte eine präoperative kieferorthopädische Behandlung von mindestens einem Jahr Dauer, um die Okklusion zu reprogrammieren (Wiederherstellung der neuromuskulären Funktion für die angestrebte Okklusion).

Sie entschied sich anschließend dazu, sich einem Spezialisten für orofaziale muskuloskelettale Physiotherapie (Erstautor) vorzustellen, der ihr von ihrem Zahnarzt empfohlen worden war.

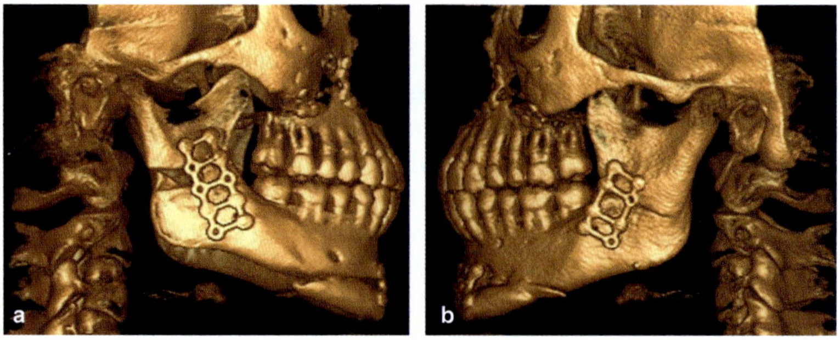

Abb. 18.3 Dreidimensionales CT, zwei Wochen nach Janes erster bimaxillärer Osteotomie im Alter von 23 Jahren. Beachte: Der Eingriff bewirkte eine forcierte Protraktion der Mandibula mit nachfolgendem „Kopfbiss" (direkter Kontakt der Schneidezähne) und bilateralem „offenem Biss" (kein Zahnkontakt bei gewöhnlicher Okklusion). a) Fehlender Zahnkontakt der letzten drei Backenzähne rechts. b) Es ist deutlich erkennbar, dass links die Anpassung der Mandibulalänge aufgrund ihrer Asymmetrie geringer ausfällt. [P1059]

KLINISCHER HINTERGRUND

Interaktion neurophysiologischer und struktureller Mechanismen zur Erklärung der Symptome

In der Fachliteratur werden u. a. anatomische Verbindungen zwischen TMG und Mittelohr und Veränderungen bei der neuralen Verarbeitung als Mechanismen diskutiert, die einen Zusammenhang zwischen Tinnitus und Okklusion begründen könnten. Das Diskomalleolarband verbindet den Malleus in der Paukenhöhle mit Gelenkscheibe und Gelenkkapsel des TMG. Aufgrund dieser anatomischen Beziehung zwischen Mittelohr und TMG kann es zu einer veränderten Okklusion kommen, die mechanischen Stress auf den Malleus ausübt und zu Ohrsymptomen in Verbindung mit einer temporomandibulären Dysfunktion (TMD) führt, z. B. zu Tinnitus (Cohen und Perez 2003, Hardell et al. 2003, Rowicki und Zakrzewska 2006). Janes persistierender Tinnitus in Kombination mit den verschiedenen maxillofazialen Operationen und der resultierenden langfristigen Nozizeption der umgebenden Gewebe (z. B. TMG-Kapsel, Muskeln und peripheres Nervengewebe) könnten ebenfalls zur fehlangepassten Verarbeitung durch das zentrale Nervensystem (ZNS) beigetragen haben, insbesondere auf Ebene des Hirnstamms (Levine, Abel und Cheng 2003).

18

18.2 Untersuchungsbefunde

18.2.1 Evaluation des Gesundheitszustands nach ICF

Personenbezogene Faktoren

Auf die Frage, wie sie ihre orofazialen Symptome versteht, äußert Jane nachdrücklich die Überzeugung, diese stünden in direktem Zusammenhang mit ihrem Fehlbiss. Das gelte auch für die Symptome in der unteren Extremität.

Bei einem ersten Gespräch darüber, wie ihre Probleme ihr Leben beeinflussen und wie sie damit umgeht, waren ein verändertes Selbstbild und sozialer Rückzug eindeutige Themen. Jane findet sich selbst unattraktiv, ihr Aussehen ist ihr peinlich, die ausgeprägte Gesichtsasymmetrie sei abstoßend. Sie scheut sich vor Menschengruppen und hat deshalb ihre Sozialkontakte erheblich eingeschränkt. Wann immer möglich, wendet sie anderen Menschen ihre linke Gesichtshälfte zu, die sie „nicht so hässlich" findet. Sie betont, sie fühle sich nicht „wie eine hübsche junge Frau". Nicht zuletzt deshalb findet sie nur schwer einen Partner, wie sie meint. Sie ist überzeugt, niemand interessiert sich für eine Frau mit solchen Problemen.

Umweltfaktoren

Jane ist 27 Jahre alt, arbeitslos, alleinstehend und lebt allein in Hamburg. Sie hat Wirtschaftswissenschaften studiert und vor vier Jahren mit dem Bachelor abgeschlossen, jedoch nie einen Arbeitsplatz gefunden, hauptsächlich aufgrund ihrer andauernden Gesundheitsprobleme. Ihre ältere Schwester lebt in den USA. Ihre Eltern sind seit acht Jahren geschieden, Jane unterhält jedoch gute Beziehungen zu beiden Elternteilen. Sie bewohnt eine Eigentumswohnung. Finanziell ist sie zum Teil durch Zuwendungen ihrer Mutter, teilweise durch eine Erbschaft ihrer Großeltern abgesichert. Jane ist sportlich: Sie läuft, schwimmt und fährt gern Fahrrad, musste alles jedoch wegen der anhaltenden Gesundheitsprobleme aufgeben. Sie hört gern Musik und kann sich dabei entspannen.

Funktions- und Strukturebene

Inspektion

Gesicht

Auf den ersten Blick fällt eine deutliche faziale Asymmetrie (Skoliose) auf. Die rechte Gesichtshälfte wirkt kleiner und zeigt folgende Anomalien:

- Tiefere Nasolabialfalte (➤ Abb. 18.4a)
- Orbitalhöhle rechts schmaler als links (➤ Abb. 18.4a)
- Nasenöffnung rechts flacher als links (➤ Abb. 18.4a und b)
- Kein Kontakt von Ober- und Unterlippe (➤ Abb. 18.4a)
- Kinnfalte (kleine Hautdelle am Kinn) rechts geringer als links (➤ Abb. 18.4a)
- Hautveränderungen (Rötung) in den unteren Zweidritteln des Gesichts (➤ Abb. 18.4a und b)

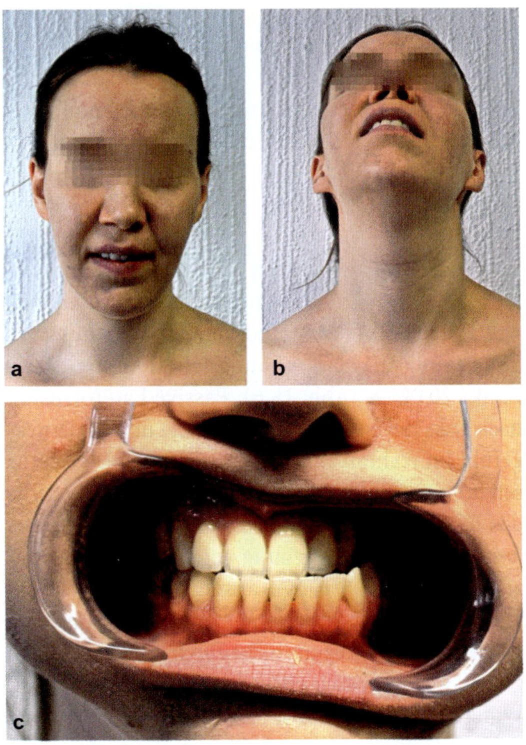

Abb. 18.4 a) Frontalansicht von Janes Gesicht. b) Ansicht kranial-ventral in Rückenlage, 30°-Winkel von der Horizontalen des Gesichts. Zu erkennen ist die Abweichung des Nasenrückens im Verhältnis zum Unterkiefer. c) Übliche Okklusion bei Jane. Sichtbar sind der Überbiss der Schneidezähne und die deutliche Laterotrusion der Mandibula mit Kreuzbiss als Folge, außerdem der möglicherweise offene Biss rechts und links im (prä)molaren Bereich sowie vorn. [P1059]

Bei einer kleinen, aktiven Extension der oberen HWS (20°) weicht der Kopf nach links aus und die Veränderung der Nasenöffnung (Passage) ist erkennbar (➤ Abb. 18.4b) In Rückenlage sind eine Abweichung von Kinn und Nasenrücken nach links sowie eine Asymmetrie des Nasenrückens (links mehr abgeflacht als rechts) sichtbar. Der Kopf ist in leicht lateraler Flexion nach links ausgerichtet.

Intraoral

Zu erkennen sind ein offener Biss und ein Kreuzbiss links sowie eine deutliche Protrusion und Laterotrusion der Mandibula nach links (➤ Abb. 18.4c). Wenn Jane maximale Interkuspidation herstellt (Korrektur der Laterotrusion und Protrusion der Mandibula, sodass die oberen und unteren Zähne Kontakt haben), ruft das eine lokale Missempfindung mit zunehmendem Tinnitus und Kopfschmerz hervor. Es ist kein Zahnabrieb feststellbar, also keine Abnutzung der Zähne durch funktionswidrige Nutzung.

Nasenatmung

Jane atmet langsam ein, während der Therapeut mit sanftem Druck erst das eine, dann das andere Nasenloch verschließt. Einatmung durch das linke Nasenloch (rechts verschlossen) erzeugt geringer Tonhöhe bei längerer Dauer (sechs Sekunden) gegenüber rechts (links verschlossen). Hier klingt das Atemgeräusch höher bei kürzerer Dauer (zweieinhalb Sekunden), begleitet von „Druck im rechten Ohr“ (6/10 VAS) und Druckgefühl in der rechten Schläfe (4/10 VAS).

Wirbelsäule

Jane hält die obere HWS in Flexion. Wenn sie nach oben schauen und die Haltungsabweichung korrigieren soll, ruft dies ein Schweregefühl im Nacken hervor. Diese Stellung beizubehalten, fällt ihr schwer. Der kraniozervikale Winkel (gemessen mit dem digitalen CRAFTA Klinimetrie-Programm, Version 1.0) ist deutlich verringert (45° gegenüber normal 51°). Die Ansicht von dorsal lässt eine geringfügige Rotation des Kopfes nach rechts, Lateralflexion links sowie Schulter- und Hüfthochstand links erkennen (➤ Abb. 18.5).

Das Screening auf andere verstärkende Einflussfaktoren im Bereich von LWS, ISG, Hüft- und Kniegelenk bleibt ohne Befund bei spezifischen Bewegungen des

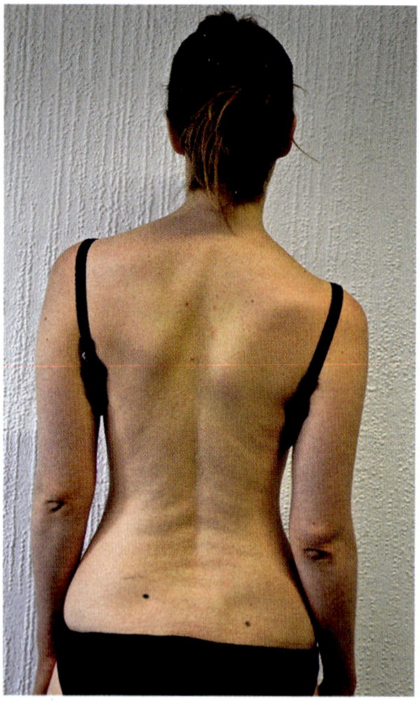

Abb. 18.5 Janes Körperhaltung im Stand von dorsal: asymmetrische Lateroflexion und Rotation von Kopf und Hals sowie Schulter- und Beckenhochstand links. [P1059]

unteren Rückens in unterschiedliche Richtungen (außer bei anhaltender Flexion im Sitzen), beim Umdrehen im Bett, beim Treppensteigen (sofern sie nicht zuvor zu lange gestanden hatte) sowie bei Hüft- und Kniebewegungen (einschließlich Überkreuzen der Beine, Hocksitz und Kniestand).

Befund des TMG

Die Befunderhebung erfolgt in Mandibulastellung bei aufrechter Körperhaltung (Upright Posture Position of the Mandible, UPPM). Es handelt sich dabei um eine aktiv korrigierte aufrechte Stellung ohne Zahnkontakt (von Piekartz 2015).

Beurteilung der aktiven TMG-Bewegung (bei passiv nach UPPM korrigierter Stellung der Mandibula)

Es gibt keine Ruhesymptome außer Tinnitus (2/10 VAS).

- Die Mundöffnung beträgt 46 mm (normal 45–60 mm), symptomfrei. Moderater Überdruck löst „Ziehen" in der Kaumuskulatur, „Ziehen" (3/10 VAS) im rechten Ohr und „Druck" (3/10 VAS) in der rechten Temporalregion aus.
- Laterotrusion nach links beträgt 10 mm (normal: 12 mm), symptomfrei. Minimaler Überdruck verursacht „Ziehen" in der Kaumuskulatur.
- Laterotrusion nach rechts beträgt 6 mm und ruft Kopfschmerz (rechts > links, 3/10 VAS) und ein Druckgefühl im rechten Ohr hervor. Der Tinnitus steigert sich auf 4/10 VAS. Leichter Überdruck erzeugt einen steilen Anstieg des Widerstands im gesamten Bewegungsausmaß begleitet von weiterem Anstieg des Tinnitus (6/10 VAS).
- Protrusion beträgt 5 mm (normal: 5 mm) mit einem Klickgeräusch ab 3 mm und Provokation von „Stress" und „lokalem Schmerz" im rechten Ohr, einer kleinen Verschiebung der Mandibula nach rechts und einem „Ziehgefühl im Ohr" bei Korrektur der Verlagerung (2/10 VAS). Moderater Überdruck ruft ein „Ziehen" in der Kaumuskulatur hervor und das „Ziehen im Ohr" steigt auf 5/10 VAS an.
- Retrusion beträgt 3–4 mm (normal: 3 mm), symptomfrei. Moderater Überdruck verursacht ein lokales Druckgefühl im rechten Ohr und Kopfschmerz (rechts > links, 3/10 VAS).

Beurteilung der passiven physiologischen TMG-Bewegung

Da die Laterotrusion nach links die meisten muskuloskelettalen Zeichen und Symptome hervorrief, wurde zur Beurteilung und Veranschaulichung ein „Bewegungsdiagramm" angelegt (Hengeveld und Banks 2014, ➤ Abb. 18.6). Passive Laterotrusion nach links rief bei 4 mm Kopfschmerz und ein Druckgefühl im rechten Ohr hervor (2/10 VAS). Tinnitus setzte bei 6 mm ein. Als „Bewegungsendpunkt" wurde das Einsetzen von Widerstand bestimmt (R2). Bei 6 mm wurde die Bewegung abgebrochen, weil der Kopfschmerz auf 5/10 VAS anstieg, der Ohrdruck auf 3/10 VAS und der Tinnitus auf 7/10 VAS. In unserem Fall wurde die Bewegung nicht durch ein echtes R2 begrenzt (i. e. keine weiter Bewegungsmöglichkeit wegen Widerstands) oder durch P2 (i. e. passive Bewegung aufgrund schmerzbedingten Patientenwunsches abgebrochen). Der Therapeut zog vielmehr den Abbruch der Bewegung vor, erstens wegen der Symptomsteigerung und zweitens aufgrund seiner Einschätzung der „Art" des Problems, nämlich wegen der Irritierbarkeit des Beschwerdebildes und seiner Entscheidung, keine weitere Symptomsteigerung zuzulassen.

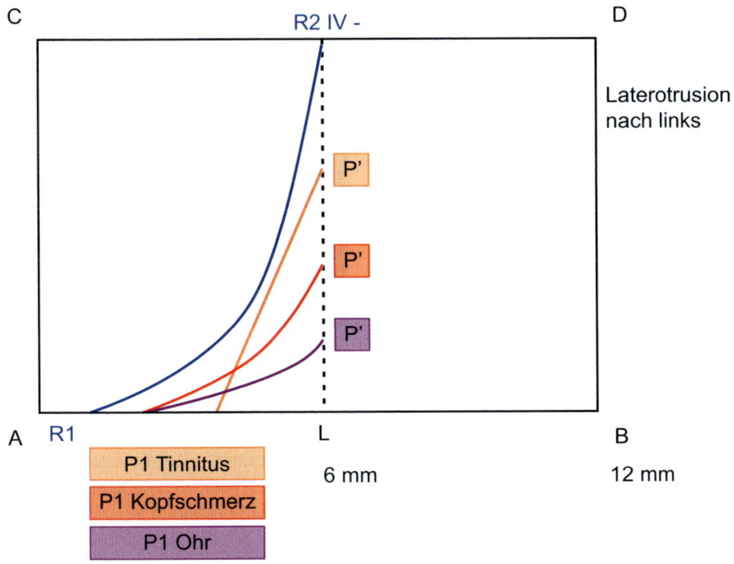

Abb. 18.6 Das Bewegungsdiagramm veranschaulicht die Reaktion auf eine seitliche Verschiebung der Mandibula nach links. Die Achse A-B entspricht der maximalen passiven Laterotrusion (12 mm). A-C gibt Qualität, Art oder Intensität der eingezeichneten Faktoren wieder (in diesem Fall Widerstand, Kopfschmerz, Druck im Ohr und Tinnitus). R1 markiert den ersten vom Untersucher während der passiven Bewegung wahrgenommenen Widerstand. R2 ist der Endpunkt der Bewegung, wenn der Untersucher Grad IV erreicht – schätzungsweise 25 % des möglichen Widerstands (6 mm). In diesem Fall wurde keine stärkere Bewegung induziert, da der Kopfschmerz auf 5/10 VAS, der Druck im Ohr auf 3/10 VAS und der Tinnitus auf 7/10 VAS ansteigen. Beachte: Jedem Symptom (Kopfschmerz, Druck im Ohr, Tinnitus) ist ein Punkt auf der Verlaufskurve der passiven Bewegung zugeordnet, an dem das Symptom erstmalig auftrat (P1) und ein Intensitätsgrad, an dem der Bewegungstest abgebrochen wurde (P'). Alle drei Faktoren steigern sich in etwa proportional zur Zunahme des Widerstands. Sie stützen die Symptome, die mit der Laterotrusion und auch mit dem Widerstand gegen diese Bewegung assoziiert sind. [P1059]

Beurteilung der Kaumuskulatur

Die Kaumuskulatur wird in Hinblick auf Tonus, Empfindlichkeit oder Schmerzprovokation sowie Ausdauer überprüft:

- Palpation der Mm. masseter, pterygoideus medialis, temporalis und sternocleidomastoideus zeigen erhöhten Tonus links im Vergleich zu rechts.
- Die mechanische Schmerzschwelle wird mithilfe eines mechanischen Algometers (Wagner Instruments, Type FDK5, www.wagnerforce.com) im empfindlichsten Bereich gemessen und mit der linken Seite verglichen:
  - Rechter M. masseter (0,4 kg/cm^2), linker M. masseter (2,8 kg/cm^2)
  - Rechter M. temporalis anterior (0,2 kg/cm^2), linker M. temporalis anterior (3,1 kg/cm^2)
  - Rechter oberer klavikularer Anteil des M. sternocleidomastoideus (1,2 kg/cm^2), linker oberer klavikularer Anteil des M. sternocleidomastoideus (3,2 kg/cm^2)
  - Empfindlichkeit des M. pterygoideus medialis bei Palpation wurde wegen der geringer Testzuverlässigkeit für diesen Muskel nicht beurteilt (de Leeuw und Klasser 2018)
- Ausdauer und Koordination: Bei zehnmailgem Mundöffnen und -schließen gegen geringen manuellen Widerstand (weniger als 5 kg) tritt keine Bewegungsasymmetrie auf, es wird kein Schmerz hervorgerufen und die Kraft nimmt nicht ab.

Befundung der HWS

Beurteilung der aktiven physiologischen Bewegungen

Aktive Bewegungen werden mithilfe eines Messinstruments für das Bewegungsausmaß der HWS ohne Überdruck gemessen (Sammons Preston Basic: CROM, www.rehabmart.com).

In Ruhe traten bis auf Tinnitus 2/10 VAS keine Symptome auf.

- Flexion: 65° (geringere Bewegung im Bereich C7–Th4). Keine Symptomveränderung.
- Extension: 46° (keine Bewegung in der oberen HWS, vermehrte Bewegung im mittleren HWS-Bereich). „Schweregefühl im Nacken".
- Lateralflexion links: 22°. Keine Symptomveränderung.
- Lateralflexion rechts: 9°, Provokation von „Ziehen" (3/10 VAS) in der unteren rechten Seite des Nackens.
- Rotation nach links: 78°, begleitet von einem „Druckgefühl" in der rechten Seite des Nackens und im rechten Ohr.
- Rotation nach rechts: 60°. Keine Symptomveränderung.

Flexions-/Rotationstest

In Rückenlage mit vollständiger HWS-Flexion beträgt die passive Rotation nach links 43°, nach rechts 28°. Die Messung wurde mit einem digitalen Goniometer vorgenommen (HALO Medical Devices, Australien).

Beurteilung der passiven akzessorischen Bewegung (PAM)

- Dominante Beeinträchtigung der rechtsseitigen unilateralen posterior-anterioren Bewegung bei C1 und C2. Sie ruft lokalen Nackenschmerz hervor und ist auf 50 % eingeschränkt im Vergleich zu links. Bewegungsbegrenzung durch Widerstand.
- Die differenzierende Beurteilung von C1–C2 gegenüber C2–C3 mittels derselben PAM bei 30° Rotation nach rechts bestätigt C1–C2 als Schmerzquelle.

Kraniofaziale Region

Neurokranium

Die standardisierte kraniofaziale Befundung anhand von passiven Bewegungen, wobei der Widerstand (resistance) und die Reaktion des kranialen Gewebes auf externen Druck auf den Schädel (rebound) sowie die sensorische Reaktion (die subjektive Wahrnehmung des Patienten) ermittelt werden, deckt eindeutige Dysfunktionen auf (von Piekartz 2015). Dies ist bei der Diagonalen Okziput rechts ↔ Os frontale links und der kombinierten Bewegungen von dorsaler Rotation des Os temporale in der Transversalebene und Rotation des Okziput nach rechts in der Sagittalebene (> Abb. 18.7) am offensichtlichsten. Jede Bewegung zeigt reduzierten Widerstand (kinetische Energie) und ruft beidseitigen Kopfschmerz (6/10 VAS), Tinnitus rechts (4/10 VAS) und geringfügige Ohrenschmerzen (2/10 VASD) hervor. Die übrigen standardisierten Bewegungen (von Piekartz 2007) sind negativ. Nach dieser passiven kraniofazialen Beurteilung kann Jane nach eigener Aussage besser durch das rechte Nasenloch atmen. Der Wiederbefund der Atmung durch das rechte Nasenloch ergibt eine kurzfristige Verbesserung, erkennbar an einer geringeren Tonhöhe für bis zu drei Sekunden und begleitet von geringerem „Druck im rechten Ohr" (2/10 VAS) sowie dem vollständigen Erliegen des zuvor vorhandenen Drucks in der rechten Schläfe.

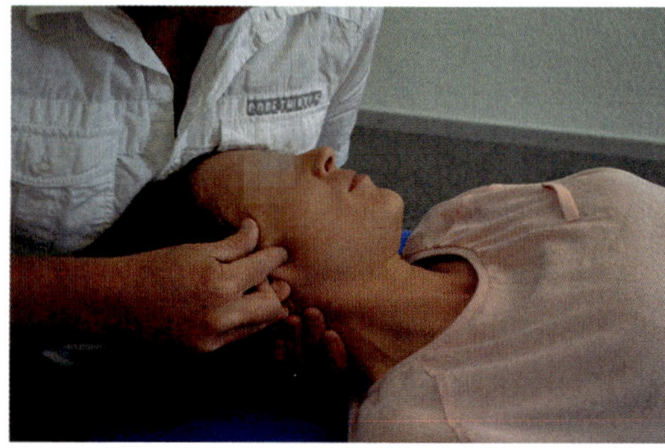

Abb. 18.7 Beispiel einer manuellen Befundung am Neurokranium. Die Abbildung zeigt die kombinierte Rotation des rechten Os temporale nach posterior in der Transversalebene und die Rotation des Okziput nach rechts in der Sagittalebene. Dieses manuelle Verfahren erzeugt eine erhöhte Resistance, einen abgeschwächten Rebound und provoziert alle drei Symptome der Patientin. [P1059]

⚠ **VORSICHT**

Yellow Flags

Beitragende Faktoren wie z. B. Yellow Flags dürfen bei der Interpretation und dem daraus resultierenden Management der Patienten nicht außer Acht gelassen werden. Im Fall der hier vorgestellten Patientin sind ihr vermindertes Selbstbewusstsein sowie ihre empfundene geringe Attraktivität emotionale und kognitive Faktoren, die zur klinischen Präsentation beitragen können. Es lässt sich (noch) nicht sagen, ob ihre Sichtweise die derzeitigen Symptome fördert oder aus diesen resultiert. Offensichtlich ist jedoch, dass sie beträchtlichen Anteil an ihren Einschränkungen haben und infolgedessen weiter analysiert und bei der Behandlung berücksichtigt werden müssen (Lumley et al. 2011).

Lateralisierungstest und Emotionserkennung

Hierfür wurde der Cranial Facial Therapy Academy (CRAFTA) Face Lateralization-Emotion Recognition Test eingesetzt (www.myfacetraining.com), der zu folgenden Ergebnissen führte:

- Lateralisierungstest: Jane wurden 48 Abbildungen vorgelegt. Sie identifizierte 46 Abbildungen und brauchte durchschnittlich 3,6 Sekunden für Abbildungen der linken Gesichtshälfte und 1,9 Sekunden für die rechte Hälfte. Das entspricht der normalen Interpretationsrate, jedoch bei langsamerer Entscheidung für die rechte Gesichtsseite (durchschnittlicher Referenzwert für Geschwindigkeit: 2,60 Sekunden).
- Emotionserkennung: Jane erzielte 100 % für den Ausdruck von Glück, 86 % für Erstaunen und Abscheu und je 17 % für Furcht und Traurigkeit. Insgesamt 32 % ihrer Antworten waren nicht korrekt, 10 % erfolgten zu spät (Entscheidung in > 5 Sekunden). Durchschnittlich benötigte sie für ihre Antworten 3,92 Sekunden (Referenzwert: 3,60 Sekunden).

Fragebögen

Es wurden drei verschiedene Fragbögen zur Beurteilung von Alexithymie, funktionellem Status und Depression herangezogen:

- **Toronto Alexithymia Scale 26** (Kupfer, Brosig und Brahler 2000): Dieser Test misst drei Schlüsselmerkmale für Alexithymie (emotionale Bewusstheit): Schwierigkeit, Gefühle zu erkennen (Skala 1), Schwierigkeit, Gefühle zu beschreiben (Skala 2) und außenorientierte Denkweise (i. e. Art und Ausmaß des analytischen Denkens, Skala 3). Jane erreichte insgesamt 2,21 Punkte, was einer geringfügigen Alexithymie auf Skala 1 und ausgeprägter Alexithymie auf Skala 3 entspricht.
- **Neck Disability Index** (Vernon 2008): ermittelt den funktionellen Status. Jane erzielt 62 von 100 Punkten, was einer moderaten Behinderung im Halsbereich entspricht, die insbesondere beim Lesen, konzentrierten Autofahren und bei Freizeitaktivitäten zutage tritt (Fragen 4, 6, 8 und 10).
- **Beck Disability Index II** (BDI; Beck et al. 1996): liefert ein Maß für Depression. Jane kommt auf 21 von möglichen 63 Punkten, was einer geringfügigen bis leichten Depression entspricht.

WAS WÄRE, WENN …

… die Untersuchungen auf Funktions- und Strukturebene keine Auffälligkeiten ergeben hätte?

In diesem Fall wären die nichtphysischen Aspekte des Schmerzerlebens dominant gewesen und das Behandlungsspektrum hätte entsprechend angepasst werden müssen. Die Aufgabe der Physiotherapie besteht darin, dies zu erkennen und mit der Patientin zu besprechen, ohne sie dabei abzuwerten. Wichtig ist, dass die Patientin ernst genommen wird und ihr die Zusammenhänge zwischen wahrgenommenen Symptomen und Schmerzen sowie den möglichen zugrunde liegenden Mechanismen aufgezeigt werden.

Aktivitätsebene

Jane gibt an, ihre orofazialen Symptome (Kopfschmerz, Tinnitus, Zungendruckgefühl und schlechtes Zahnschlussgefühl) treten zusammen auf und verstärken sich im Tagesverlauf, nachdem sie nur zehn Minuten lang gesprochen oder gegessen hat. Am schlimmsten sind Tinnitus und Kopfschmerzen. Sie steigern sich auf 7–8 von 10 Punkten auf der visuellen Analogskala (VAS). Sie muss die Tätigkeiten dann unterbrechen, pausieren oder sich hinlegen. Außerdem verstärken sich Kopfschmerz und Tinnitus, wenn sie länger als 60 Minuten am Computer oder vor dem Fernsehgerät sitzt.

Partizipationsebene

Sportliche Aktivitäten wie Laufen, Radfahren oder Schwimmen verstärken die genannten Symptome ebenfalls. Deshalb hat Jane jeglichen Sport vor ungefähr sechs Jahren aufgegeben.

18.3 Zusammenfassung der Befunde

Die physiotherapeutische Untersuchung ergab neben den Auffälligkeiten der Inspektion eine klare Reproduktion des Tinnitus sowie der Kopfschmerzen durch die aktive und passive Exkursion der Mandibula. Somit wären das TMG und damit assoziierte Gewebe als nozizeptive Quellen in Betracht zu ziehen. Die verbesserte Nasenatmung nach dem Assessment des Neurokraniums lässt legt einen Zusammenhang zwischen dem Neurokranium und der Qualität der Nasenatmung nahe. Die Patientin weist auch psychosoziale Begleitfaktoren auf, die bei der Interpretation der klinischen Präsentation eine wichtige Rolle spielen.

18.4 Physiotherapeutische Zielsetzung

Die wichtigsten Untersuchungsergebnisse werden erläutert und die kurz- und langfristigen Behandlungsziele besprochen. Die Zusammenhänge zwischen Gesicht, Hals und unterer Extremität werden erklärt und der mögliche Einfluss von neurologischen, biomechanischen und Schmerzmechanismen dargestellt. In Anbetracht von Janes Symptomgeschichte sowie der eindeutigen Zeichen an TMG, Kranium und Hals sowie der Verbesserungen bei Tinnitus und Atmung nach der Befundung der akzessorischen Translationsbewegungen am rechten TMG wird beschlossen, als erstes das rechte TMG zu behandeln.

18.5 Physiotherapeutische Maßnahmen

18.5.1 Erster Behandlungstermin (Tag 1)

Es wurde für 90 Sekunden eine passive transversale Mobilisation des rechten TMG nach lateral gerichtet angewendet (Grad IV nach Maitland, keine Symptomprovokation; Hengeveld und Banks 2014). Der Wiederbefund ergab folgende Veränderungen:

- Inspektion:
  - Haltung im Stand: abgeschwächte Lateralflexion und Rotation des Kopfes sowie des Schulter- und Beckenhochstands links (➤ Abb. 18.8).
  - Aktive Protrusion: vermehrte Verschiebung der Mandibula und des Kreuzbisses bei vollständigem Erliegen des zuvor bei Überdruck gespürten „Ziehens“ in der Kaumuskulatur.
- Verbesserung der aktiven Laterotrusion der Mandibula nach rechts auf 10 mm (zuvor 6 mm). Unverändertes Druckgefühl im rechten Ohr, aber reduzierter Tinnitus (2/10 VAS, zuvor 4/10). Bei leichtem Überdruck normaler Widerstand (zuvor starker Widerstand spürbar) im Vergleich zur anderen Seite. Kein vermehrter Tinnitus.
- Verbesserung des passiven lateralen Gleitens im TMG (geringerer Widerstand).
- Unveränderte Nasenatmung.
- Verbesserung der rechten PAM (lokaler Schmerz und Widerstand verringert).

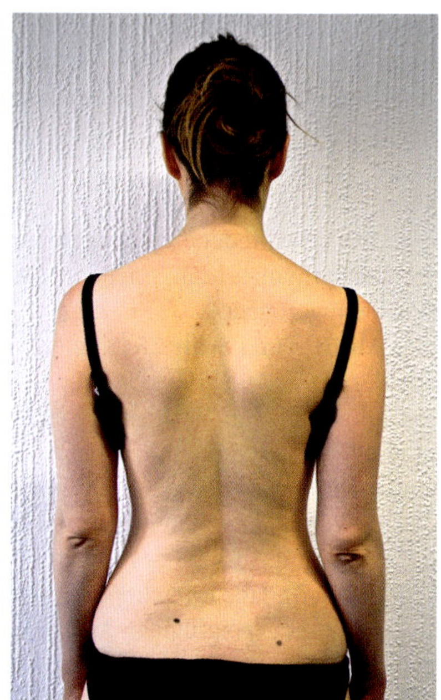

Abb. 18.8 Körperhaltung nach der ersten Behandlungseinheit, Ansicht von dorsal: verbesserte Kopf- und Halsstellung sowie Schulter- und Beckensymmetrie. [P1059]

- Verbesserung beim Flexion-/Rotationstest nach rechts von 28° auf 35°.
- Keine Veränderung von Tonus oder Schmerzschwelle bei Palpation der Kaumuskulatur.

In Anbetracht der Komplexität von Janes Beschwerdebild wurde in diesem Stadium noch keine Selbstbehandlung eingeführt. Wegen Janes langer Anreise (drei Stunden) wurden für die nächste Behandlung 60–90 Minuten angesetzt, um auch Heimübungen einzuführen.

18.6 Zweiter Behandlungstermin (Tag 9)

Es waren keine Behandlungsschmerzen aufgetreten. Jane zufolge hat sich das Symptommuster seit der Eingangsuntersuchung und ersten Behandlung nicht verändert. Der Vorschlag für den Sitzungsablauf wird besprochen und angenommen. Vorgesehen sind die erneute Überprüfung der wichtigsten körperlichen Befunde, eine weitere Untersuchung von Wirbelsäule, Hüften und Knien und die Behandlung einer zweiten möglichen Symptomquelle, nämlich des Neurokraniums, um sich über dessen Auswirkung klar zu werden.

Körperlicher Wiederbefund

Der Wiederbefund von TMG und der Zeichen der oberen HWS ergab keine Veränderungen gegenüber dem Zustand nach dem ersten Behandlungstermin.

Zusätzliches Screening von BWS und LWS, Hüften und Knien

Die Beurteilung von PAM ergibt eine geringe Steifigkeit in den Segmenten Th4–Th8 jeweils in Extension und posterior-anteriorer Richtung. LWS, Hüften und Knie zeigen ein relativ normales Bewegungsausmaß. Die Überprüfung löst keine Symptome aus.

Behandlung

Zur Mobilisierung des Neurokraniums wird die gelenkige Verbindung von Os sphenoidale und Os temporale bis zum Widerstand passiv mobilisiert. Es resultiert geringfügiger Kopfschmerz, der Tinnitus bleibt fünf Minuten lang unverändert. Die Mobilisierung erfolgt im Rhythmus von sieben bis zehn Sekunden. Dabei wird der Druck sehr langsam bis Grad IV gesteigert und dann allmählich wieder gesenkt. Klinischer Erfahrung zufolge ist ein sehr langsamer Rhythmus für die Verbesserung der Compliance des kranialen Gewebes wirkungsvoller.

Ergebnisse des Wiederbefunds:

- Gebesserte aktive mandibuläre Laterotrusion nach rechts (von 10 mm auf 12 mm), ohne Druckgefühl im rechten Ohr und ohne Tinnitus bei moderatem Überdruck.
- Verbesserte Nasenatmung durch das rechte Nasenloch (geräuschärmer, längere Dauer von vier Sekunden) bei geringerem „Druck" in Ohr und Schläfe (4/10 VAS).
- Keine Veränderung der zervikalen Zeichen.
- Geringfügige Besserung von BWS-Sklerose und Beckenschiefstand.

KLINISCHER HINTERGRUND

Manual therapeutische Behandlung des Neurokraniums

Es ist klinisch erwiesen, dass passive kraniale Bewegungen zur Verringerung anormaler orofazialer motorischer Aktivität beitragen und schmerzreduzierend wirken können (Chaitow 2005, von Piekartz 2007, Schueler et al. 2013). Eine Reihe von Modellen erklärt, wie manuelle kraniale Behandlungstechniken abnormale Widerstände und faziale sensorische Reaktionen wie Schmerz, Tinnitus und Schwindel abwandeln können (Schueler et al. 2013). Die bei Jane eingesetzten standardisierten Verfahren für kraniale Mobilisation basieren auf einem pragmatischen, funktionellen Ansatz mit Bezug zur (klinischen) Evidenz aus Kieferorthopädie und kranialer plastischer Chirurgie (Zöller 2005, Proffit 2019). Kraniomandibulär-faziale dentale Dysfunktionen wie Fehlbiss, Verlagerung des TMG-Diskus und maxillafaziale Fehlbildung können eine anormale interaktive Knochenspannung bahnen (Stresstransduktion). Dieses Phänomen kann zu (anormalem) kraniofazialem Wachstum und Knochenspannung führen, was sich auf die Funktion von Weichteilgeweben auswirken kann, etwa auf die Kau- und Gesichtsmuskeln. Es kann aber auch faziale Organfunktionen betreffen (z. B. Ohren, Augen, Nase und

Zunge) oder reziprok den Einfluss von Organen und Weichteilgeweben auf Knochen bewirken (Linder-Aronson und Woodside 2000, Oudhof 2001, Joshi et al. 2014). Ein kraniofaziales Ungleichgewicht kann überdies zu anormalen Afferenzen und Nozizeption beitragen (Schueler et al. 2013, Proffit 2019).

Heimübungen

Es wurden folgende Heimübungen verordnet:

- **Laterotrusionsübungen für das TMG:** Jane soll ihren linken Zeigefinger an die linke Seite ihres Kinns legen und versuchen, den Unterkiefer zu führen, während sie ihn aktiv in Laterotrusion nach rechts bringt und gleichzeitig mit der rechten Hand eine passive Dehnung des rechten Os temporale in posteriorer Rotation vornimmt. Diese Übung soll sie sechsmal pro Tag mit sechs bis zehn Wiederholungen durchführen. Sie wird instruiert, ihre Laterotrusionsbewegung und die Nasenatmung selbst zu beurteilen und die Übungen fortzuführen, sofern ihre Symptome sich nicht verschlechtern.
- **Atemübungen:** Jane wird ein modifiziertes Valsalva-Manöver beigebracht, um die Strömungsdynamik in der Nasen-Gesichts- und Sinus-Ohr-Region zu steuern. Dafür atmet sie verstärkt gegen die verschlossenen Atemwege aus, indem sie bei geschlossenem Mund und zusammengedrückten Nasenflügeln die Luft herausdrückt, als wolle sie ein Niesen verhindern. Bei einem langsamen Druckaufbau öffnet sich die Eustachi-Röhre und in den Ohren kann vermehrter Druck ansteigen. Wenn Jane tief im Ohrinneren Druck spürt, soll sie bei geschlossenem Mund und geschlossener Nase schlucken, wodurch es im Innenohr und in der Eustachi-Röhre zu einem vermehrt negativen Druck kommt. Diese Übung soll sie dreimal täglich zwei bis drei Minuten lang ausführen, solange die Symptome nicht zunehmen oder die Qualität der Nasenatmung abnimmt.

18.7 Vierter Behandlungstermin (Tag 34)

Subjektiver Wiederbefund

Jane ist höchst erstaunt, weil ihr Tinnitus sich seit den letzten Behandlungsterminen verringert hat (auf 2/10 VAS) und inzwischen an manchen Tagen mehrere Stunden lang vollständig ausblieb. Auch ihre Nasenatmung hat sich verbessert und sie ist mit alldem sehr zufrieden. Auch ihr Schläfenkopfschmerz und sogar die Symptome in der unteren Extremität sind in den ersten drei Tagen nach der Behandlung zurückgegangen. Jane berichtet, dass Tinnitus, Kopfschmerz und eingeschränkte Nasenatmung nach acht Tagen erneut aufgetreten seien. Sie fand jedoch, alles habe sich insgesamt ungefähr 50 % gebessert.

Körperlicher Wiederbefund

Heimübungen

Jane führt die beiden Heimübungen perfekt aus. Sie berichtet, beides verbessere Tinnitus und Einatmung während der Ausführung.

Nasenatmung

- Keine Veränderung gegenüber dem Ende der dritten Behandlung.
- TMG:
  - Weiter verminderter Unterschied zwischen passivem lateral-transversalem Gleiten der Mandibula rechts und links.
  - Aktive Laterotrusion nach rechts 12 mm, keine Provokation von Tinnitus bei moderatem Überdruck.

Neurokranium

Die dorsale Rotation der Diagonalen Okziput rechts ↔ Os frontale links ↔ Os temporale um die transversalen Bögen und die transversale Rotation des Okziput nach links löst weiterhin Janes bilateralen Kopfschmerz (2/10 VAS) und rechtsseitigen Tinnitus (2/19 VAS) aus, jedoch erst nach sechs Wiederholungen mit

Druck Grad IV, der jeweils fünf bis zehn Sekunden gehalten wurde.

Obere HWS

- Der Flexion-/Rotationstest mit Rotation nach rechts ergab 33° (gegenüber zuvor 28°).
- Rechtsseitig unilaterale posterior-anteriore akzessorische Bewegung bei C1–C2 zeigt weiterhin 50 % weniger Bewegung als links und ruft lokale Nackenschmerzen hervor (5/19 VAS). Bei Ausführung in 30° Rotation nach rechts nehmen Steifigkeit und Nackenschmerz zu (7/10 VAS).
- Rechtsseitig unilaterale posterior-anteriore akzessorische Bewegung Grad IV bei C2, gleichzeitig beurteilt mit einer TMG-Laterotrusion links, löst Tinnitus aus (4/10 VAS).

Behandlung

Es wird kurz erläutert, dass die neurophysiologischen Verbindungen zwischen der Orofazialregion und der oberen HWS möglicherweise einen Mechanismus für Janes Tinnitus und Kopfschmerz bilden. Die Diskussion bezieht sich auf die Befunde bei passivem unilateralem Druck auf C1–C2 in Laterotrusion der Mandibula nach links und dem kinästhetischen Test mit Zahnschluss. Es wird der Einsatz neurokranialer Techniken empfohlen, um den Nasenwiderstand herabzusetzen und durch einen besseren Luftstrom den Tinnitus abzuschwächen. Daher wird ausgeführt:

- Rechtsseitig passive akzessorische unilaterale PAM bei C1–C2 und Mandibula-Endstellung für aktive Laterotrusion nach links.
- Für die Dauer von acht Minuten: passive mediale Mobilisationen des Os temporale (Grad IV), jeweils fünf bis acht Sekunden lang, um den Transversalbogen und ohne Steigerung der Gesichtssymptome.

Körperlicher Wiederbefund

Nasenatmung

Das Einatmungsgeräusch ist rechts und links gleich, die Dauer beträgt beidseitig fünf Sekunden, es werden keine Symptome provoziert.

TMG

- Aktive Laterotrusion nach rechts erreicht 13 mm ohne Symptomprovokation bei Überdruck.
- Passive Laterotrusion nach rechts ergibt keine Steifigkeit im Vergleich zu links und keine Symptomprovokation.

Neurokranium

- Auf den Wiederbefund des Neurokraniums wird verzichtet in Anbetracht der intensiven Behandlung und der geringfügigen Zeichen und Symptome, die während des Assessment der oberen HWS reproduziert worden waren.
- Es liegt dasselbe Muster wie beim kinästhetischen Okklusionstest vor. Jedoch bleibt das erweiterte Bewegungsausmaß bei Bewegungen der oberen HWS auch ohne Schlussbissstellung erhalten.
- Die passive rechtsseitige unilaterale akzessorische Bewegung bei C1–C2 ergibt eine Verbesserung von 75 % bei der Steifigkeit, keine lokale Schmerzprovokation in Neutralstellung und nur leichten Schmerz (1/10 VAS) bei 30° Rotation nach rechts.
- Zum Abschluss der Sitzung wird Jane geraten, die Übungen für Laterotrusion und Nasenatmung im gleichen Umfang fortzusetzen, jedoch die Dauer jeweils um mindestens 50 % zu verlängern.

Heimübungen

Es wurden folgende Heimübungen verordnet:

- **Übungen für den Nacken** – Flexion-/Rotationstest nach rechts in Rückenlage: Jane legt sich auf den Rücken und beide Hände unter den Kopf. Aus dieser Ausgangsstellung führt sie aktiv eine die obere HWS flektierende Nickbewegung aus, ohne Zahnkontakt zuzulassen. Als nächstes lernt sie, die unterstützte Stellung der HWS beizubehalten und aktiv eine Rotation nach rechts und bis zum Endpunkt ihres Bewegungsausmaßes auszuführen. Es sollen dabei keine fazialen Symptome ausgelöst werden, ein möglicherweise in der oberen HWS auftretendes „Ziehen“ ist jedoch normal. Diese Übungen soll Jane zusammen mit den bereits bekannten Übungen für Gesicht und TMG täglich durchführen (sechs bis zehn Wiederholungen).

- **Abgestuftes Aktivitätsprogramm:** Früher ging Jane gerne täglich 45 Minuten Joggen. Mittlerweile hat sie das Laufen aber auf 20 Minuten verkürzt, weil längere Intervalle tendenziell ihre Kopfschmerzen und die Atemprobleme verschärften. Im Sinne eines abgestuften Vorgehens soll Jane ab jetzt nur 15 Minuten lang und mit 20 % verringertem Energieaufwand laufen. Sofern sie sich nach sieben Tagen wohl fühlt und keine Symptomverschlechterung eintreten, kann sie die Laufzeit auf 18 Minuten verlängern und auch den Energieaufwand steigern. Nach drei Wochen ist eine weitere Steigerung der Laufzeit auf 22 Minuten erlaubt. Für die Dauer dieses Programms soll Jane ihre täglichen Reaktionen beobachten und in ein Tagebuch eintragen, das sie uns beim nächsten Behandlungstermin vorlegt.
- **Lateralisierungstraining:** In Anbetracht von Janes gestörter Selbstwahrnehmung ihres Körpers und Gesichts erlernt sie mithilfe eines speziellen Computerprogramms (CRAFTA Face Lateralization-Emotion Recognition Program; siehe www.physioedu.com oder www.trainyourface.com) sogenannte Lateralisierungsübungen. Das Programm besteht aus insgesamt 72 randomisierten Abbildungen von Gesicht und Hals mit einer Zeitvorgabe von drei Sekunden pro Bild. Jane soll diese Übung täglich 10 Minuten lang zu einer ihr angenehmen Zeit ausführen.

18

18.8 Sechster Behandlungstermin (Tag 72)

Subjektiver Wiederbefund

Seit der letzten Sitzung wurde der Tinnitus nur zweimal ausgelöst (jedes Mal 4/10 VAS) und dauerte nur 30–45 Minuten. Auf Nachfragen kann Jane beide Tinnitusepisoden mit geringfügigem Stress in Verbindung bringen, der sich aber gut kontrollieren ließ. Ihr Kopfschmerz war nur prämenstruell aufgetreten (2/10 VAS). Orale Aktivitäten (sprechen, essen) bzw. bestimmte Körperhaltungen/-aktivitäten (sitzen, laufen) riefen keine Kopfschmerzen hervor. Jane berichtet, auch ihre Atmung sei deutlich besser und mache sich nur beim Laufen ein wenig bemerkbar. Auch ihr offener Biss und die Verlagerung der Mandibula hätten sich ihrer Einschätzung nach gebessert, sie habe jetzt besseren Zahnkontakt (➤ Abb. 18.8, habituelle Okklusion). Mit den Heimübungen kommt Jane gut zurecht, auch mit dem Flexion-Rotationstest, der beim letzten Termin hinzugekommen war. Sie hat ihr Laufpensum auf 45 Minuten fünfmal pro Woche ohne jegliche Beschwerden erweitert. Die Lateralisierungsübungen führt sie regelmäßig dreimal pro Woche aus. Sie findet sie aber inzwischen zu leicht und sieht keinen Nutzen mehr darin, deshalb macht sie sie derzeit weniger oft.

Konsultation des Psychologen

Nach zwei Besuchen beim Psychologen wurde Jane die Diagnose geringfügige „Dysmorphophobie" gestellt. Darunter versteht man eine gestörte Wahrnehmung des eigenen Körpers (Buhlmann, Winter und Kathmann 2013, Ettlin et al. 2021), deren Merkmal eine tiefgehende negative Verzerrung des Körperbildes ist. Bei Jane hingen die von ihr wahrgenommenen kraniofazialen Mängel und die damit einhergehende Wahrnehmung einer nicht perfekten Erscheinung zusammen. Das kann zum zwanghaften Überprüfen der eigenen Erscheinung im Spiegel führen, zu gesteigerter Befangenheit, sozialem Rückzug, Isolation und Depression (Enander et al. 2014). Jane erreichte im Dysmorphic Symptoms Inventory (Buhlmann et al. 2013) nur den geringen Wert von 7 Punkten. Dieser Fragebogen ist ein zuverlässiges Messinstrument für dysmorphische Störungen der Körperwahrnehmung. Es ist ein18 Punkte umfassender Fragebogen mit Punktwerten zwischen 0 und 64 (Buhlmann et al. 2013). Der Psychologe empfiehlt Jane, das Lateralisierungs- und Emotionserkennungstraining fortzusetzen. Eine zusätzliche kognitive Verhaltenstherapie hält er nicht für geboten.

Termin beim Oberkiefer-Gesichtschirurgen

Jane teilt dem Chirurgen mit, dass sie aufgrund der Besserung durch die Physiotherapie zu diesem Zeitpunkt von einer Operation absehen möchte. Der Chirurg stimmt zu, kann aber nicht erklären, weshalb sie bei habitueller Okklusion einen weniger offenen Biss mit geringerer Linksverschiebung zeigt,

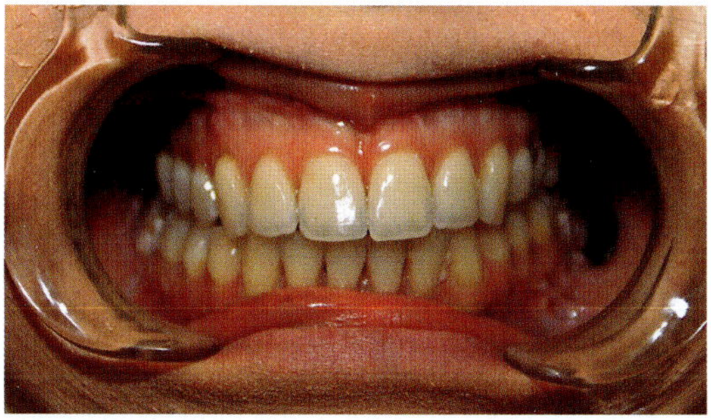

Abb. 18.9 Janes habitueller Zahnschluss. Im Vergleich zum ersten Befund (➤ Abb. 18.4c) fallen eine geringere Linksverschiebung der Mandibula und ein reduzierter offener Biss auf. [P1059]

da die maxillofaziale Fehlformation verglichen mit dem Befund von vor acht Monaten unverändert war. Der Chirurg unterstützt die Fortsetzung der Therapie und empfiehlt ihr, ihn während der kommenden fünf Jahre einmal jährlich zur Reevaluation aufzusuchen.

Körperlicher Wiederbefund

Janes Zahnschluss unterscheidet sich eindeutig vom Befund beim ersten Termin (➤ Abb. 18.9).

Der Wiederbefund der wichtigsten körperlichen Beeinträchtigungen ergibt keine Veränderung des beim fünften Termin erhobenen Befundes. Jane versteht ihr häusliches Übungsprogramm und führt es technisch gut aus, wie die erneute Beurteilung belegt.

Lateralisierungstest

Jane identifiziert alle 48 Abbildungen richtig. Sie benötigt 1,5 Sekunden (beim ersten Termin 3,6 Sekunden) für Abbildungen der linken Gesichtshälfte und 1,3 Sekunden (zuvor 1,9 Sekunden) für Abbildungen der rechten Gesichtshälfte. Die durchschnittliche Zeit pro Abbildung betrug 1,6 Sekunden (zuvor 2,2 Sekunden).

Behandlung

Training für Lateralisierung und Emotionserkennung

Da Emotionserkennung und -ausdruck eine Dysfunktion bei motorischen Prozessen spiegeln kann, wurden die nachstehenden Lateralisierungsübungen und das Training für Emotionserkennung und -ausdruck eingeführt (von Piekartz et al. 2014, von Piekartz und Paris Alemany 2021).

- Die Lateralisierungsübungen bezüglich linker und rechter Gesichtsaktivitäten werden genauer und schneller ausgeführt. Es werden Abbildungen für den linken Nacken und die linke Hand hinzugefügt, weil es keinen Genauigkeitsunterschied zwischen links und rechts gibt und die Geschwindigkeit (fast) gleich war (< 0,5 Sekunden Unterschied). Jane soll auf links- bzw. rechtsrotierte Kopfhaltungen achten, wann immer sie dergleichen in Zeitungsbeiträgen oder Büchern sieht, wie es in den Grundlagen der Graded Motor Imagery beschrieben wird (Moseley et al. 2012).
- Startpunkt des Emotionserkennungstrainings waren Emotionen, die für Jane problemlos waren (Glück, Erstaunen, Abscheu) und die beim Emotionserkennungstest mit > 95 % und in der durchschnittlichen Zeit von < 0,5 Sekunden erfasst wurden. Zu Trainingsbeginn wurden Jane 75 % Abbildungen dieser leicht erkennbaren Emotionen angeboten und zu 25 % solche, die für sie schwieriger zu erkennende Emotionen zeigten, etwa Angst und Traurigkeit. Nach einer Woche kann man den Anteil der schwierigeren Abbildungen steigern. Sobald Jane alle Emotionen mit 90 % Genauigkeit erkennt, werden Emotionsvorstellung (implizites Training) und Emotionsausdruck (explizites Training) zusammen mit Gesichtsspiegelung eingeführt. Diese sind Bestandteile des CRAFTA-Gesichts-Spiegelungsprogramms (Mohr und von Piekartz 2015, von Piekartz und Paris-Alemany 2021)
- Diese Behandlung folgt der Hypothese, dass auf diesem Weg eine Wahrnehmungsdysfunktion und Alexithymie (Glaros und Lumley 2005) verbessert werden und so Janes (chronischer) Schmerz und die dysmorphe Körperstörung möglicherweise behoben werden können. Da Janes Wohnort 300 km entfernt liegt, wird vereinbart, dass sie das Gesichtstrainingsprogramm online fortführt (von Piekartz und Mohr 2014, von Piekartz et al. im Druck).

18

18.9 Siebter (Tag 91) und achter Behandlungstermin (Tag 108)

Beide Termine finden online statt. Janes Status wird beurteilt und die häuslichen Übungen sowie das Lateralisierungs- und Emotionstraining werden überprüft.

Beim achten Termin werden die Fragebögen sowie die Lateralisierungs- und Emotionstests erneut durchgeführt sowie die Alltagsaktivitäten diskutiert, mit folgenden Resultaten:

Fragebögen (Punktwerte im Vergleich zur ersten Untersuchung)

- Neck Disability Index: 2 (64)
- Beck Disability Index II: 8 (21)
- Toronto Alexithymie Scale 26: 1,28 (2,21)

Lateralisierungs- und Emotionstests

- Online-Test für Genauigkeit bei standardisierten Lateralisierungsaufgaben: 100 % (links durchschnittlich 1,0 Sekunden, rechts 1,3 Sekunden)
- Emotionserkennung:
  - Glück: 100 % (100 % beim ersten Termin)
  - Erstaunen: 100 % (86 %)
  - Abscheu 92 % (86 %)
  - Angst und Traurigkeit 92 % (17 %)

Lediglich insgesamt 4 % der Antworten (zuvor 32 %) waren nicht korrekt, keine Antwort (0 %) lag außerhalb des Zeitrahmens und durchschnittlich verstrichen 1,3 Sekunden (zuvor 3,92 Sekunden) für eine Entscheidung. Die Emotionserkennung lag nun im Rahmen normaler Referenzwerte, was zeigt, dass Janes (Gesichts-)Körperbild und die Emotionserkennung wiederhergestellt waren.

Alltagsaktivitäten: Jane kann inzwischen ohne Beschwerden dreimal pro Woche 45 Minuten laufen und zweimal pro Woche schwimmen. Jane arbeitet seit zwei Wochen 20 Stunden wöchentlich in einer Bank, auch dies bisher ohne Probleme. Sie hat auch keine Schlafstörungen mehr.

In Anbetracht dieser signifikanten Verbesserungen bei Symptomen und Funktionen wird übereinstimmend festgestellt, dass keine weiteren Behandlungstermine erforderlich sind. Jane kann das Lateralisierungs- und Emotionstraining beenden, sollte aber ihre regulären Übungen fortsetzen. Sie wird aufgefordert, jederzeit wieder Kontakt aufzunehmen, falls erneut Symptome auftreten.

18.10 Evidenzbasierte Zusammenfassung

Orofaziale Symptome sind in der klinischen Praxis häufig und erfordern ein physiotherapeutisches Management, das viele Aspekte der körperlichen Untersuchung und Behandlung sowie das Miteinbeziehen von beitragenden Faktoren berücksichtigt. Die Zusammenhänge zwischen neurophysiologischen und strukturellen Mechanismen und Symptomen wie Tinnitus, Kopfschmerzen und Problemen bei der Nasenatmung sind belegt (Rowicki und Zakrzewska 2006, Abel und Levine 2004, Okayasu et al. 2014, Ettlin et al. 2021) und müssen durch differenzierte Tests in der körperlichen Untersuchung evaluiert werden. Die dabei angewandten Untersuchungs- und Behandlungstechniken gehen über die bekannten Standardtests hinaus und erfordern einen hohen Grad an Spezialisierung.

LITERATUR

Abel, M. D., Levine, R. A. (2004). Muscle contractions and auditory perception in tinnitus patients and nonclinical subjects. Cranio, 22(3), 181–191.

Beck, A. T., Steer, R. A., Brown, G. K. (1996). Beck Depression Inventory: Manual (2nd ed.). Boston: Harcourt Brace.

Chaitow, L. A. (2005). A brief historical perspective. In: Chaitow, L. A. (Ed.), Cranial Manipulation. Theory and Practice (2nd ed., pp. 1–13). Edinburgh: Elsevier.

Cohen, D., Perez, R. (2003). Bilateral myoclonus of the tensor tympani: a case report. Otolaryngol Head Neck Surg, 128(3), 441.

De Leeuw, R., Klasser, G. (2018). Orofacial Pain. Guidelines for Assessment, Diagnosis and Management (5th ed.). Chicago: Quintessence.

Ettlin, P. D. A., Napimoga, M. H., Cruz, M. M., Clemente-Napimoga, J. T. (2021). Orofacial musculoskeletal pain: an evidence-based bio-psycho-social matrix model. Neuroscience & Biobehavioral Reviews, 9(128), 12–20.

Glaros, A. G., Lumley, M. A. (2005). Alexithymia and pain in temporomandibular disorder. J Psychosom Res, 59(2), 85–88.

Hardell, L. et al. (2003). Vestibular schwannoma, tinnitus and cellular telephones. Neuroepidemiology, 22(2), 124–129.

Hengeveld, E., Banks, K. (2014). Maitland's Peripheral Manipulation: Management of Neuromusculoskeletal Disorders (5th ed. Vol. 2). London: Churchill Livingstone.

Joshi, N., Hamdan, A. M., Fakhouri, W. D. (2014). Skeletal malocclusion: a developmental disorder with a life-long morbidity. J Clin Med Res, 6(6), 399–408.

Levine, R. A., Abel, M., Cheng, H. (2003). CNS somatosensory-auditory interactions elicit or modulate tinnitus. Exp Brain Res, 153(4), 643–648.

Linder-Aronson, S., Woodside, D. G. (2000). Excess face height malocclusion. Batavia, USA: Quintessence Publishing.

Lumley, M. A. et al. (2011). Pain and emotion: a biopsychosocial review of recent research. J Clin Psychol, 67(9), 942–968.

Mohr, G., von Piekartz, H. J. (2015). Lateralitätserkennung und (emotionale) Expressionen des Gesichts – Beurteilung und Behandlung. In: von Piekartz, H. J. (Ed.), Kiefer, Gesichts und Zervikalregion – Neuromuskuloskelettale Untersuchung, Therapie und Management (pp. 505–522). Stuttgart: Thieme.

Moseley, L. et al. (2012). The Graded Imagery Handbook. Adelaide, Australia: Noigroup Publications.

Okayasu, I. et al. (2014). Tactile sensory and pain thresholds in the face and tongue of subjects asymptomatic for orofacial pain and headache. J Oral Rehabil, 41(12), 875–880.

Oudhof, H. (2000). Skull growth in relation to mechanical stimulation. In: von Piekartz H. J., Bryden, L. (Eds.), Craniofacial Dysfunction and Pain (S. 1–22). Oxford: Elsevier.

Proffit, W. et al. (2019). Contemporary Orthodentics. 6 th Ed. St Louis: Elsevier Health Sciences.

Rowicki, T., Zakrzewska, J. (2006). A study of the discomalleolar ligament in the adult human. Folia Morphol (Warsz), 65(2), 121–125.

Schueler, M. et al. (2013). Extracranial projections of meningeal afferents and their impact on meningeal nociception and headache. Pain, 154(9), 1.622–1.631.

Vernon, H. (2008). The Neck Disability Index: state-of-the-art, 1991–2008. J Manipulative Physiol Ther, 31(7), 491–502.

Von Piekartz, H. (2015). Physikalische Untersuchung von Dysfunktionen der kraniomandibulären Region. In: von Piekartz, H. (Ed.), Kiefer-, Gesichts- und Zervikalregion: Neuromuskoloskelettales Assessment und Behandlungsstrategien (S. 167–216). Stuttgart: Thieme.

Von Piekartz, H. (2015). Neurokranium: Untersuchungs- und Behandlungstechniken. In: von Piekartz, H. (Ed.), Kiefer-, Gesichts- und Zervikalregion: Neuromuskoloskelettales Assessment und Behandlungsstrategien (S. 323–359). Stuttgart: Thieme.

Von Piekartz, H. et al. (2015). People with chronic facial pain perform worse than controls at a facial emotion recognition task, but it is not all about the emotion. J Oral Rehabil, 42(4), 243–250.

Von Piekartz, H. J. (2007). Craniomandibular region – clinical patterns and management. In: von Piekartz, H. J. (Ed.). Craniofacial Pain: Neuromusculoskeletal Assessment, Treatment and Management. 1st Ed. (pp. 214–243). Edinburgh: Elsevier.

Von Piekartz, H. J., Mohr, G. (2014). Reduction of head and face pain by challenging lateralization and basic emotions: a proposal for future assessment and rehabilitation strategies. J Man Manip Ther, 22(1), 24–35.

Von Piekartz, H., Paris-Alemany, A. (2021). Assessment and Brain Training of Patients Experiencing Head and Facial Pain with a Distortion of Orofacial Somatorepresentation: A Narrative Review. Applied Sciences. 11(15), 6857.

Von Piekartz, H. et al. Does orofacial Manual Therapy, Pain Neuroscience education, and brain training change chronic face dysfunction (facial) body perception and pain? An observational mixed method study.accepted in Journal of Manual and Manipulative Therapy. Im Druck.

Zöller, J. E. (2003). Kraniosynostosen. In: Zöller, J. E. et al. (Eds.). Kraniofaziale Chirurgie. Diagnostik und Therapie kraniofazialer Fehlbildungen. Stuttgart: Thieme.

II

Becken und Hüfte

FALL

19 Hüftprothesenwechsel/ Femurfraktur

Gerold Mohr

Leitsymptome: Eingeschränkte Beweglichkeit – aktive Insuffizienz – reduzierte Lebensqualität

mittel

Definition

Frakturen nach Hüft-Total-Prothese

Die heute verwendeten Prothesenmodelle haben eine Lebensdauer von 15–25 Jahren. Über die Jahre kann es durch den Abrieb an den Komponenten zur Lockerung der Prothese kommen, häufig stellt man auch einen Knochenverlust fest. Es kommt nach Implantation einer Prothese häufig zu sog. periprothetischen Frakturen des Oberschenkels. Die periprothetische Femurfraktur stellt die häufigste Frakturlokalisation im Bereich der unteren Extremität dar.

Ursachen für solche Frakturen können z. B. Sturz oder abriebbedingte Osteolysen mit folgender Lockerung der Prothese sein. Zu den allgemeinen Risikofaktoren für eine solche Fraktur zählen z. B. das hohe Patientenalter, regelmäßige Einnahme von Steroiden, Osteoporose, Sturzneigung oder reduzierte Knochenheilung. Auch können solche Frakturen im Rahmen der Revisionsendoprothetik, d. h. nach Prothesenwechsel, vermehrt auftreten. Der Zeitraum vom Einsetzen einer Hüft-Totalendoprothese bis zum Auftreten einer entsprechenden Fraktur wird in der Literatur mit 20 Monaten bis zu 5 Jahren angegeben (Hagel et al. 2014).

KLINISCHER HINTERGRUND

Hüft-Total-Prothese (Hüft-TEP)

Das Hüftgelenk ist im Alltag hoher Belastung und infolgedessen auch hoher Abnützung ausgesetzt. Bestehen ausgeprägte degenerative Veränderungen, die sich als therapieresistent erweisen, und klagt der Patient über starke Schmerzen und eine deutlich verminderte Lebensqualität, dann ist der künstliche Gelenkersatz die notwendige Behandlungsoption. Bei der klassischen Operation wird die Hüftpfanne durch eine Kunststoffpfanne (Polyethylen) und der Femurkopf durch einen Prothesenschaft mit Keramik- oder Metallkopf ersetzt (Ganz et al. 2008). Die heute verwendeten Implantate haben eine Lebensdauer von 15–25 Jahren. Über die Jahre kann es durch den Abrieb an den Komponenten zur Lockerung der Prothese kommen, häufig beobachtet man auch einen Knochenverlust. Deshalb sind Prothesenwechsel komplexer, und es werden meistens größere Implantate benötigt. Auch die Resultate sind nicht so gut wie beim ersten operativen Eingriff.

19.1 Vorgeschichte

Herr F. ist ein 84-jähriger ehemaliger Bankangestellter, der sich mit dem Hauptproblem einer Muskelschwäche im rechten Bein präsentiert, die bereits seit etwa einem Jahr besteht. Er befindet sich aus diesem Grund seit einem Jahr in ambulanter physiotherapeutischer Behandlung mit dem Ziel der Muskelkräftigung. Seine erste Hüftoperation rechts liegt schon sechzehn Jahre zurück. Zudem musste er sich vor fünf Jahren auch das rechte Kniegelenk durch eine Prothese ersetzen lassen. Vor vier Jahren hatte er außerdem noch einen Autounfall, bei dem er eine Fraktur am rechten Kalkaneus erlitt.

Vor fünfzehn Monaten traten erstmals Schmerzen in der rechten Hüfte bei Belastung und in Seitenlage

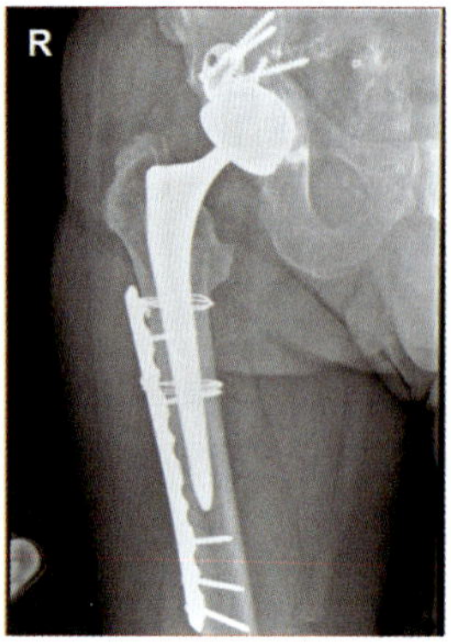

Abb. 19.1 Röntgen Becken-Hüft-Übersichtsaufnahme a/p [P419]

auf. Der Hausarzt überwies ihn zur Physiotherapie, aber konservative Maßnahmen (Weichteilbehandlung, stabilisierende Übungen) brachten keine nachhaltige Verbesserung. Deshalb konsultierte der Patient einen spezialisierten Orthopäden, der die Diagnose einer Prothesenlockerung mit großer Osteolyse des Beckens stellte. Daraufhin musste sich Herr F. vor zwölf Monaten erneut einer Operation unterziehen, bei der ein Prothesenwechsel der rechten Hüfte durchgeführt wurde mit anschließender ambulanter Physiotherapie. Herr F. darf zu Beginn teilbelasten und geht an Unterarmstöcken. Nach drei Wochen klagt er über zunehmende Schmerzen im Bereich des lateralen rechten Oberschenkels, die bei Belastung und beim Drehen im Bett auftreten. Der Hausarzt veranlasst ein erneutes Röntgenbild, das eine Spiralfraktur des Femurs rechts zeigt (➤ Abb. 19.1). Daraufhin wird eine Osteosynthese des Femurs mit einer LCP-Platte (Locking Compression Plate) durchgeführt. Im Anschluss an die Operation erfolgt erneut ambulante Physiotherapie mit Teilbelastung für mehrere Monate, die dann bis zur Vollbelastung gesteigert wird, bis Herr F. dann in die medizinische Trainingstherapie mit dem Ziel des Muskelaufbaus wechseln kann.

Die konservative Therapie brachte zwar eine Verbesserung der Beweglichkeit, aber die Kraft im rechten Bein ist immer noch deutlich reduziert. Herr F. hinkt und geht mit zwei Unterarmstützen. Seine Lebensqualität ist beeinträchtigt, und er ist mit der Situation unzufrieden. Der Patient ist sehr motiviert und übt intensiv in der Trainingstherapie und zu Hause, aber ohne den erhofften Erfolg. Er möchte eine physiotherapeutische Einschätzung und stellt sich deswegen in der Praxis vor.

In diesem Fallbeispiel werden folgende Fragen analysiert und beantwortet:

- Wie präsentiert sich ein Patient nach Hüftprothesenwechsel und zusätzlicher Fraktur des Oberschenkels?
- Wieso hinkt der Patient trotz einem Jahr Physiotherapie und medizinischer Trainingstherapie immer noch?
- Wie ist die Prognose?

19.2 Untersuchungsbefunde

19.2.1 Physiotherapeutische Anamnese

Die Schmerzen sind nach der Operation verschwunden. Wenn Herr F. sein Bein stark belastet, tritt ein Müdigkeitsgefühl auf, das aber schnell wieder verschwindet. Ab und zu hat er nach längerem Sitzen leichte Anlaufschwierigkeiten im Sinne einer Unbeweglichkeit. Er geht nach wie vor an zwei Unterarmstützen, ohne diese zeigt er ein deutliches Duchenne-Hinken. Er hat noch eine deutliche muskuläre Schwäche im rechten Bein, die ihn im Alltag einschränkt (Harris-Hayes et al. 2014).

Definition

Duchenne-Hinken

Das Duchenne-Hinken tritt bei einer Insuffizienz der Hüftabduktoren Mm. glutei medius et minimus auf. Das Becken kann in der Standbeinphase muskulär nicht ausreichend am Standbein verankert werden (➤ Abb. 19.2) und sinkt zur Spielbeinseite ab. Durch eine Translation des Brustkorbs auf die schwache bzw. operierte Seite werden die insuffizienten Hüftabduktoren entlastet und können so das Becken in der Horizontalen halten.

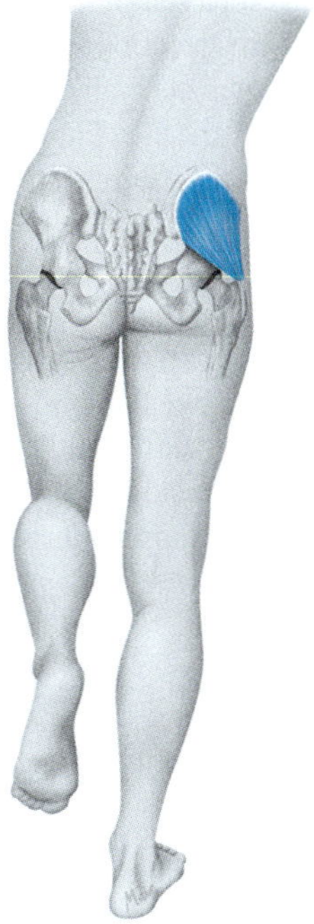

Abb. 19.2 Duchenne-Hinken [L126]

Mögliche Red und Yellow Flags

Herr F. ist gesund und normalgewichtig. Er hatte bereits zwei Hüftoperationen und eine Knieoperation sowie eine Fraktur des rechten Kalkaneus, sein hoher Blutdruck ist medikamentös gut eingestellt. Er ist glücklich verheiratet und pflegt ein gutes Verhältnis zu seinen drei Kindern. Zudem war er immer sportlich aktiv mit Reiten und regelmäßigem Wandern.

Die letzte Operation liegt zwar schon ein Jahr zurück, aber es ist zu beachten, dass es bei Herrn F. zu einer Prothesenlockerung mit Knochenabbau und zusätzlich zu einer Femurschaftfraktur kam. Das bedeutet, man muss bezüglich der Belastbarkeit der Knochenstruktur vorsichtig sein: Große Widerstände und lange Hebel sind zu vermeiden.

Bisheriger Verlauf

Der Patient hatte drei Hüftoperationen mit Komplikationen, die den Verlauf deutlich verzögert haben. Zusätzlich wurde ihm vor fünf Jahren eine Knie-TEP implantiert, und er erlitt neun Monate später eine Kalkaneus-Fraktur rechts, die konservativ behandelt wurde. Altersbedingte Veränderungen, mehrfache Operationen am rechten Bein mit Weichteilverletzungen, lange Entlastung sowie strukturelle Veränderungen durch Ruhigstellung sind beitragende Faktoren, die einen Therapieerfolg reduzieren können. Obwohl der Patient ein Jahr lang regelmäßig Physiotherapie und Krafttraining besuchte, zeigt er dennoch ein deutliches Duchenne-Hinken und eine Schwäche in der Hüftmuskulatur (Harris-Hayes et al. 2014, von Roth et al. 2014). Herr F. fühlt sich im Alltag deutlich eingeschränkt und seine Lebensqualität ist vermindert. Er kann längere Strecke nicht ohne Stöcke bzw. Unterarmgehstützen bewältigen.

19.2.2 Evaluation des Gesundheitszustands nach ICF

Personenbezogene Faktoren

Der Patient ist pensioniert, wirtschaftlich abgesichert und aktiv. Er ist glücklich verheiratet und hat eine positive Lebenseinstellung.

Umweltfaktoren

Herr F. wohnt im eigenen Haus mit Garten und hat einen abwechslungsreichen Alltag. Er kann noch selbstständig Auto fahren und bewegt sich regelmäßig in Haus und Garten.

Funktions- und Strukturebene

Aufgrund der komplexen Vorgeschichte stellen sich die Fragen:

- Wieso war die Therapie bis jetzt nicht so erfolgreich?
- Was sind mögliche Ursachen für die reduzierte Kraft der Hüftmuskulatur?

Bei der Untersuchung stehen die Beweglichkeit der Hüftgelenke und die Kraft der Hüftmuskulatur (von Roth et al. 2014) im Vordergrund.

Inspektion

Das Relief der Glutealmuskulatur ist rechts stärker abgeflacht als links, was als ein „Nicht- oder Mindergebrauch" der Muskulatur interpretiert werden kann (Sahrmann 2002). Der Patient steht mit vergrößerter Spurbreite und vermehrter Belastung links.

Statik

Bei der Beurteilung der Statik fallen folgende Abweichungen auf:

- Verstärkte Flexion im Hüftgelenk, rechts > links (➤ Abb. 19.3)
- Rechtes Bein steht in Außenrotation
- Fußlängsachse rechts steht leicht konvergent, was für eine reduzierte Tibia-Torsion oder Innenrotationsstellung des Unterschenkels im Kniegelenk sprechen könnte
- Verstärkte Flexion im Kniegelenk, rechts > links
- Verstärkte Lendenlordose
- Beckenhochstand rechts, Hypertonus lumbal
- Körperlängsachse vorgeneigt

In Rückenlage ist unter dem rechten Kniegelenk ein „Luftloch" erkennbar, was auf eine eingeschränkte Knieextension und/oder Hüftextension hinweist.

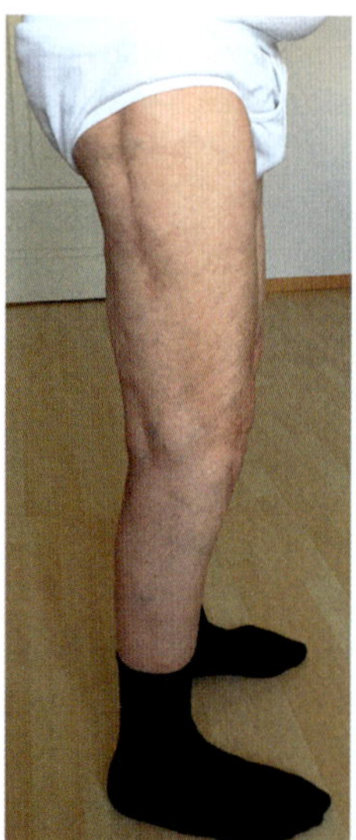

Abb. 19.3 Statik von der Seite: verstärkte Flexion im Hüftgelenk, verstärkte Flexion im Kniegelenk, verstärkte LWS-Lordose [P419]

Aufgrund der komplexen Geschichte, der Diagnose mit den mehrfachen Operationen, der Inspektion mit auffälligen Befunden in der Statik und der für den Patienten zu wenig erfolgreichen Physiotherapie werden folgende Untersuchungen durchgeführt.

Beweglichkeit des Hüftgelenks

Alle Bewegungsrichtungen sind eingeschränkt (➤ Tab. 19.1). Hüftextension und -abduktion sind sowohl passiv als auch aktiv deutlich reduziert. Das Endgefühl der Hüftextension und -abduktion ist festelastisch, was auf die Kapsel oder andere Bindegewebsstrukturen als Ursache hindeutet.

Beweglichkeit des Kniegelenks

Extension: –10°, Flexion: 110°, Endgefühl: festelastisch

Beweglichkeit der LWS

Die LWS-Beweglichkeit ist dem Alter entsprechend in alle Richtungen eingeschränkt, aber es treten keinen Schmerzen oder Ausstrahlungen auf.

Bewegungskontrolle: Hüfte und LWS

- Hüftextension aus Bauchlage: weiterlaufende Extension und Rotation in die LWS im Sinne eines Give (Nachgeben).
- M. gluteus maximus verzögert.
- Ischiokrurale Muskulatur dominant, das Bein weicht zusätzlich in Außenrotation aus (Sahrmann 2002, Comerford 2012).
- Einbeinstand rechts: Becken auf der linken Seite sinkt ab, Brustkorb translatiert zur rechten Seite (Lenzlinger-Asprion et al., 2017).
- Seitenlage, gebeugtes Knie anheben: Der Patient kann das Knie nicht bis an das mögliche passive Bewegungslimit bewegen (Comerford 2012).

Tab. 19.1 Beweglichkeit der Hüfte

Hüftgelenk rechts	Hüftgelenk links
Flexion/Extension: 95°/10°/0°	Flexion/Extension: 110°/0°/0°
Abduktion: 15°	Abduktion: 30°
Innenrotation/Außenrotation: 20°/0°/5°	Innenrotation/Außenrotation: 10°/0°/30°

Gangbild

Herr F. zeigt ein deutliches Duchenne-Hinken in der Standbeinphase rechts, zusätzlich bewegt sich der Trochanter nicht nach vorne, sondern rückläufig. Die Belastungsphase rechts ist kürzer. Wenn Herr F. ohne Unterarmgehstützen geht (langsam und sehr konzentriert), dann kann er das Duchenne-Hinken beziehungsweise das Ausweichen des Brustkorbs zur rechten Seite kontrollieren, aber nicht vollständig ausschalten.

Schmerzangaben

Numeric Rating Scale (NRS): nach starker Belastung: 4/10, ansonsten ist Herr F. schmerzfrei.

Muskeltests

Bei der Testung der einzelnen Muskeln sind die Mm. glutei maximus, medius et minimus deutlich abgeschwächt, rechts mehr als links.

Muskelfunktionstests:
- Mm. glutei medius et minimus: 3–4
- Mm. adductores: 4
- M. gluteus maximus: 3–4

M. rectus femoris, M. iliopsoas und Mm. adductores sind beidseits deutlich verkürzt, ebenso der Tractus iliotibialis rechts, was zum Erscheinungsbild einer Hüftarthrose passt. Die ischiokrurale Muskulatur zeigt eine leichte Verkürzung.

Palpation

Die Muskulatur zeigt typische Triggerpunkte, vor allem im Bereich der Adduktoren und der Glutealmuskulatur (Gautschi 2016). Die Narbe am Oberschenkel ist unauffällig. Die Rückenmuskulatur ist statikbedingt hyperton (vorgeneigte Körperlängsachse und vorgeneigtes Becken). Die gluteale Muskulatur ist hypoton.

Neurologie und Neurodynamik

Die Tests für Neurologie und Neurodynamik fallen negativ aus. Die LWS kann somit als ursächlicher Faktor für die Muskelschwäche ausgeschlossen werden.

Aktivitätsebene

Herr F. befindet sich physiotherapeutisch auf einem Weg mit sehr langsamer Verbesserung. Er übt intensiv zu Hause und ist sehr motiviert, aber mit wenig Erfolg.

Er kann längere Strecken nur mit Stöcken gehen, Liegen auf der operierten Seite ist nur kurz möglich.

Zur Beurteilung der Gesamtsituation und der Funktionseinschränkungen wird die Lower Extremity Functional Scale (LEFS) verwendet. Der Fragebogen beinhaltet 20 verschiedene Aktivitäten, die jeweils mit 0 bis 4 Punkten bewerten werden:
- Extreme Schwierigkeiten/unmöglich: 0 Punkte
- Ziemlich große Schwierigkeiten: 1 Punkt
- Mäßige Schwierigkeiten: 2 Punkte
- Geringe Schwierigkeiten: 3 Punkte
- Keine Schwierigkeiten: 4 Punkte

Maximal können 80 Punkte erreicht werden. Gemäß Naal und Kollegen (2015) ist ein Ergebnis von 52 Punkten bei Menschen zwischen 68 und 80 Jahren als gut einzustufen. Weniger als 20 Punkten deuten darauf hin, dass die Person deutliche Unterstützung benötigt. Herr F. kommt auf ein Gesamtergebnis von 30 Punkten. Gesamthaft betrachtet zeigt der Patient deutliche Einschränkungen, seine Schmerzen und Symptome sind mäßig, aber Aktivitäten des täglichen Lebens, Freizeit und Lebensqualität sind stark eingeschränkt. Nach zwölf Wochen zeigen sich keine signifikanten Veränderungen der Gesamtsituation.

Partizipationsebene

Seinen Hobbys Wandern und Reiten kann Herr F. nicht mehr nachgehen, Sitzen und Autofahren ist dagegen problemlos möglich.

19.3 Zusammenfassung der Befunde

Pathobiologische Mechanismen

Nach über einem Jahr sind keine Wundheilungsstörungen mehr zu erwarten. Die Ursache der Schwäche kann in den muskulären Strukturen der Hüfte gesucht und als Output-Mechanismus eingeordnet werden (sowohl die schlechte Ansteuerung der Muskulatur, als auch die verminderte Kraft).

Quellen der Symptome

Als mögliche Quellen der Funktionsstörung kommen die periartikulären Strukturen um Hüft- und Kniegelenk sowie die angrenzende Muskulatur in Betracht.

Dysfunktion

Herr F. zeigt deutliche passive und aktive Bewegungseinschränkungen im Bereich des rechten Hüft- und Kniegelenks. Die Abduktoren sind aktiv insuffizient und er kann sein Becken während der Standbeinphase muskulär nicht stabilisieren, deshalb sinkt es ab.

Vorsichtsmaßnahmen/Kontraindikationen

Es liegen keine Kontraindikationen vor. Vorsicht ist geboten mit langen Hebeln und bei Übungen mit hohem Widerstand wegen der erhöhten Frakturgefahr.

Beitragende Faktoren

Beitragende Faktoren sind das operierte rechte Hüft- und Kniegelenk sowie der rechte Fuß mit Kalkaneus-Fraktur. Herr F. konnte aufgrund dieser vorbestehenden Problematik mit Bewegungseinschränkungen seine Muskulatur nie wieder vollständig wiederaufbauen.

Gedanken des Patienten über das Problem

Der Leidensdruck von Herrn F. ist nicht sehr hoch: Er kann sitzen und Autofahren ohne Beschwerden, lediglich für längere Gehstrecken benötigt er Stöcke. Er ist zwar unzufrieden und möchte lieber ohne Gehhilfe laufen, aber er kann mit der Situation umgehen und versteht sein funktionelles Problem.

19.4 Physiotherapeutische Zielsetzung

Es ist wichtig, gemeinsam mit dem Patienten das Problem zu definieren und realistische Ziele zu vereinbaren. Herr F. weiß, dass das Hauptproblem in der Schwäche der Muskulatur im Bereich Becken-LWS-Hüftgelenk liegt, in Kombination mit einer deutlichen Bewegungseinschränkung im rechten Hüftgelenk.

Ziele

- Wiedererlangung der Gehfähigkeit ohne Hilfsmittel
- Selbstmanagement, Selbstversorgung
- Aktive Teilnahme am kulturellen und sozialen Leben

Fokus der Therapie

- Manuelle Therapie und Eigenmanagement zur Verbesserung der Beweglichkeit in Hüft- und Kniegelenk
- Kraft der Hüftmuskultur steigern
- Durch Übungen Eigenmanagement der Hüftstabilität erlangen
- Verbesserung der Bewegungskontrolle im Bereich LWS-Becken-Hüftgelenk
- Koordinationstraining
- Kardiovaskuläres Ausdauertraining

Prognose

Für eine ungünstige Prognose sprechen die Dauer der Beschwerden, die lange andauernde medizinische Trainingstherapie ohne nachhaltigen Erfolg und die deutlichen Bewegungseinschränkungen, die aus Sicht des Therapeuten teilweise nicht reversibel sind. Auch die drei Operationen mit mehrfacher Verletzung der hüftstabilisierenden Muskulatur, Knieprothese und Kalkaneus-Fraktur sind negative Faktoren.

Für eine gute Prognose sprechen die Motivation und positive Einstellung des Patienten und die klaren Befunde. Sonst sind keine weiteren Yellow Flags oder Grundkrankheiten vorhanden.

19.5 Physiotherapeutische Maßnahmen

Am Anfang wird Herrn F. das funktionelle Problem erklärt, warum die Kräftigung so langsam verläuft, und was die therapeutischen Möglichkeiten sind. Er versteht diese Zusammenhänge und weiß nun, dass es eine plausible Erklärung für seine Situation gibt. Er hat eine Bewegungsdysfunktion mit einer deutlichen muskulären Schwäche, vor allem in die Extension und Abduktion. Er kann funktionell das Becken nicht am Standbein verankern und zeigt deshalb ein typisches Duchenne-Hinken. Erschwerend sind die deutlichen Bewegungseinschränkungen im Hüft- und Kniegelenk. Dadurch kann er die Muskulatur nur in einem eingeschränkten Bewegungssektor und zudem nur gegen einen erhöhten Gewebswiderstand üben. Er soll immer wieder willkürlich die Glutealmuskulatur in verschiedenen Positionen anspannen.

Die Bewegungseinschränkungen stehen am Anfang der Therapie im Mittelpunkt, da sie verunmöglichen, dass die Muskulatur ihre volle Kraft entfalten kann. Hier kommen hauptsächlich passive Mobilisationen und Muskeldehnungen für die Hüftextension zum Einsatz (➤ Tab. 19.2).

PRAKTISCHER TIPP

Rolle der Hüftabduktoren beim Gehen und Stehen

Mm. glutei maximus, medius et minimus sind die wichtigsten Muskeln für die Verankerung des Beckens am Standbein beim Gehen und Stehen und verhindern ein Absinken des Beckens. Wenn dieser Mechanismus nicht funktioniert, kann man ein Duchenne-Hinken mit Translation des Brustkorbs zur Standbeinseite hin oder ein Trendelburg-Zeichen mit Absinken des Beckens auf der Spielbeinseite beobachten (Neumann 2010, Baker und Bitounis 1989).

Für die Kräftigung dieser Muskelgruppe wird als aktive Übung die Hüftextension in der geschlossenen Kette im Stand mit Unterstützung durch den Therapeuten geübt (Lewis et al. 2009). Der Patient streckt sein rechtes Knie- und Hüftgelenk gegen Widerstand eines Gummibandes, der rechte Vorfuß steht dabei auf dem Boden. Becken und LWS müssen aktiv kontrolliert beziehungsweise stabilisiert werden (➤ Abb. 19.4). Die Abduktion erfolgt ebenfalls im Stand, aber in offener Kette. Dabei ist es wichtig, dass der Patient das rechte Bein maximal extendiert und dann abduziert (Suehiro et al. 2015).

Des Weiteren lernt Herr F. die klassische Kniebeuge (Squat) zur Kräftigung des M. quadriceps und der Hüftextensoren und Dehnungsübungen für die dorsale Oberschenkel- und Hüftmuskulatur. Gangtypische Übungen sowie Übungen zur Verbesserung der Rumpfstabilität und der Bewegungskontrolle in der LWS werden später ergänzt.

Weiterführende physiotherapeutische Empfehlungen und Einschätzungen

Herrn F. wird empfohlen, die Heimübungen regelmäßig (drei- bis viermal pro Woche) durchzuführen. Er kommt zweimal pro Woche in die Therapie, nach zwölf Sitzungen dann nur noch einmal. Insgesamt hat er 18 Therapiesitzungen. Der Patient spürt nach sechs Sitzungen eine leichte Verbesserung in der Be-

Tab. 19.2 Übungsbeispiele

Ziel	Exemplarische Maßnahmen	Beginn	Dauer
Hüftgelenkmobilisation	• Muskeldehnungen aktiv und passiv • Faszientechniken • Manuelle Therapie	Sofort	• 30 Sekunden dehnen, fünf Wiederholungen • Bis der Widerstand bei Extension und Abduktion im Hüftgelenk weniger wird
Kräftigung der Hüftmuskulatur	Übungen aktiv-assistiv, gegen Widerstand	Sofort	Drei Serien mit acht Wiederholungen, danach kann der Patient Bewegung nicht mehr kontrollieren und kompensiert in der LWS
Weichteilbehandlung der Hüftmuskulatur	• Triggerpunkttherapie • Massage • Faszientechniken	Sofort	• Bis der Widerstand bei Extension und Abduktion im Hüftgelenk weniger wird • Bis die Hüftmuskulatur besser angesteuert werden kann

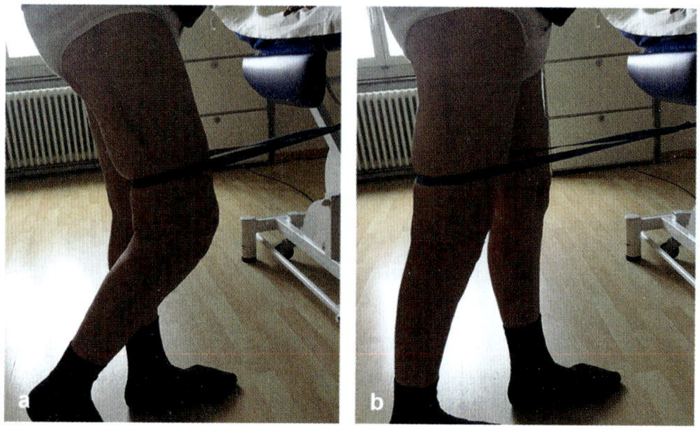

Abb. 19.4 Hüftextension gegen Widerstand im Stehen [P419]

Tab. 19.3 Zwischenassessments

Assessment	Anfang	Nach zwei Monaten	Bemerkungen
Muskelkraft	• Mm. glutei medius et minimus: 3–4 • M. gluteus maximus 3–4	• Mm. glutei medius et minimus: 4 • M. gluteus maximus: 4	• Leicht verbessert, aber noch reduzierte Kraft und Kontrolle • Leicht verbessert, aber noch reduzierte Kraft und Kontrolle
Beweglichkeit Hüftgelenk rechts	• Flexion/Extension: 95°/15°/0° • Abduktion: 15° • Innenrotation/Außenrotation: 20°/0°/5	• Flexion/Extension: 95°/10°/0° • Abduktion: 25° • Innenrotation/Außenrotation: 25°/0°/15°	• Leicht verbessert • Leicht verbessert • Leicht verbessert
Dehnungen verkürzter Muskeln	M. iliopsoas, M. rectus femoris, dorsale Hüftmuskeln		Leicht verbessert

19

weglichkeit und beim Gehen und ist deshalb motiviert, die Übungen fortzusetzen. Zusätzlich hat er sein Fitnesstraining wieder aufgenommen mit einem für ihn angepassten „Hüftprogramm".

Assessments nach drei Monaten

Die Anfangs- und Zwischenassessments zeigt ➤ Tab. 19.3.

19.6 Evidenzbasierte Zusammenfassung

Die Hüftprothese ist eine Routineoperation, und es bestehen klare Leitlinien zur therapeutischen Nachbehandlung: Die wichtigsten Maßnahmen sind dabei eine gute Patientenedukation in Kombination mit Aktivität und Training bzw. einem Heimprogramm (Sajdl 2013, Vogels 2010, Funke 1994). Normalerweise ist der Patient nach einer Operation innerhalb einer Woche mobil und benötigt Unterarmstützen nur zur Sicherheit und gegen die Schmerzen. Eine volle Arbeitsfähigkeit wird je nach körperlicher Belastung im Beruf nach vier bis zwölf Wochen erlangt. Ebenso ist eine gute Alltagsfunktion nach wenigen Wochen zu erwarten, da bei den minimalinvasiven Techniken die Muskulatur maximal geschont und möglichst wenig verletzt wird. Die größten Verbesserungen erzielt man in den ersten drei Monaten, und das endgültige Resultat ist in der Regel nach zwölf Monaten erreicht. Ein ambulantes Intensivprogramm über sechs Monate erzielt gemäß Weber eine signifikante Verbesserung der Flexion und Extension sowie der Muskelkraft (Weber 2010). Bei Herrn F. wurde der Verlauf durch Komplikationen deutlich verlangsamt und erschwert. Auch die lange Teilbelastung spielt eine wesentliche

Rolle in der sehr langsamen Verbesserung der Muskelkraft und begünstigte das Entstehen von deutlichen myofaszialen strukturellen Veränderungen.

LITERATUR

Baker A. S., Bitounis V. C. (1989). Abductor function after total hip replacement. An electromyographic and clinical review. J Bone Joint Surg Br, 71(1), 47–50.

Comerford M., Mottram S. (2012). Kinetic Control: The Management of Uncontrolled Movement. Churchill Livingstone. Australia.

Funke E. M. (1994). Krankengymnastik bei Koxarthrose. Gustav Fischer. Stuttgart.

Ganz R. et al. (2008). The etiology of osteoarthritis of the hip: an integrated mechanical concept. Clin Orthop Relat Res, 466(2), 264–272.

Hagel A., Siekmann H., Delank K. S. (2014). Periprosthetic femoral fracture – an interdisciplinary challenge. Dtsch Arztebl Int, 111(39), 658–664.

Harris-Hayes M. (2014). Persons with chronic hip joint pain exhibit reduced hip muscle strength. J Orthop Sports Phys Ther, 44(11), 890–898.

Lenzlinger-Asprion R. et al. (2017). Intertester and intratester reliability of movement control tests on the hip for patients with hip osteoarthritis. BMC Musculoskelet Disord, 18(1), 55

Lewis C. L., Sahrmann S. A., Moran D. W. (2009). Effect of position and alteration in synergist muscle force contribution on hip forces when performing hip strengthening exercises. Clin Biomech (Bristol, Avon), 24(1), 35–42.

Naal F. D. (2015). The German Lower Extremity Functional Scale (LEFS) is reliable, valid and responsive in patients undergoing hip or knee replacement. Qual Life Res, 24(2), 405–410.

Neumann D. A. (2010). Kinesiology of the hip: a focus on muscular actions. J Orthop Sports Phys Ther, 40(2), 82–94.

Sahrmann S. (2002). Diagnosis and Treatment of Movement Impairment Syndromes. Mosby. St. Louis.

Saidl H., Beise U., Dubs L. (2013). Guideline – Arthrose. Medix Schweiz.

Suehiro T. et al. (2015). Effect of abduction and external rotation of the hip joint on muscle onset time during prone hip extension with knee flexion. J Phys Ther Sci, 27(1), 289–291.

Vogels E. M. H. M. (2010). Clinical practice guidelines for physical therapy in patients with osteoarthritis of the hip or knee. Koninklijk Nederlands Genootschap voor Fysiotherapie (KNGF).

Von Roth P. et al. (2014). Significant muscle damage after multiple revision total hip replacements through the direct lateral approach. Bone Joint J, 98(B12), 1.618–1.622.

Weber L. (2010). Hüft-TEP und Knie-TEP in der ambulanten Rehabilitation- eine prospektive Kohortenstudie. Humboldt Universität. Berlin.

FALL

20

Gerold Mohr

Hüftarthrose

Leitsymptome: Lokale und ausstrahlende Schmerzen – eingeschränkte Beweglichkeit – reduzierte Lebensqualität

leicht

Definition

Arthrose

Die Arthrose stellt eine degenerative Gelenkerkrankung dar, die im Unterschied zur Arthritis primär nicht entzündlicher Natur ist (Sajdl, 2013). Zur Entstehung tragen vor allem langjährige Über- oder Fehlbelastungen, Übergewicht und Bewegungsmangel bei. Es kommt zu einer fortschreitenden Veränderung der Knorpel- und Knochenstruktur, die letztendlich zu Gelenkdeformierungen führen kann (➤ Tab. 20.1). Die Knorpelschicht wird zunehmend dünner, und es entstehen Ulzerationen in der Knorpelsubstanz, die als Reaktion zu einer Vermehrung des Bindegewebes führen. Der hyaline Knorpel wird kontinuierlich durch Granulationsgewebe und geringerwertigen Faserknorpel ersetzt. Durch Abbau und Verlust der Knorpelsubstanz entsteht eine Druckerhöhung im subchondralen Knochenbereich, die zu kleinen Einbrüchen führen kann. Es entstehen Geröll- bzw. Pseudozysten aus nekrotischem Knorpel- und Knochengewebe, und der Körper bildet als Reaktion auf den erhöhten Druck auf den subchondralen Knochen am Gelenkrand Osteophyten bzw. Randzacken (Hackenbroch 2002, Sajdl 2013, Parvizi und Ganz 2003).

20.1 Vorgeschichte

Herr K. ist ein 67-jähriger pensionierter Informatiker mit aktivem Lebensstil, der über Schmerzen in der rechten Leiste klagt, die seit mehreren Monaten bestehen. Der Auslöser war eine „Verdrehung“ oder „Zerrung“, die er sich beim Skifahren zugezogen hat. Zu Beginn waren lokale, intermittierende, dumpfe Schmerzen in der Adduktorengegend/Leiste rechts spürbar, die dann zunehmend in den rechten Oberschenkel und das Knie ausstrahlten. Herr K. hoffte zu Beginn, dass die Beschwerden sich von alleine zurückbilden, ähnlich wie bei einer Muskelzerrung, aber die Schmerzen nahmen zu und beeinträchtigen seine Lebensqualität deutlich.

In diesem Fallbeispiel werden folgende Fragen analysiert und beantwortet:

- Wie präsentiert sich eine fortgeschrittene Arthrose im Hüftgelenk, was muss man dabei beachten?
- Wie kann dieses Beschwerdebild behandelt und welche Empfehlungen können für den Alltag gegeben werden?
- Welcher Verlauf ist zu erwarten, wie ist die Prognose?

Tab. 20.1 Stadien der Hüftarthrose (Funke 1994)

Stadium	Symptome
I	Nach einem Start ohne Beschwerden und schmerzfreiem Gehen über längere Zeit bzw. Stunden setzen zunehmende Schmerzen ein. Schnelles Gangtempo, unebener Untergrund, bergab gehen und Tragen von Gewichten verkürzen die beschwerdefreie Phase. Der Patient muss das Gehen unterbrechen, eine Pause machen, das Bein locker schwingen und eventuell dehnen, um weitergehen zu können.
II	Hier sind die anfängliche Belastung und das Gehen von einem Anlaufschmerz geprägt, der aber nach einigen Schritten/Bewegungen nachlässt und verschwindet. Nach einer schmerzfreien Phase, die je nach Belastung unterschiedlich lang sein kann, treten erneut Schmerzen auf, die schnell zunehmen und eine Entlastung nötig machen.
III	Die Anlaufschmerzen werden intensiver und es dauert einige Minuten, bis es zu einem Nachlassen der Schmerzen kommt. Im Alltag kommt der Patient mit dieser Situation zurecht, aber längere Belastungen, z. B. ein Museumsbesuch oder längere Spaziergänge, erweisen sich als problematisch. Die Gehstrecke wird zunehmend kürzer.
IV	Der Bewegungsradius hat sich auf die Wege innerhalb der Wohnumgebung reduziert. Die Schmerzintensität ist hoch und verstärkt sich bei Belastung, der Patient leidet und seine Lebensqualität ist deutlich reduziert. Entlastungsstellungen wirken lindernd.

20

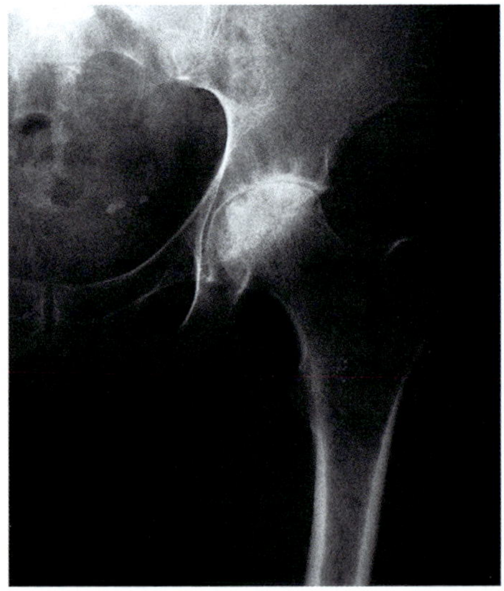

Abb. 20.1 Röntgen Becken-Hüft-Übersichtsaufnahme a/p [P419]

KLINISCHER HINTERGRUND

Typisches Röntgenbild der Arthrose

Das Röntgenbild bei Hüftarthrose zeigt den Schweregrad der Knorpelschädigung, typischerweise eine Verschmälerung des Gelenksspalts, Osteophyten, eine Sklerosierung des subchondralen Knochens und subchondrale Zysten. Als Vorbereitung auf eine Hüft-OP wird häufig eine Röntgenaufnahme oder eine Magnetresonanztomografie durchgeführt. Auch in der Differenzialdiagnostik (➤ Tab. 20.2) wird das Röntgenbild genutzt, wenn die klinischen Zeichen auf eine Systemerkrankung, Arthritis oder Unfallfolge hinweisen.
In der physiotherapeutischen Praxis sind für das klinische Vorgehen die Präsentation des Patienten und die physiotherapeutische Untersuchung wichtig. Zusammen mit der Diagnose bestimmen sie das therapeutische Vorgehen. Ein Röntgenbild ist nicht zwingend nötig (Sajdl 2013, Vogels 2010).

20.2 Untersuchungsbefunde

20.2.1 Medizinische Befunde

Der zuweisende Arzt stellt die Diagnose „Hüftschmerzen rechts". In der diagnostischen Bildgebung zeigt sich eine Verschmälerung des Gelenkspalts (➤ Abb. 20.1) mit subchondraler Sklerosierung und kleinen Osteophyten am Pfannenrand. Herr K. soll zweimal täglich das nichtsteroidale Antirheumatikum Ecofenac (75 mg) einnehmen und bekommt zusätzlich ambulante Physiotherapie verschrieben.

20.2.2 Physiotherapeutische Anamnese

Herr K. kommt eine Woche nach der Untersuchung beim Arzt zur ambulanten Physiotherapie.

Lokalisation der Beschwerden

Die Schmerzen sind auf der rechten Seite, vor allem in der Leiste, im ventral-medialen Bereich des Ober-

Tab. 20.2 Differenzialdiagnose von Hüftschmerzen

Intraartikulär	Extraartikulär
• Frakturen (Schenkelhals, Acetabulum) • Labrumrisse • Hüftdysplasie • Hüftkopfnekrosen • Femoroazetabuläres Impingement	• Dysfunktionen Iliosakralgelenk (ISG) • Dysfunktionen Wirbelsäule, pseudoradikuläre Syndrome • Bursitis trochanterica • Triggerpunkte (M. piriformis, Glutealmuskulatur, Mm. adductores) • Insertionstendinopathien • Tumore • Intraabdominelle Erkrankungen • Leistenhernien

schenkels und im Gesäß verbreitet. Herr K. beschreibt die Schmerzqualität als tief, dumpf und intermittierend (➤ Abb. 20.2).

Schmerzangaben

Numeric Rating Scale (NRS): Der Patient bewertet die Beschwerden mit 7/10, wenn sie stark sind, und mit 0–1/10, wenn sie schwach sind.

Auftreten der Symptome

Nach starken Belastungen treten Ruheschmerzen und ein Müdigkeitsgefühl in den Beinen auf, ansonsten sind die Beschwerden intermittierend. Manchmal strahlen die Schmerzen bis ins Knie aus, nach Ruhephasen fühlt Herr K. eine Steifigkeit und hat Anlaufschmerzen. Er hat etwas Mühe beim Überschlagen der Beine, das Liegen auf der betroffenen Seite ist nach einer Weile unangenehm, und er muss sich drehen.

20.2.3 Evaluation des Gesundheitszustands nach ICF

Personenbezogene Faktoren

Herr K. ist pensioniert und finanziell unabhängig. Er ist glücklich verheiratet und hat eine positive Lebenseinstellung.

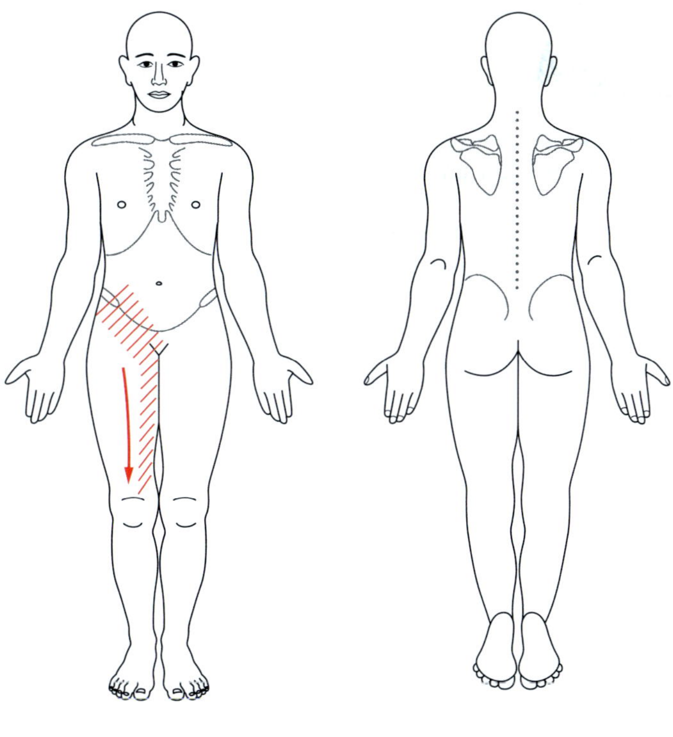

Abb. 20.2 Bodychart mit Lokalisation der Beschwerden [L231]

Umweltfaktoren

Herr K. hat einen abwechslungsreichen Alltag. Er fährt noch selbst Auto, bewegt sich regelmäßig und arbeitet aktiv in Garten und Haus, so gut es geht. Der Kontakt zu seinen Wanderkollegen und Freunden ist ihm wichtig, und er trifft sich regelmäßig mit ihnen.

Funktions- und Strukturebene

Inspektion

Der Patient steht in Knien und Hüftgelenk (HG) gebeugt, das Becken ist nach ventral gekippt, die Lendenlordose dadurch verstärkt. Das Becken auf der linken Seite steht leicht höher.

Die Spurbreite ist vergrößert, und Herr K. belastet vermehrt die linke Seite. Lumbal ist ein reaktiver Hypertonus zu erkennen als Reaktion auf die veränderte LWS-Beckenstellung, links stärker als rechts.

Statik im Sitzen

Herr K. sitzt mit flektierter LWS und zusammengesunkener BWS.

Beweglichkeit

Die **LWS-Beweglichkeit** ist in alle Richtungen etwas eingeschränkt, vor allem in Flexions- und Extensionsrichtung, aber schmerzfrei.

Die **Hüftgelenksbeweglichkeit** rechts ist deutlich eingeschränkt und löst seine Symptome jeweils am Ende der Bewegung aus:

- Innenrotation in 90°-Flexion: 10°
- Extension: –10°
- Abduktion: 20°
- Flexion/Adduktion: zwischen 90–100° Flexion und voller Adduktion steif und schmerzhaft; mit Kompression nehmen die Schmerzen deutlich zu, mit Distraktion nehmen sie ab. Das könnte auf ein intraartikuläres Problem hinweisen.

Passive Bewegungen sind endgradig schmerzhaft und zeigen ein festes Endgefühl. Bei Traktion am Bein in longitudinaler Richtung zeigt die rechte Seite ebenso wie bei Traktion nach lateral einen erhöhten Widerstand.

> ⚠ **VORSICHT**
>
> **Testen der Beweglichkeit bei degenerativen Veränderungen**
>
> Vorsicht mit zu intensiver Untersuchung und Mobilisation, wenn die Beschwerden irritierbar sind und man Hinweise auf deutliche degenerative Veränderungen hat. Vorsicht auch bei Bewegungen mit Kompression (Westerhuis 2011).

Muskeltests

Mm. glutei maximus, medius et minimus sind beidseits abgeschwächt, ebenso der M. quadriceps, rechts stärker als links. Die Adduktoren, die ischiokrurale Muskulatur sowie der M. rectus femoris sind verkürzt, ebenfalls rechts stärker als links. Der M. piriformis ist hyperton und verkürzt.

Der Längentest der Hüftmuskulatur ergibt eine Verkürzung im ventralen Bereich.

Palpation

Die Hüftmuskulatur zeigt typische Triggerpunkte im Bereich der Adduktoren, der Glutealmuskulatur sowie beim M. quadratus lumborum rechts. Es besteht eine leichte Druckdolenz rund um den Trochanter und in der Glutealregion. Die Rückenmuskulatur ist bedingt durch die Statik hyperton.

Gangbild

Herr K. zeigt das typische Gangbild einer Hüftarthrose. In der Standbeinphase rechts bewegt sich der Trochanter nicht genug nach vorne, sondern leicht rückläufig. Die Belastungsphase rechts ist kürzer.

Aktivitätsebene

Die Einschränkungen werden mit Hilfe der Patient Specific Functional Scale (PSFS) bestimmt:

- Sitzen > 30 Minuten: Mühe mit dem Anlaufen (6/10)
- Aufrichten aus gebeugten und länger dauernden Positionen, z. B. nach Socken anziehen oder Gartenarbeit (7/10)

Partizipationsebene

Herr K. kann im Moment nicht Tennis spielen oder Ski fahren, auch die Arbeit im Garten (in die Hocke gehen) ist eingeschränkt. Er kann mit leichten Einschränkungen am Familienleben teilnehmen.

Erste Hypothesen

Aufgrund der Diagnose und der schmerzhaften Bewegungseinschränkungen erwartet man typische nozizeptive mechanische Beschwerden, die mit Belastung zunehmen und sich bei Entlastung verbessern.

Das Bewegungsverhalten ist geprägt durch die Schmerzen im Hüftgelenk. Mühe bei Bewegungen und Positionen mit vermehrter Hüftflexion (Sitzen, Hocke, Socken anziehen) passen zu Beschwerden, die durch artikuläre und myofasziale Strukturen verursacht werden.

Beschwerden beim Übereinanderschlagen der Beine (Flexion/Adduktion) sind ein typisches Zeichen für Hüftarthrose, die durch Kompression zwischen Femurkopf und Hüftpfanne verursacht werden.

Schmerzen bei längerem Liegen auf der betroffenen Seite deuten ebenfalls auf ein intraartikuläres Problem hin. Das Gelenk wird hier über längere Zeit komprimiert, was schmerzhaft sein kann, eventuell liegt auch eine Entzündung vor (Hochberg et al. 2012, Hackenbroch 2002, Sajdl 2013).

Als mögliche Diagnosen kommen unter anderem die folgenden Aspekte in Frage:
- Entzündung im Sinne einer aktivierten Hüftarthrose
- Irritation von Strukturen im Hüftgelenkbereich: Bursa, Sehnen der Adduktoren, Insertionstendinopathien der Glutealmuskulatur und Triggerpunkte (Gautsch, 2016)
- Beteiligung von LWS und ISG

20.3 Zusammenfassung der wichtigsten Befunde

Pathobiologische Mechanismen

Als Auslöser der Symptome kommt die „Zerrung" beim Skifahren infrage, da sie aber bereits einige Monate zurückliegt, ist die Wundheilung abgeschlossen und muss nicht berücksichtigt werden.

Der Schmerzmechanismus ist peripher nozizeptiv (lang dauernde, endgradige Positionen und Bewegungen provozieren den Schmerz) und zeigt ein mechanisches On-Off-Muster. Hinken und muskuläre Schwäche können als Output-Mechanismen eingeordnet werden. Die reduzierte Ansteuerung der Muskulatur und das veränderte Bewegungsverhalten/Hinken sind Anzeichen dafür.

Quellen der Symptome

Als mögliche Quelle der Symptome kommt primär das Hüftgelenk mit seinen aktiven und passiven Strukturen (Gelenkkapsel, Acetabulum, Labrum, Hüftmuskulatur) infrage. Beitragende Faktoren können LWS und ISG sein.

Dysfunktion

Die Unfähigkeit, lange stehen und gehen zu können, die Mühe mit lang dauernden Beugepositionen, die reduzierte Kraft und die mangelnde Bewegungskontrolle der Hüfte sind deutliche Dysfunktionen.

Vorsichtsmaßnahmen/Kontraindikationen

Es gibt keine Kontraindikationen, da Herr K. allgemein gesund ist. Er ist leicht übergewichtig, hatte noch keine Operationen und nimmt keine Medikamente ein. In Partnerschaft und Familie (drei erwachsene Kinder) läuft alles gut. Früher war er regelmäßig sportlich aktiv (Tennis, Skifahren, Fitnesstraining). Er hat immer noch Vertrauen in die Physiotherapie und hofft, dass sich die Beschwerden reduzieren lassen und er wieder mehr Sport treiben kann.

Beitragende Faktoren

Gartenarbeit und der Sport verstärken die Beschwerden.

Gedanken des Patienten über das Problem

Der Leidensdruck ist nicht sehr hoch: Der Patient kann im Prinzip voll belasten und arbeiten und die Beschwerden auch selbst durch allgemeine Bewegungen relativ gut lindern.

20.4 Physiotherapeutische Zielsetzung

Grundsätzlich sollten die folgenden Punkte bei der Zielformulierung berücksichtigt werden:

- Natur und Verlauf einer Arthrose
- Details der Therapie inklusive der therapeutischen Ziele, Art der Behandlung, geschätzte Therapiedauer
- Risikofaktoren und Prognose (Sajdl 2013)

Die Einstellung des Physiotherapeuten und seine Reaktion auf die Symptome des Patienten beeinflussen den Verlauf der Beschwerden. Wenn der Therapeut sich z. B. während einer Therapiesitzung zu stark auf den Schmerz konzentriert und den Patienten nicht ausreichend beim Erreichen von Unabhängigkeit und einem aktiven Selbstmanagement unterstützt, kann sich das negativ auf die Prognose auswirken (Vogels 2010, Sajdl 2013).

20

Ziele

Zentrale Ziele des therapeutischen Prozesses sind:

- die Funktionsfähigkeit des Patienten, seine Aktivitäten und die Partizipation zu stimulieren,
- den Patienten zu einem adäquaten Umgang mit den Beschwerden zu ermutigen.

Herr K. muss ein Gleichgewicht finden zwischen seiner täglichen Belastung und der Belastbarkeit seines Hüftgelenks. Ruhephasen und Entspannung sind wichtig, damit er die Beschwerden kontrollieren kann. Er muss seine Beweglichkeit und die muskuläre Situation verbessern. Als Verlaufszeichen gelten die subjektiven Beschwerden beim Gehen, Stehen, bei Belastung und bei der Gartenarbeit.

Weitere Ziele:

- Information und Instruktion des Patienten über die Pathologie
- Schmerzreduktion
- Verringerung der Belastung der periartikulären Weichteilstrukturen
- Verbesserung der Kraft der Hüftmuskultur
- Verbesserung und Erhalt der Beweglichkeit von Hüft- und Kniegelenk
- Verbesserung der Bewegungskontrolle im Bereich LWS-Becken-HG
- Eigenmanagement der Beschwerden
- Optimierung der Biomechanik
- Funktionelle Beinachsenbelastung und Verbesserung des Gangbildes
- Wenn möglich Fortschreiten der Arthrose stoppen bzw. verlangsamen (Sims 1999a, Sims 1999b, Funke 1994)

Prognose

Für eine günstige Prognose sprechen das sportliche Verhalten und die Motivation des Patienten sowie die klaren Befunde. Es sind keine „Yellow Flags" oder Grundkrankheiten vorhanden. Es gibt keine beitragenden Faktoren wie eine Dysfunktion in der LWS oder im ISG, die die Beschwerden ungünstig beeinflussen würden.

Für eine ungünstige Prognose spricht die Dauer und Zunahme der Beschwerden und die Therapieresistenz. Dazu passen die degenerativen Veränderungen im Röntgenbild.

WAS WÄRE, WENN ...

... die Beschwerden deutlich zunehmen und sich nicht beeinflussen lassen?

Wenn die Arthrose fortschreitet und der Patient über Dauer- oder Ruheschmerzen klagt, die er nicht mehr reduzieren kann, und seine Lebensqualität darunter leidet, muss die Gesamtsituation mit dem Patienten und in Absprache mit dem Arzt neu analysiert werden.

Der Verlauf kann je nach Schweregrad der Arthrose unterschiedlich sein. Im Anfangsstadium lassen sich oft gute Resultate mit einem selbstständig und regelmäßig ausgeführten Übungsprogramm erreichen. Bei zunehmender Degeneration und großer Einschränkung der Gehstrecke bringt die Physiotherapie nur begrenzte Verbesserungen, in diesem Fall muss eine Operation in Erwägung gezogen werden (Vogels 2010, Sajdl 2013)

20.5 Physiotherapeutische Maßnahmen

Zu Beginn der Therapie wird Herrn K. der Entstehungsmechanismus verständlich erklärt, wie es zu den Beschwerden kommen konnte, welche Strukturen und Mechanismen für die Schmerzen verantwortlich sind und was man dagegen unternehmen kann. Wichtig ist auch das Erläutern von Zusammenhängen zwischen Befunden im Röntgenbild und den klinischen Symptomen. Diese Informationen beruhigen den Patienten und motivieren ihn für die Therapie.

Das Gleichgewicht zwischen Belastung und Belastbarkeit steht zu Beginn im Fokus der Behandlung, da Herr K. die Beschwerden häufig spürt. Er muss lernen, seinen Körper wahrzunehmen und zu merken, wann die Belastung für sein Hüftgelenk zu hoch wird. Er erlernt Entlastungshaltungen in verschiedenen Ausgangsstellungen.

PRAKTISCHER TIPP

Bewegung

In der Praxis haben sich neben Entlastungsstellungen auch hubfreie/hubarme Bewegungen zur Mobilisation, v. a. als Heimübungen, bewährt (➤ Abb. 20.3). Bei den hubfreien Bewegungen erfolgt die Bewegung in einer horizontalen Bewegungsebene mit möglichst wenig Reibung. Ein Schlingentisch ist dafür ideal.
Bei den hubarmen Übungen wird das Körpergewicht unter geringer Belastung gehoben und gesenkt: Man versucht, kurze Hebel zu benutzen, also den Lastarm zu verkürzen (Mohr et al. 2015). Wenn es Situation und Beschwerden erlauben, darf auch unter Vollbelastung geübt werden. Bewegungsamplitude und Bewegungstempo können vom Therapeuten individuell angepasst werden.

Im Stehen soll Herr K. das rechte Bein immer wieder entlasten und in Schrittstellung positionieren. Diese leichte Hüftflexion entspannt die Gelenkkapsel

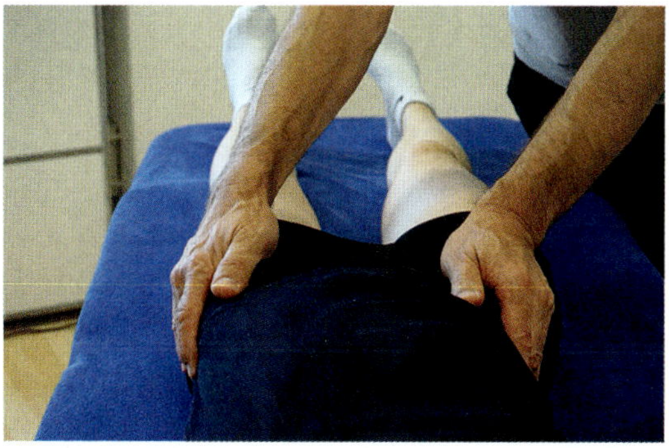

Abb. 20.3 Hubfreie Mobilisation der Hüftgelenke in Abduktion-Adduktion [P419]

und reduziert die Kompression auf das Hüftgelenk (Ruheposition Hüftgelenk: Flexion-Abduktion-Außenrotation). Für das Sitzen soll Herr K. ein Keilkissen benutzen, damit sich das Hüftgelenk in weniger als 90° Hüftflexion befindet.

Als aktive Übungen werden ihm die hubfreie Mobilisation von LWS und Hüftgelenk aus Seitenlage (➤ Abb. 20.3, Mohr et al. 2015) und die Dehnung der Hüftbeuger empfohlen.

In der nächsten Therapieeinheit erhält er zusätzlich Dehnungsübungen für die dorsale Oberschenkel- und Hüftmuskulatur und Selbstmassagetechniken für die hypertone Hüftmuskulatur (Gautschi 2016).

Die Beweglichkeit wird mit Techniken aus der manuellen Therapie gefördert. Passive Mobilisationen für die Flexion (Traktion longitudinal-kaudal, Traktion lateral, Schaftrotationen), Extension und Rotation werden durchgeführt. Dazu kommen aktive Übungen zur Aktivierung der stabilisierenden Hüftmuskulatur (Mm. glutei maximus, medius und minimus, Hüftrotatoren). Auch Dehnungsübungen für den M. rectus femoris und M. iliopsoas und die Mm. adductores werden ihm gezeigt (Gautschi 2016, Sahrmann 2002, Comerford 2012).

Im weiteren Verlauf werden gangtypische Übungen und Übungen zur Kräftigung und Mobilisation des Rumpfs integriert.

Weiterführende physiotherapeutische Empfehlungen und Einschätzungen

Herrn K. wird empfohlen, die Übungen regelmäßig (zwei bis dreimal pro Woche) durchzuführen. Das Keilkissen kann er immer benutzen. Er kommt anfänglich zweimal pro Woche in die Therapie, nach einem Monat jede zweite Woche. Insgesamt werden 18 Therapiesitzungen durchgeführt.

Der Patient spürt durch die Physiotherapie eine Verbesserung der Beweglichkeit und eine Reduktion der Schmerzen. Seine Lebensqualität hat sich deutlich verbessert, und er ist dadurch motiviert, sein Übungsprogramm und das Fitnesstraining fortzusetzen.

20.6 Evidenzbasierte Zusammenfassung

Die Guidelines des National Institute for Health and Care Excellence „Osteoarthritis: Care and Management" geben einen ausführlichen Überblick über die Behandlung und das Management bei Arthrose und dienen als Grundlage für die folgenden Empfehlungen (Excellence 2014).

In den Guidelines werden die mündlichen und schriftlichen Informationen über das Krankheitsbild Arthrose und die Aufklärung der Patienten als sehr wichtig beurteilt. Die Patienten müssen wissen, dass es Möglichkeiten gibt, die Arthrose zu behandeln und sie dem Krankheitsprozess nicht hilflos ausgeliefert sind. Bei Übergewicht sollten Strategien zur Gewichtsreduktion besprochen werden.

Im Mittelpunkt der Therapie sollte die Anleitung des Patienten zu einem aktiven Selbstmanagement mittels Übungen stehen, unabhängig von Alter, zusätzlichen Erkrankungen, Schmerzstärke oder Behinderungen. Die Übungen sollten beinhalten:

- Lokale Muskelkräftigung
- Allgemeine Fitness- und Bewegungsübungen
- Muskeldehnungen der Hüftmuskulatur

Weitere Empfehlungen für die Patienten sind:

- Gutes Schuhwerk mit Dämpfung, damit weniger Kraft auf das Hüftgelenk übertragen wird
- Hilfsmittel wie Unterarmstützen, Handstock oder Rollator (wenn nötig)

Patienten mit Hüftarthrose sollten in regelmäßigen Abständen Kontrolltermine angeboten werden, um:

- den Verlauf der Symptome und den Einfluss der Beschwerden auf die Alltagsaktivitäten und die Lebensqualität überwachen;
- die Langzeitentwicklung zu beobachten;
- die Effektivität und Verträglichkeit aller Behandlungen und Übungen zu überprüfen;
- das Selbstmanagement zu unterstützen;
- sich mit dem Patienten über Bedenken, persönliche Präferenzen, Möglichkeit der Unterstützung durch Arzt, Therapeut etc. auszutauschen;
- die Medikation zu überprüfen.

LITERATUR

Comerford M., Mottram S. (2012). Kinetic Control: The Management of Uncontrolled Movement. Churchill Livingstone. Australia.

Funke E. M. (1994). Krankengymnastik bei Koxarthrose. Gustav Fischer. Stuttgart.

Gautschi R. (2016). Manuelle Triggerpunkt-Therapie. Myofasziale Schmerzen und Funktionsstörungen erkennen, verstehen und behandeln. Georg Thieme Verlag. Stuttgart.

Hackenbroch M. H. (2002). Arthrosen-Basiswissen zu Klinik, Diagnostik und Therapie. Georg Thieme. Stuttgart New York.

Hochberg M. C. et al. (2012). American College of Rheumatology 2012 recommendations for the use of nonpharmacologic and pharmacologic therapies in osteoarthritis of the hand, hip, and knee. Arthritis Care Res (Hoboken), 64(4), 465–474.

Mohr G., Spirgi-Gantert I., Stüvermann R. (2015). FBL Klein-Vogelbach Functional Kinetics Behandlungstechniken. 3. edn. Springer. Berlin Heidelberg.

National Institute for Care an Health Excellence Clinical guideline Osteoarthritis. (2014). Care and Management. National Institute for Care and Health Excellencenice.org. uk/guidance/cg 177. United Kingdom.

Parvizi J., Ganz, R. (2003). Hip osteoarthritis. Orthopedics, 26(11), 1.099–1.109.

Sahrmann S. (2002). Movement Impairment Syndromes. Mosby. St. Louis.

Sajdl H., Beise U., Dubs L. (2013): Guideline – Arthrose. Medix Schweiz.

Sims K. (1999). Assessment and treatment of hip osteoarthritis. Man Ther, 4(3), 136–144.

Sims K. (1999). The development of hip osteoarthritis: implications for conservative management. Man Ther, 4(3), 127–135.

Vogels E. M. H. M. (2010). Clinical practice guidelines for physical therapy in patients with osteoarthritis of the hip or knee. Koninklijk Nederlands Genootschap voor Fysiotherapie (KNGF).

Westerhuis P., Wiesner R. (2011). Klinische Muster in der Manuellen Therapie. Georg Thieme Verlag. Stuttgart.

FALL

Gerold Mohr

21 Beschwerden des Iliosakralgelenks (ISG)/Beckengürtelschmerzen (BGS)

Leitsymptome: Lokale unilaterale Schmerzen – mangelnde Bewegungskontrolle – Bewegungsangst

mittel

Definition

Beckengürtelschmerzen (BGS)

BGS entstehen normalerweise in Verbindung mit Schwangerschaft, Verletzungen, arthrotischen Veränderungen oder Gelenksentzündungen. Die Lokalisation wird zwischen der Crista iliaca posterior und der Rima anii und vor allem im Bereich der ISG angegeben. Ausstrahlungen in den Oberschenkel dorsal, mit/ohne Beteiligung der Symphyse, dominieren das klinische Beschwerdebild. Längeres Stehen, Gehen und Sitzen sind schmerzhaft und nur reduziert möglich. Ursachen sind unter anderem im Stabilisationsmechanismus des ISG (➤ Abb. 21.1) zu suchen (Vleeming 2006, Lee 2011).

21.1 Vorgeschichte

Frau R. ist eine 42-jährige Hausfrau und Mutter von zwei Kindern. Sie arbeitet Teilzeit in einer Bank als Sachbearbeiterin, ist aber im Moment in Elternzeit. Sie klagt über stechende Schmerzen in der unteren Lendenwirbelsäule (LWS) links, teils ausstrahlend in Gesäß und Oberschenkel, die seit mehreren Jahren bestehen. Der Auslöser war die Geburt des zweiten Kindes vor drei Jahren. Zuerst spürte sie einen „feinen" Schmerz „innerlich", der dann allmählich stärker wurde.

Sie hatte eine weitere Episode, bei der sie zusätzlich gestolpert war und danach stärkere Schmerzen hatte. Sie konsultierte daraufhin im letzten Jahr einen Rheumatologen, der eine Manipulation am ISG durchführte, jedoch ohne Effekt. Daraufhin erfolgte im April ein Sakralblock und im Juni eine Kortison-Injektion in das Segment L4/L5, was beide Male keine Veränderungen brachte.

In diesem Fallbeispiel werden folgende Fragen analysiert und beantwortet:

- Wie präsentiert sich eine mangelnde Bewegungskontrolle im ISG bzw. Beckengürtel?
- Wie kann dieses Beschwerdebild klinisch untersucht werden?
- Welcher Verlauf ist bei dieser Patientin zu erwarten, und wie ist die Prognose?

21.2 Untersuchungsbefunde

21.2.1 Medizinische Befunde

Der zuweisende Rheumatologe stellte die Diagnosen „Lumbovertebrales Syndrom links bei Fehlhaltung, fragliche ISG-Dysfunktion links". In der diagnostischen Bildgebung mittels Magnetresonanztomografie (MRT) zeigte sich eine leichte Entzündung des Facettengelenks L4/L5, jedoch kein Nachweis einer Diskushernie. Er verordnete Voltaren bei Bedarf und

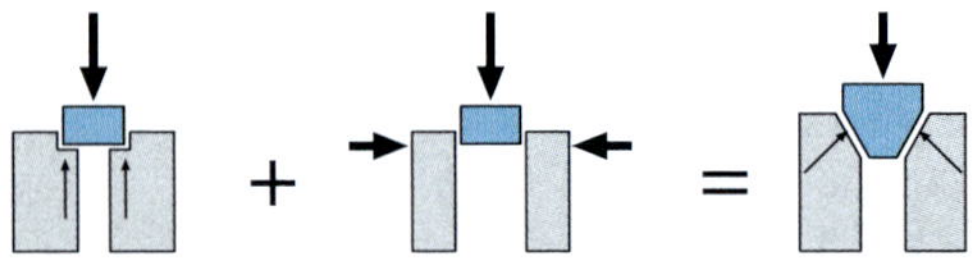

Abb. 21.1 Stabilisationsmechanismus ISG: Formschluss – Kraftschluss [L127]

ambulante Physiotherapie. Es fanden sich keine Hinweise auf neurologische Pathologien. Die klinischen neurologischen Tests (Reflexe, Kennmuskulatur und Sensibilität) waren ohne Befund.

21.2.2 Physiotherapeutische Anamnese

Frau R. stellt sich zwei Wochen nach einer erneuten ärztlichen Konsultation in der Physiotherapiepraxis vor. Ihre Schmerzen lokalisiert sie lumbosakral links, im Bereich des ISG links, ausstrahlend ins linke Gesäß und in den dorsalen Oberschenkel mit konstant/variablem Charakter. Die Schmerzqualität ist tief und dumpf.

Schmerzangaben

Numeric Rating Scale (NRS): bei intensiven Beschwerden 8/10, wenn die Beschwerden nur leicht sind 2/10.

Auftreten der Symptome

Die Beschwerden werden ausgelöst durch Gehen, Sitzen, Wechsel vom Sitz zum Stand, Autofahren (Kupplung treten), Bücken, einen Gegenstand vom Boden aufheben sowie schnelle unkontrollierte Bewegungen.

Morgens fühlt sie sich steif, in der Nacht wacht sie auf wegen Schmerzen beim Umdrehen.

Die Schmerzen verschlimmern sich durch Erschütterungen, z. B. beim Trampolinspringen oder Skifahren. Fahrradfahren und Joggen sind anfangs schmerzhaft, mit der Zeit wird es zwar besser, aber nie schmerzfrei.

Die Beschwerden verringern sich durch eine neutrale Wirbelsäulenstellung oder LWS-Extension, Anspannen der Bauch- und Beckenbodenmuskulatur sowie durch Abstützen mit den Armen im Sitzen.

Allgemeine Gesundheit

Frau R. ist normalgewichtig und im Allgemeinen gesund. Sie hatte bisher keine Operationen und nimmt im Moment ein entzündungshemmendes Medikament ein. In Partnerschaft und Familie (zwei Kinder, fünf und drei Jahre alt) läuft alles gut. Sie war regelmäßig aktiv, in Haus und Garten sowie beim Skifahren und Wandern.

Sie hofft, dass die Physiotherapie ihr dabei hilft, die Beschwerden zu reduzieren und sie wieder schmerzfrei leben kann.

Yellow Flags

Seit September letzten Jahres war Frau R. immer wieder krank: Grippe, Erkältungen und auch virale Infekte traten vermehrt auf. Ihre Mutter ist vor einigen Jahren an Krebs, ihr Schwiegervater im März dieses Jahres plötzlich an Parkinson gestorben. Zudem leidet ihr Ehemann an einer neurologischen Erkrankung im Bereich des Rückenmarks mit noch ungeklärter Diagnose. Da ihre Mutter an Krebs gestorben ist, glaubt sie nun, auch an Krebs erkrankt oder schwer krank zu sein.

Frau R. wurde bei einem spezialisierten Rheumatologen mit einem Sakralblock, Kortisoninjektionen ins Facettengelenk und Manipulationen der LWS behandelt, die ohne Effekt blieben. Deshalb hat sie eine negative Erwartungshaltung und zweifelt immer wieder an der Therapie. „Nützt das überhaupt etwas"? und „Was habe ich jetzt eigentlich?" sind immer wiederkehrende Fragen. Sie neigt zu katastrophisierenden Gedanken.

Die fehlgeschlagenen vorherigen Behandlungen könnten ein Hinweis auf eine ernsthafte Wirbelsäulenpathologie sein. Dagegen spricht aber, dass auf dem MRT keine Hinweise auf deutliche strukturelle Veränderungen erkennbar sind.

⚠ **VORSICHT**

Was gilt es zu berücksichtigen?

Bei Frau R. müssen ihre Geschichte mit dem Auftreten von verschiedenen schwerwiegenden Erkrankungen in der Familie und die bis anhin erfolglose Therapie berücksichtigt werden. Es ist wichtig, ihr – trotz negativer Erfahrungen – eine positive Perspektive zu vermitteln und sie zur Therapie zu motivieren. Vorsichtig sollte man beim Wiederbefunden der „Schmerzen" sein: Zu häufiges Nachfragen könnte dazu führen, dass sich die Patientin nur noch, im negativen

Sinn, auf die Schmerzen fokussiert und eventuelle Fortschritte zu wenig wahrnimmt und somit zentrale Schmerzverarbeitungsmechanismen aktiviert (Gifford 2016).

PRAKTISCHER TIPP

Schmerzprovokationstests für das ISG/Beckengürtelschmerzen

Die Untersuchung des ISG wird in der Literatur teilweise kontrovers diskutiert mit der Fragestellung (Laslett 2008, Laslett 2012), ob Bewegungspalpationstests (z. B. Vorlaufphänomen) zur Diagnostik einer ISG-Dysfunktion geeignet sind. In verschiedenen Studien und Reviews werden anstelle von Bewegungspalpationstests die folgenden Schmerzprovokationstests in Form eines Clusters für die klinische Untersuchung empfohlen (Laslett 2012, Vleeming 2006, ➤ Abb. 21.2):

- Thigh Thrust
- Patrick-Faber-Test
- Gaenslen-Test
- Palpation des langen dorsalen ISG-Ligaments
- Palpation der Symphyse
- Modifizierter Trendelenburg-Test
- Aktiver Straight-Leg-Raise-Test (ASLR)

Wenn von den genannten Tests mehrere positiv sind, kann das ISG mit hoher Wahrscheinlichkeit als Quelle

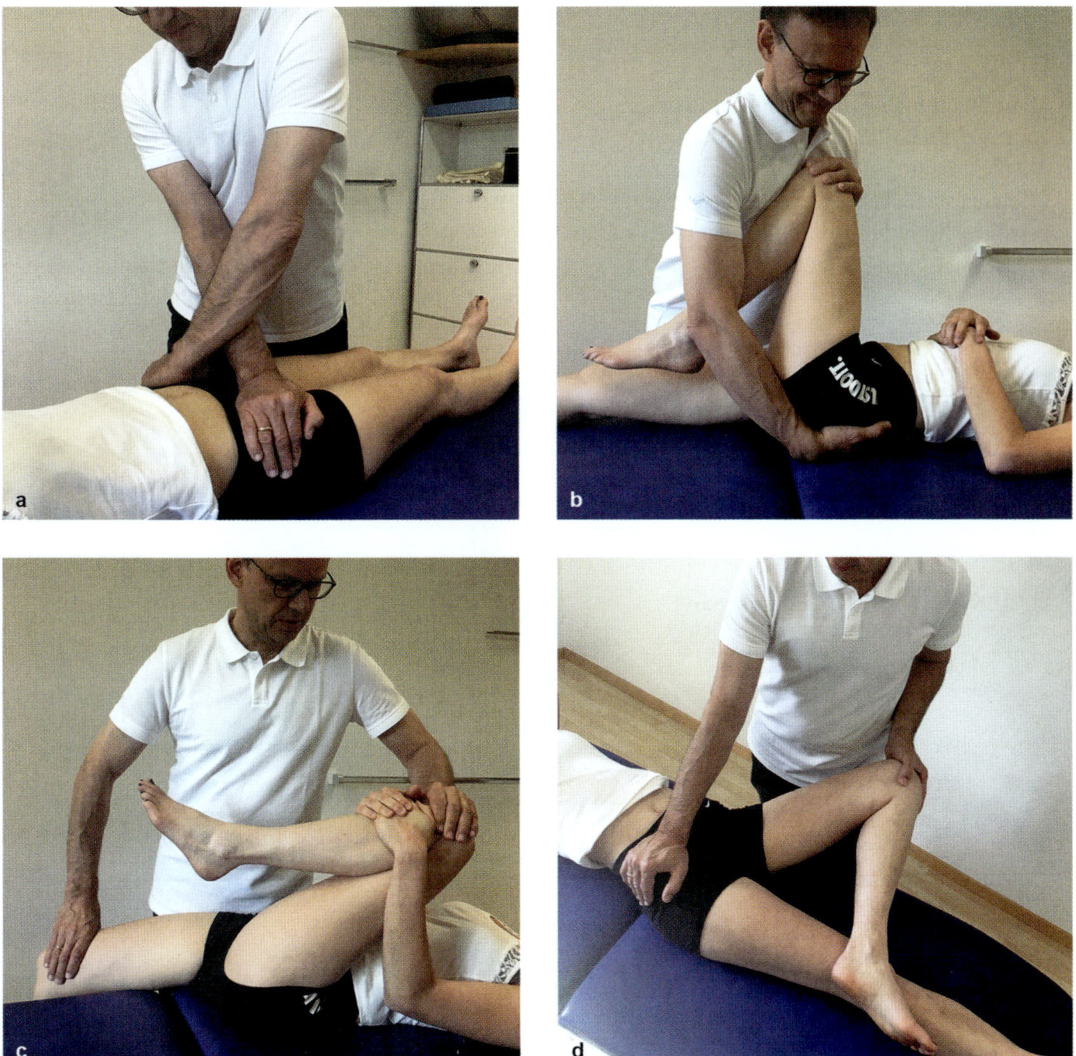

Abb. 21.2 Schmerzprovokationstests: a) Distraktionstest, b) Thigh Thrust, c) Gaenslen-Test, d) Patrick-Faber-Test [P419]

der Schmerzen beziehungsweise der Funktionsstörung betrachtet werden. Gemäß der Studie von Laslett liegt bei drei oder mehr positiven Schmerzprovokationstests die Sensitivität bei 91 % und die Spezifität bei 78 %. Für die Praxis bedeutet das, dass ein einzelner positiver Test nicht ausreicht, um die Diagnose ISG-Dysfunktion oder BGS stellen zu können (➤ Abb. 21.3).

Erste Hypothesen

Als vorläufige Hypothesen kommen folgende Aspekte infrage:

- Beteiligung von LWS, ISG und Hüfte an der Schmerzentstehung
- Irritation von Strukturen im Lenden-Becken-Hüft-Bereich
- Mangelhafte Stabilisationsfähigkeit/Bewegungskontrolle des ISG und der LWS
- Mögliche beitragende Faktoren: reduzierter Allgemeinzustand, Familiengeschichte, Angst, ausgeprägtes Krankheitsgefühl, erfolglose Therapie, Katastrophisieren (Yellow Flags)

21.2.3 Evaluation des Gesundheitszustands nach ICF

Personenbezogene Faktoren

Frau R. hat einen abwechslungsreichen Alltag, sie ist glücklich verheiratet, hat zwei Kinder. Familiär und finanziell gibt es keine Probleme.

Umweltfaktoren

Sie lebt in einem Haus mit Garten und hat einen Hund, fährt Auto, macht ab und zu Sport und bewegt sich regelmäßig.

Funktions- und Strukturebene

Inspektion

Die Patientin steht mit verstärkter Lendenlordose, das Becken ist nach ventral gekippt und das Hüftgelenk

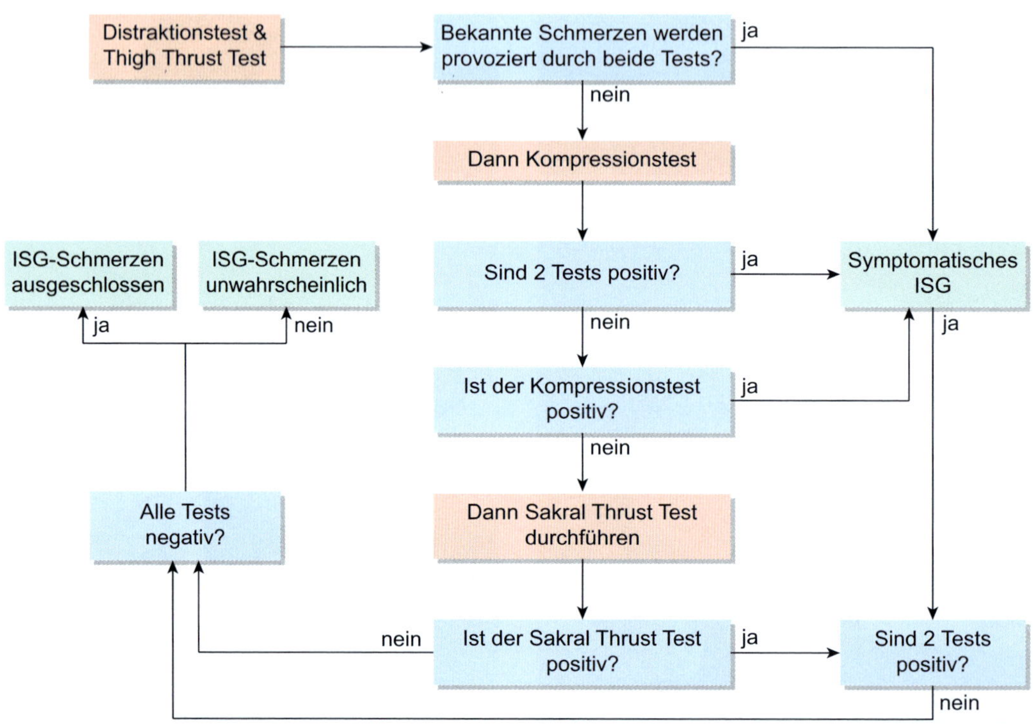

Abb. 21.3 Algorithmus nach Laslett [L231]

steht dadurch vermehrt in Flexion. Der Brustkorb ist nach hinten/unten translatiert im Sinne eines Sway Back. In der LWS ist eine doppelte Schubbelastung erkennbar. Sie belastet vermehrt das rechte Bein. Das linke Kniegelenk ist leicht flektiert und das linke Bein steht im Hüftgelenk in Außenrotation. Lumbal ist ein reaktiver Hypertonus zu erkennen als Reaktion auf die veränderte Statik. Sie sitzt in einer ausgeprägten Flexionshaltung mit zusammengesunkener BWS und nach hinten gekipptem Becken.

Aktive Bewegungstests

Die LWS-Beweglichkeit ist unauffällig. Bei der funktionellen Demonstration zeigt die Patientin ein flektorisches Bewegungsmuster in der LWS. Flexion der LWS im Stand löst ihre Beschwerden aus, das linke Knie weicht dabei leicht in Flexion aus. Zusätzliche Nackenflexion ändert die Symptome nicht, es steht also keine positive Neurodynamik im Vordergrund. Zur Differenzierung zwischen LWS und ISG stabilisiert der Therapeut das Becken passiv. Die Flexion im Stand ist dann schmerzfrei möglich.

Bewegungskontrolltests

Da die Patientin im Stand ein auffälliges Flexionsmuster zeigt, werden weitere Tests für die Bewegungskontrolle der LWS durchgeführt.

Im Vierfüßlerstand kann sie die neutrale Stellung der Lendenwirbelsäule nicht kontrollieren und weicht ebenfalls in die LWS-Flexion aus. Die Knieextension im Sitz ist positiv, links stärker als rechts. Den Waiters Bow kann sie schmerzfrei ausführen.

Aktiver Straight Leg Raise (Sahrmann 2002, Lee 2011) löst die Schmerzen aus. Mit aktivierter Bauch- und Beckenbodenmuskulatur ist der ASLR allerdings schmerzfrei möglich, ebenso mit passiver Stabilisation des Beckens (Kompression durch den Therapeuten).

Patrick-Faber-Test: links positiv, Schmerzprovokation im ISG-Bereich links.

Hüftextension aus BL: Die aktive Hüftextension ist links leicht reduziert. Dominanz der ischiokruralen Muskulatur, links stärker als rechts, M. gluteus maximus verzögert, und es kommt zu einer weiterlaufenden Bewegung auf die LWS im Sinne einer Extension.

Muskeltests

Bei der Testung der einzelnen Muskeln sind Mm. glutei maximus, medius et minimus abgeschwächt, ebenso die Bauchmuskulatur.

Der Längentest der Hüftmuskulatur ergibt eine Verkürzung der ischiokruralen Muskulatur links > rechts (70°), der Hüftaußenrotatoren links > rechts und eine leichte Verkürzung des M. rectus femoris links.

Palpation

Palpatorisch ist eine leichte Steifigkeit auf L4/L5 links feststellbar mit lokaler Druckdolenz, die Symphyse ist ebenfalls druckdolent. Die Gegennutation des Sakrums löst die Beschwerden aus. Die Zusatzbewegungen Short Arm Glide und Long Arm Glide im ISG links zeigen ein schwammiges Endgefühl und reproduzieren die Schmerzen.

Die Muskulatur zeigt typische Triggerpunkte: Es liegt eine Druckdolenz im Bereich der Hüftaußenrotatoren (M. piriformis, M. quadratus lumborum, M. erector spinae) vor. Das Ligamentum inguinale links ist hyperton, der Sulcus sacralis druckdolent.

Aktivitätsebene

Die Einschränkungen werden mithilfe der Patient Specific Functional Scale (PSFS) bestimmt:

- Sitzen > 30 Minuten: Mühe mit dem Anlaufen (6/10)
- Stehen > 15 Minuten: 6/10
- Aufrichten aus gebeugten und länger dauernden Positionen, zum Beispiel beim Socken anziehen oder Gartenarbeit: 7/10

Partizipationsebene

Frau R. kann im Moment nur eingeschränkt Sport treiben (Schwimmen ist möglich), bei der Arbeit in Haus oder Garten (in die Hocke gehen) sowie beim Autofahren ist sie ebenfalls beeinträchtigt. Sie kann mit leichten Einschränkungen an Familienleben und Alltag teilnehmen.

21.3 Zusammenfassung der wichtigsten Befunde

Hypothesen

Nach O'Sullivan (O'Sullivan und Beales 2007c, O'Sullivan und Beales 2007b) weisen folgende Faktoren auf einen Verlust des Kraftschlusses hin:

- Passive Gewohnheitshaltungen: Sway Back im Stehen, schlechte Sitzhaltung
- Positiver aktiver Straight Leg Raise
- Schwache Funktion der Glutealmuskulatur und der Mm. multifidi
- M. piriformis oft hyperaktiv (als Kompensation für Verlust des ISG-Kraftschluss-Mechanismus)
- Exzessive laterale Rotation des Beckens und der unteren BWS mit Beinbelastung
- Insuffizienz bei der Aktivierung der lokalen Bauchmuskulatur und des Beckenbodens
- Versteifungsstrategien der Bauchmuskulatur
- Inkontinenz
- Unfähigkeit, den Beckenboden anzusteuern und eine lokale Anspannung der unteren Bauchmuskulatur zu initiieren mit kontrollierter Atmung (in Belastung und Entlastung)

Frau R. zeigt aus dieser Auflistung einige positive Befunde, die klar auf eine mangelhafte Bewegungskontrolle im LWS-ISG-Bereich hinweisen.

Die Außenrotation des linken Beins kann als Verkürzung des M. piriformis interpretiert werden, was durch den Muskellängentest bestätigt wird, auch Druckdolenz und Triggerpunkte passen zu einem hypertonen M. piriformis. Sway Back und Extension des Beckens im Hüftgelenk führen zu einem hypoaktiven M. gluteus maximus. Sitzen mit lumbaler Flexion begünstigt eine Verkürzung der ischiokruralen Muskulatur. Daraus kann eine Dysbalance zwischen hyperaktiver Ischiokruralmuskulatur und abgeschwächter Glutealmuskulatur entstehen.

Der verkürzte M. rectus femoris führt zu einer Rotation des Iliums nach anterior, was das ISG entriegelt und für Verletzungen bzw. Überlastung anfälliger macht.

Die verkürzte und dominante Ischiokruralmuskulatur bremst das Becken beim Bücken, was mit dem flexorischen Nachgeben in der LWS korreliert. Dazu passt ein positiver Knie-Extensions-Test im Sitzen und Mühe beim Treten der Kupplung.

Die Druckdolenz im Bereich der Symphyse, der positive Patrick-Faber-Test und ein positiver ASLR passen zu einer ISG-Dysfunktion beziehungsweise zu BGS (Vleeming 2006, Lee 2011, O'Sullivan und Beales 2007c).

Pathobiologische Mechanismen

Als Auslöser der Symptome könnte die Geburt der zweiten Tochter infrage kommen, der Schmerzmechanismus ist peripher nozizeptiv-ischämisch (lange dauernde, endgradige Positionen und Bewegungen provozieren passive Strukturen und lösen den Schmerz aus). Das Bewegungsmuster und die muskuläre Schwäche können als Output-Mechanismen eingeordnet werden, die reduzierte Ansteuerung der Muskulatur und das veränderte Bewegungsverhalten sind Anzeichen dafür.

Quellen der Symptome

Als mögliche Quellen der Symptome kommen primär das ISG mit Bändern und Gelenkkapseln und die Hüftmuskulatur infrage, beitragender Faktor ist die LWS.

Dysfunktion

Unfähigkeit zum langen Stehen oder Gehen, Mühe mit lang dauernden Beugepositionen, reduzierte Kraft und mangelnde Bewegungskontrolle der Lenden-Becken-Hüft-Region.

Vorsichtsmaßnahmen/Kontraindikationen

Keine Kontraindikationen, da Frau R. allgemein gesund ist. Die Intensität der Übungen muss an die aktuelle Schmerzsituation und Belastbarkeit angepasst werden.

Beitragende Faktoren

Beitragende Faktoren sind Gartenarbeit, Sport sowie die Yellow Flags (Angst, Katastrophisieren, reduzierter Allgemeinzustand etc.).

Der Leidensdruck ist als mittelmäßig einzustufen, die Patientin kann ihren Alltag eigentlich gut bewältigen, arbeiten und die Beschwerden selbst durch allgemeine Bewegungen und Entlastungsstellungen beeinflussen. Beunruhigend für sie ist, dass bisherige Interventionen nicht halfen und ihr bis jetzt niemand genau erklären konnte, was ihre Beschwerden verursacht.

KLINISCHER HINTERGRUND

Patientenedukation

Bei chronischen Beschwerden und bei chronischen Schmerzpatienten steht nicht die Behandlung der lokalen Strukturen im Vordergrund, sondern man arbeitet an der Patientenedukation und an Verhaltensmustern (Gifford 2016). Es wird versucht, ein maladaptives Bewegungsmuster zu verändern, die Bewegungskontrolle zu verbessern, die Angst zu reduzieren. Grundlegend dafür ist die Aufklärung über den Schmerzmechanismus und die Motivation des Patienten. Es ist wichtig, das Vertrauen der Patientin zu gewinnen, sie zu beruhigen und auf ihrem therapeutischen Weg zu unterstützen.
Die größte Evidenz zeigen spezifische physiotherapeutische Maßnahmen mit einem individuellen Übungsprogramm zur Verbesserung von Stabilität, Mobilität, Kraft und Ausdauerkapazität (Vleeming 2006, Bagg et al. 2017, O'Sullivan und Beales 2007c).

21.4 Physiotherapeutische Zielsetzung

Ziele

Gemeinsam mit der Patientin werden die Therapieinhalte besprochen und folgende Ziele formuliert:

- Schmerzlinderung mit dem Ziel:
  - wieder über zwei Stunden sitzen zu können (z. B. Autofahren), ohne ausgeprägte Anlaufschmerzen;
  - schmerzarmes/-freies Stehen > 60 min;
  - schmerzarmes/-freies Bücken zum Sockenanziehen;
  - mehr Sport treiben zu können, z. B. 30 min Joggen;
  - die Arbeit in Haus und Garten schmerzfrei bzw. -arm bewältigen zu können.
- Verbesserung der Kraft der Hüft-, Becken-, Rücken- und Bauchmuskulatur, Wiederherstellen des Form-Kraft-Schlusses im Beckenbereich.
- Verbesserung der Bewegungskontrolle im Bereich LWS-Becken-Hüftgelenk.
- Allgemeine Kraft- und Fitnessverbesserung/Medizinische Trainingstherapie.
- Strategien erarbeiten zum Umgang mit der Bewegungsangst.
- Aktives Selbstmanagement/Heimprogramm.

21.5 Physiotherapeutische Maßnahmen

Frau R. zeigt eine ISG-Dysfunktion beziehungsweise BGS und mehrere positive Tests bei der motorischen Kontrolle sowohl in der LWS als auch im ISG. Auch Palpation und Schmerzprovokationstests weisen auf das ISG als Quelle der Symptome hin.

In der ersten Phase wird der Patientin der Entstehungsmechanismus verständlich erklärt, wie es zu den Beschwerden kommen konnte, warum es schmerzt, warum es bis jetzt noch nicht zu einer nachhaltigen Verbesserung gekommen ist und was sie dagegen unternehmen kann. Diese Informationen beruhigen die Patientin und motivieren sie für die Therapie.

Frau R. versteht, dass sie selbst aktiv werden muss, um ihre Bewegungsangst zu bewältigen und wieder Vertrauen in ihren Körper zu finden (z. B. Verhaltenstherapie, Entspannungstechniken). Sie muss ihre muskuläre Situation, ihre Belastbarkeit, ihre Kondition und ihre motorische Kontrolle verbessern. Als Verlaufszeichen dienen die subjektiven Beschwerden beim Gehen, Stehen und Sitzen.

Der Patientin werden zu Beginn therapeutische Übungen zur selektiven Ansteuerung ihrer stabilisierenden Muskulatur im Lenden-Becken-Hüft-Bereich empfohlen (➤ Abb. 21.4).

Sobald die Bewegungskontrolle erreicht worden ist, wird mit der Kräftigung der globalen Muskulatur

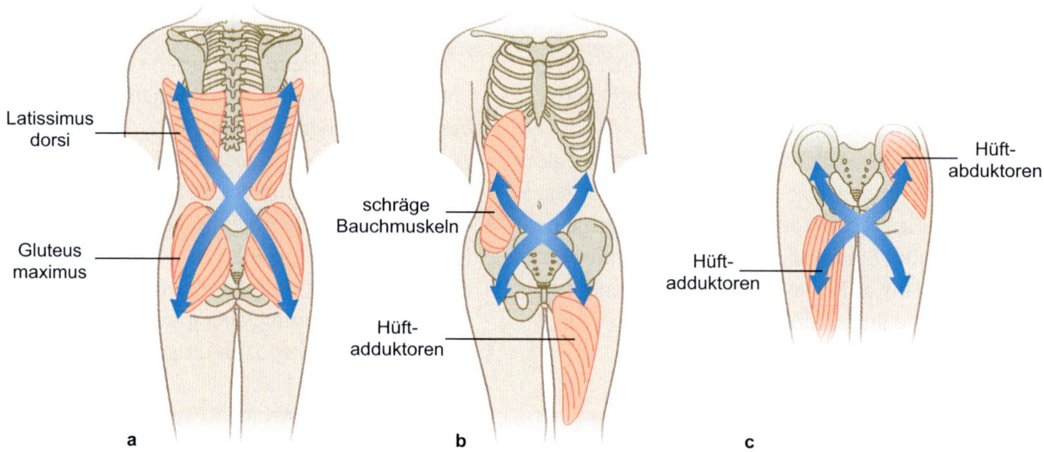

Abb. 21.4 Wichtige Muskelschlingen [L231]

beziehungsweise der Muskelschlingen gestartet. Dies kann durch Zusatzgewichte wie Hanteln oder durch Gerätetraining erfolgen.

Aktivierung des lokalen Muskelsystems

- Diaphragma
- Beckenboden
- M. transversus abdominis
- M. iliopsoas
- Mm. multifidi der LWS

Aktivierung des globalen Systems/Kräftigung wichtiger Muskelschlingen

- Longitudinale Schlinge:
  - M. biceps femoris
  - M. tensor fasciae latae
  - Lumbaler M. multifidus (spannt thorakolumbale Faszie)
- Anteriore schräge Schlinge:
  - M. obliquus internus und externus abdominis
  - M. transversus abdominis
  - M. rectus abdominis
- Posteriore schräge Schlinge:
  - M. latissimus dorsi
  - M. tensor fasciae latae
  - M. gluteus maximus (kontra- bzw. bilateral)

Prognose

Das Beschwerdebild wird beeinflusst von den nicht unerheblichen psychosozialen Faktoren. Für eine ungünstige Prognose sprechen die Dauer und die Zunahme der Beschwerden sowie die Therapieresistenz. Auch die Einstellung der Patientin zur Therapie und ihre Angst (Yellow Flags) wirken sich negativ auf den Verlauf aus.

Für eine gute Prognose sprechen das sportliche Verhalten und die Motivation der Patientin sowie die klaren Befunde, die zu einer ISG-Dysfunktion passen. Sie kann ihre Beschwerden mit der korrekten Ansteuerung der Muskulatur kontrollieren, dies deutet ebenfalls auf eine positive Prognose hin.

WAS WÄRE, WENN ...

... die Ängste der Patientin zunehmen würden?

In diesem Fall müsste auf jeden Fall eine weitere Fachperson mit einbezogen werden. Dies könnte ein Psychiater oder ein Psychologe sein, der zusammen mit der Patientin an Strategien zur Bewältigung ihrer Ängste arbeitet. In Fällen wie dem vorliegenden sollte auch nicht in jeder Sitzung zu detailliert nach den Schmerzen gefragt werden, damit sich der Patient nicht zu stark auf den Schmerz fokussiert und zentrale Schmerzmechanismen aktiviert (Gifford 2016).

Weiterführende physiotherapeutische Empfehlungen und Einschätzungen

Frau R. wird empfohlen, die spezifischen Übungen regelmäßig (zwei- bis dreimal pro Woche) durchzuführen. Es kann sein, dass ihre Beschwerden wieder auftreten, aber das sollte sie nicht beunruhigen, denn sie kennt nun den Mechanismus und weiß, an wen sie sich wenden bzw. was sie selbst aktiv dagegen tun kann. Zur Verbesserung der allgemeinen Kraft und Fitness wird ihr ein Gruppentraining empfohlen.

Die Patientin kommt anfänglich einmal pro Woche in die Therapie, in der späteren Phase jede zweite Woche und gegen Ende nur noch einmal im Monat. Insgesamt bekommt sie zwei Serien mit je neun Behandlungen in einem Zeitraum von sechs Monaten. Frau R. spürt relativ schnell eine Verbesserung, hat beschwerdearme bzw. beschwerdefreie Intervalle und ist dadurch motiviert, die Übungen fortzusetzen. Am Ende der Physiotherapie antwortet sie auf die Frage, was für sie am wichtigsten gewesen sei: die Erklärung, dass sie nicht schwerwiegend erkrankt sei und die Zuversicht, dass es eine Besserung geben kann und sie aktiv in der Lage ist, etwas gegen ihre Beschwerden zu unternehmen.

21.6 Evidenzbasierte Zusammenfassung

Zur Untersuchung von Schmerzen im Beckengürtel stehen dem Kliniker viele verschiedene Tests und Untersuchungsmethoden zur Verfügung. Palpations- und Bewegungstests zeigen eine geringere Reliabilität, Sensitivität und Spezifität als Schmerzprovokationstests. Einen Gold-Standard gibt es nicht, und die Gültigkeit der ISG-Tests ist schwierig zu definieren (Vleeming 2006).

Anstelle von Bewegungspalpationstests werden Schmerzprovokationstests in Form eines Clusters für die klinische Untersuchung empfohlen. Für die Praxis bedeutet dies, dass ein einzelner positiver Schmerzprovokationstests nicht aussagekräftig ist (Laslett 2006).

Zur Behandlung von Schmerzen im Beckengürtel bekommt der Patient ein individuell angepasstes Übungsprogramm mit spezifischen Stabilisationsübungen und Übungen zur Verbesserung der Bewegungskontrolle. Daraus resultieren eine signifikant höhere Schmerzreduktion sowie eine signifikant geringere Arbeitsunfähigkeit (Vleeming 2006). Die Effektivität von Übungen zur Verbesserung einer mangelhaften Bewegungskontrolle ist ebenfalls durch Studien belegt (Luomajoki et al. 2010, O'Sullivan und Beales 2007a).

LITERATUR

Bagg M. K. et al. (2017). The RESOLVE Trial for people with chronic low back pain: protocol for a randomised clinical trial. J Physiother, 63(1), 47–48.

Gifford L. (2016). Aches and pains. 2016. CNS Press.

Laslett J. (2012). Differenzierungs-/Provokationstests und Behandlung für das ISG. Manuelle Therapie, 16, 9–17.

Laslett M. (2006). Pain provocation tests for diagnosis of sacroiliac joint pain. Aust J Physiother, 52(3), 229

Laslett M. (2008). Evidence-based diagnosis and treatment of the painful sacroiliac joint. J Man Manip Ther, 16(3), 142–152.

Lee D. G. (2011). The Pelvic Girdle: An integration of clinical expertise and research. Churchill Livingstone. Edinburgh.

Luomajoki H. et al. (2010). Improvement in low back movement control, decreased pain and disability, resulting from specific exercise intervention. Sports Med Arthrosc Rehabil Ther Technol, 2, 11

O'Sullivan P. B., Beales D. J. (2007a). Changes in pelvic floor and diaphragm kinematics and respiratory patterns in subjects with sacroiliac joint pain following a motor learning intervention: a case series. Man Ther, 12(3), 209–218.

O'Sullivan P. B., Beales D. J. (2007b). Diagnosis and classification of pelvic girdle pain disorders, Part 2: illustration of the utility of a classification system via case studies. Man Ther, 12(2), e1–e12.

O'Sullivan P. B., Beales D. J. (2007c). Diagnosis and classification of pelvic girdle pain disorders–Part 1: a mechanism based approach within a biopsychosocial framework. Man Ther, 12(2), 86–97.

Sahrmann S. (2002). Movement Impairment Syndromes. Mosby. St. Louis.

Vleeming A. (2006). Evidenz für die Diagnose und Therapie von Beckengürtelschmerz-Europäische Leitlinien. physioscience, 2, 48–58.

FALL

22 Greater Trochanteric Pain Syndrome (GTPS)

Gerold Mohr

Leitsymptome: Lokale unilaterale Beschwerden – Schmerz beim Gehen und Treppe steigen – mangelhafte muskuläre Kontrolle der Beinachsen

mittel

Definition

Greater Trochanteric Pain Syndrome

Die Bursa trochanterica, die lateral am Trochanter liegt, wurde in der Vergangenheit häufig in Verbindung mit lateralen Hüftschmerzen gebracht. Die Diagnose Hüftbursitis ist aber nicht adäquat, da die Patienten vor allem über Schmerzen klagen und die typischen Entzündungszeichen Rötung, Schwellung und Erythem nur selten auftreten. Tendinopathien/Risse der Glutealmuskulatur (➤ Abb. 22.1), eine Coxa saltans („schnappende Hüfte") oder eine Bursitis sind einige mögliche Ursachen für laterale Hüftschmerzen (Mulligan et al., 2015). Oft findet man auch die Kombination von Tendinopathien und einer Bursitis (➤ Tab. 22.1).

Deshalb wird in letzter Zeit in der Literatur die klinische Bezeichnung Greater Trochanteric Pain Syndrome (GTPS) für dieses klinische Muster verwendet (Reid 2016, Klauser et al. 2013). Der Pathomechanismus des GTPS ist nicht vollständig geklärt. Hypothesen gehen davon aus, dass Mikrotraumata zu Rissen in den Sehnen der Abduktoren führen und so eine Hauptursache für die Beschwerden sein können. Klauser et al. (2013) formulieren analog zum Schultergelenk-Impingement die Hypothese, dass die Fascia latae gegen die Sehnen von Mm. glutei medius et minimus und gegen die Bursa trochanterica reibt, ähnlich wie die Rotatorenmanschette gegen das Akromion und die Bursa subacromialis, und so die Schmerzen verursacht werden. Auch eine mangelnde Rumpfstabilität, schwache Glutealmuskeln, eine Beinlängendifferenz und Veränderungen während der Abrollphase der Füße werden als Hypothesen beziehungsweise beitragende Faktoren für die Entstehung eines GTPS genannt (Mulligan et al. 2015).

Die Behandlung ist primär konservativ ausgerichtet, nur in Ausnahmefällen erfolgt eine chirurgische Intervention (Bursektomie, Verlängerung des Tractus iliotibialis, Sehnenplastik).

22.1 Vorgeschichte

Frau B. E. ist eine 52-jährige Kundenberaterin im Außendienst. Seit ca. drei Monaten leidet sie immer wieder an lokalen Schmerzen in der rechten lateralen Hüfte und der Trochanterregion, die teilweise etwas nach kaudal in den lateralen Oberschenkel ausstrahlen. Ein konkreter Auslöser ist ihr nicht bewusst.

Der zuweisende Hausarzt stellte die Diagnose „Bursitis trochanterica". Er verordnete ihr ein nichtsteroidales Antirheumatikum und ambulante Physiotherapie.

In diesem Fallbeispiel werden folgende Fragen analysiert und beantwortet:

- Wie präsentiert sich ein GTPS?
- Wie kann dieses Beschwerdebild klinisch untersucht werden?
- Welche therapeutischen Möglichkeiten gibt es, um das Beschwerdebild zu behandeln?

Tab. 22.1 GTPS-Klassifikation nach möglichen Symptomquellen (Mulligan et al., 2015)

Peripherer Nerv	Weichteile	Skelettale Ursachen	Systemische Ursachen	Von Nervenwurzel ausstrahlend
Meralgia paraesthetica	• Bursopathie • Intrinsische degenerative Tendinose • Traumatischer Sehnenausriss • Kalzifizierte Tendinitis • Myofasziale Ursachen • Schnappende Hüfte • Tractus-iliotibialis-Syndrom	• Fraktur • Enthesiopathie • Arthritis	• Prostatakrebs • Endometriose • Irritierbares Blasensyndrom • Ovarialzyste • Leistenhernie	L2–L3 Radikulopathie

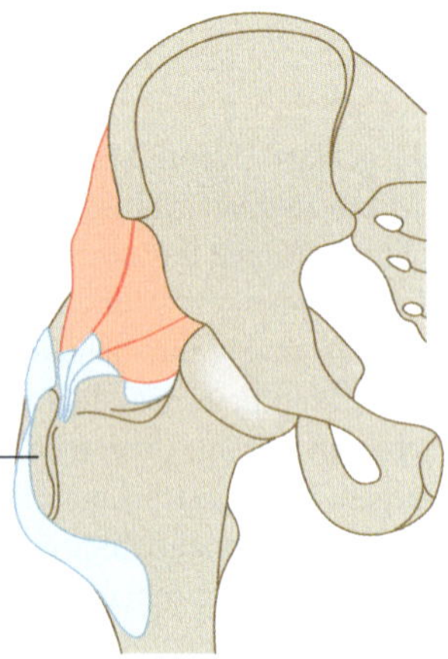

Abb. 22.1 Anatomische Strukturen im Bereich des Trochanter major [L231]

22.2 Untersuchungsbefunde

22.2.1 Physiotherapeutische Anamnese

Frau B. E. stellt sich drei Wochen nach der ärztlichen Untersuchung in der Physiotherapiepraxis vor. Ihre Schmerzen lokalisiert sie in der rechten lateralen Hüfte und im Bereich des Trochanter major, teilweise strahlen die Beschwerden nach kaudal in Richtung Knie aus. Die Schmerzqualität beschreibt sie als oberflächlich, stechend und intermittierend auftretend.

Auftreten der Symptome

Die Beschwerden treten auf, wenn Frau B. E. länger geht oder direkt auf der rechten Seite liegt. Auch Treppensteigen und längeres Stehen können die Beschwerden verstärken. Wenn sie das Bein entlastet und sich ausruht, verschwinden die Beschwerden wieder nach kurzer Zeit. Beim Schlafen legt sie sich ein Kissen zwischen die Beine, das bringt ihr Erleichterung und sie kann besser schlafen.

Bei Bedarf nimmt sie ein entzündungshemmendes Medikament, das ihr hilft, auch lokale Schmerzpflaster lindern die Beschwerden.

22.2.2 Evaluation des Gesundheitszustands nach ICF

Personenbezogene Faktoren

Frau B. E. arbeitet als Kundenberaterin im Außendienst und ist deshalb viel im Auto unterwegs. An ihrem Arbeitsplatz und mit ihren Kollegen gibt es keine Probleme. Privat lebt sie in einer festen Beziehung, und es geht ihr gut.

Umweltfaktoren

Die Patientin lebt zusammen mit ihrem Mann in einer Wohnung mit Garten, sie hat einen Hund und geht regelmäßig spazieren.

Funktions- und Strukturebene

Inspektion

Frau B. E. steht mit leicht verstärkter Lendenlordose, das Becken ist nach ventral gekippt. Die Knie zeigen nach lateral, Ursache hierfür könnte eine Außenrota-

22

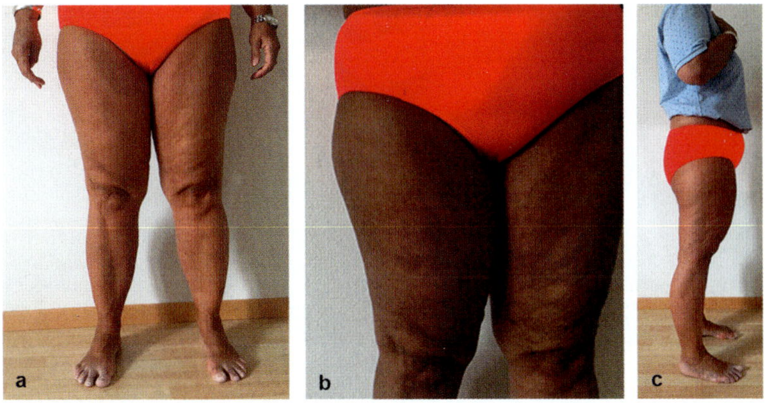

Abb. 22.2 Statik von vorne: a) Valgusstellung rechtes Kniegelenk und vergrößerte Spurbreite, b) Gewebeverdickung rechter lateraler Oberschenkel, c) Statik von der Seite [P419]

tion im Hüftgelenk oder eine verminderte Antetorsion sein. Beide Kniegelenke zeigen eine Valgusstellung, rechts stärker als links, die durch das vermehrte mediale Gewebe an den Oberschenkeln verstärkt wird. Die Fußlängsachsen sind konvergent eingestellt (Suppé 2014), und man kann eine erhöhte Flexorenaktivität in den Zehen erkennen. Im Bereich des Trochanter major rechts ist eine Weichteilverdickung/-schwellung erkennbar (➤ Abb. 22.2).

Schmerzangaben

Numeric Rating Scale (NRS): wenn die Beschwerden intensiv sind 6/10, wenn sie schwach sind 0–1/10.

Funktionsuntersuchung

Die Hüftextension ist beidseits leicht eingeschränkt und zeigt erhöhten Widerstand bei der passiven Hüftextension aus BL. Die anderen Bewegungsrichtungen in den Hüftgelenken sind frei.

Die LWS-Beweglichkeit ist flexorisch leicht reduziert, die anderen Bewegungsrichtungen sind unauffällig.

PRAKTISCHER TIPP

Ärztliche Diagnostik bei GTPS

Es gibt keine definitiven Tests, um die Pathologie genau zu bestimmen (Reid 2016, Mulligan et al. 2015). Die typischen Untersuchungen für ein GTPS bzw. eine Hüft-Bursitis in der Hausarztpraxis sind die Blickdiagnostik bzw. Inspektion, die Beweglichkeitsuntersuchung des Hüftgelenks sowie die lokale Palpation, die allerdings unspezifisch ist. Zur Bestätigung der Diagnose kann ergänzend eine Ultraschalluntersuchung durchgeführt werden, mit der ein möglicher Erguss dargestellt werden kann.

Gemäß Mulligan et al. (2015) sollte eine Gruppe von klinischen Zeichen und Symptomen vorhanden sein, um die Diagnose GTPS stellen zu können. Der Patient sollte Beschwerden in der lateralen Hüfte und ausgeprägte Druckdolenz im Bereich des Trochanter major aufweisen. Außerdem sollte eines der vier folgenden Zeichen vorliegen:

- Endgradiger Schmerz bei Hüftabduktion und -adduktion oder Innen- und Außenrotation
- Positiver FABER-Test (Flexion, Abduktion, externe Rotation)
- Schmerzen bei resistiver Abduktion
- Nichtradikuläre Schmerzen im Bereich des lateralen Oberschenkels

Die diagnostische Genauigkeit dieser Symptomengruppe muss in Zukunft noch bewiesen werden.

Im Allgemeinen kann man sagen, dass anteriorer Hüft- und Leistenschmerz durch intraartikuläre Störungen verursacht wird, während lateraler Hüftschmerz wahrscheinlich eher durch extraartikuläre Störungen hervorgerufen wird, die sich schleichend entwickeln.

Bleibt die Ursache für die Hüftschmerzen weiterhin unklar, kann in Zweifelsfällen eine Magnetresonanzuntersuchung zur weiteren Abklärung erfolgen und es müssen zudem andere Quellen ausgeschlossen (➤ Tab. 22.1) werden.

Bewegungskontrolltests (Lenzlinger-Asprion et al. 2017, Comerford 2012, ➤ Abb. 22.3):

- Kleine Kniebeuge, einbeinig (bis 30° Flexion): Das rechte Kniegelenk rotiert nach medial und die Valgusstellung verstärkt sich, der Fuß kollabiert nach medial.
- Große Kniebeuge (bis 90° Flexion): Die Valgusstellung im rechten Kniegelenk verstärkt sich.

22

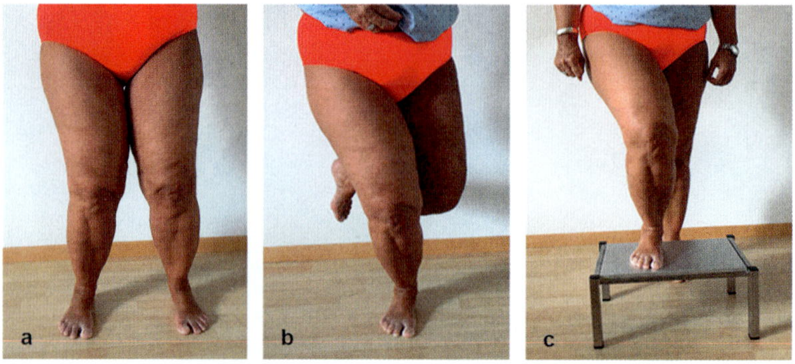

Abb. 22.3 Bewegungskontrolltests: a) kleine Kniebeuge bis 30° Flexion, b) einbeinige Kniebeuge mit Zunahme Valgus rechts und Beckenrotation, c) Step-Up mit Zunahme Valgus [P419]

- Einbeinstand rechts: Gewichtsverschiebung des Brustkorbs nach rechts, Beinlängsachse ist nach rechts geneigt mit zunehmender Valgisierung im Kniegelenk, Patientin ist unstabil.
- Einbeinstand links: Gewichtsverschiebung nach links und Medialrotation Kniegelenk.
- Step-Up rechts: deutliche Valgisierung im Kniegelenk bei der Gewichtsübernahme auf das rechte Bein.
- Hüftextension aus BL: Die aktive Hüftextension ist rechts leicht reduziert. Dominanz der ischiokruralen Muskulatur, rechts stärker als links, M. gluteus maximus verzögert, und es kommt zu einer weiterlaufenden Bewegung auf die LWS im Sinne einer leichten Extension.
- Hüft-Abduktion in 45° Flexion (Side Lying Turn Out, Comerford 2012): Die Patientin muss sich auf die Bewegung sehr konzentrieren und zeigt deutliche Insuffizienz. Um das volle Bewegungsausmaß zu erreichen, braucht sie Unterstützung durch den Therapeuten. Hüftabduktion in neutral (Lag Sign): Der Therapeut bringt das Bein in maximale Abduktion und die Patientin soll Endstellung halten. Das Bein sinkt ca. 15 cm ab, was als eine Schwäche der Hüftabduktoren interpretiert werden kann.

Muskeltests

Die Patientin zeigt allgemein eine muskuläre Dekonditionierung. Bei Testung der einzelnen Muskeln sind die Mm. glutei maximus, medius et minimus abgeschwächt, ebenso die Bauchmuskulatur.

Der Längentest der Hüftmuskulatur ergibt eine Verkürzung des M. rectus femoris, M. iliopsoas, des M. tensor fasciae latae und des Tractus iliotibialis rechts stärker als links.

Bei isometrischem Widerstand gegen die Abduktion gibt Frau B. E. ihre Beschwerden über dem Trochanterbereich an.

Palpation

Der Bereich um den Trochanter ist sehr druckdolent, ebenso die Muskulatur, die im Bereich des Trochanter ansetzt, z. B. Hüftaußenrotatoren, Hüftabduktoren. Erhöhte Spannung zeigen der M. tensor fasciae latae, Tractus iliotibialis und M. obturatorius externus.

Neurologische Untersuchung

Alle Tests sind normal und unauffällig.

Aktivitätsebene

Die Einschränkungen werden mithilfe der Patient Specific Functional Scale (PSFS) bestimmt:

- Längeres Gehen > 60 Minuten: 6/10
- Stehen > 30 Minuten: 3/10

Partizipationsebene

Frau B. E. kann im Moment nur eingeschränkt gehen und auf der Seite liegen, aber den Alltag meistert sie problemlos. Ihr Ziel ist es, wieder unbeschwert laufen und mit dem Hund spazieren gehen zu können. Es gibt keine Hinweise auf psychosoziale Risikofaktoren.

22.3 Zusammenfassung der Befunde

Die Patientin zeigt keine auffälligen Einschränkungen in der Beweglichkeit, sondern vor allem Abweichungen in den Beinachsen, eine mangelhafte Bewegungskontrolle im gesamten rechten Bein (Gibbons 2012a, Comerford und Mottram 2012, Sahrmann 2002, Lenzlinger-Asprion et al. 2017) und eine abgeschwächte Muskulatur in der Lenden-, Becken- und Hüftregion. Sie gibt Schmerzen an bei Palpation, direktem Druck auf die schmerzhafte Region um den Trochanter major und auf die hypertonen Außenrotatoren (Gautschi 2016). Außerdem hat sie Schmerzen bei der isometrischen Abduktion.

Frau B. E. hat Mühe, ihr rechtes Bein zu stabilisieren, als Kompensation krallt sie mit den Zehen in den Boden, im Kniebereich kann sie die Zunahme der Valgusstellung bei der einbeinigen kleinen Kniebeuge nicht kontrollieren. Beim Einbeinstand rechts dreht ihr Becken auf der linken Seite nach hinten, sie ist unstabil und kann den Einbeinstand kaum halten.

Die Flexion des Beckens im Hüftgelenk passt zu verkürzten ventralen Hüftmuskeln (M. rectus femoris, M. iliopsoas, M. tensor fasciae latae). Die Dominanz der ischiokruralen Muskulatur und des M. tensor fasciae latae bei gleichzeitig abgeschwächten Glutealmuskeln deutet ebenfalls auf eine muskuläre Dysbalance.

KLINISCHER HINTERGRUND

Mangelhafte Bewegungskontrolle

Nach Sahrmann (2002) sowie Comerford und Mottram (2012) weisen folgende Faktoren auf eine mangelhafte Bewegungskontrolle im Hüftgelenk hin:

- Passive Gewohnheitshaltungen: Sway Back im Stehen, schlechte Sitzhaltung.
- Insuffiziente Funktion der Glutealmuskulatur und des lumbalen Multifidus.
- Piriformis und Außenrotatoren sind oft hyperaktiv und verkürzt.
- Ein Beckenhochstand führt zu mehr Spannung in Tractus iliotibialis sowie M. tensor fasciae latae und zu vermehrtem Druck auf die lateralen Strukturen.
- Bei jungen Sportlerinnen: Überlastung und Überdehnung von myofaszialen Strukturen.

Ein Defizit der muskulären Bewegungskontrolle der Hüftgelenks- bzw. Beinmuskulatur führt deshalb möglicherweise zu einer Überlastung im lateralen Oberschenkelbereich und damit zu einer Reizung der Bursa trochanterica und Tendinopathie der Glutealmuskulatur.

Pathobiologische Mechanismen

Frau B. E. kann keinen typischen Auslöser der Symptome angeben. Als mögliche Quellen kommen die lateralen Strukturen um den Trochanter major infrage, im Sinne einer lokalen Überbelastung oder eines Mikrotraumas. Der Schmerzmechanismus ist peripher nozizeptiv, primär mechanisch. Repetitive Bewegungen provozieren aktive und passive Strukturen und können so den Schmerz auslösen. Es entsteht z. B. Zug auf die Faszien und dadurch Druck auf die Bursa und ihre Umgebung, was zu einer Reizung bzw. Entzündung führen kann. Durch Überlastung der Muskulatur können auch Mikrotraumata, Verkrampfungen und Triggerpunkte entstehen. Das ungünstige Bewegungsverhalten und die Muskelschwäche können als Output-Mechanismen eingeordnet werden.

Quellen der Symptome

Mögliche Quellen der Symptome sind primär die periartikulären Strukturen um das Hüftgelenk mit Bursen, Sehnen, Bändern, Gelenkkapsel sowie die Hüftmuskulatur.

Dysfunktion

Unfähigkeit zu langem Stehen oder Gehen, mühevolles Treppensteigen, reduzierte Kraft und mangelnde Bewegungskontrolle der Becken-Hüft-Region.

Vorsichtsmaßnahmen/Kontraindikationen

Es bestehen keine Kontraindikationen, da Frau B. E. allgemein gesund ist und in der Vergangenheit keine Operationen hatte. Die Intensität der Übungen und die Behandlungstechniken müssen an die aktuelle Schmerzsituation angepasst werden. Entsprechende Vorsicht ist v. a. bei manuellen Techniken mit Druck im Bereich des Trochanters und bei Übungen mit langem Hebel geboten.

Beitragende Faktoren

Beitragende Faktoren sind die sitzende Tätigkeit, die allgemeine Dekonditionierung (Sahrmann 2002, Harris-Hayes et al. 2014) sowie die muskuläre Dysbalance. Eine rezidivierende Mikrotraumatisierung durch ein Defizit der motorischen Kontrolle, wie oben bereits erwähnt, kann ebenfalls eine Rolle spielen.

Gedanken der Patientin über das Problem

Der Leidensdruck ist mittel bis gering, Frau B. E. kann ihren Alltag gut bewältigen und, etwas eingeschränkt, mit dem Hund spazieren gehen. Sie kann die Beschwerden selbst durch die Einnahme von Entlastungsstellungen und Selbstmassage beeinflussen.

22.4 Physiotherapeutische Zielsetzung

Frau B. E. zeigt typische Zeichen eines GTPS, neben den lokalen Beschwerden fällt vor allem eine mangelhafte Bewegungskontrolle im Becken-Hüftbereich und bei der Stabilisation der Beinachsen auf (Sahrmann 2002, Comerford und Mottram 2012). Zu Beginn der Therapie wird ihr der mögliche Entstehungsmechanismus erklärt, wie es zu den Beschwerden kam und was sie aktiv dagegen unternehmen kann. Sie soll provokative Belastungen vermeiden (z. B. längeres Gehen, Liegen auf der Seite ohne Kissen zwischen den Beinen) und Entlastungsstellungen einnehmen. Des Weiteren muss sie ihre allgemeine muskuläre Situation, ihre Kondition und ihre motorische Kontrolle verbessern. Als klinische Verlaufszeichen dienen die Numeric Rating Scale, die Tests zur Bewegungskontrolle der Hüfte und die subjektiven Beschwerden beim Gehen, Stehen und beim Treppensteigen. Die Zeitdauer für das Erreichen dieser Ziele ist nicht festgelegt.

Prognose

Das Verhalten der Beschwerden ist nozizeptiv, und es bestehen keine gravierenden strukturellen Veränderungen. Deshalb kann von einer guten Prognose ausgegangen werden. Für das therapeutische Vorgehen werden konservative Maßnahmen gewählt, wobei es wichtig ist, auch die beitragenden Faktoren miteinzubeziehen, um Rezidive zu vermeiden. Wenn die mangelhafte motorische Kontrolle durch regelmäßiges Üben und Training verbessert werden kann (Luomajoki et al. 2010b), kann die Patientin ihr Bewegungsmuster korrigieren, dadurch die Hüftmuskulatur weniger überlasten und somit Mikrotraumata verhindern. Das setzt aber eine hohe Compliance, diszipliniertes Üben und Geduld voraus.

22.5 Physiotherapeutische Maßnahmen

In den ersten Sitzungen werden neben der Information über das GTPS und einer Verhaltensinstruktion auch Weichteilbehandlungen durchgeführt:

- Detonisierung des Tractus iliotibialis
- Triggerpunktbehandlungen der Glutealmuskulatur
- Faszientechniken/Selbstbehandlung
- Dehnungen der verkürzten Glutealmuskulatur: Dies geschieht mit dem Ziel, Spannung im Bereich des Trochanter major zu reduzieren und somit den Druck auf die lateralen Strukturen und die Bursa zu reduzieren. Die Patientin wird angeleitet, mit einem Holzstab ihr Bindegewebe bzw. die Faszien sowie die Hüft- und Oberschenkelmuskulatur selbst zu behandeln.

Auch entzündungshemmende Maßnahmen, die sich positiv auf die Heilung auswirken, können eingesetzt werden:

- Kälte/Wärme
- Elektrotherapie, Ultraschall
- Bewegen im schmerzfreien Bereich

Um Überbelastungen zu verhindern, soll Frau B. E. provokative Aktivitäten vermeiden:

- Nicht auf der rechten Seite liegen
- Nicht auf unebenem Untergrund gehen

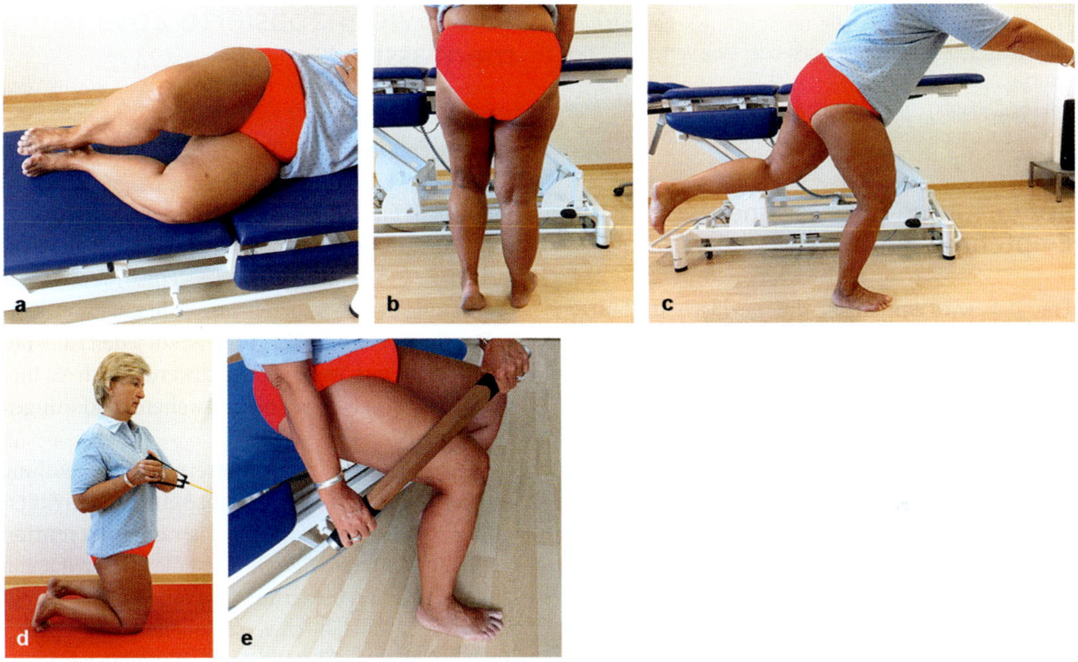

Abb. 22.4 Übungen für die Hüftmuskulatur: a) SLTO, b) hubarme Abduktion im Stand via linkes Bein, c) „Flamingo", d) Rumpfrotation mit Stabilisation Becken/Hüftgelenk, e) Weichteilbehandlung mit dem Releaser [P419]

Sie soll Entlastungsstellungen einnehmen:

- In Seitenlange ein Kissen zwischen die Beine klemmen
- Stehen mit Belastung auf dem anderen Bein und leichter Abduktion, um die seitlichen Strukturen zu entspannen
- Kinesio-Tape, um laterale Strukturen zu entlasten und die Durchblutung zu aktivieren

⚠ **VORSICHT**

Auswahl der Behandlungstechniken

Vorsicht ist bei Behandlungstechniken geboten, die intensiven Druck auf die schmerzhafte Region ausüben, sowie zu Beginn bei Übungen mit langem Hebel. Dies kann zur Verstärkung der Symptome durch z. B. Kompression der Bursa gegen das Femur führen. Die Intensität der Übungen und der Behandlungstechniken muss an die aktuelle Schmerzsituation und Belastbarkeit angepasst werden.

In den folgenden Therapiesitzungen erlernt Frau B. E. die funktionelle Beinachsenbelastung und bekommt allgemeine Haltungsinstruktionen. Zusätzlich werden ihr funktionelle therapeutische Übungen zur selektiven Ansteuerung der stabilisierenden Muskulatur im Lenden-Becken-Hüft-Bereich (Mm. glutei maximus, medius et minimus) und zur Verbesserung der Rotationskontrolle in den Beinen (z. B. kleine/große Kniebeuge, Ausfallschritt mit korrekter Beinachsenstellung) gezeigt. Anfänglich werden hubfreie Übungen (Mohr et al. 2015) in Rückenlage für die Hüftabduktoren gewählt, mit dem Ziel, die Muskulatur zwar zu trainieren, aber nicht zu stark zu belasten. Die hubfreie Rotation wird im Stehen durchgeführt.

Im Verlauf der Therapie erlernt Frau B. E. weitere Übungen mit gesteigerter Intensität, um die muskuläre Kraft der Rücken- und Bauchmuskulatur sowie der Hüft- und Beckenmuskulatur zu verbessern:

- Side-Lying Turn Out (SLTO) (➤ Abb. 22.4)
- Hubarme Abduktion im Stand
- Flamingo (Spirgi-Gantert 2012)
- Eckensteher

WAS WÄRE, WENN ...

... die Beschwerden zunehmen würden und sich physiotherapeutisch nicht beeinflussen lassen?

Wenn die Beschwerden längerfristig nicht verschwinden, muss man eine weitere medizinische Abklärung durch bildgebende diagnostische Verfahren einleiten, z. B. eine

Magnetresonanztomografie, um strukturelle Veränderungen (z. B. Sehnenveränderungen oder eine Verkalkung der Bursa) zu bestätigen.
Bei Bestätigung einer Verkalkung oder einer infizierten Bursa ist ein chirurgischer Eingriff eine mögliche Intervention.

Weiterführende physiotherapeutische Empfehlungen und Einschätzungen

Frau B. E. wird empfohlen, die spezifischen Übungen regelmäßig (zwei- bis dreimal pro Woche) durchzuführen und für die allgemeine Kondition und Kräftigung ein Fitness-Studio zu besuchen. Sie kommt anfangs zweimal pro Woche in die Therapie, nach drei Wochen nur noch einmal in der Woche. Insgesamt finden zwölf Behandlungen im Zeitraum von zwei Monaten statt. Die Patientin spürt eine Verbesserung (➤ Tab. 22.2), hat beschwerdearme bzw. beschwerdefreie Intervalle und ist dadurch motiviert, die Übungen fortzusetzen. Sie spricht gut auf Interventionen an, die die Region um den Trochanter entspannen, zum Beispiel Faszien- und Triggerpunktbehandlung. Ihr wird empfohlen, beim Kauf von neuen Schuhen darauf zu achten, dass der Fuß gut gestützt ist, um die Beinachseneinstellung zu optimieren.

Assessments nach sechs Wochen

Die Ergebnisse des Zwischenassessments zeigt ➤ Tab. 22.2.

Tab. 22.2 Assessments

Assessment	Beginn der Behandlung	Sechs Wochen nach Beginn
Längeres Gehen > 60 Minuten	PSFS 6/10	PSFS 2/10
Stehen > 30 Minuten	PSFS 3/10	PSFS 1/10
Resistive Abduktion	NRS 5/10	NRS 1/10
Ausfallschritt	Knie dreht nach medial	Knie stabil
Einbeinstand	Unstabil, Becken sinkt ab	Stabil, Becken sinkt nur wenig ab
Druckdolenz um Trochanter major	NRS 7/10	NRS 2/10

22

22.6 Evidenzbasierte Zusammenfassung

Es gibt wenige klinische Tests zur Untersuchung eines GTPS bzw. einer Hüftbursitis. Für die Diagnosestellung sollte nicht ein einzelner Test, sondern eine Gruppe von klinischen Zeichen positiv sein. Auch andere Ursachen wie z. B. Endometriose, Leistenhernie oder eine Beteiligung der LWS sollten ausgeschlossen werden.

Das therapeutische Vorgehen ist auf jeden Fall konservativ und nur, wenn die Beschwerden sich als therapieresistent erweisen, müssen weitere Abklärungen in Betracht gezogen werden.

Die Evidenzlage für die konservative Behandlung eines GTPS ist schwach. Es gibt keine Effektivitätsstudien, die eine spezifische Therapieintervention empfehlen könnten. Allerdings ist die Effektivität von Übungen zur Verbesserung einer mangelhaften Bewegungskontrolle durch verschiedene Studien belegt (Luomajoki et al. 2010a). Für die Therapie wird deshalb ein multimodales Vorgehen gewählt, bestehend aus aktiven Übungen für die Bewegungskontrolle und zur Kräftigung, kombiniert mit lokalen Interventionen für die symptomatischen Strukturen.

LITERATUR

Comerford M., Mottram S. (2012). Kinetic Control: The Management of Uncontrolled Movement. Churchill Livingstone. Australia.
Gautschi R. (2016). Manuelle Triggerpunkt-Therapie. Myofasziale Schmerzen und Funktionsstörungen erkennen, verstehen und behandeln. Georg Thieme Verlag. Stuttgart.
Gibbons S. (2012). Wie beeinflussen veränderte Bewegungsmuster und Muscle Imbalance das FAI? Manuelle Therapie, 16, 119–131.
Harris-Hayes M. et al. (2014). Persons with chronic hip joint pain exhibit reduced hip muscle strength. J Orthop Sports Phys Ther. 44. 11. 890–898.
Klasuer A. S. et al. (2013). Greater trochanteric pain syndrome. Semin Musculoskelet Radiol, 17,1 43–48.
Lenzinger-Asprion R. et al. (2017). Intertester and intratester reliability of movement control tests on the hip for patients with hip osteoarthritis. BMC Musculoskelet Disord, 18, 1 55
Luomajoki H. et al. (2010). Improvement in low back movement control, decreased pain and disability, resulting from specific exercise intervention. Sports Med Arthrosc Rehabil Ther Technol, 2, 11.
Mohr G., Spirgi-Gantert I., Stüvermann R. (2015). FBL Klein-Vogelbach Functional Kinetics Behandlungstechniken. 3. ed. Springer. Berlin Heidelberg.

Mulligan E. P., Middleton E. F., Brunette M. (2015). Evaluation and management of greater trochanter pain syndrome. Phys Ther Sport, 16(3), 205–214.
Reid D. (2016). The management of greater trochanteric pain syndrome: A systematic literature review. J Orthop, 13(1), 15–28.
Sahrmann S. (2002). Movement Impairment Syndromes. Mosby. St. Louis.
Spirgi-Gantert I. (2012). FBL Klein-Vogelbach Functional Kinetics: Therapeutische Übungen. 6. ed. Springer-Verlag. Berlin Heidelberg.
Suppé B. (2014). FBL Klein-Vogelbach Functional Kinetics Die Grundlagen Bewegungsanalyse, Untersuchung, Behandlung. 7 ed. Springer-Verlag. Berlin Heidelberg.

FALL 23

Gerold Mohr

Femoroazetabuläres Impingement (FAI)/ Leistenschmerzen

Leitsymptome: Lokale unilaterale Beschwerden – Flexion mit Innenrotation schmerzhaft – muskuläre Dysbalance

mittel

Definition

Femoroazetabuläres Impingement

Seit einigen Jahren trifft man in der physiotherapeutischen Praxis vermehrt auf die Diagnose „femoroazetabuläres Impingement" (FAI). Bei der Pathomechanik des FAI spielen anatomische Anomalien wie z. B. eine übermäßige anteriore azetabuläre Überdachung des Femurkopfs (Pincer-Typ) und/oder ein suboptimales Head-Neck-Offset des proximalen Femurs (Cam-Typ) eine Rolle (Lavigne et al. 2004, Ganz et al. 2003, ➤ Abb. 23.1). Dadurch entsteht eine Einklemmungssymptomatik, meist im anterior-superioren Hüftgelenksbereich (➤ Abb. 23.2). Die provozierende Bewegung im Hüftgelenk ist dabei eine Innenrotation bei 90° Flexion.

Gemäß Ganz et al. (2008) sowie Banerjee und McLean (2011) spielt dieser Mechanismus bei der Entwicklung der Osteoarthritis des Hüftgelenks eine maßgebliche Rolle. Differenzialdiagnostisch muss aber auch an Leistenhernien, Insertionstendinosen und Muskelverletzungen der Hüftadduktoren, myofasziale Triggerpunkte der Hüftmuskulatur (Gautschi 2016), mangelhafte Bewegungskontrolle (Gibbons 2012, Sahrmann 2002, Comerford und Mottram 2012) sowie Dysfunktionen der LWS, der Iliosakral- und Kniegelenke gedacht werden.

23.1 Vorgeschichte

Frau M. ist eine 19-jährige Schülerin, die wegen eines beginnenden FAI zur Physiotherapie überwiesen wurde. Sie klagt über stechende Schmerzen in der linken Hüfte und Leistenregion sowie ein „Einklemmungsgefühl", teils ausstrahlend in den linken ventralen Oberschenkel. Die Beschwerden bestehen seit ca. sechs Monaten. Der Auslöser waren mehrere intensive Fußballtrainingseinheiten in der Schule.

Eine weitere Episode mit stärkeren Schmerzen trat nach einem Volleyballspiel auf, in dem sie sehr viel springen musste. Sie konsultierte daraufhin einen Rheumatologen, der sie untersuchte und ihr Physiotherapie verordnete. Frau M. absolvierte bereits eine Serie Physiotherapie mit neun Behandlungen, bei denen passive Mobilisationen im Bereich Hüftgelenk und LWS, Dehnungen, medizinische Trainingstherapie und TRX-Training durchgeführt wurden. Die Beschwerden haben sich reduziert. Trotzdem möchte sie nun eine weitere Behandlungsserie starten und erhofft sich neue und ergänzende Behandlungsansätze und eine weitere Reduktion der Schmerzen.

In diesem Fallbeispiel werden folgende Fragen analysiert und beantwortet:

- Wie präsentiert sich ein FAI?
- Wie kann dieses Beschwerdebild klinisch untersucht werden?
- Welcher Verlauf ist bei dieser Patientin zu erwarten, wie ist die Prognose?

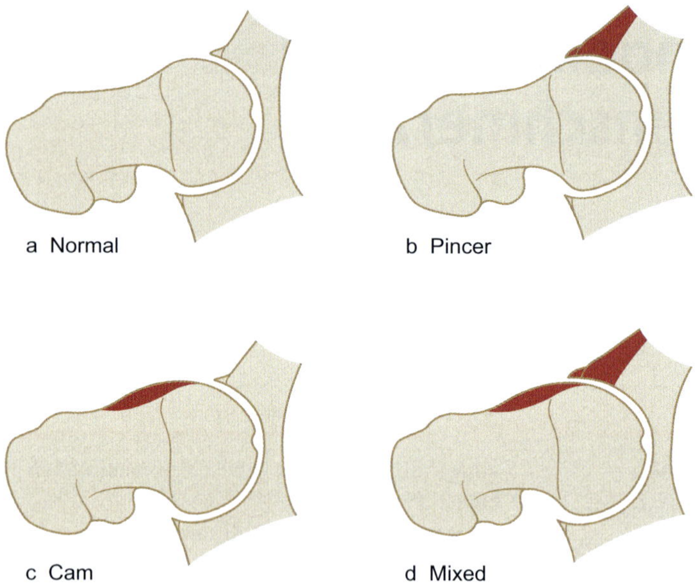

Abb. 23.1 Lokalisation der anatomischen Deformitäten des FAI (Lavigne et al. 2004) [L231]

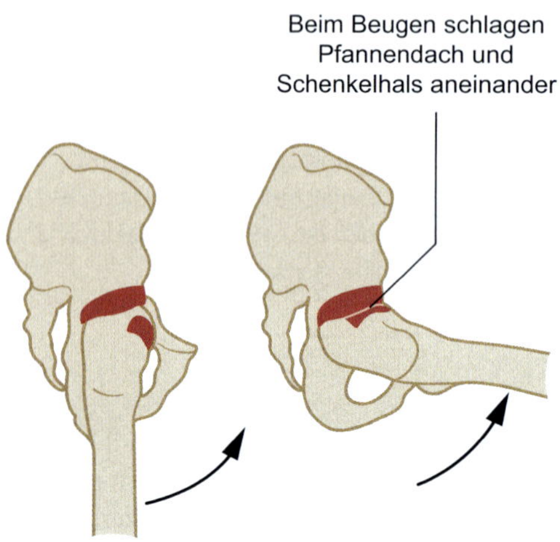

Abb. 23.2 Pathomechanismus des femoroazetabulären Impingement-Syndroms [L231]

23.2 Untersuchungsbefunde

23.2.1 Medizinische Befunde

Der zuweisende Arzt stellt die Diagnose „beginnendes FAI links, Hüft-Leistenschmerzen und muskuläre Dysbalance". Er verordnet ein entzündungshemmendes Medikament bei Bedarf und ambulante Physiotherapie. Eine Röntgen-Aufnahme wurde nicht angefertigt.

23.2.2 Physiotherapeutische Anamnese

Frau M. stellt sich zwei Wochen nach der ärztlichen Untersuchung in der Physiotherapiepraxis vor. Ihre Schmerzen lokalisiert sie in der linken Leistengegend, teils etwas ausstrahlend in den ventralen Oberschenkel. Die Schmerzqualität ist tief und stechend, intermittierend.

Auftreten der Symptome

Die Patientin kann die Beschwerden auslösen durch tiefe Hocke, Sitzen mit viel Hüftflexion und schnelle unkontrollierte Bewegungen. Zur Verschlimmerung kommt es durch Schläge, z. B. beim Skifahren, Volleyball oder Joggen.

Red Flags und Yellow Flags

Frau M. ist gesund und normalgewichtig, sie hatte noch keine Operationen und nimmt bei Bedarf NSAR

23

als Medikament. In der Schule läuft alles gut, in einigen Monaten beginnen die Abschlussprüfungen für das Abitur. Sie hofft, dass ihr die Physiotherapie erneut helfen kann, so dass sich die Beschwerden weiter reduzieren lassen und sie sich wieder schmerzfrei bewegen und Sport treiben kann.

Erste Hypothesen

Als vorläufige Hypothesen kommen die folgenden Aspekte infrage:

- Irritation von Strukturen im Lenden-Becken-Hüft-Bereich (Gautschi 2016, Reid et al. 2010)
- Mögliche Quellen der Symptome: LWS, ISG, Hüfte
- Mangelhafte Stabilisationsfähigkeit/Bewegungskontrolle des Hüftgelenks und der LWS (Gibbons 2012, Sahrmann 2002, Comerford 2012)
- Peripher nozizeptiver Schmerzmechanismus, Schmerzen nicht dominant

23.2.3 Evaluation des Gesundheitszustands nach ICF

Personenbezogene Faktoren

Frau M. ist Schülerin, macht dieses Jahr Abitur und hofft natürlich, dass sie die Prüfungen besteht. Mit ihren Geschwistern und Eltern gibt es keine Probleme.

Umweltfaktoren

Frau M. lebt zusammen mit ihren Eltern und Geschwistern in einem Haus mit Garten, sie treibt regelmäßig Sport und spielt Volleyball im Verein.

Funktions- und Strukturebene

Schmerzangaben

Numeric Rating Scale (NRS): wenn die Beschwerden intensiv sind 8/10, wenn schwach, dann 0–1/10.

Inspektion

Die Patientin steht mit leicht verstärkter Lendenlordose, das Becken ist nach ventral gekippt und man erkennt einen leichten Beckenhochstand links. Das linke Hüftgelenk steht in Innenrotation, die funktionellen Fußlängsachsen sind etwas konvergent eingestellt, das linke Knie ist nach medial rotiert, wenig flektiert und zeigt einen leichten Valgus.

Aufgrund von Diagnose, Anamnese und Inspektion werden zu Beginn folgende Untersuchungen geplant:

- Beweglichkeit Hüfte: Extension, Rotationen
- FAI: Provokationstests
- Beweglichkeit Knie: Extension
- Beweglichkeit LWS: Flexion/Extension
- Muskellängen: M. tensor fasciae latae
- Bewegungskontrolle Hüfte: Rotation, Extension

Funktionsuntersuchung

Die Hüftextension links ist leicht eingeschränkt und zeigt erhöhten Widerstand bei der passiven Hüftextension aus BL. Ebenso zeigt das linke Kniegelenk eine endgradige Extensionseinschränkung. In Rückenlage erkennt man ein kleines „Luftloch“ unter dem linken Knie, da es nicht ganz aufliegt.

Die Hüftrotationen aus BL sind asymmetrisch verteilt:

- Innenrotation/Außenrotation links 50°/0°/25°; rechts 35°/0°/40°
- Außenrotation in 90° Flexion links reduziert

Passive Bewegung: anterior-posteriore Bewegung auf Femurkopf ist reduziert.

Die LWS-Beweglichkeit ist flexorisch leicht reduziert.

Provokationstests Hüftgelenk

- Vorderer Impingement-Test links (passive Flexion/Adduktion/Innenrotation): schmerzhaft, reproduziert den Leistenschmerz und ein Dehnungsgefühl im linken Glutealbereich. Zusätzliche Kompression auf das Hüftgelenk verstärkt die Beschwerden in der Leiste, Distraktion reduziert sie.
- Aktiver SLR: Trochanter major gleitet nach ventral und dreht leicht nach innen, ventraler Druck auf den Femurkopf (Zentrierung des Hüftgelenks)

vermindert den Schmerz bei Flexion bzw. vergrößert das Bewegungsausmaß (➤ Abb. 23.4).

PRAKTISCHER TIPP

Schmerzprovokationstests für das FAI

In der Literatur werden viele verschiedene Tests zur Untersuchung eines FAI beschrieben. Sensitivität, Spezifität, PPV (positiver prädiktiver Wert) oder NPV (negativer prädiktiver Wert) sind aber häufig gering. Die meisten Tests provozieren mehrere Strukturen gleichzeitig (Gautschi 2016). Es stellt sich deshalb die Frage, ob solche Provokationstests zur Diagnostik eines FAI geeignet sind. Verschiedene Autoren empfehlen sie nicht zur Bestätigung, sondern zum Ausschluss eines FAI (Leibold et al. 2008). Die Bestätigung eines strukturellen FAIs erfolgt letztlich durch ein MRI oder Röntgenbild.

Häufig verwendete Tests (Aufzählung nicht vollständig, ➤ Abb. 23.3):

- Vorderer Impingement-Test: Flexion/Adduktion/Innenrotation
- Hinterer Impingement-Test: in Extension forcierte Außenrotation ausführen
- Flexion/Adduktion/Axiale-Kompressions-Test
- Impingement-Provokationstest für den posterior-inferioren Anteil des Labrums
- Hase-1-Test: in 90°-Flexion Adduktion und max. Innenrotation ausführen
- Hase-2-Test: in 90°-Flexion leichte Adduktion und max. Innenrotation ausführen mit Überdruck longitudinal
- Log-Roll-Test
- Straight-Leg-Raise-Test mit Widerstand
- FABER-Test

Leibold et al. (2008) beurteilten in ihrer Validitätsstudie die untersuchten Labrumläsionen als mögliche Folge eines vorliegenden FAI. Sie konnten zeigen, dass ein negatives Testergebnis des Flexion-Adduktion-Innenrotation-Tests, des Impingement-Provokation-Tests, des Flexion-Adduktion-Axiale-Kompressions-Tests, einzeln oder in Kombination ausgeführt, beste Evidenz gewährt, dass keine Labrumläsion vorliegt.

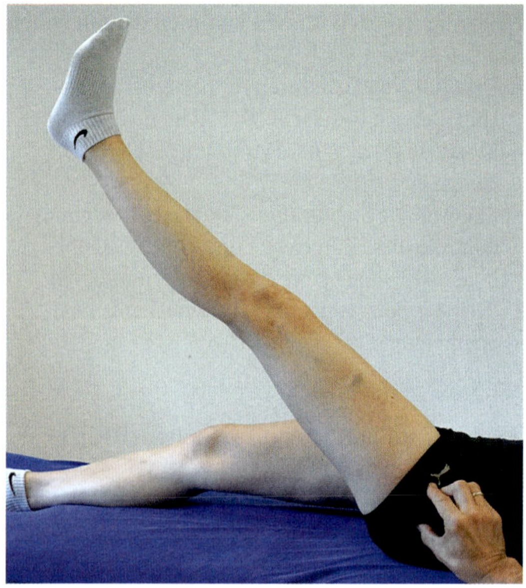

Abb. 23.4 Aktiver SLR mit Palpation des Trochanter major [P419]

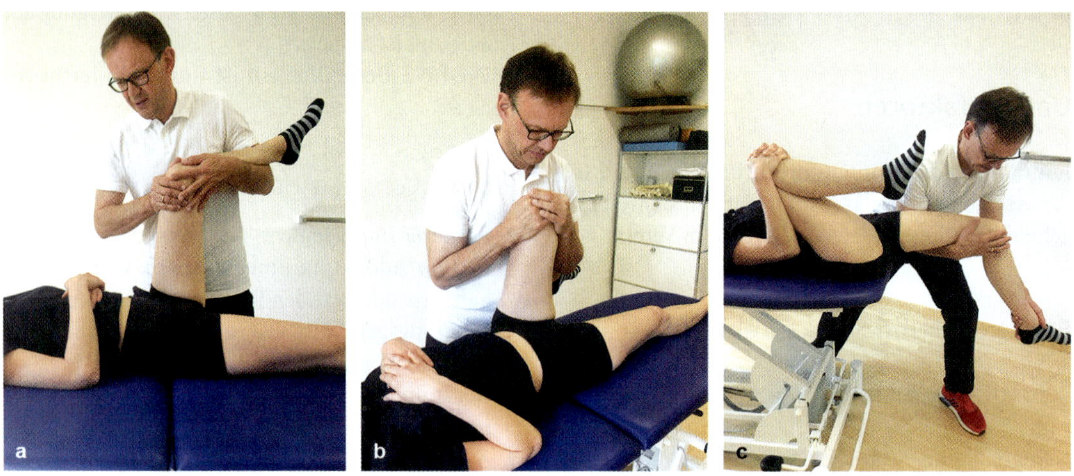

Abb. 23.3 Schmerzprovokationstests: a) vorderer Impingement-Test, b) Flexion-Adduktion-axiale-Kompressions-Test, c) Impingement-Provokationstest für den posterior-inferioren Anteil des Labrums [P419]

Bewegungskontrolltests

- Hüftextension aus BL: Die aktive Hüftextension ist links leicht reduziert. Dominanz der ischiokruralen Muskulatur, links stärker als rechts, M. gluteus maximus verzögert, und es kommt zu einer weiterlaufenden Bewegung auf die LWS im Sinne einer leichten Extension.
- Ausfallschritt: leichter Valgus links, harter Fersenaufprall, leichte Medialrotation links.
- Einbeinstand links: leichte Medialrotation Kniegelenk/rechts: ✓.
- Vierfüßlerstand: Die Patientin kann die neutrale Stellung der Wirbelsäule kontrollieren und das Hüftgelenk bis 120° schmerzfrei beugen.
- Vierfüßlerstand: in den Fersensitz gehen mit Innenrotation beider Hüftgelenke endgradig leicht schmerzhaft, mit Lateraltraktion schmerzfrei bzw. ✓.

Muskeltests

Bei der Testung der einzelnen Muskeln sind die Mm. glutei maximus, medius et minimus abgeschwächt, ebenso die Bauchmuskulatur.

Der Längentest der Hüftmuskulatur ergibt eine Verkürzung der Hüftaußenrotatoren links > rechts, des M. rectus femoris links und des M. tensor fasciae latae links.

Palpation

Hüftaußenrotatoren, Mm. adductores, M. iliopsoas und der Ursprung des M. rectus femoris im Bereich der Spina iliaca anterior superior sind druckdolent, dort ist auch der M. rectus femoris verdickt.

Erhöhte Spannung zeigen M. tensor fasciae latae, Tractus iliotibialis, M. obturatorius externus, M. iliopsoas, M. rectus femoris und M. pectineus.

Das Ligamentum inguinale links ist hyperton und der Femurkopf links steht leicht ventral.

Aktivitätsebene

Die Einschränkungen werden mithilfe der Patient Specific Functional Scale (PSFS) bestimmt:

- Längeres Gehen > 60 min: 6/10
- Joggen > 60 min: 8/10
- Stehen > 30 min: 3/10

Partizipationsebene

Frau M. kann im Moment nur eingeschränkt Sport treiben, der Alltag ist aber problemlos möglich. Ihr Ziel ist es, wieder unbeschwert Sport treiben zu können. Es gibt keine Hinweise auf psychosoziale Risikofaktoren.

23.3 Zusammenfassung der wichtigsten Befunde

Zusammenfassend zeigt Frau M. positive Tests für ein Hüftimpingement, für ein Femoral-Anterior-Glide-Syndrom und für eine mangelhafte Bewegungskontrolle der Hüfte (Gibbons 2012, Comerford 2012, Sahrmann 2002). Sie gibt Schmerzen an bei Palpation, Druck auf die Leiste und bei Druck auf die hypertonen Außenrotatoren und Adduktoren, sowie auf M. iliopsoas und M. rectus femoris. Bei Flexion/Adduktion/Innenrotation wird der M. obturatorius externus gedehnt und M. iliopsoas, M. rectus femoris, M. pectineus und vordere Kapselanteile werden möglicherweise eingeklemmt (Gautschi 2016).

Bei den Bewegungskontrolltests fällt eine mangelhafte Rotationskontrolle bei Einbeinstand, kleinem Ausfallschritt und aktivem SLR auf. Das Bewegungsverhalten ist geprägt durch mögliche strukturelle Veränderungen am Hüftgelenk und durch eine mangelhafte Stabilisationsfähigkeit im Hüftgelenk.

Die reduzierte HG-Außenrotation in 90° Flexion kann als Verkürzung des M. piriformis bzw. des M. obturatorius interpretiert werden. Die Flexion des Beckens im Hüftgelenk und die reduzierte Knieextension korrelieren mit den verkürzten ventralen Hüftmuskeln (M. rectus femoris, M. iliopsoas, M. tensor fasciae latae). Zusätzlich passt die Dominanz der ischiokruralen Muskulatur bei gleichzeitig abgeschwächten Glutealmuskeln zum Bild einer muskulären Dysbalance. Die reduzierte anterior-posteriore Bewegung des Femurkopfs und der positive aktive SLR sind Hinweise auf ein dezentriertes Hüftgelenk.

KLINISCHER HINTERGRUND

Mangelhafte Bewegungskontrolle

Nach Sahrmann (2012) sowie Comerford und Mottram (2002) weisen folgende Faktoren auf eine mangelhafte Bewegungskontrolle im Hüftgelenk hin:

- Passive Gewohnheitshaltungen: Sway Back im Stehen, schlechte Sitzhaltung
- Schwache Funktion der Glutealmuskulatur und des lumbalen Multifidus
- M. piriformis/Außenrotatoren oft hyperaktiv/verkürzt, dadurch steht Femurkopf vermehrt ventral
- Beckenhochstand führt zu mehr Spannung in Tractus iliotibialis und M. tensor fasciae latae
- Junge Sportlerin: Überlastung und Überdehnung von myofaszialen Strukturen

Ein Defizit der muskulären Bewegungskontrolle der Hüftgelenksmuskulatur führt deshalb möglicherweise zu einem Femoral-Anterior-Glide-Syndrom oder zu einem funktionellen femoroazetabulären Impingement.

Die Flexion im Hüftgelenk ist normalerweise mit der Innenrotation sowie dem Gleiten des Caput femoris nach posterior gekoppelt. Diese Bewegung ist aufgrund verkürzter dorsaler periartikulärer Strukturen reduziert. Der Femurkopf kann nicht nach dorsal gleiten, deshalb werden bei Flexion die anteriore Gelenkkapsel, der M. iliopsoas oder der M. pectineus eingeklemmt. Eine Entzündung der Bursa iliopectinea kann auch als Quelle der Symptome infrage kommen.

Pathobiologische Mechanismen

Möglicher Auslöser im Sinne einer Überbelastung ist das intensive Fußballtraining. Da dies aber bereits einige Monate zurückliegt, sind keine Wundheilungsmechanismen zu berücksichtigen. Der Schmerzmechanismus ist peripher nozizeptiv-ischämisch (lange dauernde, endgradige Positionen und Bewegungen provozieren passive Strukturen und lösen den Schmerz aus). Das Bewegungsmuster und die muskuläre Schwäche können als Output-Mechanismen eingeordnet werden, die reduzierte Ansteuerung der Muskulatur und das veränderte Bewegungsverhalten sind Anzeichen dafür.

Quellen der Symptome

Als mögliche Quellen der Symptome kommen primär das Hüftgelenk mit seinen knöchernen Strukturen und Bändern, die Gelenkkapsel und die Hüftmuskulatur infrage.

Dysfunktion

Unfähigkeit zu langem Stehen, Gehen und Joggen, Mühe beim Volleyball (tiefe Beugepositionen), reduzierte Kraft und mangelnde Bewegungskontrolle der Lenden-Becken-Hüft-Region.

Vorsichtsmaßnahmen/Kontraindikationen

Keine Kontraindikationen, da Frau M. allgemein gesund ist. Die Intensität der Übungen und Behandlungstechniken muss an die aktuelle Schmerzsituation und Belastbarkeit angepasst werden. Vorsicht bei endgradigen Mobilisationen in die schmerzhaft eingeschränkten Bewegungsrichtungen.

Beitragende Faktoren

Beitragende Faktoren sind der Sport, mögliche strukturelle Veränderungen im Bereich des proximalen Femurs und/oder der Hüftpfanne und eine muskuläre Dysbalance. Überbelastung und rezidivierende Mikrotraumatisierung durch ein Defizit der motorischen Kontrolle können ebenfalls eine Rolle spielen.

Gedanken der Patientin über das Problem

Der Leidensdruck ist mittel bis gering, Frau M. kann ihren Alltag gut bewältigen, zur Schule gehen und die Beschwerden selbst durch allgemeine Bewegungen und Entlastungsstellungen beeinflussen. Sie war vorher schon in Behandlung, führt die dort instruierten Übungen weiter und trainiert zusätzlich mit Geräten.

23.4 Physiotherapeutische Zielsetzung

Frau M. zeigt Zeichen eines FAI, eine Dezentrierung sowie eine mangelhafte Bewegungskontrolle im linken Hüftgelenk im Sinne eines Femoral-Anterior-Glide-

Syndroms (Sahrmann 2002, Comerford und Mottran 2012). Zu Beginn wird der Patientin der Entstehungsmechanismus der Beschwerden nochmals erklärt und was sie aktiv dagegen unternehmen kann.

Ziele

Gemeinsam mit der Patientin werden folgende Ziele vereinbart:

- Verbesserung der muskulären Situation und Kontrolle
- Steigerung der Belastbarkeit und Kondition
- Provokative Belastungen vermeiden (z. B. Flexion-Adduktion-Innenrotation beim Sitzen)

Als Verlaufszeichen dienen passive und aktive Beweglichkeit, NRS und die subjektiven Beschwerden beim Gehen, Stehen und beim Sport.

Prognose

Das Beschwerdebild wird beeinflusst von möglichen strukturellen Veränderungen im Bereich des Femurs und der Hüftpfanne. Für eine ungünstige Prognose sprechen die Zunahme der Beschwerden bei Belastung und eine gewisse Therapieresistenz. Obwohl die Patientin die medizinische Trainingstherapie besucht und Heimübungen macht, hat sie immer noch Beschwerden.

Für eine gute Prognose sprechen das sportliche Verhalten und die Motivation der Patientin sowie die klaren Befunde, die zu einem FAI bzw. Femoral-Anterior-Glide-Syndrom und einer mangelhaften motorischen Kontrolle passen. Frau M. kann ihre Beschwerden mit der korrekten Ansteuerung der Muskulatur kontrollieren, was ebenfalls auf eine positive Prognose hindeutet.

23.5 Physiotherapeutische Maßnahmen

Die Evidenzlage für die konservative Behandlung eines FAI ist schwach. Allerdings ist die Effektivität von Übungen zur Verbesserung einer mangelhaften Bewegungskontrolle durch Studien belegt (Luomajoki et al., 2010a).

Für die Therapie wird deshalb ein **multimodales Vorgehen** gewählt.

In den ersten Sitzungen werden manualtherapeutische Mobilisationen durchgeführt (kaudales Gleiten, laterales Gleiten, anterior-posteriore Zusatzbewegungen im Hüftgelenk, Weichteilbehandlungen, Triggerpunktbehandlung, Faszientechniken) mit dem Ziel, das Gelenk zu zentrieren und somit die Bewegungsachse zu verbessern.

> ⚠ **VORSICHT**
>
> **Flexion-Adduktion-Mobilisation**
>
> Vorsicht ist geboten bei passiven Mobilisationstechniken, die intensive Flexions-Adduktions-Komponenten beinhalten. Dies kann zur Verstärkung der Symptome durch Kompression des Femurs gegen den Pfannenrand führen.

In den folgenden Sitzungen erlernt Frau M. zusätzlich funktionelle therapeutische Übungen (Spirgi-Gantert 2012) zur selektiven Ansteuerung der stabilisierenden Muskulatur im Lenden-Becken-Hüft-Bereich und zur Verbesserung der Rotationskontrolle im linken Bein: z. B. Ausfallschritt mit korrekter Beinachsenstellung oder Einbeinstand.

Es werden weitere Übungen ergänzt, um die muskuläre Kraft der Hüft-, Becken-, Rücken- und Bauchmuskulatur zu verbessern (u. a. Abduktoren und Außenrotatoren) und die verkürzte Muskulatur zu dehnen. Die Patientin bekommt außerdem eine allgemeine Haltungsinstruktion sowie eine Erklärung der funktionellen Beinachsenbelastung.

Den besten therapeutischen Effekt zeigen Mobilisationen des Femurkopfs nach dorsal und die Detonisierung der Hüft-Außenrotatoren. Dies zeigt sich beim Wiederbefund in einer schmerzfreien und vergrößerten Flexion-Adduktion-Innenrotation.

> **WAS WÄRE, WENN …**
>
> **… die Beschwerden zunehmen und sich physiotherapeutisch nicht beeinflussen lassen?**
>
> Wenn die Beschwerden längerfristig nicht verschwinden, muss man eine weitere medizinische Abklärung durch bildgebende diagnostische Verfahren einleiten, um ein strukturelles FAI bestätigen oder ausschließen zu können. Validierte Untersuchungsmethoden sind Röntgen, Computertomografie sowie Magnetresonanztomografie.
> Durch diese Verfahren können anatomische Anomalien an Acetabulum und Femur, aber auch sekundäre Schä-

digungen des Labrums, des Gelenkknorpels und des Kapselgewebes erkannt werden (Ganz et al. 2003, Ganz et al. 2008, Parvizi und Ganz 2003, Fraitzl 2010). Bei Bestätigung eines FAI ist ein chirurgischer Eingriff die Methode der Wahl.

Weiterführende physiotherapeutische Empfehlungen und Einschätzungen

Frau M. wird empfohlen, die spezifischen Übungen regelmäßig (zwei- bis dreimal pro Woche) durchzuführen und weiterhin das Krafttraining zu besuchen. Sie kommt einmal pro Woche in die Therapie, insgesamt finden neun Behandlungen innerhalb von zwei Monaten statt. Die Patientin spürt eine Verbesserung, hat beschwerdearme bzw. beschwerdefreie Intervalle und ist dadurch motiviert, die Übungen fortzusetzen (➤ Tab. 23.1). Sie spricht gut auf Interventionen an, die das Hüftgelenk zentrieren, und spürt einen direkten positiven Effekt. Eine deutlich verbesserte Flexion-Adduktion-Innenrotation spricht eher für ein funktionelles Problem als für ein strukturelles FAI. Sie macht eine Therapiepause, da die Prüfungen in der Schule in der nächsten Zeit im Vordergrund stehen und meldet sich wieder bei Bedarf.

Assessments nach sechs Wochen

➤ Tab. 23.1

Tab. 23.1 Start- und Zwischenassessments

Assessment	Beginn der Behandlung	Sechs Wochen nach Beginn
NRS	8/10	2/10
Flexion-Adduktion-Innenrotation	Schmerzhaft	Schmerzreduziert bis schmerzfrei
Ausfallschritt	Knie dreht nach medial	Knie stabil
Aktiver SLR	Trochanter bewegt sich nach anterior	Trochanter bewegt sich kaum noch nach anterior
Anterior-posteriore Bewegung auf Femurkopf reduziert	50 %	20 %

23.6 Evidenzbasierte Zusammenfassung

Klinische Provokationstests zur Bestätigung eines vorliegenden FAI sind gemäß aktuellen Reliabilitäts- und Validitätsstudien nicht aussagekräftig. Deshalb sollte im Falle eines FAI auf jeden Fall eine konservative Therapie versucht werden. Eine Operation sollte nur dann in Betracht gezogen werden, wenn die Beschwerden sich als therapieresistent erweisen und weitere Abklärungen strukturelle Veränderungen im Bereich von Schenkelhals und Hüftpfanne ergeben. Es gibt bis jetzt keine Evidenz zur Wirkung einer konservativen Therapie auf die strukturellen Veränderungen bei einem FAI und ob dadurch Operationen vermieden werden können. Bei einem bestätigten FAI hilft längerfristig nur das operative Vorgehen.

Die Effektivität von Übungen zur Verbesserung einer mangelhaften Bewegungskontrolle sind durch Studien belegt (Luomajoki et al. 2010, Luomajoki et al. 2008). Deshalb ist es sinnvoll, bei Patienten mit einem Defizit der motorischen Kontrolle und einer muskulären Dysbalance entsprechende Interventionen und Übungen durchzuführen. Eine Verbesserung sollte zu einer Schmerzreduktion und zu einer besseren Funktion führen (Gibbons 2012).

LITERATUR

Banerjee P., Mclean C. R. (2011). Femoroacetabular impingement: a review of diagnosis and management. Curr Rev Musculoskelet Med, 4(1), 23–32.

Comerford M., Mottram S. (2012). Kinetic Control: The Management of Uncontrolled Movement. Churchill Livingstone. Australia.

Fraitzl C. R. (2010). Das femoroacetabuläre Impingement – eine häufige Ursache des Leistenschmerzes beim Sportler. Deutsche Zeitschrift für Sportmedizin, 61: 12.

Ganz R. et al. (2008). The etiology of osteoarthritis of the hip: an integrated mechanical concept. Clin Orthop Relat Rex, 466(2), 264–272.

Gautschi R. (2016). Manuelle Triggerpunkt-Therapie. Myofasziale Schmerzen und Funktionsstörungen erkennen, verstehen und behandeln. Georg Thieme Verlag. Stuttgart.

Gibbons S. (2012). Wie beeinflussen veränderte Bewegungsmuster und Muscle Imbalance das FAI? Manuelle Therapie, 16, 119–131.

Lavigne M. et al. (2004). Anterior femoroacetabular impingement: part I. Techniques of joint preserving surgery. Clin Orthop Relat Res, 418, 61–66.

Leibold M. R., Huijbregts P. A., Jensen R. (2008). Concurrent criterion-related validity of physical examination tests for hip labral lesions: a systematic review. J Man Manip Ther, 16(2), E24–E41.

Luomajoki H. et al. (2010). Improvement in low back movement control, decreased pain and disability, resulting from specific exercise intervention. Sports Med Arthrosc Rehabil Ther Technol, 2: 11.

Parvizi J., Ganz R. (2003). Hip osteoarthritis. Orthopedics, 26(11), 1.099–1.109.

Reid G. D. et al. (2010). Femoroacetabular impingement syndrome: an underrecognized cause of hip pain and premature osteoarthritis? J Rheumatol, 37(7), 1.395–1.404.

Sahrmann S. (2002). Movement Impairment Syndromes. Mosby. St. Louis.

Spirgi-Gantert I. (2012). FBL Klein-Vogelbach Functional Kinetics: Therapeutische Übungen. 6. ed. Springer-Verlag. Berlin Heidelberg.

III Obere Extremität

FALL

24 Karpaltunnelsyndrom (KTS)

Rick Peters

Leitsymptome: Dysästhesien – Parästhesien – Schmerzen – gestörte Motorik

schwer

Definition

Karpaltunnelsyndrom (KTS)

Das KTS ist die häufigste Einklemmungsneuropathie. Die Leitlinie der deutschen Gesellschaft für Neurologie stellt die Diagnose anhand von Anamnese, neurologischer Untersuchung (Kraft, Reflexe und Sensibilität) und neurografischer Untersuchung (Diener 2012). Problematisch ist dabei, dass das ENG nur dick-myelinisierte Nervenfasern (Aα, Aβ, Aγ) testet, aber nicht dünn-myelinisierte (Aδ) bzw. nichtmyelinisierte (C) Nervenfasern.

24.1 Vorgeschichte

Frau B. ist 48 Jahre alt und kommt mit der Diagnose „Verdacht auf Karpaltunnelsyndrom" in die Physiotherapie. Sie hat seit zwei Monaten vermehrt Schmerzen und Parästhesien in beiden Händen, links stärker als rechts. Vor sieben Jahren hatte sie ein Mammakarzinom links, das mit einer brusterhaltenden Operation und Chemotherapie erfolgreich behandelt wurde. Hierfür muss sie jährlich zur Kontrolle zum Onkologen. Die letzte Kontrolle war vor drei Monaten. Vor einem Monat ging Frau wegen der Beschwerden in den Händen zum Hausarzt, dieser verschrieb ihr eine Schiene und schickte sie zum Neurologen. Der Neurologe führte eine Elektroneurografie (ENG) durch, die für beide Hände unauffällig ausfiel.

KLINISCHER HINTERGRUND

Elektroneurografie (ENG)

Mithilfe der ENG wird die Nervenleitung an den peripheren Nerven gemessen wird. So lässt sich die Geschwindigkeit bestimmen, mit der einen Nerv elektrische Signale weiterleitet (= Nervenleitgeschwindigkeit). Außerdem wird überprüft, wie gut eine elektrische Nervenreizung auf den zugehörigen Muskel übertragen wird und wie ausgeprägt die sensiblen Nerven leiten.

In diesem Fallbeispiel werden folgende Fragen analysiert und beantwortet:

- Ist das KTS eine lokale Pathologie?
- Wie wird ein KTS von anderen pseudoradikulären Problematiken abgegrenzt?
- Konservative versus operative Therapie?

24.2 Untersuchungsbefunde

24.2.1 Physiotherapeutische Anamnese

Die Symptome treten stärker in der linken, nichtdominanten Hand auf (➤ Abb. 24.1). Als Hauptproblem gibt Frau B. ein elektrisierendes Kribbeln (❶, Numeric Rating Scale = NRS 6/10) in der Handregion an. Als zweites Symptom beschreibt sie einen intermittierenden, ziehenden bis stechenden Schmerz auf der volaren Seite des Unterarms, manchmal ausstrahlend bis zum Ellbogen (❷, NRS 5/10). Die Symp-

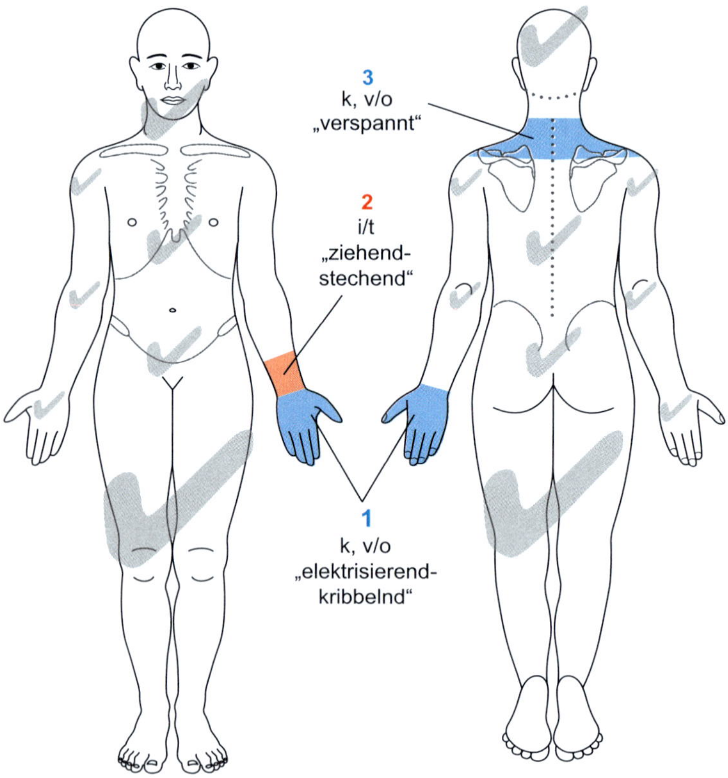

Abb. 24.1 Bodychart mit Lokalisation der Beschwerden [L231]

tome treten vor allem in der Nacht auf und erschweren das Ein- und Durchschlafen. Tagsüber treten die Beschwerden vor allem bei Greifbewegungen und Stützaktivitäten auf. Frau B. hat manchmal das Gefühl, ihre linke Hand sei etwas schwächer geworden. Auf Nachfrage berichtet Frau B. über langjährigen Nacken- und Schulterverspannungen. Sie führt diese auf ihre Arbeit in einem Supermarkt zurück, wo sie als Kassiererin eine Stelle hat. Ein Trauma oder sonstiges Ereignis, das die Entstehung der Symptome erklären könnte, ist nicht bekannt.

Hypothese

Die Symptome deuten auf ein KTS, eine zervikale Radikulopathie kann zu diesem Zeitpunkt noch nicht ausgeschlossen werden.

24.2.2 Evaluation des Gesundheitszustands nach ICF

Personenbezogenen Faktoren

Frau B. sitzt viel bei ihrer Arbeit. Sie ist verheiratet und hat zwei erwachsene Kinder. Sie wohnt mit ihrem Mann und dem erwachsenen Sohn in einem Einfamilienhaus. Ihre Familienverhältnisse bezeichnet sie als stabil und unproblematisch. Als Hobbys gibt Frau B. Lesen und Spazieren an. Sie geht mit einer Freundin ein- bis zweimal pro Woche eine Stunde Walken. Sie macht sich große Sorgen, ob sie ihren Job als Kassiererin (sie arbeitet 60 %) weiterhin ausüben kann.

Umweltfaktoren

Frau B. macht den Haushalt größtenteils allein. Sie ist hierbei momentan mäßig eingeschränkt, bemerkt jedoch vor allem bei Aktivitäten wie Staubsaugen, Bügeln und Fensterputzen zunehmende Symptome in der linken Hand.

⚠ **VORSICHT**

Nachtschmerzen, Krebs in der Vorgeschichte, Parästhesien und Kraftverlust

Dies sind Symptome, die man als Red Flag interpretieren muss. Andere Faktoren, die auf eine schwere Pathologie der Handregion deuten können, sind (Lüdtke 2015):

- Trauma, Fraktur
- Entzündungszeichen
- Deformitäten
- Risikofaktoren für Osteoporose
- Haut- und Nagelveränderungen
- Vermehrtes Schwitzen
- Atrophien
- Progredienter Verlauf

Funktions- und Strukturebene

Inspektion

Die Inspektion im Stehen zeigt eine Kopfprotraktionsstellung mit leichter Kyphosierung des zervikothorakalen Übergangs. Die BWS weist eine Hypokyphosierung („Flachrücken") auf. Beide Scapulae stehen in leichter Abduktionsstellung. Die Schultern befinden sich in Innenrotation und Protraktion. Schwellungen und trophische Veränderungen im Handgelenk liegen nicht vor.

Neurologische Untersuchung

In der neurologischen Untersuchung wird nach **Negativ-** und **Positivzeichen** der Körperfunktionen gesucht (Schmid et al. 2013). Bei Frau B. werden folgende Körperfunktionen getestet (➤ Fall 16):

- Negativzeichen:
  - Kraft der Kennmuskulatur C4–Th1 und Froment-Zeichen (➤ Abb. 24.2)
  - Sensibilität
  - Reflexe
  - Wärme und Kälteempfinden
  - Vibrationssinn
- Positivzeichen:
  - Wind-up-Test
  - Wattetest für Hyperalgesie und Allodynie

Zusammengefasst zeigt sich eine leichte Sensibilitätsverminderung im Dermatom C6–C7, eine leichte Hyperalgesie im volaren Handbereich und eine subtile Verminderung des Vibrationssinns der linken Hand. Kraft, Reflexe und Wärme-/Kältempfinden sind unauffällig.

Als **spezielle Tests** werden der Phalen-Test und das Hoffmann-Tinel-Zeichen durchgeführt (➤ Abb. 24.3). Diese beurteilen eventuelle Positivzeichen der neurologischen Strukturen. Beide Tests provozieren die typische Symptomatik von Frau B. und sind demzufolge als positiv zu bewerten.

Beweglichkeit

Handgelenk

Die Überprüfung der **aktiven Bewegungen** zeigt eine leichte Einschränkung der Palmarflexion (PF) und

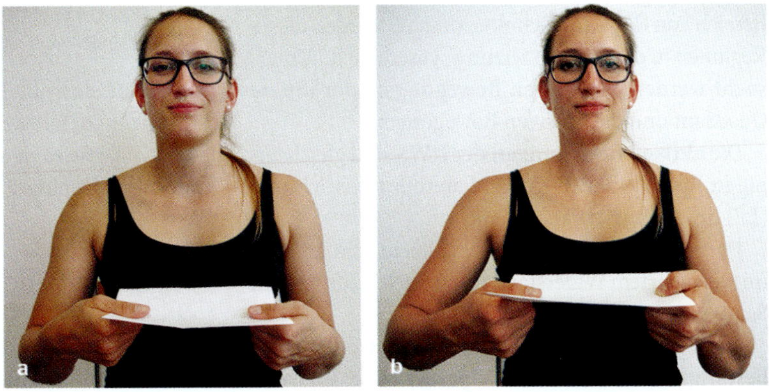

Abb. 24.2 Froment-Zeichen: a) Test negativ, b) Test links positiv [P420]

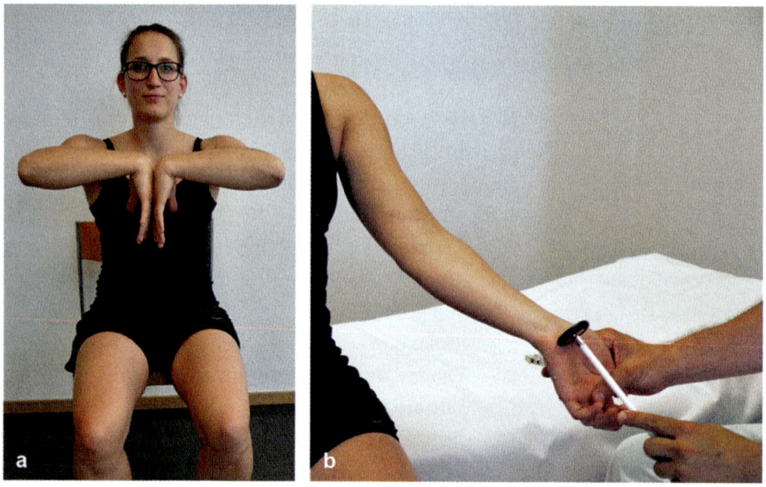

Abb. 24.3 a) Phalen-Test, b) Hoffmann-Tinel-Zeichen [P420]

Dorsalextension (DE), wobei Symptome ❶ und ❷ auftreten. Die übrigen Bewegungsrichtungen sind unauffällig. Die Untersuchung der **passiven Bewegungen** bestätigen die obengenannte Bewegungseinschränkung. Das Endgefühl ist elastisch-leer in PF und zeigt Hypomobilitäten im Bereich des Karpus. Die Beweglichkeit zwischen Radius/Skaphoid, Radius/Lunatum, Lunatum/Skaphoid und Lunatum/Kapitatum wird **mit akzessorischen Bewegungen** getestet und zwischen Lunatum/Kapitatum als hypomobil bewertet.

Aktive myofasziale Triggerpunkte sind in M. pronator teres und Mm. flexor digitorum und profundus palpierbar.

HWS-/Schulter-Screening

Die Hypothese KTS scheint gesichert zu sein. Viele Patienten mit einem KTS haben Zeichen einer zentralen Sensibilisierung und Symptome in entfernten Körperregionen. Frau B. beschreibt Beschwerden im Bereich von HWS und Schulter, deshalb werden dieses Regionen in der zweiten Sitzung „gescreened". Untersucht werden die aktiven Bewegungen, der untere Quadrant und die passiven Bewegungen.

Die **aktiven Bewegungen** der HWS sind gleichsinnig in Rotations- (ROT) und Lateroflexionsrichtung (LF) links eingeschränkt.

Der **untere Quadrant** ist lokal leicht schmerzhaft mit vermehrtem Widerstand im Vergleich zur rechten Seite.

Die Untersuchung der **passiven Beweglichkeit** bestätigt diesen Befund. Die **passiv akzessorische Bewegungen** zeigen einen unilaterale Steifigkeit C5–C6 links, die erste Rippe ist hypomobil in kaudaler Richtung.

Das **Schulter-Screening** ist unauffällig.

Neurodynamik

Die Neurodynamik wird mithilfe des Upper Limb Neurodynamic Tests 1 (ULNT, ➤ Fall 16) überprüft. Die Symptome ❶ und ❷ treten auf, bei LF nach links verschwinden sie wieder. Im Vergleich zur rechten Seite ist die Ellbogenextension um 30° vermindert.

Palpation

Die **Muskeln** der HWS werden palpiert. Mm. scaleni und M. subclavius zeigen aktive Triggerpunkte mit Referred Pain ins Handgelenk (❷).

Hypothese

Es scheint, dass die Beschwerden nicht nur von distal aus provoziert werden. Auf jeden Fall sollten die myofasziale Befunde an der HWS mitbehandelt und im Clinical-Reasoning-Prozess mitberücksichtigt werden.

Aktivitätsebene

Frau B. bewertet ihre Einschränkungen mithilfe der Patient Specific Functional Scale (PSFS, ➤ Fall 5):

- Durchschlafen: 8/10
- Greifen: 7/10
- Heben: 8/10

Um einen weiteren Eindruck der wahrgenommenen Einschränkung und Behinderung im Alltag zu gewinnen, füllt Frau B. auch das **Boston Carpal Tunnel Questionnaire** aus (Keilani 2008).

- Teil 1: 32 von 55 Punkten (64 %), moderater Schweregrad
- Teil 2: 26 von 40 Punkten (65 %), schwere funktionelle Einschränkungen

KLINISCHER HINTERGRUND

Boston Carpal Tunnel Syndrom Questionnaire (BCTQ)

Das BCTQ ist ein weitverbreitetes, krankheitsspezifisches und validiertes Messinstrument zur Beurteilung der Intensität der Symptome (1. Teil) und Abschätzung der funktionellen Einschränkungen (2. Teil) bei Patienten mit KTS.

Punkte 1. Teil:

- 11 = asymptomatisch
- 12–22 = mild
- 23–33 = moderat
- 24–44 = schwer
- 45–55 = sehr schwer

Punkte 2. Teil:

- 8 = asymptomatisch
- 9–16 = mild
- 17–24 = moderat
- 25–32 = schwer
- 33–40 = sehr schwer

Um die Selbsteinschätzung der Schmerzen von Frau B. zu evaluieren, wird die Pain Catastrophizing Scale eingesetzt. Das Ergebnis ist mit 36 von 52 Punkten (67 %) ziemlich hoch und sollte im Clinical-Reasoning-Prozess einen hohen Stellenwert bekommen.

Partizipationsebene

Durch die Befunde auf Funktions- und Strukturebene ist Frau B. mäßig bis stark eingeschränkt in ihrer Arbeitstätigkeit. Am Abend nach einem Arbeitstag sind die Beschwerden deutlich stärker und stören ihre Nachtruhe zunehmend, die Schlafqualität ist ungenügend Sie ist gezwungen, immer öfter Pausen zu machen und kann ihren Alltag nicht wie gewohnt bewältigen. Sie ist seit vier Wochen krankgeschrieben.

24.3 Zusammenfassung der wichtigsten Befunde

Die Einordnung der Patientenangaben sowie der physischen Befunde orientiert sich an den klassischen Hypothesenkategorien.

Pathobiologische Mechanismen

Schmerzmechanismus

Die Befunde aus Anamnese und Funktionsuntersuchung deuten auf einen peripher-neurogenen Schmerzmechanismus mit Zeichen zentraler Sensibilisierung. Für eine zentrale Sensibilisierung sprechen folgende Merkmale (Smart et al. 2010):

- Verbreitete Schmerzausweitung
- Hyperalgesie, Spontanschmerzen ohne Auslöser
- Symptome überdauern die Wundheilungsphasen
- Angst vor einem erneuten operativen Eingriff, Angst vor einem Brustkrebsrezidiv
- PCS-Wert 67 %
- Unzureichende Analgesie durch NSAR
- Nachtschmerzen mit gestörtem Schlaf

Gewebemechanismen

Frau B. hat die Symptome seit mehr als zwei Monaten mit schlechter werdender Tendenz. Die Wundheilung sollte sich bereits in der Remodellierungsphase befinden, somit sollten die Symptome nicht mehr so akut sein. Eine lokale neurale Entzündung wird als mögliche Erklärung für sowohl die lokale Hyperalgesie als auch die periphere Sensibilisierung im Innervationsgebiet des N. medianus angenommen. Bereits eine milde Nervenkompression kann eine entfernte Immunantwort in den Hinterwurzelganglien auslösen und Demyelinisation, abnormale Erregbarkeit oder eine reduzierte Reizschwelle verursachen (Schmid et al. 2013).

Quellen der Symptome

Als mögliche Quellen der Symptome kommen der N. medianus, die Flexoren des Handgelenks, die

24

Muskulatur des Hypothenars, die Bänder, das Retinakulum und eventuell die vaskulären Strukturen (Endothelkapillaren) infrage. An folgenden Engpässen kann der N. medianus komprimiert werden (Butler 2000):

- Proximal auf Höhe des Sulcus bicipitalis medialis
- Zwischen der Aponeurosis musculi bicipitis und dem M. brachialis
- Zwischen Caput humerale und Caput ulnare des M. pronator teres
- Zwischen M. flexor digitorum superficialis und M. flexor digitorum profundus, hier verläuft eine sensible Abzweigung des N. medianus, der N. interosseus anterior
- Im Karpaltunnel
- Zwischen den Mm. interossei

Vorsichtsmaßnahmen/Kontraindikationen

Die neurologischen Zeichen müssen in regelmäßigen Abständen reevaluiert werden, um eine allfällige Verschlechterung zu erkennen. Die Anwesenheit von oben genannte Red Flags ist im Auge zu behalten.

WAS WÄRE, WENN …

… die neurologischen Zeichen positiv wären und das ENG positive Befunde hätte?

In diesem Fall hat Frau B. funktionelle sensomotorische Ausfälle. Wenn diese Ausfälle (rasch) progredient sind, muss ein operatives Vorgehen in Betracht gezogen werden. Zur Auswahl stehen eine offene Operation mit Durchtrennung des Retinakulums oder eine endoskopische Spaltung des Retinakulums, evtl. mit Synovektomie der Flexorensehne.

Beitragende Faktoren

Im Fall von Frau B. ist ihre Arbeit als Kassiererin mit repetitiven Tätigkeiten der wichtigste beitragende Faktor. Die Angst vor einem Krebsrezidiv sowie die Katastrophisierung sind weitere Faktoren, die in den Prozess des Clinical Reasoning miteinbezogen werden müssen.

Hypothese

Aufgrund der physiotherapeutischen Untersuchung und der Assessments kann man von einem milden KTS ausgehen mit Dysfunktionen im Bereich C6–Th1 sowie myofaszialen Befunden in M. pronator teres sowie Mm. flexorum superficialis und profundus. Zudem hat Frau B. die Neigung zum Katastrophisieren.

24.4 Physiotherapeutische Zielsetzung

Wichtig ist es, mit der Patientin das Problem zu definieren und realistische Ziele zu vereinbaren. Das Hauptziel der konservativen Therapie ist es, das Fortschreiten der Fibrosierung des Karpaltunnels zu verhindern. Sekundäre Ziele sind, längerfristig die Funktionen zu verbessern, die Schmerzen zu reduzieren sowie die Belastbarkeit zu steigern.

Ziele

Gemeinsam mit der Patientin werden folgende konkrete Ziele formuliert:

- Schmerzlinderung, Symptomreduktion und Verbesserung der Schlafqualität
- Förderung eines adäquaten Krankheitsverständnisses, damit Ängste abgebaut und aktive Bewältigungsstrategien gegen den Schmerz erarbeitet werden können
- Haltungsbewusstsein in der Arbeit verbessern
- Sekundarprävention: Risikofaktoren minimieren, lokale und allgemeine Belastbarkeit steigern

Prognose

Für eine ungünstige Prognose sprechen die Ängste der Patientin, die relativ hohe Neigung zum Katastrophisieren, die lange Krankheitsgeschichte und die allgemeine Dekonditionierung der Patientin. Sie möchte unbedingt einen operativen Eingriff vermeiden.

24.5 Physiotherapeutische Maßnahmen

Die Evidenzlage für die Behandlungsstrategien eines KTS ist nicht eindeutig, und es fehlt an High-Level-Evidenz bezüglich der Auswahl physiotherapeutischer Maßnahmen. Die Guidelines aus verschiedenen Ländern sind hauptsächlich auf ärztliche Interventionen ausgerichtet und können als Orientierung genutzt werden. Als konservative Maßnahmen werden mit limitierter bis moderater Evidenz empfohlen: therapeutischer Ultraschall, Nachtschiene, ergonomische Schreibtastatur, Patient Education, Mobilisation der Handwurzelknochen, Nervenmobilisation und aktive Übungen (Huisstede et al. 2010).

Patient Education

Frau B. werden die pathobiologischen Mechanismen ihrer Beschwerden sowie ihre Prognose ausführlich erklärt. Der beitragende Faktor Arbeit wird ebenfalls thematisiert und ergonomische Ratschläge sowie Informationsmaterial werden zur Verfügung gestellt. Zudem wird der Patientin empfohlen, ihre Schiene vor allem in der Nacht konsequent zu tragen. Mithilfe des Smartphones der Patientin wird ihre Körperhaltung während der Arbeit und anderer Alttagaktivitäten analysiert.

Passive Maßnahmen

Während der ersten Sitzungen werden die Handwurzelknochen mobilisiert. Vor allem die Gelenke rund um das Os capitatum wurden in anterior-posteriorer und posterior-anteriorer Richtung mit **akzessorischen Bewegungen** (Grade III und IV) mobilisiert. Ab der zweiten Sitzung werden auch die Segmente C5/C6, C6/C7 und C7/Th1 mitberücksichtigt: C5/C6 und C6/C7 werden mit Side-Gliding-Techniken, C7/Th1 mit unilateralen posterior-anterioren und anterior-posterioren Techniken behandelt (➤ Fall 27).

Mm. scaleni, M. pronator teres und Mm. flexor digitorum longus und brevis werden mit **manueller Triggerpunkttherapie** behandelt. Zudem wird das Bindegewebe rund um das Lig. carpi transversum mit Weichteiltechniken behandelt.

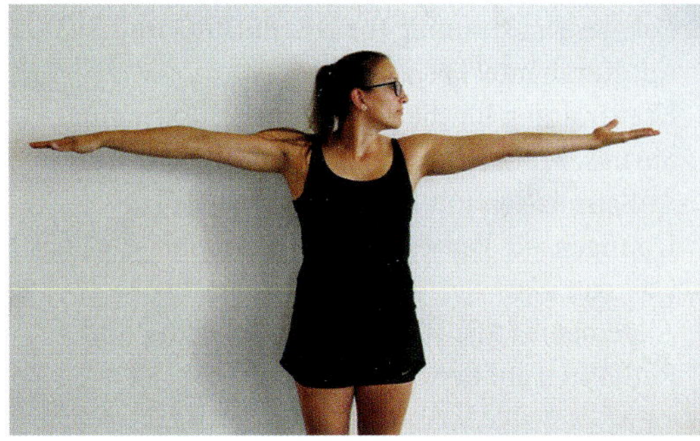

Abb. 24.4 Eigenübung N. medianus [P420]

Neurodynamische Techniken

Der N. medianus wird ab der dritten Sitzung mit den neurodynamischen Techniken ULNT 1 und ULNT 2a mobilisiert (➤ Fall 16). Die Techniken werden gemäß Irritierbarkeit der Patientin aufgebaut. Zu Beginn werden Sliders durchgeführt, dann Interface-Behandlungen unter neuraler Vorspannung und zum Schluss Tensioners. (Butler 2000). Frau B. erlernt zur Verbesserung der Neurodynamik eine Übung, die sie zu Hause durchführen kann (➤ Abb. 24.4).

Aktive physiotherapeutische Maßnahmen

Ab der ersten Sitzung lernt Frau B., ihre Sitzhaltung aktiv zu korrigieren, damit sie nicht mehrheitlich in einer allgemeinen kyphotischen Haltung mit Kopfprotraktion verbleibt. Zudem wird Frau B. instruiert, ihre Handmuskulatur, vor allem die Flexoren, bewusst zu entspannen und leicht zu dehnen. Zusätzlich wird ab der zweiten Sitzung Graded Motor Imagery durchgeführt. Dazu legt die Patientin ihre Hände links und rechts neben einen Spiegel und führt mit der nichtbetroffenen Seite aktive Bewegungen aus: Greifen, Spreizen, DE, PF, Pronation (PRO) und Supination (SUP). So soll die kortikale Repräsentation der sensomotorische Kortex stimuliert werden (Moseley und Flor 2012). Frau B. soll zunächst täglich 5–10 Minuten üben, später jeden zweiten Tag 5–10 Minuten. Zuerst wird schmerzfrei im Koordinationsbereich trainiert, später kann auch Hypertrophietraining durchgeführt werden. Die aktive Übungstherapie besteht aus:

- Lokales Krafttraining für DE, PF, PRO und SUP mit Kurzhantel (➤ Fall 27)
- Krafttraining für die gesamte obere Extremität: Shrugs, Military Press, Scaptions, Bizeps-Curl-Außenrotation mit Kurzhantel (➤ Fall 25)
- Übungen zur Verbesserung des Skapula-Settings (➤ Fall 25)
- Allgemeines Ausdauertraining: Walking und Radfahren auf dem Hometrainer

Behandlungsverlauf

Nach sechs Behandlungen hat Frau B. deutlich weniger Symptome (❶ und ❷) in der Nacht (NRS 2–3/10), sie konnte bereits einige Male wieder durchschlafen. Sie berichtet, dass ihre Hand sich „freier" und „kräftiger" anfühlt. Tagsüber treten die Parästhesien und Gefühlsstörungen weniger oft auf. Das Heben und Greifen von Gegenständen ist immer noch problematisch. Die Spiegelübungen macht sie täglich 10–15 Minuten zu Hause. Sie fühlt sich zuversichtlicher und ein Versuch mit 50 % Arbeitsfähigkeit wird gestartet.

Die Patientin konnte einige ergonomische Anpassungen am Arbeitsplatz vornehmen. In den ersten vier Wochen kommt Frau B. zweimal wöchentlich in die Physiotherapie, danach noch einmal pro Woche.

Assessments nach drei Monaten

➤ Tab. 24.1 zeigt die Ergebnisse der Assessments im Behandlungsverlauf.

24.6 Evidenzbasierte Zusammenfassung

Das KTS ist die häufigste periphere Einklemmungsneuropathie. Trotz seiner Häufigkeit sind die genaue pathobiologischen Mechanismen nicht vollständig geklärt. Diagnostik und Therapie sind eine Herausforderung für den Physiotherapeuten, weil die Symptome nicht immer klar abgrenzbar sind und oft nicht

Tab. 24.1 Zwischenassessments

Assessment	Anfang	Nach vier Wochen	Nach drei Monaten
NRS	• ❶: NRS 6/10 • ❷: NRS 5/10	• ❶: 2/10 • ❷: 3/10	• ❶: 0/10 • ❷: 1/10
PSFS	• Durchschlafen 8/10 • Greifen 7/10 • Heben 8/10	• Durchschlafen 4/10 • Greifen 5/10 • Heben 3/10	• Durchschlafen 0/10 • Greifen 2/10 • Heben 0/10
BCTQ	• Teil 1: 32/55 Pkt., 64 % = moderater Schweregrad • Teil 2: 26/44 Pkt., 65 % = schwere funktionelle Einschränkung		• Teil 1: 7/55 Pkt., 13 % = asymptomatisch • Teil 2: 6/44 Pkt., 14 % = asymptomatisch
Neurodynamik	ULNT 1: positiv –30° Ellbogen-Extension	ULNT 1: positiv –10° Ellbogen-extension	ULNT 1: negativ
Spezielle Tests	• Phalen: + • Tinel-Zeichen: +	• Phalen: + • Tinel-Zeichen: –	• Phalen: – • Tinel-Zeichen: –
QST	• Light Touch: C6/C7 leicht vermindert • Vibrationssinn: – Ellbogen: leicht vermindert 5/8 – Hand: leicht vermindert 5/8 • Wind-up: leichte Hyperalgesie im volaren Handbereich • Wärme/Kälte: leichte hyperalgetische Reaktion auf Wärme	• Light Touch: C6/C7 leicht vermindert • Vibrationssinn: – Ellbogen: normal 8/8 – Hand: normal 7/8 • Wind-up: leichte Hyperalgesie volaren Handbereich • Wärme/Kälte: normal	• Light Touch: normal • Vibrationssinn: – Ellbogen: normal 8/8 – Hand: normal 8/8 • Wind-up: normal • Wärme/Kälte: normal
PCS	67 %	Nicht getestet	10 %

den in der Literatur beschriebene Merkmalen folgen. Zwei Drittel der Patienten mit KTS haben Schmerzen außerhalb des Innervationsgebiets des N. medianus. Bis heute fehlt ein adäquater Goldstandard für die Diagnostik eines KTS. Eine negative Elektrodiagnostik bedeutet nicht zwingend einen gut funktionierenden Nerv. Mit Hilfe der QST kann die Funktion der dünnen C- und Aδ-Fasern in der physiotherapeutischen Untersuchung getestet werden und das Ergebnis im Clinical-Reasoning-Prozess integriert werden.

Posturale Veränderungen können bei Patienten mit KTS artikuläre, myofasziale und ligamentäre Strukturen belasten und ein Double-Crush-Syndrom verursachen (➤ Fall 27). Diese Strukturen müssen also zwingend in den Clinical-Reasoning-Prozess des Therapeuten mitaufgenommen werden (Fernández-de-las-Peñas et al. 2009).

In leichten bis mittelschweren Fällen, bei jungen Patienten, bei einer kurzen Geschichte, bei Schwangeren und bei änderbarer manueller Tätigkeit wird die konservative Behandlung primär empfohlen. Dieses Vorgehen wird durch verschiedene randomisierte klinische Studien unterstützt (Page et al. 2012).

Wenn konservative Behandlungsansätze fehlschlagen und es nachweislich zu einer Beeinträchtigung der Nervenfunktion kommt, ist eine Operation indiziert (Huisstede et al. 2010).

Eine ganz wichtige Rolle im physiotherapeutischen Management spielt die „Patient Education". Neuropathische Schmerzen können sehr beängstigend und bedrohlich wirken. Es ist deshalb essenziell, dass der Patient versteht, was er eigentlich hat, was der Physiotherapeut für ihn tun kann und was er selbst zur Linderung beitragen kann (Schmid et al. 2013)

Lokal muss versucht werden, den Druck im Karpaltunnel zu reduzieren. In einer MRI-Studie konnte nachgewiesen werden, das neurodynamische Mobilisationstechniken das intraneurale Ödem bei Patienten mit Karpaltunnelsyndrom reduzieren (Schmid et al. 2012). Diese Studie zeigt, dass eine vorsichtige Mobilisation des umliegenden Gewebes und des N. medianus selbst die entzündlichen Prozesse nicht verschlimmern. Die Graded Motor Imagery kann dabei helfen, die sensomotorische Integration des Homunkulus zu verbessern, um der zentrale Sensibilisierung entgegenzuwirken (Moseley und Flor 2012).

LITERATUR

Butler D. S. (2000). The Sensitive Nervous System. Noigroup Publications.

Diener H. C. (2012). Leitlinien für Diagnostik und Therapie in der Neurologie. Weimar C. Kapitel 1: Erkrankungen peripherer Nerven. Thieme Verlag. Stuttgart.

Fernández-de-las-Peñas C. et al. (2009). Bilateral widespread mechanical pain sensitivity in carpal tunnel syndrome: evidence of central processing in unilateral neuropathy. Brain, 132(6), 1.472–1.479

Huisstede B. M. et al. (2010). Carpal tunnel syndrome. Part I: effectiveness of nonsurgical treatments – a systematic review. Arch Phys Med Rehabil, 91(7), 981–1.004.

Keilani M. Y. (2008). Übersetzung und Validierung des „Boston Carpal Tunnel Syndrome Questionnaire" zum Einsatz bei deutschsprachigen Patienten. Pernicka E. Adaptation of the Germin Version of the Boston Carpal Tunnel Questionnaire. Physikalische Medizin Rehabilitationsmedizin Kurortmedizin.

Lüdtke K. (2015). Screening in der Physiotherapie. Grauel G. Das Flaggen-System – Warnsignale erkennen. Georg Thieme Verlag KG.

Moseley G. L., Flor H. (2012). Targeting cortical representations in the treatment of chronic pain: a review. Neurorehabil Neural Repair, 26(6), 646–652.

Page M. J. et al. (2012). Exercise and mobilisation interventions for carpal tunnel syndrome. Cochrane Database Syst Rev. 6. CD009899

Schmid A. B. et al. (2012). Effect of splinting and exercise on intraneural edema of the median nerve in carpal tunnel syndrome –an MRI study to reveal therapeutic mechanisms. J Orthop Res, 30(8), 1.343–1.350.

Schmid A. B., Nee R. J., Coppieters M. W. (2013). Reappraising entrapment neuropathies – mechanisms, diagnosis and management. Man Ther, 18(6), 449–457.

Smart K. M. et al. (2010). Clinical indicators of 'nociceptive', 'peripheral neuropathic' and 'central' mechanisms of musculoskeletal pain. A Delphi survey of expert clinicians. Man Ther, 15(1), 80–87.

FALL

25 Impingement-Syndrom

Rick Peters

Leitsymptome: Painful Arc – Bewegungseinschränkung – Schulterfunktionseinschränkung

schwer

Definition

Schulter-Impingement

Impingement bedeutet wörtlich Einklemmung. Die Diagnose ist sehr unspezifisch, sie umfasst mehrere klinische Bilder mit multifaktorieller Ätiologie. In der Literatur werden zwei unterschiedliche Klassifikationen des Schulter-Impingements angewendet (Cools et al. 2008). Die eine Klassifikation richtet sich nach dem **Ort der Einklemmung:**

- Ein **externes** oder **subakromiales Impingement** ist die mechanische Affektion der Weichteile (Bursae und Sehne der Rotatorenmanschette) im subakromialen Raum zwischen Humeruskopf und Akromion.
- Das **interne Impingement** beschreibt die mechanische Beeinträchtigung der Sehnen der Rotatorenmanschette zwischen Humeruskopf und Glenoidkante. Je nach Lokalisation der Beeinträchtigung wird zwischen anterior- bzw. posterior-superiorem Impingement unterschieden, wobei die anterior-superiore Variante sehr selten ist.

Die andere Klassifikation unterscheidet nach der **Ursache der Einklemmung:**

- Beim **primären Impingement** besteht eine strukturelle Verengung des Subakromialraums. Diese kann verursacht werden durch eine Arthropathie des akromioklavikulären Gelenks, eine Schwellung der Weichteile oder ein ungünstig geformtes Akromion (geneigt oder hakenförmig).
- Beim **sekundären Impingement** gibt es keine strukturelle Obstruktion, sondern funktionelle Beeinträchtigungen, die in spezifische Positionen im Subakromial- oder Glenohumeralgelenk stattfinden.

25.1 Vorgeschichte

Der 52-Jährige Herr M. ist Pflegefachkraft auf einer Intensivstation in einer Universitätsklinik. Er kommt in die Physiotherapie wegen Schulterproblemen. Vor zwei Wochen hatte er einem Freund beim Umzug geholfen. Am nächsten Tag erwachte er mit starken Schmerzen im Schulterbereich und konnte seinen linken Arm kaum noch bewegen.

In diesem Fallbeispiel werden folgenden Fragen analysiert und beantwortet:

- Wie wird die Diagnose Impingement-Syndrom gestellt?
- Welche Tests sind relevant?
- Was sind die Ziele der Physiotherapie?
- Welche Behandlungsmaßnahmen stehen zur Verfügung?

25.2 Untersuchungsbefunde

25.2.1 Medizinische Befunde

Der Hausarzt verschrieb nichtsteroidale Antirheumatika (NSAR), eine einwöchige Arbeitsunfähigkeit und ordnete eine Ultraschalluntersuchung an.

Auf dem Ultraschall sind eine Bursitis subacromialis sowie eine Tendinopathie der Supraspinatus- und Infraspinatussehne zu sehen. Die Bursitis wird von einem Rheumatologen infiltriert. Es wird Physiotherapie verordnet mit der Diagnose „subakromiales Impingement links".

25.2.2 Physiotherapeutische Anamnese

Herr M. berichtet in der ersten physiotherapeutischen Sitzung über mäßige bis starke, intermittierend-tiefe (i/t) Schmerzen im Schultergelenk rechts (NRS 3–8/10, ❶, ➤ Abb. 25.1) mit stechendem Charakter. Ruheschmerz tritt seit drei Tagen nicht mehr auf.

25.2.3 Evaluation des Gesundheitszustands nach ICF

Personenbezogen Faktoren

Herr M. arbeitet 90 %, er beschreibt seine Arbeit als anspruchsvoll, manchmal sehr stressig, jedoch befriedigend. Das Arbeitsklima empfindet er als angenehm. Seinen körperlichen Fitnesszustand beurteilt er als mäßig, seinen allgemeinen Gesundheitszustand als gut. Er ist seit 20 Jahren Nichtraucher. Operationen im Bereich der HWS oder Schulter gab es keine.

Umweltfaktoren

Herr M. ist glücklich verheiratet und wohnt mit seiner Frau in einer Wohnung. Die familiäre Situation beschreibt er als stabil und problemlos.

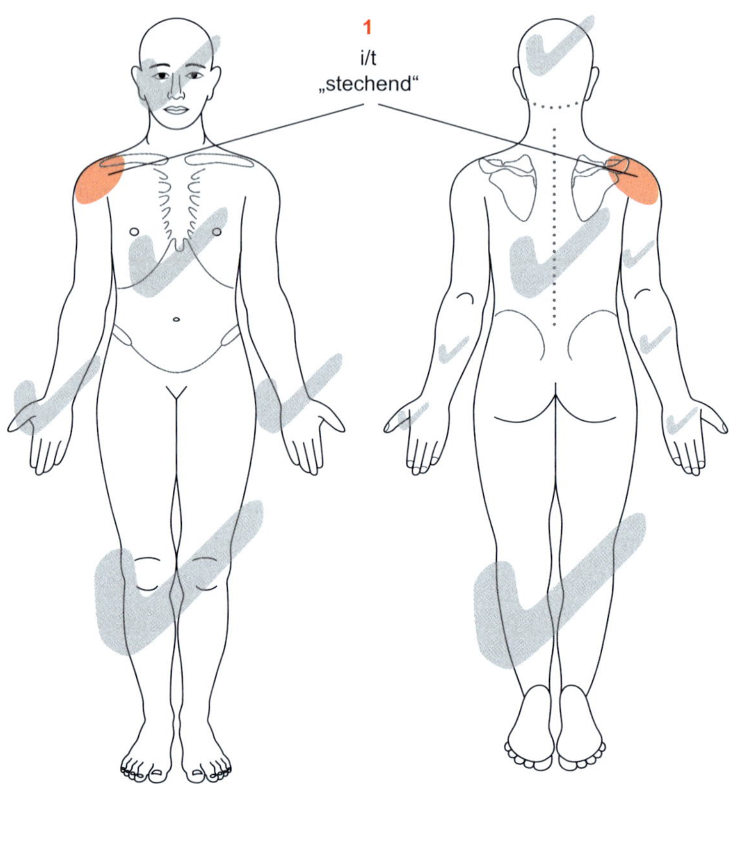

Abb. 25.1 Bodychart mit Lokalisation der Beschwerden [L231]

Funktions- und Strukturebene

Inspektion

Die Inspektion im Stehen zeigt eine leichte Protraktionsstellung beider Schultern. Die rechte Scapula steht in leichter Adduktion und Elevation. Der Angulus inferior befindet sich ungefähr auf Höhe Th5/Th6. Die BWS zeigt eine vermehrte Kyphose, der Kopf ist leicht protrahiert.

Funktionelle Demonstration/strukturelle Differenzierung

Hier bringt Herr M. seine Hand bis zum Kopf. Durch leichten anterior-posterioren Druck kann der Arm weiter in Flexion (F) und Abduktion (ABD) bewegt werden, gleichzeitig nimmt der Schmerz ab.

Aktive Beweglichkeit

In der aktiven Bewegungsuntersuchung zeigen sich folgende Bewegungseinschränkungen:

- Flexion-Elevation: von 110° bis 160° Symptom ❶, darüber ❶ wieder weg = **schmerzhafter Bogen**
- Abduktion-Elevation: von 90° bis 140° Schmerzen an ❶, dann wieder weg = **schmerzhafter Bogen**
- Abduktion bis 90° endgradig (End of Range, EOR): Symptom ❶
- Außenrotation (AR) in Neutralstand 45° EOR: Symptom ❶
- Hand-hinter-Rücken rechts: –7 cm im Vergleich zu rechts
- Hand hinter Kopf löst Schmerzen an ❶ aus, rechts deutlich eingeschränkt, die HWS wird kompensatorisch in Flexion bewegt
- Die Scapula bewegt sich während Flexion und Abduktion auf der rechten Seite früher in AR und Elevation.

Erste Hypothese

Sofort fällt der für das Impingement-Syndrom typische schmerzhaften Bogen (Painful Arc) auf. Auch die Schmerzlokalisation im Deltoideusbereich bei der aktiven Abduktionsbewegung und das Alter von Herrn M. klassifizieren das Problem als Impingement-Syndrom (Carter et al. 2012).

> ⚠ **VORSICHT**
>
> **Red Flags**
>
> **Anamnese**
> - Trauma, Unfallmechanismus
> - Osteoporose
> - Ernsthafte und/oder persistierende Beschwerden, bilaterale Schulterbeschwerden
> - Fieber, allgemeines Unwohlsein und Gewichtverlust
> - Frühere Krebserkrankungen, Familiengeschichte von Krebserkrankungen
> - Heftige, ausstrahlende Schmerzen; Parästhesien in Arm oder Hand, die mit Nackenbewegungen zusammenhängen; Kraftverlust in Hand- und Armmuskulatur
> - Risikofaktoren für kardiovaskuläre Pathologien, Dyspnoe, Schmerzen im Thoraxbereich, Schulterschmerzen bei allgemeiner Belastung
> - Atemwegszeichen, gastrointestinale und gynäkologische Zeichen
> - Schmerzen oder Beschwerden in mehreren Gelenken
> - Entzündungszeichen

> **PRAKTISCHER TIPP**
>
> **Schultertests**
>
> Es gibt in der Literatur viele verschiedene Impingement- und Provokationstests der Schulter. Das Problem ist aber, dass fast alle Tests bei hoher Sensitivität gleichzeitig eine geringe Spezifität aufweisen. Dadurch ist eine strukturspezifische Diagnose schwierig. Der **Schulteralgorithmus nach Cools** ist ein evidenzbasierter Algorithmus, der den Physiotherapeut dabei unterstützt, eine möglichst spezifische Hypothese zu verfolgen (Cools et al. 2008, ➤ Abb. 25.2).

Impingement-Tests (➤ Abb. 25.3)

- **Jobe-Test** oder **Empty-Can-Test:** Hr. M bringt die Schulter in 90° ABD, ca. 30 °F und maximale Innenrotation (IR). Widerstand gegen weitere ABD provoziert Symptom ❶.
- **Neer-Test:** Die Scapula wird in Depression fixiert. Maximale F der Schulter provoziert wieder Symptom ❶.
- **Hawkins-Kennedy-Test:** Die Schulter wird in 90° ABD in passive IR gebracht. Dabei tritt Symptom ❶ auf, und ein Schutzspasmus begleitet die Bewegung.

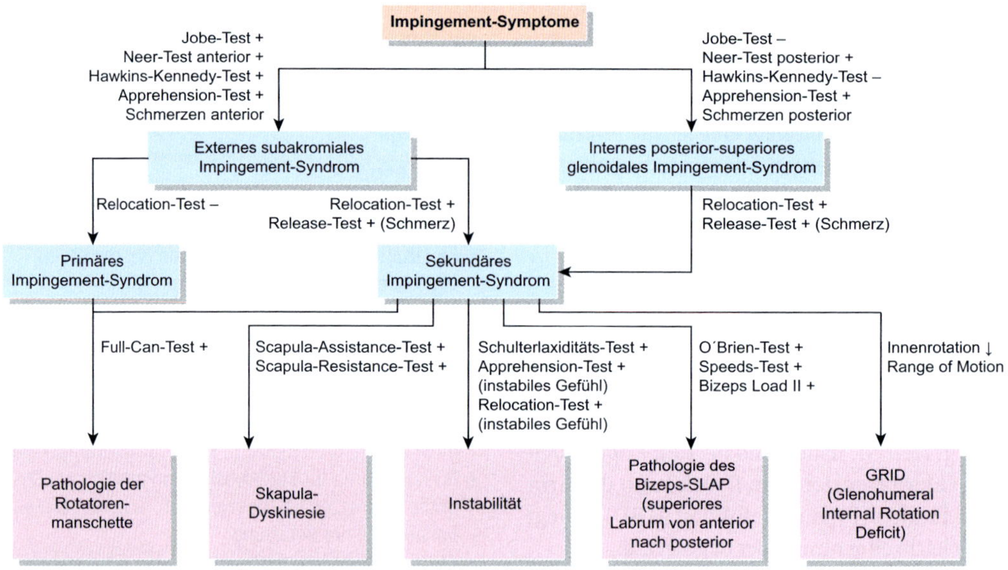

Abb. 25.2 Schulteralgorithmus nach Cools [L231]

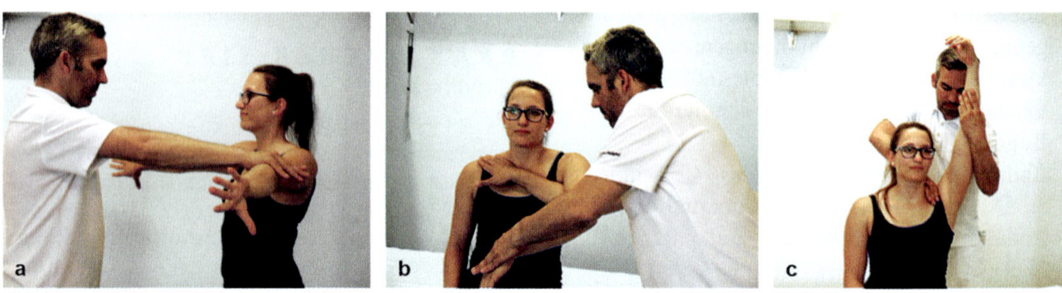

Abb. 25.3 Impingement-Tests: a) Jobe-Test, b) Hawkins-Kennedy-Test, c) Neer-Test [P420]

Hypothese

Die positiven Impingement-Tests bestätigen die Hypothese eines Impingement-Syndroms. Jedoch ist die diagnostische Genauigkeit der pathoanatomisch orientierten Tests insgesamt unzureichend, was eine kausale Ursachenzuschreibung einer spezifische Struktur unmöglich macht. Ein Zusammenhang zwischen Schulterinstabilität und Impingement-Syndrom ist ausführlich in der Literatur beschrieben. Vermehrte Translationsbewegungen des Humeruskopfs können zur Verengung des Subakromialraums und des glenohumeralen Gelenkspalts führen (Lewis 2016). Deshalb werden anschließend Instabilitätstests durchgeführt.

Apprehension-Relocation-Release-Test

Die Schulter von Herrn M. wird in Rückenlage in maximale AR und horizontale ABD gebracht. Relocation (anterior-posteriorer Druck) und Release (plötzliches Loslassen des anterior-posterioren Drucks) lösen weder Schmerz noch Instabilitätsgefühl aus.

Hypothese

Die Hypothese zur diesen Zeitpunkt ist ein **sekundäres Impingement ohne Schulterinstabilität.**

Tab. 25.1 Untersuchung der skapulothorakalen Beweglichkeit

Skapula-Dyskinesie-Test			Tests nach Stenvers		
Flexion			**Testbewegung**	Positiv	Negativ
Normal:	Subtil: X	Eindeutig:	Test 1: Flexion, Abstand zwischen lateralem Skapularand und Haaransatz in Axilla	X	
Abduktion			Test 2: Klavikulabewegung während der ersten 60° der Flexion	X	
Normal:	Subtil	Eindeutig: X	Test 3: Scapula posterior Tilt während letzter Phase der Flexion		X
			Test 4: Bewegung des zervikothorakalen Übergang während letzter Phase der Flexion	X	
Schlussresultat (F und ABD): **eindeutig**			Schlussresultat: **positiv**		

Skapula-Dyskinesie-Test

Die Beweglichkeit der Scapula wird mit dem Skapula-Dyskinesie-Test überprüft. Bei einer Skapula-Dyskinesie (SD) bewegt sich die Scapula im Verhältnis zu wenig in Außenrotation bei Anheben des Arms und zu schnell abwärts bei der Armsenkung. Herr M. führt mit einer Hantel von zwei Kilogramm F und ABD durch, dabei wird die Skapulabewegung bewertet (Mcclure et al. 2009, ➤ Tab. 25.1).

Testverfahren nach Stenvers

Anschließend wird die skapulothorakale Beweglichkeit mit dem Testverfahren nach Stenvers untersucht (Baertschi et al. 2013, ➤ Tab. 25.1).

Passive Beweglichkeit

Die passive Bewegungsuntersuchung wird im Sitzen durchgeführt und zeigt folgende Ergebnisse:

- F-Elevation: von 120° bis 160° Symptom ❶, dann wieder weg = schmerzhafter Bogen
- ABD-Elevation: von 90° bis 140° Symptom ❶, dann wieder weg = schmerzhafter Bogen
- ABD bis 90° endgradig (EOR): Symptom ❶
- AR in Neutralstellung 45°: ohne Symptome
- Die IR wird in Rückenlage und 90° glenohumeraler ABD untersucht (= Glenohumeral Internal Rotation Deficit, GIRD): bei 20° ❶, hypomobil im Vergleich zur linken Seite

Die **akzessorische Beweglichkeit** in 90° ABD und 100° F ist nach dorsal und kaudal als hypomobil zu bewerten.

Der **Schulterquadrant** (➤ Abb. 25.4) ist eine Reihe kombinierter Bewegungen des Schulterkomplexes, die schon bei geringfügiger Abnormität in der Schulter subtile Veränderungen ergibt. Diese Untersuchungstechnik wurde 1991 von Maitland beschrieben. Sie ist, falls standardisiert ausgeführt, eine klinisch relevante Untersuchungstechnik und ein ebensolches Verlaufszeichen (Magarey 2005).

Palpation

Es zeigen sich Triggerpunkte an M. subscapularis, M. infraspinatus und M. deltoideus. Eine Druckdolenz besteht im Bereich des Sulcus bicipitalis und am gemeinsamen Sehnenansatz der Rotatorenmanschette.

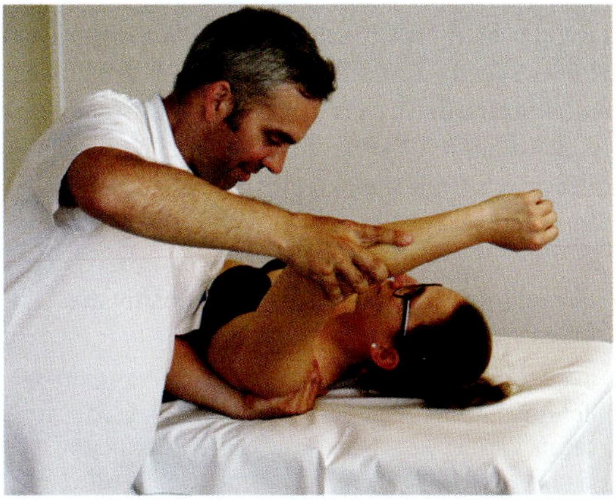

Abb. 25.4 Schulterquadrant [P420]

25

Hypothese

Zum jetzigen Zeitpunkt besteht die physiotherapeutische Hypothese **sekundäres Impingement mit einer aktiv und passiv bedingten Skapula-Dyskinesie und GIRD.**

KLINISCHER HINTERGRUND

Funktion der Rotatorenmanschette

Die Muskulatur spielt eine eminent wichtige Rolle für die Schulterfunktion. Sie stabilisiert das Caput humeri in der Fossa glenoidalis. Tests für die Integrität der Rotatorenmanschette zeigen zwar eine hohe Spezifität, aber gleichzeitig eine geringe Spezifität. Sie scheinen also nur geeignet für eine Symptomprovokation und nicht für eine Strukturanalyse. Die Gründe hierfür sind (Lewis 2016):

- In Anatomiebüchern werden die Sehnen der Rotatorenmanschette immer separat abgebildet. Die Tests wurden ursprünglich dazu entwickelt, die Muskeln isoliert zu testen. In Wirklichkeit besteht eine gemeinsame Aponeurose als Sehnenansatz, die sehr eng mit der Gelenkkapsel verbunden ist. Die Sehnen des M. supraspinatus und des M. infraspinatus verschmelzen an ihrer Insertion am Caput Humeri, M. subscapularis und M. supraspinatus verbinden sich zu einem Mantel rund um die Bizepssehne.
- Die Lage der subakromialen Bursae und ihre Innervation.
- Die fehlende Korrelation zwischen Bildgebung und Symptomen.

Muskelfunktionstests

Mit dem **Full-Can-Test** wird die Integrität des M. supraspinatus überprüft. Bei Herrn M. ist der Test negativ bezüglich Schmerz und Kraftverlust. Die Testung des M. biceps brachii durch den **Bizeps Load II und Speed's Test** fällt bei Herrn M. ebenfalls unauffällig aus, der External Rotation Resistance Test ist allerdings positiv, was für eine Beteiligung der M. infraspinatus sprechen könnte (Cools et al. 2008).

WAS WÄRE, WENN ...

... mehrere Muskelfunktionstests positiv ausfallen würden?

In diesem Fall könnte eine strukturelle Verletzung der Rotatorenmanschette oder des M. biceps brachii vorliegen. Wichtig wäre in diesem Fall die Rücksprache mit dem überweisenden Arzt, um das weitere Prozedere anzupassen oder gegebenenfalls die Prognose zu ändern.

Muskellängentests

M. levator scapulae, M. latissimus dorsi und M. pectoralis minor sind verkürzt.

Hypothese

Die physiotherapeutische Hypothese bleibt **sekundäres Impingement mit einer aktiv und passiv bedingten Skapula-Dyskinesie, GIRD und begleitenden myofaszialen Befunden in M. infraspinatus.**

Aktivitäts- und Partizipationsebene

Herr M. fühlt sich momentan stark eingeschränkt in Haushalt-, Alltags- und Freizeitaktivitäten. Seiner Arbeit kann er nicht nachgehen, deshalb ist er für die nächsten zwei Wochen krankgeschrieben.

Herr M. gibt folgende problemhafte Aktivitäten mit der entsprechenden Bewertung auf der Patient-specific Functional Scale (PSFS) an:

- Bewegungen mit der Hand über den Kopf: 8/10
- Auf der betroffenen Seite liegen: 8/10
- Heben > 5 kg: 6/10

Im Shoulder Pain and Disability Index (SPADI) erreicht Herr M. 72 % auf der Schmerzskala und 56 % auf der Behinderungsskala (Angst et al. 2007).

25.3 Zusammenfassung der wichtigsten Befunde

Pathobiologische Mechanismen

Schmerzmechanismen

Bei Herr M. lag zuerst ein dominant nozizeptiv-entzündlicher Schmerzmechanismus vor. Kennzeichnend hierfür sind die starken Schmerzen, Nachtschmerzen sowie die ausgeprägte Bewegungseinschränkung. Im weiteren Verlauf trat ein dominant mechanischer Schmerzmechanismus auf. Dies zeigt sich vor allem durch den klassischen schmerzhaften Bogen und die Schmerzen beim Liegen auf der betroffenen Schulter (Kompression). Die

Skapula-Dyskinesie kann als ein Output-Mechanismus betrachtet werden.

Gewebemechanismen

Die akute Entzündungsphase scheint bei Herrn M. bereits vorbei zu sein. Nach Infiltration und Einnahme von NSAR hat er aktuell keine Ruhe- und Nachtschmerzen, die Beweglichkeit des Schultergürtels hat sich verbessert. Das Problem scheint sich in der Proliferationsphase zu befinden.

KLINISCHER HINTERGRUND

Pathologische Mechanismen des Impingement-Syndroms

Die derzeitigen Erklärungsmodelle gehen von einer Überbelastung der Sehnen aus, die zur einer gelenkseitigen Tendinopathie der Supraspinatussehne führt. Diese ruft eine Dysfunktion der Rotatorenmanschette mit veränderter Position des Humeruskopfs hervor, woraus eine Irritation der subakromialen Bursa, zusätzliche Schmerzen und eine zunehmende Dysfunktion resultieren können. Daraus entsteht eine Irritation oder sogar Ossifikation des korakohumeralen Ligaments, was wiederum zu einer verminderten Belastbarkeit der subakromialen Strukturen führt (Lewis 2016).

Quellen

Als mögliche Quelle der Symptome kommen folgende Strukturen in Betracht.

- Artikulär:
  - Glenohumeralgelenk inkl. Kapsel und Labrum
  - Skapulothorakales Gleitlager
  - Zervikothorakaler Übergang (C6–Th4).
  - Weichteile: Bursa, Ligamente
- Muskulär:
  - Rotatorenmanschette
  - M. serratus anterior, M. biceps brachii (Caput longum), M. serratus anterior, M. trapezius

Vorsichtsmaßnahmen/Kontraindikationen

Keine Kontraindikationen. Vorsicht ist geboten bei der Dosierung der Behandlung. Für einen adäquaten Ablauf der Wundheilungsphase sollte eine Schmerzreproduktion vermieden werden.

25.4 Physiotherapeutische Zielsetzung

Ziele

Die wichtigsten Ziele für Herrn M. sind die Wiederaufnahme seines Berufs als Intensivpflegefachkraft und die seines Hobbys Motorradfahren. Gemeinsam mit dem Patienten werden die folgenden Teilziele formuliert:

- Schmerzlinderung: Senkung der Irritierbarkeit, keine Ruhe- und Nachtschmerzen
- Wiederherstellung einer schmerzfreien physiologischen Beweglichkeit
- Alltagsbewegungen schmerzfrei möglich
- Verbesserung der allgemeinen Kondition und Belastbarkeit
- Motorradfahren

Als Zeitrahmen werden für die erste zwei Ziele drei bis sechs Woche eingeplant, für die übrigen Ziele zwölf Wochen bis sechs Monate.

Prognose

Für eine günstige Prognose sprechen das Krankheitsverständnis und die stabile, unproblematische, psychosoziale Situation. Eher ungünstig sind die körperliche schwere Tätigkeit als Intensivpflegefachkraft sowie die mäßige Kondition von Herrn M. Das Trainieren der Rotatorenmanschettenfunktion und der Aufbau der allgemeinen Ausdauer wird drei bis sechs Monate dauern.

25.5 Physiotherapeutische Maßnahmen

Patient Education

Die Gedanken und Kenntnisse von Herr M. über das Problem werden explizit erfragt und besprochen. Zentral in diesem kognitiven Ansatz bei der Impingement-Symptomatik ist das Verhältnis von Belastung und Belastbarkeit. Der Patient muss verstehen, dass repetitive Überbelastungen wiederholte

Entzündungsprozesse, eine verzögerte Wundheilung und ein erhöhtes Chronifizierungsrisiko verursachen können.

Aktives Heimmanagement

Herr M. bekommt ein Übungsprogramm, das assistiv-aktive Flexionsübungen mit einem Gymnastikball beinhaltet. Im weiteren Verlauf kommen Übungen mit Kurzhanteln und Thera-Band zur Stärkung der Rotatorenmanschette dazu.

Passive physiotherapeutische Maßnahmen

Glenohumerale Bewegungseinschränkung

Für die Bewegungseinschränkungen in Innrotation, Flexion und Außenrotation werden akzessorische Bewegungen angewendet:

- Das glenohumerale Gelenk wird in Seitenlage (Hand hinter dem Rücken) mit Zusatzbewegungen nach kaudal, dorsal und lateral behandelt.
- An Flexion und Abduktion wird in Seiten- und Rückenlage gearbeitet, dabei werden in der akuten Phase nur die Grade II und IV angewendet. Im weiteren Verlauf kann dann mehr und mehr in Richtung der Impingement-Position behandelt werden.
- Im klassischen Schulterquadrant wird mit akzessorischen Bewegungen mobilisiert. Die Techniken werden ohne Schmerz ausgeführt, anschließend wird durch entlastende physiologische Bewegungen entspannt.

Mobilisation des skapulothorakalen Gleitlagers und zervikothorakalen Übergangs:

- Passive Mobilisation des skapulothorakalen Gleitlagers in Seitenlage.
- C7–Th4 werden mit akzessorische Bewegungen (posterior-anteriore bzw. anterior-posteriore Mobilisation, anterior-posterior durch das Sternum) mobilisiert (➤ Fall 16).

Aktive physiotherapeutische Maßnahmen

Die aktive Übungstherapie umfasst folgende Schwerpunkte (Kuhn 2009):

- Assistiert-aktive Übungen zur Schmerzlinderung und Verbesserung der schmerzfreien Beweglichkeit:
  - Pendelbewegungen
  - Assistierte F, ABD und AR mithilfe eines Stocks in Rückenlage und Stand
  - Dehnungsübungen: posteriorer und anteriorer Stretch
- Wiederherstellung der Skapulafunktion:
  - Körperwahrnehmungsübungen mit „Clock Exercises“
  - Spezifische Kräftigungsübungen von Pars ascendens und Pars transversa des M. trapezius sowie des M. serratus anterior, z. B. Press Up und Chair Press
- Training der Rotatorenmanschette:
  - Aktive Übungen zur Verbesserung der motorischen Kontrolle mit Gymnastikball und Seilzug in F, ABD und AR
  - Elevation in Skapula-Ebene (Scaptions), AR mit adduzierter Schulter, IR mit adduzierter Schulter, AR in Bauchlage

Funktionelles Training: Schwerpunkt hierbei ist das Heben von Lasten und das Ausführen von Drehbewegungen mit beiden Armen. Es ist wichtig, die Muskulatur von unteren Extremitäten und Rumpf mit einzubeziehen, um eine stabile Basis für die Alltagsfunktionen des Schultergürtels zu schaffen.

Behandlungsverlauf

Mit abnehmender Irritierbarkeit kann Herr M. seine Schulter besser kontrollieren und bewegen. Daraufhin wird mit einem progressiven Training begonnen. Herrn M. lernt, bei Rotationsbewegungen seine BWS vermehrt einzusetzen, um so seine Schultern zu entlasten. Des Weiteren wird Herr M. strikt angewiesen, beim Training keine Schulterschmerzen zu provozieren. Insgesamt ist Herr M. fünf Monate in Behandlung, davon drei Monate in medizinischer Trainingstherapie.

Tab. 25.2 Zwischenassessments

Assessment	Anfang	Nach drei Monaten	Nach sechs Monaten
NRS	5–9/10	2–4/10	0/10
PSFS	• Bewegungen Hand über den Kopf: 5–8/10 • Auf der betroffenen Seite liegen: 8/10 • Heben > 5 kg: 6/10	• Bewegungen Hand über den Kopf: 2/10 • Auf der betroffenen Seite liegen: 4/10 • Heben > 5 kg: 1/10	• Bewegungen Hand über den Kopf: 5–0/10 • Auf der betroffenen Seite liegen: 2/10 • Heben > 5 kg: 0/10
SPADI	• Schmerz: 72 % • Funktion: 56 %	• Schmerz: 20 % • Funktion: 30 %	• Schmerz: 0 % • Funktion: 10 %
Impingement-Tests	Jobe: + Neer: + Hawkins-Kennedy: + Painful Arc: +	Jobe: – Neer: + Hawkins-Kennedy: – Painful Arc: –	Jobe: – Neer: +/– Hawkins-Kennedy: – Painful Arc: –
DSDT	Schlussresultat (F und ABD): eindeutig	Schlussresultat (F und ABD): mild	Schlussresultat (F und ABD): normal
Schulterquadrant	Deutlich eingeschränkt in der Spitze des Quadranten	Spitze: keine Einschränkung, obere Seite des Quadranten leicht eingeschränkt	Keine Einschränkungen

Assessments nach sechs Monaten

➤ Tab. 25.2 zeigt die Ergebnisse der Assessments im Therapieverlauf.

25.6 Evidenzbasierte Zusammenfassung

Mit einer Punktprävalenz von bis zu 30 % und einer Lebenszeitprävalenz (im Alter zunehmend) von bis zu 50 % sind Schulterschmerzen sehr häufig. Die Diagnose des Schulter-Impingements ist schwierig. Es gibt eine Diskrepanz zwischen bildgebenden Verfahren und der vorhandenen Pathologie bei verschiedenen Untersuchungspopulationen. Neer führte 1972 die Diagnose **subakromiales Impingement-Syndrom** ein. Er war der Meinung, dass in 95 % der Fälle das Akromion durch mechanische Einklemmung Läsionen und Entzündungen in den Sehnen der Rotatorenmanschette (RM) und/oder der Bursa verursachte. Die derzeitige Evidenz zeigt aber, dass die meisten Läsionen der RM-Sehnen nicht auf der akromialen Seite auftreten, sondern eher glenoidal. Auch fehlen Entzündungszellen in den RM-Sehnen. Klinische Tests sind weniger für eine Strukturanalyse, als eher für die Ausschlussdiagnostik und die Symptomprovokation geeignet. Aufgrund dieser Fakten fordern mehrere Forscher und Experten einen therapeutischen Strategiewechsel von pathoanatomischer Klassifikation hin zu einem eher funktionell-symptombasierten Ansatz, der multidimensional orientiert sein sollte. Die pathophysiologischen Mechanismen sind bis heute nicht eindeutig geklärt. Obwohl derzeit keine Intervention ein vollständiges Verschwinden der Symptome garantieren kann, wird aktive Therapie als erste Maßnahme empfohlen. Studien der Level I und II zeigen, dass aktive Rehabilitation in der Rehabilitation von Patienten mit Schulter-Impingement effektiver ist im Vergleich zu chirurgischen Interventionen (Kromer et al. 2009). Eine ergänzende muskuloskelettale Physiotherapie zusätzlich zu den therapeutischen Übungen scheint gegenüber den alleinigen therapeutischen Übungen noch effektiver zu sein. Laser und Ultraschall zusammen mit aktiver Therapie zeigen keinen zusätzlichen Nutzen (Jansen 2011). Die Berücksichtigung von Lifestyle-Faktoren und Ganzkörpertraining kann die Effektivität der Rehabilitation steigern. Hierzu ist weitere gezielte Forschung notwendig. Für die Behandlung des Einzelpatienten ist der Schlüssel zum Erfolg ein solides Clinical Reasoning. Der Therapeut muss Schulterpathologien und Red Flags sowie andere klinische Muster wie Frozen Shoulder, Schulterinstabilität und (pseudo-)radikuläres Syndrom der HWS ausschließen (Lewis 2016).

LITERATUR

Angst F. et al. (2007). Cross-cultural adaptation, reliability and validity of the German Shoulder Pain and Disability Index (SPADI). Rheumatology (Oxford), 46(1), 87–92.

Baertschi E. et al. (2013). Interrater reliability of clinical tests to evaluate scapulothoracic motion. BMC Musculoskelet Disord, 14, 315

Carter T. et al. (2012). Intertester reliability of a classification system for shoulder pain. Physiotherapie, 98(1), 40–46.

Cools A. M., Cambier D., Witrouv E. E. (2008). Screening the athlete's shoulder for impingement symptoms: a clinical reasoning algorithm for early detection of shoulder pathology. Br J Sports Med, 42(8), 628–635.

Jansen M. (2011). KNGF Evidence Statement: Subacromiale klachten. Brooijmans F. Koninklijk Nederlands Genootschap voor Fysiotherapie.

Kromer T. O. (2009). Effects of physiotherapy in patients with shoulder impingement syndrome: a systematic review of the literature. J Rehabil Med, 41(11), 870–880.

Kuhn J. E. (2009). Exercise in the treatment of rotator cuff impingement: A systematic review and a synthesized evidence-based rehabilitation protocol. Journal of Shoulder and Elbow Surgery, 18(1), 138–160.

Lewis J. (2016). Rotator cuff related shoulder pain: Assessment, management and uncertainties. Manual Therapy, 23, 57–68.

Magarey M. (2005). Neubetrachtung des Schulterquadranten. Jones M. The Shoulder Quadrant Revisited. Manuelle Therapie. Georg Thieme Verlag.

Mcclure P. (2009). A clinical method for identifying scapular dyskinesis, part 1: reliability. J Athl Train, 44(2), 160–164.

FALL

26 Distale Radiusfraktur

Rick Peters

Leitsymptome: Bewegungseinschränkung – Schmerz – Funktionseinschränkung

leicht

Definition

Radiusfraktur loco classico

Der Begriff „fractura radii loco classico" umschreibt eine Radiusfraktur mit dorsaler Verschiebung. Die häufigste Fraktur ist die **Colles-Fraktur.** Sie wurde im Jahr 1814 erstmals von dem irischen Arzt Abraham Colles (1773–1843) beschrieben als extraartikuläre Fraktur, die etwa 2,75 cm proximal des distalen Radiokarpalgelenks auftritt. Die zwei Begriffe werden in der Literatur synonym verwendet.

Eine distale extraartikuläre Radiusfraktur, die nach volar abkippt, wurde erstmals 1854 von Robert William Smith erwähnt. Diese sogenannte **Smith-Fraktur** ist viel seltener als die Colles-Fraktur und wird manchmal auch als umgekehrte Colles-Fraktur bezeichnet.

John Rhea Barton (1794–1871) erwähnte 1838 als Erster eine Luxationsfraktur des Radius. Es handelt sich um eine Subluxation des Handgelenks als Konsequenz einer Fraktur durch die Gelenkfläche des distalen, dem Karpus zugewandten Radius. Es wird sowohl eine **dorsale** als auch eine **palmare Barton-Fraktur** beschrieben, wobei die palmare Barton-Fraktur weitaus häufiger vorkommt.

26.1 Vorgeschichte

Herr O., 51 Jahre alt und Architekt, kommt mit der Diagnose „St. n. distaler dislozierter Radiusfraktur links" in die Praxis. Vor vier Wochen war er vom Fahrrad auf seine dorsal-extendierte linke Hand gefallen. Beim Sturz hatte er einen Helm auf, es gab keine Anzeichen einer Commotio. Er konnte selbst nach Hause fahren und wurde von seiner Frau in die Notaufnahme gebracht. Hier wurde ein Röntgenbild angefertigt.

KLINISCHER HINTERGRUND

Klassifikation der Arbeitsgemeinschaft Osteosynthese (AO)

In der Unfallchirurgie wird versucht, alle Frakturen nach einem einheitlichen Schema zu klassifizieren. So werden Frakturen in die Typen A, B und C eingeteilt. Von A nach C verschlechtert sich die Prognose, und der Heilungsprozess dauert länger.

- Typ A: extraartikuläre Fraktur mit völlig intakter Gelenkfläche
- Typ B: partiell artikuläre Fraktur des Radius
- Typ C: vollständig artikuläre Fraktur des Radius

Die Fraktur von Herrn O. wird als artikuläre und metaphysäre Fraktur (C1) klassifiziert (➤ Abb. 26.1). Der Operateur entscheidet sich für eine Versorgung mit einer palmaren winkelstabilen Plattenosteosynthese (Volar Locking Compression Plate). Die Platte wird unter dem M. pronator quadratus auf dem Radius angebracht und hat dadurch keinen Kontakt mit den Beugesehnen. Durch diese Technik ist eine anguläre und axiale Stabilität gewährleistet (Moser 2004).

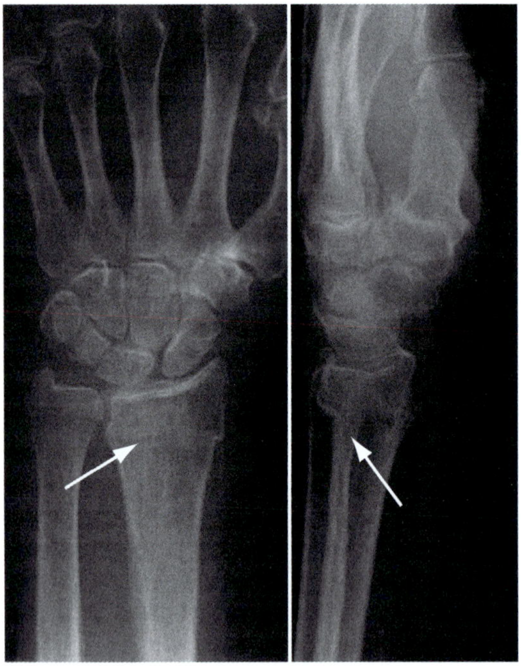

Abb. 26.1 Distale Radiusfraktur C1 [R217]

WAS WÄRE, WENN ...

... die Stellungsverhältnisse der Fraktur stabil wären und der Anstellwinkel weniger als 15° betragen hätte?

In diesem Fall würde die Fraktur konservativ reponiert und anschließend durch einen Gipsverband für vier bis sechs Wochen ruhiggestellt werden. Anschließend folgt die Rehabilitation. Dieses Vorgehen wurde vom österreichischen Arzt Lorenz Böhler (1885–1973) entwickelt. Er ist als einer der Wegbereiter der modernen Unfallchirurgie bekannt und sein **3R-Prinzip** (Reposition, Retention und Rehabilitation) wird bis heute in der Unfallchirurgie angewendet.

In diesem Fallbeispiel werden folgende Fragen analysiert und beantwortet:

- Wie werden Radiusfrakturen klassifiziert?
- Konservatives versus operatives Management?
- Wie ist das physiotherapeutische Management in den verschiedenen Wundheilungsphasen?
- Welche Komplikationen können auftreten?

26.2 Untersuchungsbefunde

26.2.1 Medizinische Befunde

Die Operation verläuft ohne Komplikationen. Die Wundkontrolle ist unauffällig und die Redon-Entfernung findet am ersten postoperativen Tag statt. Nach sechs Tagen wird Herr O. in gutem Allgemeinzustand mit einer Gipsschale und eine Verordnung für Physiotherapie entlassen. Er darf seine Hand für die nächsten vier Wochen nicht belasten.

26.2.2 Physiotherapeutische Anamnese

Herr O. kommt zwei Wochen nach der Operation in die Physiotherapie. Er hat relativ wenig Schmerzen (3–4/10 NRS, ❶, ➤ Abb. 26.2). Er nimmt nichtsteroidale Antirheumatika und Blutverdünnungsmittel.

Hypothese

Die Operation liegt zwei Wochen zurück. Zu erwarten sind folgende Funktionsstörungen: Schmerz, Schwellung, Bewegungseinschränkung, erhöhte Temperatur und Verfärbung (Hämatom).

26.2.3 Evaluation des Gesundheitszustands nach ICF

Personenbezogenen Faktoren

Herr O. ist Architekt, er ist mit einem Geschäftspartner Eigentümer eines Architektenbüros. Im Moment leitet sein Geschäftspartner das Büro. Herr O. möchte aber so schnell wie möglich seine Arbeit wiederaufnehmen. Er zeigt sich motiviert und hat eine aktive Bewältigungsstrategie, ist jedoch etwas verunsichert über den Wundheilungsverlauf und die Prognose. Herr O. geht ein- bis zweimal pro Woche Joggen (45–60 Minuten). Er bezeichnet sich selbst als nicht sehr sportlich, fühlt sich aber fit. Als Hobbys nennt er Lesen, Kochen und Politik. Er ist in der regionalen Politik aktiv.

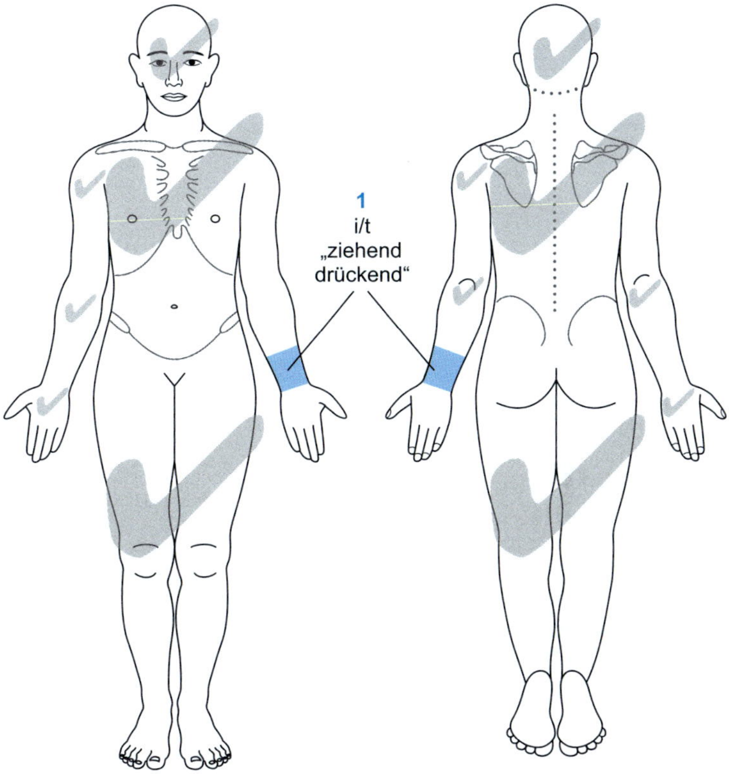

Abb. 26.2 Bodychart mit Lokalisierung der Beschwerden [L231]

Umweltfaktoren

Herr O. ist verheiratet und hat keine Kinder. Er wohnt mit seiner Frau in einem Haus mit sehr großem Garten. Momentan kann er im Garten und im Haushalt nicht mithelfen, was ihm ziemlich schwerfällt und ihn frustriert.

Funktions- und Strukturebene akute Phase

Inspektion

In der Inspektion ist eine mittelstarke Schwellung rund um das Handgelenk palpierbar. Herr O. beschreibt den Schmerz als drückend, manchmal ziehend, mit einer Intensität von 3–4/10 (NRS). Das Handgelenk ist warm, etwas gerötet mit einem Hämatom. Die Narbe ist reizlos, und die Haut ist intakt. Alle Zeichen entsprechen einer normalen Reizlage für diese Art von Eingriff.

Aktive und passive Beweglichkeit

Die aktive und passive Beweglichkeit ist deutlich eingeschränkt. Die passiven Bewegungen werden mit Vorsicht untersucht. Alle Bewegungen zeigen ein elastisch-leeres Endgefühl. Auf die akzessorische Bewegungsprüfung wird zu diesem Zeitpunkt verzichtet (➤ Tab. 26.1).

Neurologie

Die Beurteilung der Neurologie erfolgt nur kursorisch. Die Light-Touch-Sensibilität wird getestet und als normal bewertet.

Spezielle Tests

Der **Radialispuls** wird palpiert und das Hoffmann-Tinel-Zeichen (➤ Fall 24) getestet, beide sind unauffällig.

Tab. 26.1 Gelenkbeweglichkeit 2. Woche postoperativ

Bewegungsrichtung	Seite	Aktiv	Passiv
Dorsalextension/Palmarflexion (DE/PF)	Links	20°-0°-10° ❶ 5/10 NRS	35°-0°-30° ❶ 7/10 NRS
	Rechts	85°-0°-80°	85°-0°-85°
Radial-/Ulnarabduktion (RA/UA)	Links	10°-0°-20° ❶ 7/10 NRS	15°-0°-25° ❶ 5/10 NRS
	Rechts	20°-0°-45°	20°-0°-45°
Pro-/Supination (PRO/SUP)	Links	25°-0°-20° ❶ 7/10 NRS	30°-0°-25° ❶ 7/10 NRS
	Rechts	80°-0°-80°	85°-0°-85°

Hypothese

Status nach distaler Radiusfraktur mit normalem Wundheilungsverlauf. Es gibt keine Hinweise auf Komplikationen.

⚠ **VORSICHT**

Mögliche Komplikationen nach einer Radiusfraktur (Diaz-Garcia et al. 2011)

- Störungen der Frakturheilung:
  - Delayed Union: verzögerte Heilung
  - Non Union: Entstehung einer Pseudoarthrose
  - Slow Union: Variation der Norm
- Nervenkompressionssyndrom, z. B. Karpaltunnelsyndrom
- Muskel- oder Gelenkskontrakturen
- Sehnenrupturen
- Complex Regional Pain Syndrom (CRPS, ➤ Fall 33)
- Kompartmentsyndrom
- Posttraumatische Osteitis
- Infektion

Funktions- und Strukturebene subakute Phase

Zwei Woche nach Beginn der Physiotherapie findet die Verlaufskontrolle (in der vierten Woche postoperativ) beim Operateur statt. Herr O. war bis jetzt viermal in der Physiotherapie, er ist zufrieden mit dem bisherigen Verlauf. Die Gipsschiene wird konsequent getragen und gut toleriert.

Die physische Untersuchung kann nun komplettiert werden.

Inspektion

In der Inspektion ist noch eine leichte Schwellung rund um das Handgelenk palpierbar. Die Schmerzen sind nicht mehr konstant vorhanden und werden als ziehend/drückend empfunden (NRS 2/10). Das Handgelenk ist nicht erwärmt und zeigt eine normale Farbe. Es sind weder Schwellung noch Druckstellen, verursacht durch die Gipsschiene, erkennbar. Die Wunde ist reizlos und nicht gerötet.

Aktive und passive Beweglichkeit

Die aktiven und passiven Bewegungen sind weniger eingeschränkt. Herr O. kann Faustschluss und Fingerspreizen normal ausführen.

➤ Tab. 26.2 zeigt die Ergebnisse der Bewegungsprüfung, die rechte Seite wurde nicht mehr getestet.

Neurologie

Die neurologische Untersuchung in der ersten Sitzung hat keine Auffälligkeiten gezeigt, die Inspektion liefert ebenfalls keine Auffälligkeiten. Herr O. berichtet über keine Zeichen oder Symptome, die eine weitere neurologische Untersuchung rechtfertigen würden.

WAS WÄRE, WENN …

… Herr O. zu diesem Zeitpunkt über immer noch starke pulsierende, stechende Schmerzen, Veränderungen der Hautfarbe, vermehrtes Schwitzen und eine gleichbleibende Funktionseinschränkung berichten würde?

In diesem Fall wäre die Wahrscheinlichkeit für ein CRPS (➤ Fall 33) oder andere mögliche Komplikationen hoch.

Palpation

Die knöchernen Strukturen werden abgetastet. Der Processus styloideus ulnae ist druckempfindlich. Auch der trianguläre fibrokartilaginäre Komplex (TFCC) – bestehend aus Discus ulnocarpalis, Lig. collaterale

Tab. 26.2 Gelenkbeweglichkeit 4. Woche postoperativ

Bewegungsrichtung	Seite	Aktiv	Passiv
DE/PF	Links	40°-0°-30° ❶ 3/10 NRS	45°-0°-30° ❶ 5/10 NRS
RA/UA	Links	15°-0°-30° ❶ 3/10 NRS	20°-0°-30° ❶ 5/10 NRS
PRO/SUP	Links	40°-0°-30° ❶ 4/10 NRS	45°-0°-35° ❶ 5/10 NRS

carpi ulnaris und Sehnenscheide des M. extensor carpi ulnaris – wird palpiert und ist druckdolent. Hauptfunktion des TFCC ist die Stabilisierung des distalen Radioulnargelenks für den ulnaren Karpus-Bereich. In bis zu 80 % aller Fälle einer distalen Radiusfraktur liegt eine Verletzung des TFCC vor. Diese Verletzungen scheinen jedoch meistens keinen Einfluss auf das langfristige Heilungsergebnis zu haben. Sie sollten aber bei persistierenden Schmerzen und Bewegungseinschränkungen als Quelle in Betracht gezogen werden (Deniz et al. 2014).

Spezielle Tests

Ab Woche vier wird die **Greifkraft** mit einem Dynamometer gemessen. Sie beträgt rechts 460 N, links ist sie mit 198 N noch deutlich (schmerzbedingt) vermindert.

Ab Woche fünf wird die Muskulatur auf myofasziale Triggerpunkte untersucht. Es zeigen sich aktive Triggerpunkte in der Thenarmuskulatur und dem M. abductor pollicis longus.

Der **Stresstest für das TFCC** (forcierte PRO und SUP bei UA des Handgelenks mit kräftigem Faustschluss) ist bei Herrn O. acht Wochen postoperativ leicht schmerzhaft (NRS 2/10). Im Alltag aber spürt Herr O. kein „Klicken“ und/oder Schmerzen bei der UA. Deshalb wird eine größere Verletzung des TFCC ausgeschlossen.

Aktivitäts- und Partizipationsebene

Die Einschränkungen von Herrn O. werden mit der Patient-specific Functional Scale (PSFS) gemessen (➤ Fall 6). Er bewertet folgende Aktivitäten:

- Kochen: 10/10
- Arbeiten am Computer: 9/10
- Schreiben/Zeichnen: 9/10

Zur Erfassung der Symptome und funktionellen Einschränkungen im täglichen Leben wird die deutsche Version des **Patient-rated Wrist Evaluation** (PRWE-G, Macdermid et al. 2003, John et al. 2008) eingesetzt. Dieser Fragenbogen umfasst 15 Fragen, die der Patient mittels einer Likert-Skala mit 0 bis 10 Punkten bewertet. Zehn Fragen beziehen sich auf Alltagsaktivitäten und spezifischen Handlungen. Sie ergeben den **Funktions-Score.** Fünf Fragen beziehen sich auf den Schmerz und ergeben den **Schmerz-Score.** Der Gesamt-Score (x/100) errechnet sich aus dem Funktions-Score geteilt durch zwei, zu dem der Schmerz-Score addiert wird. Herr O. erreicht auf dem Funktions-Score 82/100 Punkten und auf dem Schmerz-Score 38/50 Punkten. Der Gesamt-Score beträgt somit 82/2 plus 38 = 79 Punkte.

26.3 Zusammenfassung der wichtigsten Befunde

Pathobiologische Mechanismen

Schmerzmechanismen

In der akuten Phase ist ein nozizeptiv-entzündlicher Schmerzmechanismus dominant. Für einen peripher-neurogenen Schmerzmechanismus gibt es keine Hinweise. Die Neurologie ist unauffällig, und der Schmerzcharakter ist nicht typisch für neurogene Schmerzen. **In der subakuten Phase** nimmt der Anteil des entzündlichen Schmerzmechanismus ab und der nozizeptiv-mechanische Schmerzmechanismus wird dominant. Zeichen für eine zentrale Sensibilisierung (➤ Fall 24) liegen bei Herrn O. nicht vor. Eventuell ist ein kleiner Anteil der Schmerzen nozizeptiv-ischämisch als Folge der myofaszialen Begleitbefunde.

Gewebemechanismen

Die Knochenheilung läuft in ähnlicher Weise ab wie die Heilung in allen übrigen Bindegeweben (➤ Fall 34). Zusammenfassend kann man von einem normalen Verlauf der Wundheilungsphasen sprechen.

Quellen der Symptome

Als mögliche Quellen der Symptome kommen die **knöchernen** sowie die **periartikulären Strukturen** des Handgelenks infrage.

Die peripheren neurologischen Strukturen können nach Anamnese und Untersuchung als Symptomquellen ausgeschlossen werden.

Vorsichtsmaßnahmen/Kontraindikationen

Art und Dosierung der Behandlungstechniken sollten aufgrund der vorhandenen **Irritierbarkeit** der Symptome besonders sorgfältig gewählt und überprüft werden.

26.4 Physiotherapeutische Zielsetzung

Akute Phase (Woche 0–4): Ruhigstellung mit Gipsschale

Mit Herrn O. werden bis zur Kontrolle beim Operateur folgende Ziele vereinbart:

- Ödemreduktion und Schmerzlinderung
- Erhalt der Beweglichkeit und Kraft der nichtbetroffenen Gelenke: Finger, Ellbogen und Schultergelenk
- Kompletter Faustschluss und komplette Fingerstreckung
- Vorsichtige Förderung der aktiven Beweglichkeit des betroffenen Handgelenks

Subakute Phase (Woche 4–12)

Für den folgenden Zeitraum werden mit Herrn O. weitere Ziele vereinbart:

- Vollständiger Abbau des Schienengebrauchs
- Verbesserung der Koordination, Kraft und Feinmotorik der Handregion
- Verbesserung der Gelenkbeweglichkeit mit Schwerpunkt PRO und SUP
- Integration der betroffenen Seite in den Alltag

Subakute Phase (ab 12. Woche bis 6. Monat)

Herr O. fühlt sich inzwischen deutlich besser (➤ Tab. 26.3). Hauptziel ist jetzt das vollständige Wiedererlangen der Funktionsfähigkeit des Handgelenks. Herr O. ist hier sehr ehrgeizig. Ihm ist aber bewusst, dass eine minimale Funktionseinschränkung bestehen bleiben kann. Bis zum Ende der Therapie sollten folgende Ziele erreicht werden:

- Normalgebrauch und vollständige Integration des Handgelenks im Alltag
- Beim Kochen und anderen Alltagsaktivitäten die linke Hand normal einsetzen und nicht schonen

Tab. 26.3 Assessments

Assessment	Anfang	Nach drei Monaten	Nach sechs Monaten
NRS	5–9/10	2–4/10	0/10
PSFS	• Kochen: 10/10 • Arbeit am PC: 9/10 • Schreiben/Zeichnen: 9/10	• Kochen: 6/10 • Arbeit am PC: 5/10 • Schreiben/Zeichnen: 5/10	• Kochen: 2/10 • Arbeit am PC: 2/10 • Schreiben/Zeichnen: 3/10
PRWE	79 Punkte	28 Punkte	17 Punkte
Beweglichkeit	**Aktiv:** • DE/PF: 20°-0°-10°, ❶ 5/10 NRS • RA/UA: 10°-0°-20°, ❶ 7/10 NRS • PRO/SUP: 25°-0°-20°, ❶ 7/10 NRS • **Passiv:** • DE/PF:35°-0°-30°, ❶ 7/10 NRS • RA/UA: 15°-0°-25°, ❶ 5/10 NRS • PRO/SUP: 30°-0°-25°, ❶ 7/10 NRS	**Aktiv:** • DE/PF: 40°-0°-30°, ❶ 3/10 NRS • RA/UA: 20°-0°-45°, ❶ 2/10 NRS • PRO/SUP: 60°-0°-65°, ❶ 2/10 NRS • **Passiv:** • DE/PF: 45°-0°-35°, ❶ 3/10 NRS • RA/UA: 15°-0°-25°, ❶ 2/10 NRS • PRO/SUP: 65°-0°-65°, ❶ 4/10 NRS	**Aktiv:** • DE/PF: 85°-0°-80, ❶ ✓ • RA/UA: 20°-0°-45°, ❶ ✓ • PRO/SUP: 85°-0°-85°, ❶ ✓ • **Passiv:** • DE/PF: 75°-0°-70°, ❶ 1/10 NRS • RA/UA: 20°-0°-45°, ❶ ✓ • PRO/SUP:80°-0°-80°, ❶ 1/10 NRS
Kraft	• Links: 198 N • Rechts: 460 N	• Links: 356 N • Rechts: 463 N	• Links: 412 N • Rechts: 468 N

Prognose

Für eine günstige Prognose sprechen der aktive Coping-Style, das Krankheitsverständnis, der adäquate Wundheilungsverlauf und die positive Lifestyle-Faktoren von Herrn O. Nach ungefähr drei Monaten sollte Herr O wieder zu 100 % arbeitsfähig sein und nach sechs bis zwölf Monaten kaum oder nur noch geringfügig im Alltag eingeschränkt sein.

26.5 Physiotherapeutische Maßnahmen

Akute Phase

Aktives Selbstmanagement

Das Heimprogramm von Herrn O. beinhaltet in der akuten Phase folgende Heimübungen:

- Anleitungen für unbelastete aktive Übungen für Fingergelenke, Ellbogen- und Schultergelenk der betroffenen Seite.
- Vorsichtige isometrische und dynamische Übungen des betroffenen Handgelenks ohne Schmerzprovokation. Schwerpunkt ist die Ansteuerung und Koordination der Muskulatur.
- Für die nichtbetroffene Seite bekommt Herr O. ein Kräftigungsprogramm für die ganze obere Extremität.

Aktive physiotherapeutische Maßnahmen

Ab der ersten Sitzung können alle Bewegungsrichtungen ohne Belastung geübt werden. Je nach Operateur können Bewegungslimits vorliegen. Deshalb ist es wichtig, bei Unklarheiten Rücksprache zu halten.

Kontralaterales Hand-, Ellbogen- und Schultergelenk werden mit aktiven Übungen zur Verbesserung der Kraft, Koordination und Beweglichkeit trainiert (➤ Fall 25). Das Krafttraining der nichtbetroffenen oberen Extremität nach distaler Radiusfraktur führt zu mehr Kraft und besserer Beweglichkeit im betroffenen Arm (Magnus et al. 2013).

Passive physiotherapeutische Maßnahmen

In dieser Phase beginnt die passive Mobilisation des Handgelenks. Die passiven physiologischen Bewegungen werden langsam im schmerzfreien Bewegungsausmaß bis zum ersten Widerstand durchgeführt. Für die meisten Alltagsaktivitäten reichen durchschnittlich 50° PF und 50° DE aus. Deshalb liegt der Schwerpunkt anfänglich auf Verbesserung der PRO und SUP.

Subakute Phase

Ab der vierten Woche wird die aktive Mobilisation intensiviert. Herr O. hat die akute Phase gut überstanden und war zur Röntgenkontrolle bei dem Operateur.

Aktives Selbstmanagement

Das Heimprogramm wird zusammen mit Herrn O. kontrolliert und seine Fragen bezüglich Ausführung und Intensität werden beantwortet. Die Intensität wird etwas gesteigert und Herrn O. wird empfohlen, vermehrt endgradig zu mobilisieren. Schmerzen können nun bis 4–5/10 NRS toleriert werden. Herr O. bekommt Knetmasse zum Üben mit.

Aktive physiotherapeutische Maßnahmen

In dieser Phase werden neben Übungen für die physiologischen Bewegungsrichtungen gegen Widerstand auch Techniken aus der propriozeptiven neuromuskulären Fazilitation (PNF) in Rückenlage und Sitz angewendet (List 2009, ➤ Abb. 26.3):

- Flexion/Adduktion/Außenrotation
- Extension/Abduktion/Innenrotation
- Flexion/Abduktion/Außenrotation
- Extension/Adduktion/Innenrotation

PRAKTISCHER TIPP

Propriozeptive neuromuskuläre Fazilitation

Der Neurophysiologe Dr. Kabat und die Physiotherapeutin M. Knott entwickelten Ende der 1940er-Jahre in den USA diese Methode. Sie besteht aus definierten Bewegungsmustern und orientiert sich an der normalen motorischen Entwicklung. Die Bewegungsmuster werden trainiert in Halte- und Bewegungsfunktionen des Körpers. Hauptziel des Trainings ist die Schulung der Körperwahrnehmung und des motorischen Lernens durch taktile Reize oder adäquaten Widerstand (List 2009).

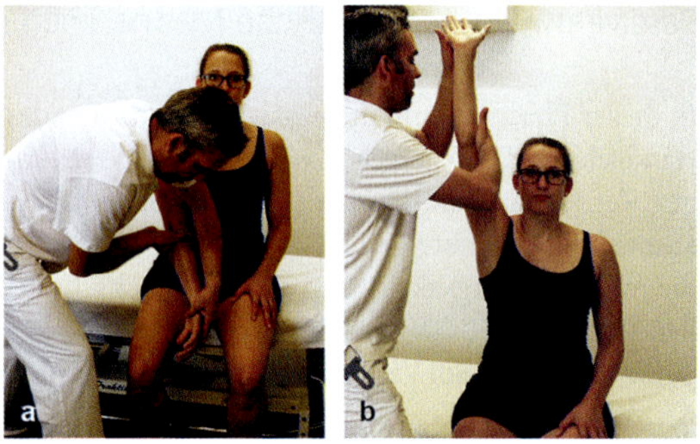

Abb. 26.3 Propriozeptive neuromuskuläre Fazilitation. Muster: Extension/Adduktion/Innenrotation [P420]

Ab der 12. postoperativen Woche beginnt die **medizinische Trainingstherapie.** Herr O. absolviert zweimal pro Woche ein Training unter physiotherapeutischer Supervision. Die Schwerpunkte des Trainings sind:

- Koordinationstraining im Kontext alltäglicher Tätigkeiten,
- lokales Krafttraining der Handmuskulatur (Flexoren, Extensoren und Rotatoren),
- Krafttraining der gesamten oberen Kette (➤ Fall 25),
- Integration der Rumpfmuskulatur.

Zusätzlich geht Herr O. als Ausdauertraining einmal pro Woche Joggen.

Passive physiotherapeutische Maßnahmen

Ab der 6. Woche wird das Handgelenk auch passiv mit **akzessorischen Bewegungen** behandelt. Articulatio radiocarpalis, Articulatio mediocarpalis mit Os capitatum, Os lunatum, Os trapezoideum und Os scaphoideum werden zur Verbesserung der Beweglichkeit mit akzessorischen Bewegungen mobilisiert.

Die myofaszialen Befunde der Thenarmuskulatur und des M. abductor pollicis longus werden mit **Triggerpunkttherapie** behandelt.

Assessments nach drei Monaten

➤ Tab. 26.3 fasst alle Verlaufszeichen zusammen.

26.6 Evidenzbasierte Zusammenfassung

Die distale Radiusfraktur ist eine der häufigsten Verletzungen am muskuloskelettalen Bewegungsapparat. Sie ist die zweithäufigste Fraktur bei Menschen über 60, Frauen sind bis zur viermal häufiger betroffen als Männer (Gutiérrez-Espinoza et al. 2017).

Distale Radiusfrakturen können konservativ oder operativ behandelt werden. Die Tendenz zum operativen Vorgehen ist steigend. Es besteht eine Diskrepanz zwischen radiologischen und funktionellen Ergebnissen nach konservativer Behandlung dieser Frakturen (Diaz-Garcia et al. 2011).

Die derzeitige Evidenz bezüglich des physiotherapeutischen Managements ist nicht eindeutig. Es gibt verschieden Studien, die zeigen, dass ein angeleitetes Heimtrainingsprogramm ein gutes funktionelles Resultat erzielt und eine adäquate Therapieoption bietet. Anderseits befürwortet eine neue Studie die Physiotherapie (Gutiérrez-Espinoza et al. 2017). Ein systematisches Review kommt zu dem Ergebnis, dass aus den vorliegenden randomisierten klinischen Studien keine Schlüsse gezogen werden könne, ob ein Heimprogramm einem praxisbasierten Therapieprogramm (oder umgekehrt) vorgezogen werden kann (Valdes et al. 2015). Schwerpunkt weiterer Forschung sollte eine mögliche Subgruppierung der Patienten sein, die Physiotherapie benötigen, und den Patienten, die mit einem Heimprogramm gute funktionelle Resultate erreichen.

LITERATUR

Deniz G. et al. (2014). Effect of untreated triangular fibrocartilage complex (TFCC) tears on the clinical outcome of conservatively treated distal radius fractures. Eur J Orthop Surg Traumatol, 24(7), 1.155–1.159.

Diaz-Garcia R. J. et al. (2011). systematic review of outcomes and complications of treating unstable distal radius fractures in the elderly. J Hand Surg Am, 36(5), 824–835.

Gutiérrez-Espinoza H. et al. (2017). Supervised physical therapy vs home exercise program for patients with distal radius fracture: A single-blind randomized clinical study. J Hand Ther, 30(3), 242–252.

Harden R. N. et al. (2010). Validation of proposed diagnostic criteria (the 'Budapest Criteria') for Complex Regional Pain Syndrome. Pain, 150(2), 268–274.

John M. et al. (2008). The patient-rated wrist evaluation (PRWE): cross-cultural adaptation into German and evaluation of its psychometric properties. Clin Exp Rheumatol, 26(6), 1.047–1.058.

List M. (2009). Physiotherapie in der Traumatologie. Springer Medizin Verlag. Heidelberg.
Lüdtke K. (2015). Screening in der Physiotherapie. Grauel G. Das Flaggen-System – Warnsignale erkennen. Georg Thieme Verlag KG.
Macdermid J. C., Roth J. H., Richards R. S. (2003). Pain and disability reported in the year following a distal radius fracture: a cohort study. BMC Musculoskelet Disord. 4(24).
Magnus C. R. et al. (2013). Cross-education for improving strength and mobility after distal radius fractures: a randomized controlled trial. Arch Phys Med Rehabil, 94(7), 1.247–1.255.
Moser V. L. et al. (2004). Palmare winkelstabile Plattenosteosynthese der instabilen distalen Radiusfraktur. Operative Orthopädie und Traumatologie, 16(4), 380–396.
Valdes K., Naughton N., Burke C. J. (2015). Therapist-supervised hand therapy versus home therapy with therapist instruction following distal radius fracture. J Hand Surg Am, 40(6), 1.110–1.116.

FALL

27 Laterale Epikondylopathie (LE)

Rick Peters

Leitsymptome: (Ausstrahlende) Schmerzen – Kraftdefizit – Funktionseinschränkung der Hand

mittel

Definition

Tennisellenbogen vs. Epicondylitis humeri lateralis

Schmerzen am lateralen Ellenbogenrand beim Greifen und bei Handbewegungen sind typisch für die Diagnose **Epicondylitis humeri lateralis.** Der Begriff ist jedoch veraltet und nicht korrekt, denn anatomische Studien haben gezeigt, dass es sich eher um einen degenerativen Prozess als um eine klassische Entzündungsreaktion handelt (Coombes et al. 2009). Derzeit werden verschiedene Begriffe synonym verwendet, z. B. Tennisellenbogen, Epikondylopathie lateralis, Epikondyalgie, Tendinose oder laterale Ellenbogentendinopathie. In diesem Kapitel wird der Begriff **laterale Epikondylopathie** verwendet.

27.1 Vorgeschichte

Frau V., 23 Jahre alt, arbeitet in einer Kindertagesstätte. Sie kommt in die Physiotherapie, weil sie seit ungefähr einem halben Jahr immer wiederkehrende Schmerzen am lateralen Ellenbogen hat. Nun werden die Schmerzen seit ungefähr einem Monat nicht mehr weniger und strahlen teilweise auch in Unterarm aus.

In diesem Fallbeispiel werden folgenden Fragen analysiert und beantwortet:

- Begriffserklärung: Tennisellenbogen, Epicondylitis lateralis, medialis.
- Welche pathobiologischen Mechanismen liegen zugrunde?
- Ist die laterale Epikondylopathie ein lokales Problem?
- Wie sieht das physiotherapeutische Management aus?

27.2 Untersuchungsbefunde

27.2.1 Medizinische Befunde

Der Hausarzt verschreibt Frau V. nichtsteroidale Antirheumatika (NSAR), schmerzhemmende Pflaster, eine Handschiene und Physiotherapie. Die Diagnose auf der Verordnung lautet **Epicondylitis humeri lateralis links.**

27.2.2 Physiotherapeutische Anamnese

Fr. V. kommt drei Tage nach dem Hausarztbesuch in die Physiotherapie. Die Schmerzen haben mit Schiene und NSAR um ungefähr 20 % nachgelassen. Einen Auslöser oder Grund für die Entstehung des Problems kann sie nicht angeben. Neben der Kinderbetreuung arbeitet sie zwar am Computer, aber selten länger als eine halbe Stunde am Stück. Nach explizitem Nachfragen gibt sie chronisch rezidivierende Verspannungs-

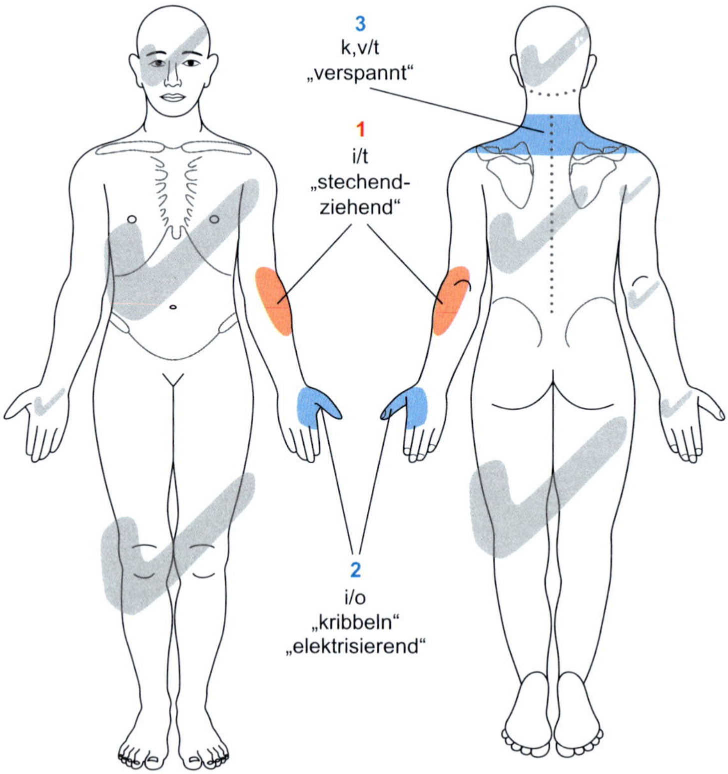

Abb. 27.1 Bodychart mit Lokalisierung der Beschwerden [L231]

gefühle im Nackenbereich an (❸, ➤ Abb. 27.1), die ihren Alltag jedoch kaum einschränken.

Auftreten der Symptome

Am Anfang hatte ❶ (➤ Abb. 27.1) einen ziehenden, krampfartigen Charakter. Es trat auf und verschwand relativ schnell wieder. Seit ungefähr zehn Tagen ist es mehr oder weniger konstant vorhanden, und die Patientin spürt ❷ (➤ Abb. 27.1), ein leichtes Kribbeln in der Hand. Sie hat auch das Gefühl, dass sie weniger Kraft in ihrer Hand hat. Sie beschreibt ❶ als konstant/variabel und charakterisiert das Symptom als „ziehend", manchmal „stechend", 6–9/10 NRS. Wenn ❶ schlimmer wird, tritt auch ❷ auf.

Erste Hypothese

Die Symptome passen am ehesten zu einer lateralen Epikondylopathie. Die Beschwerden dauern schon etwas länger an, und Frau V. beschreibt chronisch intermittierende Nackenschmerzen. Deshalb ist es wichtig, die angrenzenden Regionen auf ein sogenanntes **Double-Crush-Syndrom** zu untersuchen. Für die Planung der Untersuchung bedeutet dies, dass auch die Neurologie, der Bereich der Hals- und Brustwirbelsäule (C5–Th4) sowie die Neurodynamik geprüft werden müssen (Berglund et al. 2008).

KLINISCHER HINTERGRUND

Double-Crush-Syndrom

Das Nervensystem ist primär auf die Impulsübertragung ausgelegt. Mechanische Kräfte wie Dehnung und Kompression beeinträchtigen die intraneurale Durchblutung, den axonalen Transport und die Regulationsmechanismen der Ionenkanäle. Zudem kommt es zu neurogenen Entzündungsprozessen des dorsalen Hinterwurzelganglions. Diese Faktoren können zu einer zentralen Sensibilisierung führen und Symptome wie Schmerzen, Dysästhesien, Parästhesien, Hyperalgesie, Krämpfe und Schwäche hervorrufen (Kane et al. 2015, Schmid und Coppieters 2011).

WAS WÄRE, WENN ...

... der Arzt eine Infiltration mit Kortison durchgeführt hätte?

Die Kurzzeiteffekte (≤ sechs Wochen) einer Kortisoninfiltration sind konservativen Maßnahmen überlegen. Mittelfristig (≥ sechs Wochen) sind die Effekte der Physiotherapie jedoch besser. Die Rezidivrate nach Infiltrationen ist im Gegensatz zur Physiotherapie höher (Coombes et al. 2010).

27.2.3 Evaluation des Gesundheitszustands nach ICF

Personenbezogenen Faktoren

Fr. V. ist Mitarbeiterin in einer Kinderbetreuungsstätte. Sie arbeitet Vollzeit und ist Rechtshänderin. Sie ist seit mehreren Wochen keinen regelmäßigen sportlichen Aktivitäten nachgegangen. Sie schätzt ihre körperliche Fitness als „mäßig" ein.

Umweltfaktoren

Frau V. lebt allein in einer Wohnung und beschreibt ihr Sozialleben als stabil und aktiv. Ihre Arbeitssituation bereitet ihr momentan etwas Sorgen. Sie fühlt sich zunehmend gestresst am Arbeitsplatz, muss vermehrt administrative Tätigkeiten ausführen und ihre Zufriedenheit hat in den letzten Monaten deutlich abgenommen. Ein Stellenwechsel ist eine mögliche Option, eventuell auch eine Weiterbildung oder Umschulung.

Funktions- und Strukturebene

Inspektion

Im Stand ist ein Streckdefizit des Ellenbogens erkennbar. Frau V. steht mit einer lumbalen Hyperlordose und einer leichten thorakalen Hyperkyphose. Ihre Schultern stehen in Protraktion und Innenrotation.

In der **funktionellen Demonstration** zeigt Frau V. das Heben ihrer Tasche und einen Faustschluss als schmerzauslösende Aktivität. Beiden lösen sofort ❶ und ❷ mit 6/10 NRS aus (➤ Abb. 27.1). Zur strukturellen Differenzierung wird die HWS in kontralaterale Lateralflexion bewegt, was ❶ leicht zunehmen lässt. Abstützen gegen die Wand provoziert ebenfalls die bekannten Schmerzen mit einer Intensität von 6/10 NRS.

Aktive und passive Beweglichkeit

Bei den **aktiven Bewegungen der Hand** sind Faustschluss, Dorsalextension (DE) und Supination (SUP) schmerzhaft ❶ und deutlich eingeschränkt. Die Palmarflexion (PF) ist endgradig (EOR) leicht schmerzhaft ❶, jedoch mit normalem Bewegungsausmaß. Die aktiven Bewegungen des **Ellenbogengelenks** werden im Sitzen untersucht. Die Flexion ist endgradig leicht schmerzhaft ❶, die Extension ist EOR ebenfalls leicht schmerzhaft ❶, kann aber über das volle Bewegungsausmaß bewegt werden.

Die **aktive Bewegungsprüfung der HWS** zeigt ein **Verschlussmuster** (Lateralflexion/LF und Rotation/ROT sind gleichsinnig eingeschränkt) auf der linken Seite mit leichten lokalen Schmerzen ❸ (4/10 NRS). Die Extension wird mit einer Knickbewegung auf Höhe C5/C6 und dominant hochzervikal ausgeführt. Die Flexion zeigt ein normales Bewegungsausmaß. Die Bewegungsqualität und die motorische Kontrolle aller Bewegungen sind als mäßig zu bewerten. **Der untere Quadrantentest der HWS** (Retraktion, Extension, LF und ROT mit leichtem Überdruck) ist auf der linken Seite steif und lokal schmerzhaft ❸ (4/10 NRS) im Vergleich zur rechten Seite. Die Extension des zervikothorakalen Übergangs ist eingeschränkt.

PRAKTISCHER TIPP

Strukturelle Differenzierung

Mithilfe der strukturellen Differenzierung kann am Anfang der Untersuchung überprüft werden, ob die HWS bei der Problematik des Patienten eine Rolle spielt. Wenn ein Verschlussmuster vorhanden ist, sind LF und ROT gleichsinnig eingeschränkt und/oder schmerzhaft. Wenn dies nicht der Fall ist, darf man davon ausgehen, dass die HWS wahrscheinlich nicht mitbeteiligt ist.

Die **passiven Bewegungen des Handgelenks** ergeben in alle Bewegungsrichtungen der Hand eine Hypermobilität, ❶ und ❷ werden provoziert. Die **passive** Flexion des **Ellenbogens** ist leicht schmerzhaft und erzeugt EOR einen Widerstand mit Schutzspasmus. Die Extension ist hypermobil (10° Hyperextension) mit hartem Endgefühl ohne Symptomprovokation.

Die **passive Bewegungsuntersuchung der oberen HWS** zeigt eine Hypermobilität in Extension, Lateralflexion und Rotation (Segmente C1/C2, C2/C3). **Die unteren Segmente der HWS** und die erste Rippe links sind als hypomobil zu bewerten. Die Lateralflexion tief zervikal (C4/C5, C5/C6) nach links ist schmerzhaft (❸, 4/10 NRS).

Die **Widerstandstests** des M. extensor carpi radialis brevis und M. extensor digitorum communis lösen ❶ und ❷ mit 7/10 NRS aus.

Spezielle Tests

Mit einem Handdynamometer wird der Pain Free Grip Test ausgeführt. Dieser zeigt auf der betroffenen Seite einen Wert von 22 kg, auf der nicht betroffenen Seite 47 kg. Dies bedeutet einen Unterschied von 53 %. Bei Patienten mit LE sind durchschnittliche Defizite von 43–64 % dokumentiert (Coombes et al. 2009).

KLINISCHER HINTERGRUND

Pain Free Grip Test (PFG)

Beim PFG wird mithilfe eines Handdynamometers die maximale schmerzfreie Greifkraft gemessen. Der Patient liegt auf dem Rücken mit den Ellenbogen in PRO. Alternativ kann der Test auch im Sitzen mit 90°-Ellenbogenflexion und Unterarm in Neutralstellung durchgeführt werden. Es werden drei Durchläufe mit je einer Minute Pause dazwischen durchgeführt. Die Durchschnittswerte der betroffenen bzw. nicht betroffenen Seite werden miteinander verglichen. Im Gegensatz zur Maximalkraftmessung, einem stark provozierenden Test, ist der PFG auch für Patienten mit hoher Irritierbarkeit der Beschwerden geeignet. Er ist ein valider Test, der sich für die Outcome-Messung besser eignet als das Testen der Maximalkraft.

Neurologie und Neurodynamik

In der neurologischen Untersuchung (➤ Fall 24) werden sowohl Negativzeichen (Kraft, Sensibilität, Reflexe der Segmente C4–Th1) als auch Positivzeichen (Wind-Up-Test, Allodynie) getestet. Auffällig ist der Wind-Up-Test am lateralen Ellenbogenbereich.

Zur Beurteilung der Neurodynamik wird der ULNT 2b durchgeführt und als positiv bewertet, da die Symptome ❶ und ❷ von Frau V. durch Bewegungen der HWS beeinflusst werden können. In Vergleich zur asymptomatischen Seite ist das Bewegungsausmaß geringer und der empfundene Gewebewiderstand höher.

Palpation

In der Palpation ist der laterale Ellenbogen druckdolent. In M. extensor carpi radialis brevis, M. extensor digitorum und M. supinator können aktive Triggerpunkte getastet werden.

Aktivitäts-/Partizipationsebene

Frau V. fühlt sich im Moment stark eingeschränkt bei Haushalts-, Alltags- und Freizeitaktivitäten. Vor allem Computerarbeit, Tippen auf dem Smartphone, Heben, Greifen und Drehbewegungen bereiten ihr große Mühe.

Mithilfe der Patient-specific Functional Scale (PSFS) bewertet Frau V. folgende problemhafte Aktivitäten:

- PC-Arbeit länger als 20 Minuten: 9/10
- Greifen/Faustschluss: 8/10
- Smartphone benutzen: 6/10

Zur Evaluation der Einschränkungen auf Aktivitäts- und Partizipationsebene wird der Patient-Rated-Elbow-Evaluation-Fragebogen (PREE) als Verlaufsparameter eingesetzt. Frau V. erreicht einen Wert von 54 %. Ein Wert unter 33 % wird als geringe Einschränkung beschrieben, ein Wert über 54 % beschreibt eine hohe Einschränkung (John et al. 2007).

Hypothese

Dysfunktion und Symptome von Frau V. deuten auf das klinische Muster einer lateralen Epikondylopathie mit peripher-neurogener Beteiligung des N. radialis und zervikaler Dysfunktion des Segments C5/C6 hin.

27.3 Zusammenfassung der wichtigsten Befunde

Pathobiologische Mechanismen

Die Pathophysiologie der LE kann mithilfe eines multifaktoriellen Modells beschrieben werden. Es umfasst drei Komponenten: lokale Prozesse, Veränderungen im Schmerzsystem sowie Veränderungen im motorischen System (➤ Abb. 27.2).

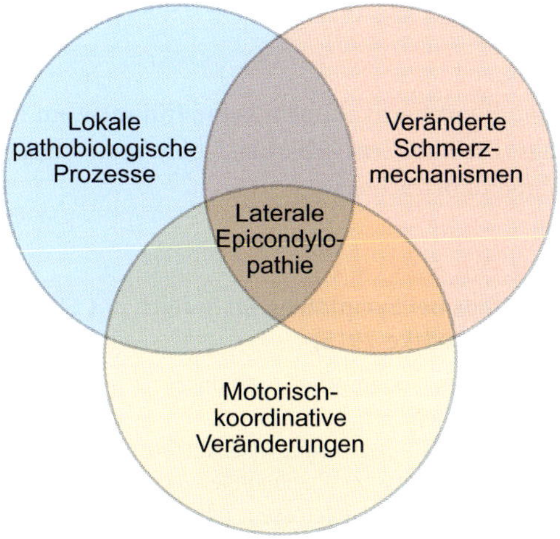

Abb. 27.2 Modell der lateralen Epikondylopathie [L231]

Gewebemechanismen

Im Bereich des lateralen Epikondylus herrschen sehr enge anatomische Platzverhältnisse: Fascia antebrachii, M. extensor carpi radialis brevis (MECRB), M. extensor digitorum (MED) und M. extensor carpi ulnaris (MECU) inserieren gemeinsam am lateralen Epikondylus. Aufgrund dieser engen anatomischen Verbindung können Kontraktionskräfte des MED und MECU zusätzlich auf die Insertion des MECRB übertragen werden und so Überbelastungen begünstigen (Kromer 2012). Bei einer Überbeanspruchung findet eine Kaskade zellulärer Veränderungen statt, die unter dem Begriff der angiofibroblastischen Hyperplasie zusammengefasst wird (➤ Abb. 27.3). Der N. radialis ist verantwortlich für die Innervation des MECRB. Durch seinen Verlauf kann er bei Überbeanspruchung durch wiederholte Pro- und Supinationsbewegungen komprimiert werden. Eine Hypertonie des M. supinator kann den Nerv zusätzlich komprimieren im Sinne eines Double Crush Syndroms.

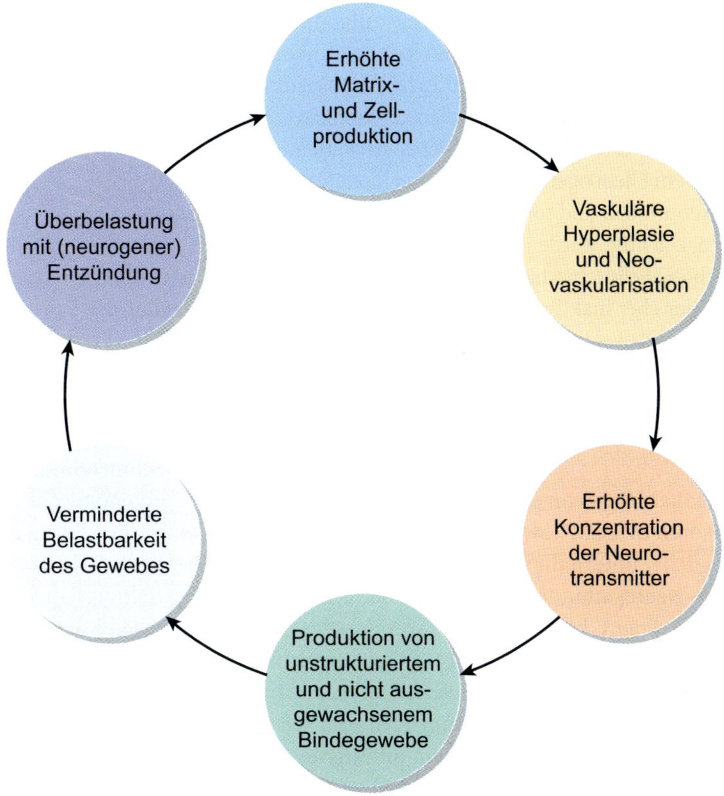

Abb. 27.3 Angiofibroblastische Hyperplasie [L231]

27

Schmerzmechanismen

Bei Frau V. scheint dieser Teufelskreis bereits vorzuliegen. Trotz hoher Schmerzangabe und Irritierbarkeit liegen keine Zeichen einer akuten **Entzündungsphase** vor (Rubor, Calor, Dolor und Functio laesia). Ein **ischämischer Schmerzmechanismus** ist denkbar, weil Frau V. nach längerem Sitzen und/oder PC-Arbeit des Öfteren ihre Hände ausschütteln muss, um die Symptome zu lindern. Schmerzqualität und Referred Pain sprechen für einen **peripher neurogenen Schmerzmechanismus.** Positiver ULNT 2b und die Positivzeichen in der neurologischen Untersuchung bestätigen diese Hypothese und könnten eventuell Zeichen einer **zentralen Sensibilisierung** sein (➤ Fall 24).

Beitragende Faktoren

Als relevanter psychosozialer Risikofaktor muss die Arbeitssituation in Betracht gezogen werden. Frau V. überlegt sich nach sechs Jahren in ihrem Beruf, eine Weiterbildung zu beginnen oder eine berufliche Veränderung vorzunehmen, teilweise aufgrund ihrer Schmerzen, teilweise aus Unzufriedenheit über ihre jetzigen Arbeitsbedingungen. Dies belastet sie zum jetzigen Zeitpunkt mental. In Studien konnten ein erhöhtes Angstlevel und depressive Zeichen bei Patienten mit lateralem Ellenbogenschmerz (> drei Monate) nachgewiesen werden und sollten deshalb in der Behandlung berücksichtigt werden (Alizadehkhaiyat et al. 2007). Auch die Selbsteinschätzung der körperlichen Fitness und der eher inaktive Lebensstil müssen als wichtige beitragende Faktoren berücksichtigt werden.

Quellen der Symptome

Als **lokale Strukturen** kommen bei Frau V. die Extensoren (MECRB, MED, M. supinator) infrage. Als möglicher **unterhaltender Faktor** kann eine Entrapment-Neuropathie des N. radialis in Betracht gezogen werden. Frau V. berichtet zudem von Nackenschmerzen und im HWS-Screening gibt es Verlaufszeichen in den Segmenten C6–Th1 und der ersten Rippe links. Möglicherweise werden die Schmerzen zum Teil auch durch das zentrale Nervensystem unterhalten (zentrale Sensibilisierung).

Vorsichtsmaßnahmen/Kontraindikationen

Keine Kontraindikationen, keine Hinweise auf Red Flags. Die hohe Irritierbarkeit ist als Vorsichtsmaßnahme zu betrachten.

⚠ **VORSICHT**

Red Flags bei Symptomen im Bereich des Ellenbogens (Lüdtke 2015)

- Lokale oder systemische Entzündungszeichen
- Deformitäten
- Intraartikuläre Pathologie, Gelenkgeräusche
- Nervenkompression (Radialtunnelsyndrom, Entrapment des N. interosseus posterior)
- Zervikale Radikulopathie C5/C6, C8/Th1
- Krebserkrankungen in der Geschichte
- Ungewollter Gewichtsverlust
- Nachtschmerzen
- Allgemeine Krankheitszeichen
- Trauma
- Operationen, Injektionen in den letzten vier Wochen
- Infektion in den letzten vier Wochen

27.4 Physiotherapeutische Zielsetzung

Ziele

Das übergeordnete Ziel für Frau V. ist es, zu wissen, woher die Schmerzen kommen und was sie selbst dagegen tun kann. Sie möchte ihren Alltag wieder schmerzfrei bewältigen. Zusammen mit Frau V. werden für die nächsten sechs Monate folgende Teilziele aufgestellt:

- Schmerzlinderung durch dosierte Belastung und ergonomische Maßnahmen
- Verbesserung der Ellenbogen- und Handfunktion
- Haltungskorrektur und Verbesserung der motorischen Kontrolle der HWS
- Beginn mit Ausdauertraining
- Steigerung des Aktivitätsniveaus und der allgemeinen körperlichen Belastbarkeit

Prognose

Dysfunktion und schlechte Körperwahrnehmung, lange Krankheitsgeschichte, zunehmende körperliche Inaktivität, Arbeitssituation und potenzielle zentrale Sensibilisierung wirken sich eher ungünstig auf die Prognose aus. Positive Faktoren sind dagegen das Alter, die gute soziale Einbindung, das gute Krankheitsverständnis und die Motivation von Frau V.

27.5 Physiotherapeutische Maßnahmen

Die Behandlung von Patienten mit lateralen Ellenbogenschmerzen ist eine Herausforderung. Man muss als Physiotherapeut nicht nur die lokalen, biomedizinischen Elemente berücksichtigen, sondern sollte unbedingt eine multimodale Behandlungsstrategie verfolgen (Glatthaar 2011). Im Fall von Frau V. bedeutet dies eine Kombination aus Patient Education, passiven Interventionen am Ellenbogen und an der HWS, neurodynamischen Behandlungstechniken, Behandlung der myofaszialen Befunde, aktiven Übungen und allgemeinem aeroben Training.

Patient Education

Im ersten Schritt wird die Problematik ausführlich und verständlich erklärt. Gedanken und Kenntnisse von Frau V. über das Problem werden explizit nachgefragt und besprochen. Zentral in diesem kognitiven Ansatz beim „Tennisellenbogen" ist es, das Verhältnis Belastung ↔ Belastbarkeit im Alltag zu optimieren und negative Gedanken und Ängste zu reduzieren.

Passive physiotherapeutische Maßnahmen

Der Ellenbogen wird mit einer Mobilisation with Movement (MWM) nach Mulligan behandelt: Frau V. umgreift einen Ball, währenddessen bewegt der Therapeut ihren Unterarm bei gleichzeitig fixiertem Oberarm nach lateral (➤ Abb. 27.4). Frau V. wird auf-

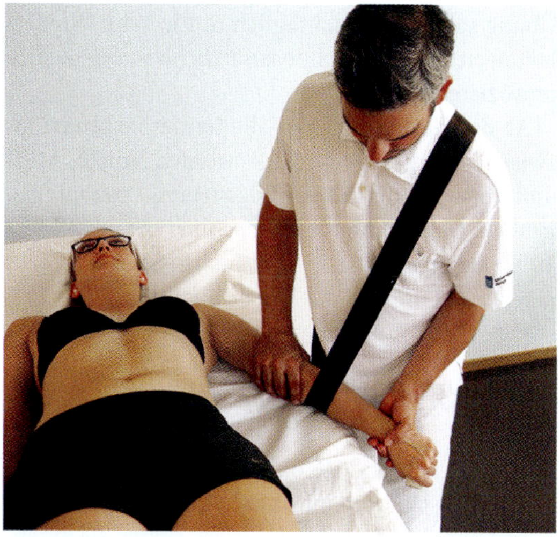

Abb. 27.4 Mobilisation with movement am Ellenbogen [P420]

gefordert, die Greifbewegung erneut durchzuführen, worauf die Schmerzen abnehmen müssten. Es wird mit fünf Serien á zehn Wiederholungen gearbeitet. Direkt nach der Technik ist die Greifbewegung deutlich weniger schmerzhaft (Vicenzino et al. 2009).

Am Ende der ersten vier Therapieeinheiten wird zusätzlich ein Tape angelegt, um auch während der Alltagsbewegungen einen neurophysiologischen Reiz zu setzen.

Die zervikalen Segmente C5/C6 und C6/C7 werden mit einer Side-Glide-Technik Grad III behandelt. Zuerst wird der Ellenbogen in einer schmerzfreien, später in leichter neuraler Vorspannung des N. radialis gelagert. Patienten mit sehr empfindlichem Ellenbogen und großer Druckdolenz profitieren eher von Side-Glide-Techniken, während bei starken Schmerzen bei Greifbewegungen eher MWM-Ellenbogentechniken von Vorteil sind (Glatthaar et al., 2011).

Die Segmente C7–Th2 werden mit posterior-anterioren und anterior-posterioren Mobilisation durch das Sternum (Grade III und IV) behandelt (➤ Fall 16).

Die erste Rippe links wird in Rückenlage und in Bauchlage mobilisiert mit Zusatzbewegungen in kaudale und posteriore (p/a Mobilisation) Richtung. Die BWS wird insgesamt dreimal mobilisiert, mit und ohne Impuls.

Als Heimübung erlernt Frau V. eine neurodynamische Slider-Mobilisation des N. radialis. Diese

Übung soll sie dreimal täglich mit je zehn Wiederholungen ausführen, ohne zusätzliche Schmerzen zu provozieren.

Ab der vierten Sitzung – die Irritierbarkeit ist inzwischen deutlich geringer – werden MECR, MED und M. supinator mittels Triggerpunkttherapie behandelt. Dadurch werden die Schmerzen um weitere 30 % verringert. Frau V. wird instruiert, diese Techniken selbst dreimal pro Woche auszuführen.

Aktive Übungstherapie

Sobald Greifen und DE ohne Belastung schmerzfrei ausführbar sind, wird mit aktiven Übungen begonnen. Zuerst wird konzentrisch trainiert, später die exzentrische Anspannung der Handextensoren betont. Frau V. soll zunächst täglich fünf bis zehn Minuten üben, später jeden zweiten Tag. Therapieschwerpunkt ist jetzt die Beseitigung der in der gesamten kinetischen Kette entstandenen motorischen und koordinativen Defizite. Das Trainingsprogramm umfasst folgende Bereiche (Dietsche 2013):

- Konzentrische und exzentrische Übungen der PF, DE, PRO und SUP
- Koordinationsübungen für die obere Extremität
- Aktive Übungen zur Verbesserung der motorischen Kontrolle der HWS-Schulterregion (➤ Fall 13)
- Kraftaufbau der oberen Extremitäten, vor allem M. triceps brachii, M. biceps brachii, M. deltoideus und Rotatorenmanschette

Zusätzlich versucht Frau V., ein- bis zweimal pro Woche ihre Ausdauer zu trainieren (Walking, leichtes Jogging).

Assessments nach sechs Monaten

➤ Tab. 27.1 fasst die Assessments zusammen.

Frau V. ist im Alltag nahezu beschwerdefrei. Mit zunehmender Belastbarkeit und abnehmendem Beschwerdebild gewinnt die Sekundärprävention an Bedeutung. Die Basis für das Training, das in der Physiotherapie begonnen wurde, sollte jetzt weitergeführt werden. Die Gefahr eines Rezidiv bleibt vorhanden, sobald das Aktivitätslevel wieder sinkt und sich die Belastbarkeit verringert.

27.6 Evidenzbasierte Zusammenfassung

Im Gegensatz zu früheren Annahmen haben neue Forschungsergebnisse gezeigt, dass die laterale Epikondylopathie eher auf degenerativen Prozessen als auf einer Entzündungsreaktion beruht. Sie entsteht durch eine Überlastung und kann durch repetitive kleine Mikrotraumata eine Kaskade an lokalen und zentralen Prozessen auslösen, die zu einer sekundären Hyperalgesie, Allodynie und einer zentralen Sensibilisierung führen können (Coombes et al. 2009, Kromer 2012).

Für die Physiotherapie bedeutet dies, dass der Therapeut nicht nur die lokalen Strukturen betrachten muss, sondern auch entfernte Strukturen wie HWS, 1. Rippe, die Neurodynamik des N. radialis und das Handgelenk gründlich untersuchen sowie psychosoziale Faktoren berücksichtigen muss. Die Physiotherapie kann eine erfolgreiche und kosteneffektive Behandlungsstrategie für die LE sein. Sie weist eine geringere Rezidivrate als Kortisoninfiltrationen und

Tab. 27.1 Zwischenassessments

Assessment	Anfang	Nach drei Monaten	Nach sechs Monaten
NRS	❶ 5–8/10	❶ 3–4/10	❶ 0–1/10
PREE	54 %	33 %	5 %
PSFS	• PC-Arbeit > 20 min: 9/10 • Greifen: 8/10 • Smartphone benutzen: 6/10	• PC-Arbeit > 20 min: 3/10 • Greifen: 3/10 • Smartphone benutzen: 2/10	• PC-Arbeit > 20 min: 1/10 • Greifen: 1/10 • Smartphone benutzen: 0/10
PFG	• Links: 22 kg • Rechts: 47 kg	• Links: 39 kg • Rechts: 48 kg	• Links: 47 kg • Rechts: 49 kg
Neurodynamik	ULNT 2b: positiv	ULNT 2b: negativ	ULNT 2b: negativ

bessere Ergebnisse als die Wait-And-See-Behandlungsstrategie auf (Coombes et al. 2016, Bisset 2006). Irritierbarkeit, Schmerzmechanismen, Allgemeine Belastbarkeit und beitragende psychosoziale Faktoren müssen in einem sorgfältigen Clinical-Reasoning-Prozess überprüft und in der Behandlung berücksichtigt werden.

LITERATUR

Alizadehkhaiyat, O. et al. (207). Pain, functional disability, and psychologic status in tennis elbow. Clin J Pain, 23(6), 482–489.

Berglund, K.M., Persson, B.H., Denison, E. (2008). Prevalence of pain and dysfunction in the cervical and thoracic spine in persons with and without lateral elbow pain. Man Ther, 13(4), 295–299.

Coombes, B.K., Bisset, L., Vicenzino, B. (2009). A new integrative model of lateral epicondylalgia. Br J Sports Med. 43(4). 252–258.

Coombes, B.K., Bisset, L., Vicenzino, B. (2010). Efficacy and safety of corticosteroid injections and other injections for management of tendinopathy: a systematic review of randomised controlled trials. Lancet, 376(9.754), 1.751–1.767.

Dietsche, M. (2014). Effektivität gezielter Kräftigungsübungen der Handgelenkextensoren beim subakuten und chronisch Tennisellenbogen. Systematischer Review mit Metaanalyse. Manuelle Therapie, 18(1), 38–47

Glatthaar, P. et al. (2011). Entwicklung eines Algorithmus zur Behandlung der Epicondylopathie lateralis (Tennisellenbogen) anhand evidenzbasierter physiotherapeutischer Studien. 15(2): 80–92

John, M. et al. (2007). Cross-cultural adaptation, reliability and validity of the Patient Rated Elbow Evaluation (PREE) for German-speaking patients. Clin Exp Rheumatol, 25(2), 195–205.

Kromer, T.O. (2012). Alles „Bio" oder was? Manuelle Therapie, 16(2), 61–66.

Lüdtke, K., Grauel, L., Laube, D. (2015). Screening in der Physiotherapie. Das Flaggen-System – Warnsignale erkennen. Stuttgart: Georg Thieme Verlag KG.

Schmid, A.B., Coppieters, M.W. (2011). The double crush syndrome revisited – a Delphi study to reveal current expert views on mechanisms underlying dual nerve disorders. Manuelle Therapie, 16(6), 557–562.

Vicenzino, B. et al. (2009). Development of a clinical prediction rule to identify initial responders to mobilisation with movement and exercise for lateral epicondylalgia. Manuelle Therapie, 14(4), 550–554.

FALL

28 Frozen-Shoulder-Kontraktursyndrom

Rick Peters

Leitsymptome: Bewegungseinschränkung – Schmerzen – reduzierte Belastbarkeit

mittel

Definition

Frozen Shoulder

In der Literatur bestehen viele Definitionen und die Nomenklatur ist nicht einheitlich: Capsulitis adhaesiva, Periarthritis und Frozen Shoulder sind verschiedene Bezeichnungen dieses klinischen Musters. Verschiedene Studien widerlegen aber die Anwesenheit eines aktiven Entzündungsprozesses und Adhäsionen der Gelenkkapsel. Die heterogene Nomenklatur ist eine Folge des unvollständigen Verständnisses der pathobiologischen Mechanismen. Um der hohe Schmerzintensität und Bewegungseinschränkung gerecht zu werden, wird vorgeschlagen, den Namen **Frozen-Shoulder-Kontraktursyndrom (FCKS)** zu verwenden (Lewis 2015).

28.1 Vorgeschichte

Frau G. ist 47 Jahre alt und hat die Diagnose „Verdacht auf Frozen Shoulder" erhalten. Vor zwei Monaten stolperte sie auf der Treppe, fiel die letzten drei Stufen herunter und prallte mit der rechten Schulter und dem Thorax an die Wand. Direkt nach dem Trauma hatte sie starke Schmerzen im Bereich des rechten M. deltoideus, der Rippen sowie im Thoraxbereich. Frau G. ging am gleichen Tag noch zu ihrem Hausarzt. Der Arzt verordnete ein Röntgenbild und verschrieb ihr nichtsteroidale Antirheumatika (NSAR, ➤ Fall 5). Auf dem Röntgenbild waren keine Frakturen oder andere Pathologien an Schulter oder Thorax erkennbar. Nach einer Woche wurden die Schmerzen um 70 % besser. Einen Monat später erwachte Frau G. morgens mit starken Schmerzen an der ventralen Seite ihrer Schulter, die bis zur ventrolateralen Seite des Oberarms ausstrahlten, zudem konnte sie den Arm kaum noch hochheben. Sie ging wieder zum Hausarzt, der ihr erneut NSAR verordnete und sie zum Orthopäden überwies. Dieser konnte mit einer Magnetresonanztomografie (MRT) eine Ruptur der Rotatorenmanschette (RM), einen Tumor sowie eine Labrumläsion oder andere Pathologien ausschließen.

In diesem Fallbeispiel werden folgenden Fragen analysiert und beantwortet:

- Wie wird die Diagnose Frozen Shoulder gestellt?
- Wie ist der typische Verlauf eines Frozen-Shoulder-Kontraktursyndroms?
- Physiotherapie: Indikation, Frequenz und Prognose?

28.2 Untersuchungsbefunde

28.2.1 Medizinische Befunde

Das FSKS ist eine sogenannte Ausschlussdiagnose. Hausarzt und Orthopäde haben mit ihren Untersuchungen andere Pathologien ausgeschlossen, sodass am Ende die Diagnose FSKS bleibt. Folgende Untersuchungen wurden durchgeführt:

- Laboruntersuchung: Ausschluss eines entzündlichen Prozesses.
- Röntgenbild: Ausschluss von Frakturen, Omarthrose, Akromioklavikulargelenksarthrose, Osteonekrose, Osteochondromatose Osteosarkome, strukturelle Schulterinstabilität (Hall und Mercer 2015).
- MRT (➤ Fall 6): liefert einen Eindruck aller periartikulären Strukturen des Schultergürtels. Differenzialdiagnostisch können Schulterpathologien wie SLAP-Läsionen, (Teil-)Rupturen der Rotatorenmanschette oder der Bizepssehne, Bursitiden und Tumore ausgeschlossen werden.

28.2.2 Physiotherapeutische Anamnese

Die Anamnese nimmt in der physiotherapeutischen Untersuchung und Diagnosestellung eines FSKS einen zentralen Stellenwert ein. Hinweise auf ein FSKS finden sich vorwiegend in der Geschichte, Entstehung und dem bisherigen Verlauf der Symptomatik.

⚠ **VORSICHT**

Red Flags bei Schulterschmerzen (➤ Fall 25)

Anamnese:
- Trauma, Unfallmechanismus
- Osteoporose
- Ernsthafte und/oder persistierende Beschwerden, bilaterale Schulterbeschwerden
- Fieber, allgemeines Unwohlsein und Gewichtsverlust
- Frühere Krebserkrankungen, Krebserkrankungen in der Familiengeschichte
- Heftige, ausstrahlende Schmerzen, Parästhesien in Arm oder Hand, die mit Nackenbewegungen zusammenhängen, Kraftverlust in Hand- und Armmuskulatur
- Risikofaktoren für kardiovaskuläre Pathologien, Dyspnoe, Schmerzen im Thoraxbereich, Schulterschmerzen bei allgemeiner Belastung
- Atemwegszeichen, gastrointestinale und gynäkologische Zeichen
- Schmerzen oder Beschwerden in mehreren Gelenken (rheumatoide Arthritis, Synovitis)
- Entzündungszeichen

Funktionsuntersuchung:
- Falls notwendig, kurze neurologische Groborientierung
- Bei Verdacht auf Fraktur: Stimmgabeltest
- Falls notwendig:
  - Test auf Thoracic-Outlet-Syndrom
  - Instabilitätstests
  - Tests für die Rotatorenmanschette (Jansen 2011)

Frau G. kommt eine Woche nach dem Termin beim Orthopäden in die Physiotherapie. Sie berichtet über mäßige bis starke Schmerzen (❶, 7–9/10 NRS, ➤ Abb. 28.1). Die Schmerzen befinden sich tief in ihrer rechten Schulter, ausstrahlend bis in den Bereich des M. deltoideus.

Die Patientin kann ihre Schulter nur wenig bewegen und macht einen verunsicherten und etwas ängstlichen Eindruck. Schulterproblemen hatte sie bis jetzt noch nie – im Gegensatz zu Beschwerden im Nackenbereich. Diese führt sie vor allem auf ihre Sitzhaltung bei der Arbeit zurück. Ihren allgemeinen Gesundheitszustand beschreibt Frau G. als gut, Operationen im Bereich des Rückens oder anderen Körperregionen werden verneint.

28.2.3 Evaluation des Gesundheitszustands nach ICF

Personenbezogene Faktoren

Frau G. sitzt bei ihrer Arbeit mehrheitlich am Computer und ist momentan zu 100 % arbeitsunfähig geschrieben. Sie ist wissenschaftliche Mitarbeiterin einer Universitätsbibliothek und empfindet ihre Arbeit als anspruchsvoll und befriedigend. Sie ist verheiratet und hat zwei Kinder im Alter von 16 und 19 Jahren. Die Familiensituation beschreibt sie als unproblematisch und stabil. Sie bezeichnet sich selbst als nicht sehr sportlich. Aus zeitlichen Gründen hat sie seit zwei Jahren nur sehr unregelmäßig Sport getrieben. Deshalb hat sie schleichend sieben Kilogramm zugenommen. Sie ist Rechtshänderin.

Umweltfaktoren

Frau G. wohnt mit ihrer Familie in einer Wohnung im ersten Stock. Sie fühlt sich momentan sehr stark eingeschränkt in ihren Alltagsaktivitäten und der Selbstversorgung. Als Hobbys gibt sie Lesen, Spazieren, Skifahren und Treffen mit Freunden an. Wegen der Schmerzen hat sich Frau G. in den letzten Wochen eher zurückgezogen und erlebt weniger Freude an ihren Hobbys.

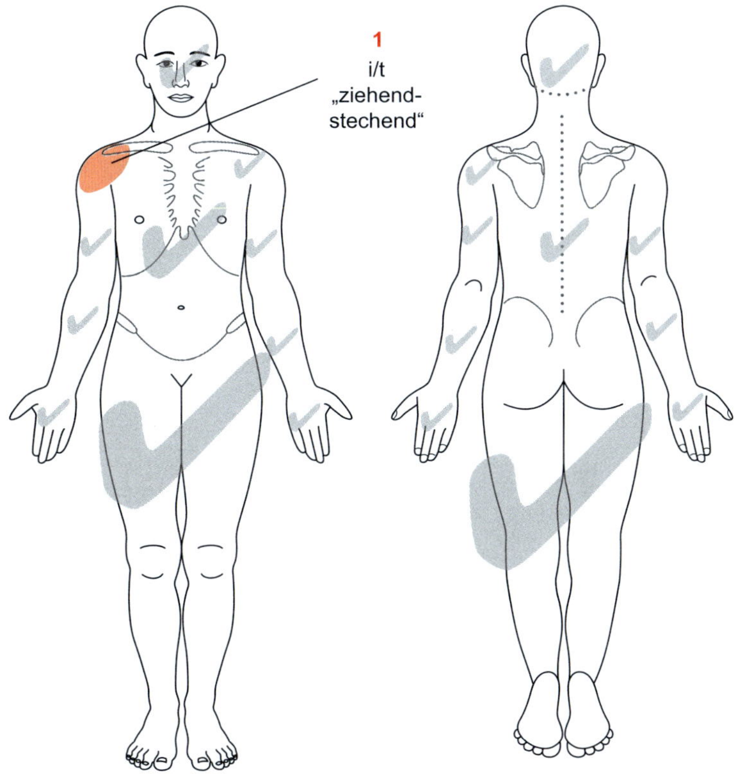

Abb. 28.1 Bodychart mit Lokalisation der Beschwerden [L231]

Erste Hypothesen

Red Flags sind keine vorhanden. Anamnese und Resultate der ärztlichen Untersuchungen deuten auf ein FSKS. Die Bildgebung konnte strukturelle Pathologien ausschließen. Eine funktionelle Schulterinstabilität und ein Impingement-Syndrom (➤ Fall 25) sollten jedoch klinisch ausgeschlossen werden. Auch die HWS und BWS müssen auf eine eventuelle Beteiligung hin untersucht werden.

Funktions- und Strukturebene

In Ruheposition, Flexion (F) im Ellenbogen und Innenrotation (IR) der Schulter hat Frau G. momentan keine Schmerzen.

PRAKTISCHER TIPP

Klassifikation von Schulterschmerzen

Schulterschmerzen sind oft schwierig zu klassifizieren. Auf Basis von Patientenalter, Unfallmechanismus, Beweglichkeit, Palpation, Schmerzlokalisation und positiven Provokationstests bietet die Klassifikation von Carter und Kollegen (2012) einen evidenzbasierten Ausgangspunkt für das Clinical Reasoning. Sie unterscheidet drei Muster: Impingement-Schmerzen, akromioklavikuläre Schmerzen und lokale Schulterschmerzen. Das FSKS gehört zur letzten Gruppe.

Inspektion

Die Inspektion im Stand ergibt einen leichten Schulterhochstand rechts. Die Schulter wird in IR am Körper gehalten, Frau G. mag ihren Arm lieber nicht herunterhängen lassen.

Funktionelle Demonstration

In der funktionellen Demonstration und strukturellen Differenzierung wird versucht, die Symptomatik der Patientin durch Bewegungen der HWS auszulösen. Die HWS-Beweglichkeit ist in Rotation (beidseits) und Extension zwar um ein Viertel eingeschränkt, löst den Schmerz jedoch nicht aus. Der untere Quadrantentest

(➤ Fall 16) fällt negativ aus, Bewegungen des Handgelenks beeinflussen die Symptomatik ebenfalls nicht.

Aktive Beweglichkeit

Die aktiven Bewegungen (AROM) sind im akuten Stadium deutlich eingeschränkt und schmerzhaft. Vor allem Außenrotation (AR, 5°), Abduktion (ABD, 30°) und Flexion (F, 50°) sind stark eingeschränkt (❶ 7/10 NRS). Die Hand-hinter-Rücken (HHR)-Bewegung ist, verglichen mit der linken Seite, um 25 cm stark eingeschränkt und verursacht ❶ 8/10 NRS. Zudem bewegt sich der Schultergürtel währen aller Bewegungen in Elevation und es ist eine deutliche Skapula-Dyskinesie zu sehen. Die Skapula bewegt sich bei Flexion und Abduktion glenohumeral verfrüht und exzessiv in Außenrotation und Elevation.

Passive Beweglichkeit

Die passiven Bewegungen (PROM) sind in alle oben genannten Richtungen stark eingeschränkt und provozieren ❶ 7–9/10 NRS. Das Bewegungsausmaß beträgt bei der F 50°, ABD 35°, AR 5° und bei HHR –23 cm im Vergleich zur Gegenseite. Das Endgefühl ist als „steif" und schmerzhaft zu bewerten. Der Schulterquadrant (➤ Fall 25) ist massiv eingeschränkt mit ❶ 8/10 NRS.

Die **akzessorischen Bewegungen** werden in Rückenlage in schmerzfreier Position getestet. Sie sind vor allem in anterior-posteriorer (a/p) sowie in kaudaler Richtung steif und schmerzhaft eingeschränkt.

Das Screening der **HWS** und des **zervikothorakalen Übergangs** ist unauffällig.

➤ Tab. 28.1 fasst die Ergebnisse der Beweglichkeitsprüfung zusammen.

KLINISCHER HINTERGRUND

Kapselmuster nach Cyriax

1947 beschrieb James Cyriax das Verhältnis bestehender Bewegungseinschränkungen eines funktionsgestörten Gelenks zueinander als „Kapselmuster". Für das Schultergelenk lautet es: AR/ABD/IR im Verhältnis 3 : 2 : 1 (Hengeveld 2007). Das Kapselmuster galt in der Vergangenheit als zwingendes Kriterium in der Diagnosestellung eines FSKS. Gegenwärtige Studien beschreiben eine gleichmäßige Bewegungseinschränkung in mindestens zwei Richtungen der aktiven und passiven glenohumeralen Beweglichkeit (Bunker 2005, Itoi et al. 2016, Lewis 2015).

Muskeltests

Auf **Impingement- und Instabilitätstests** (➤ Fall 25) wird im Hinblick auf die hohe Irritierbarkeit der Schulter verzichtet, zudem sind die akzessorischen Bewegungen hierfür zu hypomobil.

Die **Widerstandstests** von F, ABD, IR, und AR in Nullgradposition sind alle schmerzhaft, was wahrscheinlich auf die hohe Irritierbarkeit zurückzuführen ist.

Palpation

In der Palpation werden myofasziale Befunde im Sinne von Verhärtungen des Bindegewebes rund um das Schultergelenk gefunden. Aktive Triggerpunkte für ❶ werden im M. subscapularis, M. infraspinatus und M. supraspinatus palpiert.

Tab. 28.1 Beweglichkeitsprüfung

Bewegungsrichtung	AROM	PROM physiologisch	PROM akzessorisch
Flexion (F)	50° ❶	55° ❶	In 40 °F: a/p und kaudal hypomobil
Abduktion (ABD)	30° ❶	35° ❶	In 30° ABD: a/p und kaudal hypomobil
Außenrotation (AR)	5° ❶	10°❶	In 10° AR: a/p und kaudal hypomobil
Hand hinter Rücken (HHR)	Hand auf Gesäß: –25 cm verglichen mit links, ❶	–	HHR: a/p und hypomobil
Hand hinter Kopf (HHK)	Nicht möglich	Nicht möglich	Nicht möglich
Schulterquadrant	–	Massiv eingeschränkt im unteren Teil des Quadranten, ❶	–

Neurologie und Neurodynamik

Neurologie und Neurodynamik werden nicht getestet, weil es in der Anamnese und Untersuchung keine Hinweise auf eine neurogene Beteiligung gibt.

WAS WÄRE, WENN ...

... Anamnese und/oder Untersuchung Hinweise auf einen peripher-neurogenen Schmerzmechanismus ergeben hätten?

Mögliche Hinweise sind z. B. vermehrtes Brennen, nicht-vorhersehbare, starke einschießende Schmerzen, Parästhesien und Missempfindungen distal entlang des Arms, Kraftverlust sowie Sensibilitätsstörungen. Die Patientin würde wahrscheinlich einen Zusammenhang der Schmerzen mit HWS-Bewegungen beschreiben und HWS und/oder Schultergürtel in Schonhaltung belassen. Mögliche Differenzialdiagnosen sind:

- (Pseudo-)radikuläres Syndrom C4–C7 (➤ Fall 16)
- Neuromuskuläre Entrapments des N. suprascapularis, N. thoracicus longus, N. axillaris oder N. accessorius

Aktivitäten-/Partizipationsebene

Frau G. fühlt sich momentan im Haushalt sowie bei Alltags- und Freizeitaktivitäten stark eingeschränkt. Vor allem Überkopfbewegungen sind nicht möglich, sie kann auf der betroffenen Seite weder liegen noch sich aufstützen. Die Schlafqualität ist hierdurch deutlich beeinträchtigt und sie kann ihrer Arbeit im Moment nicht nachgehen. Die Einschränkungen auf Aktivitätsebene werden mittels der Patient-specific Functional Scale (PSFS) erfasst. Die Bewertung erfolgt subjektiv durch die Patientin auf einer Likert-Skala von 0 (keine Probleme) bis 10 (gar nicht möglich).

Frau G. bewertet problematische Aktivitäten folgendermaßen:

- Hand über Kopf: 10/10
- Auf der betroffenen Seite liegen: 8/10
- Jacke anziehen: 9/10

Im SPADI (Shoulder Pain and Disability Index) werden 70 von 80 Punkten erreicht. Dies bedeutet eine Einschränkung von 87,5 %.

28.3 Zusammenfassung der wichtigsten Befunde

Pathobiologische Mechanismen

Die Ätiologie des FSKS ist bis heute nicht vollständig geklärt. Ein Entzündungsprozess könnte im Anfangsstadium des Syndroms eine Rolle spielen. Im späteren Stadium sind aber keine entzündlichen Zellen in der Gelenkskapsel und der Synovia nachweisbar, sondern eine Reihe von an Entzündungsprozessen beteiligten Zellen und Hormone (Zytokinen und Neuropeptiden. Diese Zellen verursachen eine Kaskade an Prozessen im Schultergelenk (Lewis 2015):

- Neovaskularisation (Angiogenese) im Bereich der Sehnenansätze der RM, Gelenkkapsel und des Recessus subscapularis
- Zunahme von Kollagen-Typ-III-Gewebe mit Fibroblasten und Myofibroblasten (Narbengewebe)
- Kontraktion des anterioren und inferioren Kapselanteils mit Reduzierung des Gelenkvolumens
- Kontraktion und Fibrosierung des Lig. coracohumerale

Diese Prozesse kann man auch bei Morbus Dupuytren beobachten. Beide Pathologien gehören zur Gruppe der Fibromatosen. Bis zur 52 % der Patienten mit einem FSKS entwickeln auch einen Morbus Dupuytren (Itoi et al. 2016).

Quellen der Symptome

Als mögliche Quellen kommen alle periartikulären Strukturen infrage, insbesondere die Gelenkkapsel, Rotatorenmanschettenintervall, korakohumerale Ligamente und der Recessus axillaris. Die palpierten aktiven Triggerpunkte in M. infraspinatus, M. supraspinatus und M. subscapularis können ebenfalls mitverantwortlich sein für die Symptome.

Vorsichtsmaßnahmen/Kontraindikationen

Die Irritierbarkeit der Schulter ist als hoch einzuschätzen. Sonst gibt es keine Hinweise für Red Flags.

28.4 Physiotherapeutische Zielsetzung

Ziele

Die größte Herausforderung im Fall von Frau G. ist es, die Ziele unter Beachtung des typischerweise langwierigen Verlaufs des FSKS zu definieren. Gemeinsam werden folgende Ziele formuliert:

Akute Phase (vier bis acht Wochen):

- Schmerzlinderung
- Erarbeiten von aktiven Bewältigungsstrategien („Coping") für Schmerz und Bewegungseinschränkungen
- Haltungsbewusstsein während der Arbeit verbessern
- Beweglichkeit des skapulothorakalen Gleitlagers verbessern

Subakute Phase (bis zu zwölf Monate):

- Verbesserung der Beweglichkeit des Schultergelenks
- Steigerung der Belastbarkeit des Schultergürtels
- Kraftaufbau bis zur Wiederherstellung der Funktion

Prognose

Die Prognose wird in der Literatur als „günstig" beschrieben. Die Symptomatik ist selbstlimitierend mit einer durchschnittlichen Dauer von 30 Monaten. In der Literatur ist ein typischer Verlauf beschrieben, wobei die FSKS drei Phasen durchläuft:

1. Akute, schmerzhafte Phase mit zunehmender Steifigkeit
2. Steifigkeitsphase oder „Einfrierphase" mit bleibender Steifigkeit und abnehmende Schmerzen
3. Regenerations- oder Erholungsphase

Wong und Kollegen (2017) zeigen in einem Review, dass diese Einteilung nicht auf evidenzbasierten Grundlagen beruht. Lewis (2015) schlägt einen zweiphasigen Verlauf vor:

- **Phase 1:** Schmerz > Steifigkeit
- **Phase 2:** Steifigkeit > Schmerz

28.5 Physiotherapeutische Maßnahmen

Patient Education

In der ersten Sitzung werden mit Frau G. die pathobiologischen Mechanismen und der normale Verlauf eines FSKS ausführlich besprochen.

Passive physiotherapeutische Maßnahmen

Akutes Stadium, Phase 1 (Schmerz > Steifigkeit)

Hier liegt der Fokus auf Schmerzlinderung, Entzündungshemmung und Verbesserung der Beweglichkeit. Es werden sowohl **passive akzessorische als auch physiologische Mobilisationstechniken** in verschiedene Richtungen durchgeführt. Begonnen wird mit der Richtung, die am wenigsten schmerzhaft ist, in diesem Fall vor allem dorsal und kaudal. Anfangs wird im schmerzfreien Bereich mit Grad II behandelt, später mit Grad III.

In der Schulterregion werden Weichteiltechniken wie **Bindegewebsmassage, Triggerpunkttherapie** und **Querfriktionen** angewendet. Dabei werden die aktiven Triggerpunkte in M. supraspinatus, M. infraspinatus und M. subscapularis behandelt.

Subakutes Stadium, Phase 2 (Steifigkeit > Schmerz)

Nun liegt der Fokus auf der Bewegungseinschränkung. Die mobilisierenden Techniken werden von Grad II auf Grad III und IV gesteigert. Die Mobilisationstechniken werden sowohl glenohumeral als auch skapulothorakal angewendet (Yang et al. 2012). Bei den glenohumeralen Behandlungstechniken wird zur Fixierung der Skapula ein Gürtel über dem Thorax angebracht. Zusätzlich muss Frau G. bei den passiven Mobilisationen aktive Außenrotations- und Flexionsbewegungen ausführen. Für die manuelle Mobilisation werden Zusatzbewegungen in Richtung inferior, kaudal und dorsal nach Maitland (➤ Abb. 28.2) und Mulligan (➤ Abb. 28.3) angewendet. Das skapulotho-

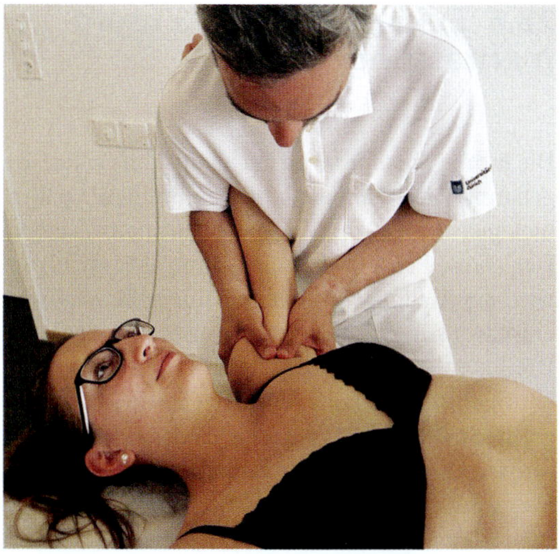

Abb. 28.2 Mobilisationstechnik nach Maitland [P420]

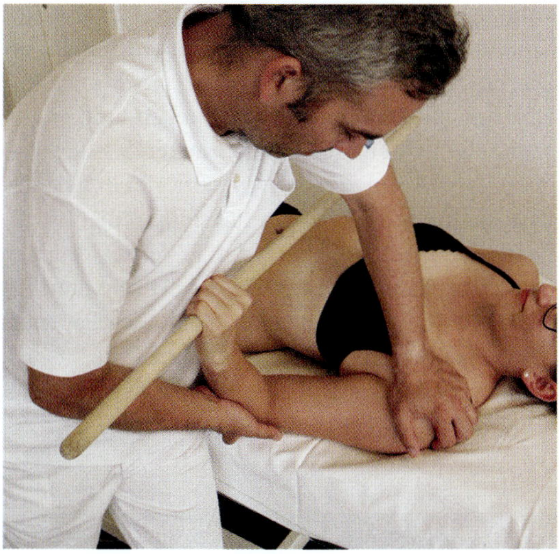

Abb. 28.3 Mobilisationstechnik nach Mulligan [P420]

rakale Gleitlager wird in Seitenlage mit akzessorischen Bewegungen vom Grad III mobilisiert.

Aktives Selbstmanagement

Als Entlastung bekommt Frau G. eine Schulterschlinge, die sie aber nur intermittierend tragen soll. Verschiedene geeignete Schlafpositionen werden gezeigt. Als Heimprogramm soll Frau G. zunächst Pendelbewegungen sowie Eismassage durchführen. Letztere kann als schmerzlindernde und durchblutungsfördernde Maßnahme vor oder nach den Übungen angewendet werden. Frau G. lernt zudem, wie sie ihre Haltung aktiv korrigieren kann: Vor allem das Aufrichten der thorakalen Kyphose und das korrekte Skapula-Setting werden intensiv geübt. Die Korrelation zwischen Hyperkyphose und Schulterschmerzen ist in der Literatur nicht eindeutig geklärt. Es gibt zwar Hinweise darauf, dass eine Verminderung der thorakalen Kyphose in einer besseren Beweglichkeit der Schulter resultiert, eine direkte Korrelation mit Schulterschmerzen konnte aber nicht nachgewiesen werden (Barrett et al. 2016).

Aktive physiotherapeutische Maßnahmen

Mit aktiven Übungen wird am Ende von Phase 1 begonnen. Ziele sind die Verbesserung der Beweglichkeit, Aktivierung der Muskulatur, Schmerzlinderung sowie Verbesserung der Koordination. Am Seilzuggerät wird die glenohumerale Beweglichkeit assistiv-aktiv verbessert (➤ Abb. 28.4). Im Verlauf der Behandlung verschiebt sich mit vermehrter glenohumeraler Beweglichkeit der Schwerpunkt auf den skapulothorakalen Rhythmus (➤ Fall 25).

Verlauf

Die Schmerzsymptomatik verbessert sich schnell (➤ Tab. 28.2), nach zwei Wochen hat Frau G. keine Ruheschmerzen mehr. Die Beweglichkeit verbessert sich ebenfalls zusehends und nach vier Wochen startet das aktive Training, bestehend aus Ausdauertraining (Laufband und Crosstrainer), Hanteltraining und Training am Seilzuggerät im schmerzfeien Bereich. In der akuten Phase (Schmerz > Steifigkeit) kam Frau G. zweimal pro Woche in die Physiotherapie. In der zweiten Phase fand die Therapie einmal wöchentlich statt. Frau G. zeigte eine hohe Selbstwirksamkeit und hatte einen aktiven Bewältigungsstil. Dadurch konnte die Therapie am Ende der Behandlung auf einmal alle zwei Wochen reduziert werden bis zum Behandlungsende nach zwölf Monaten.

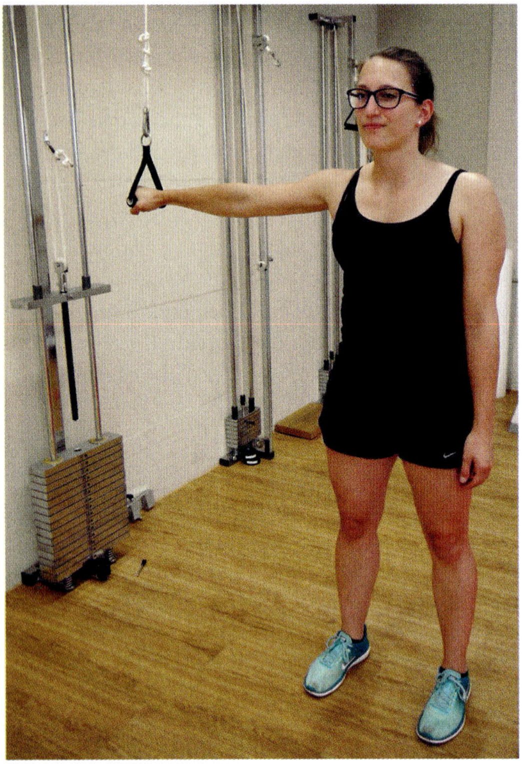

Abb. 28.4 Glenohumerale Mobilisation am Seilzuggerät [P420]

Assessments nach zwölf Monaten

➤ Tab. 28.2

28.6 Evidenzbasierte Zusammenfassung

Die Frozen Shoulder wird auch Capsulitis adhaesiva genannt. Diese Nomenklatur beschreibt die pathobiologischen Mechanismen aber nicht ausreichend. Der Name Frozen-Shoulder-Kontraktursyndrom wird den Hauptsymptomen Schmerz, Bewegungseinschränkung und Funktionsverlust eher gerecht. Die Prävalenz beträgt 2–5 %, Frauen sind etwas häufiger betroffen als Männer (Lewis 2015). Die größte Schwierigkeit zu Beginn ist das Erkennen des Musters. Die Differenzierung zwischen FSKS und einem Schulter Impingement-Syndrom (➤ Fall 25) ist nicht immer einfach. Es gibt keinen Gold-Standard für die definitive Diagnosestellung. FSKS ist eine Ausschlussdiagnose, die auf Basis der klinischen Untersuchung sowie auf dem Ausschluss von strukturellen Schulterpathologien gestellt wird. Ein MRT ist für die Diagnose nicht zwingend notwendig. Die Erkrankung wird als selbstlimitierend beschrieben, und es gibt schwache Evidenz für ein „abwartendes Behandlungsregime". Auf der anderen Seite gibt es Evidenz, dass die muskuloskelettale Physiotherapie mit aktiver Übungstherapie kurzfristige Verbesserungen der Beweglichkeit, Schmerzen und der funktionellen Aktivitäten bewirkt (Yang et al. 2012). Viele Patienten möchten alles versuchen, um so schnell wie möglich Schmerzlinderung und eine Verbesserung der Be-

Tab. 28.2 Zwischenassessments

Assessment	Anfangswert	Nach drei Monate	Nach zwölf Monaten
NRS	8–9/10	0–3/10, keine Ruheschmerzen	0–3/10, keine Ruheschmerzen
PSFS	• Hand über Kopf: 10/10 • Auf der betroffenen Seite liegen: 8/10 • Jacke anziehen: 9/10	• Hand über Kopf: 4/10 • Auf der betroffenen Seite liegen: 2/10 • Jacke anziehen: 5/10	• Hand über Kopf: 2/10 • Auf der betroffenen Seite liegen: 0/10 • Jacke anziehen: 3/10
Aktive Bewegungen	• F: 50° ❶ • ABD: 30° ❶ • AR:5° ❶ • HHR: –25 cm ❶	• F: 120° ❶ • ABD: 90° ❶ • AR:25° ❶ • HHR: –10 cm ❶	• F: 170° ❶ • ABD: 160° ❶ • AR:40° ❶ • HHR: –3 cm ❶
Passive Bewegungen	• F: 40° ❶ • ABD: 30° ❶ • AR:10° ❶ • HHR: –24 cm ❶	• F: 130° ❶, 4/10 • ABD: 100° ❶, 4/10 • AR: 30° ❶, 5/10 • HHR: –7 cm ❶, 4/10	• F: 180°, seitengleich • ABD: 170°, seitengleich • AR: 45°, seitengleich • HHR: –2 cm
SPADI	70/80 Punkten: 87,5 %	40/80 Punkten: 50 %	20/80 Punkten: 25 %

weglichkeit zu erreichen und so die Heilungszeit von durchschnittlich 30 Monaten zu verkürzen. Dies kann sich positiv auf die psychosozialen Risikofaktoren auswirken, die dieses Syndrom mit sich bringen kann (Wong et al. 2017). Operative Eingriffe wie Mobilisation unter Narkose und Kapselraffung führen nicht zu besseren Ergebnissen als die Physiotherapie. Sie können jedoch unerwünschte Wirkungen wie Knorpelschäden, osteochondrale Defekte, SLAP-Läsionen, partielle Rupturen des M. subscapularis sowie Schädigungen des Labrums verursachen.

LITERATUR

Barrett E. et al. (2016). Is thoracic spine posture associated with shoulder pain, range of motion and function? A systematic review. Manual Therapy, 26, 38–46.

Bunker T. D. (2005). Studies on the aetiology, pathology & treatment of frozen shoulder (adhesive capsulitis). Thesis (M. D.), Exeter and Plymouth Peninsula Medical School.

Carter T. et al. (2012). Intertester reliability of a classification system for shoulder pain. Physiotherapy, 98(1), 40–46.

Hall K., Mercer C. (2015). The stiff shoulder; A case study. Manual Therapy, 20(6), 884–889.

Hengeveld E. (2007). Maitlands Manipulation der peripheren Gelenke. Banks K. Elsevier Urban & Fisher.

Itoi E. (2016). Shoulder Stiffness: Current Concepts and Concerns. Arthoskopy, 32(7), 1.402–1.414.

Jansen M. (2011). KNGF Evidence Statement: Subacromiale klachten. Brooijmans F. Koninklijk Nederlands Genootschap voor Fysiotherapie.

Lewis J. (2015). Frozen shoulder contracture syndrome – Aetiology, diagnosis and management. Man Ther, 20(1), 2–9.

Wong C. K. et al. (2017). Natural history of frozen shoulder: fact or fiction? A systematic review. Physiotherapy, 103(1), 40–47.

Yang J. L. et al. (2012). Effectiveness of the end-range mobilization and scapular mobilization approach in a subgroup of subjects with frozen shoulder syndrome: a randomized control trial. Man Ther, 17(1), 47–52.

IV Untere Extremität

FALL

29 Plantarfasziitis

Fabian Pfeiffer

Leitsymptome: Plantare Schmerzen – geringe Belastbarkeit – Anlaufschwierigkeiten

mittel

Definition

Plantarfasziitis

Ähnlich wie bei der Epikondylitis oder der Tendinitis der Achillessehne suggeriert der Begriff der Plantarfasziitis eine Entzündung der plantaren Faszie als Ursache für die klinische Präsentation. In der Wissenschaft wird mittlerweile, analog zu den Mustern am Ellenbogen (➤ Fall 27) und der Achillessehne (➤ Fall 30), die Plantarfaszie als alleinige verursachende Struktur ausgeschlossen.

Plantar Heel Pain ist ein häufig genutzter und im Folgenden definierter Oberbegriff, der das Symptomgebiet gut umschreibt, andere mögliche beitragende Strukturen nicht ausschließt und nicht primär einen Entzündungsmechanismus suggeriert (Riel et al. 2017). In diesem Kapitel wird der Begriff der Plantarfasziitis nur benutzt, um der geläufigen Verbreitung, vor allem unter Ärzten, Rechnung zu tragen.

Im klinischen Alltag ist es wichtig, das Symptomgebiet gut abzugrenzen, da nicht für jeden Patienten klar ist, was die Ferse ist und was dazugehört. Plantar Heel Pain bezieht sich auf Schmerzen unter (inferior) der Ferse im anteriomedialen Bereich, der bei gewichtstragenden Belastungen auftritt. Treten die Schmerzen an anderen Stellen auf, müssen Strukturen wie die Achillessehne (posterior), die Sehne des M. tibialis posterior (Region des medialen Malleolus), der Sinus tarsi oder die lateralen Ligamente als Mitverursacher in Betracht gezogen werden.

29.1 Vorgeschichte

Frau G. ist 25 Jahre alt, Studentin und ambitionierte Floorballspielerin (dritthöchste Schweizer Liga). Etwa in der Mitte der Saison (Mitte September) haben sich brennende und stechende Schmerzen unter der rechten Ferse bemerkbar gemacht. Der betreuende Sportarzt, bei dem sie bereits wegen diverser anderer Probleme in Behandlung war, diagnostizierte eine **Überlastung der passiven und aktiven Strukturen im Fersenbereich: Plantarfasziitis** und verordnete Physiotherapie, lokal topisch wirkende Antiphlogistika sowie eine Anpassung der Trainingsbelastung. Die verschriebenen Medikamente konnten den Schmerz jedoch nicht positiv beeinflussen. Eine Bildgebung wurde bis anhin nicht gemacht. Stellt sich im Verlauf der Physiotherapie jedoch keine Besserung ein, ist diese für Ende Oktober geplant.

PRAKTISCHER TIPP

Klinische Zeichen einer Plantarfasziitis

Die klinische Diagnose wird durch die subjektiven Patientenangaben (Verhalten und Lokalisation der Schmerzen) gestellt. Typischerweise werden plantare, auf der medialen Seite der Ferse lokalisierbare Schmerzen angegeben, die besonders bei längeren, gewichtstragenden Belastungen wie Stehen oder Laufen, aber auch in Form von Anlaufschmerzen nach längeren Ruhephasen (zum Beispiel morgens) zum Ausdruck kommen. Die Symptome können bei allen Patientengruppen auftreten (Inaktive oder Sportler) und auch in den verschiedensten Altersgruppen (Lim, How und Tan 2016).

⚠ VORSICHT

Differenzialdiagnose der Plantarfasziitis

Am häufigsten gehen Schmerzen im Fersenbereich von Weichteilstrukturen wie Sehnen, Faszien oder Nerven aus. Weniger häufig sind Ursachen oder Pathologien der Apophysen und anderer ossären Strukturen (➤ Tab. 29.1). Entspricht der klinische Verlauf nicht der Erwartungshaltung, muss an weniger häufige Pathologien oder Ursachen gedacht werden. In diesem Fall ist eine Bildgebung zur Differenzialdiagnose indiziert.

In diesem Fallbeispiel werden folgende Fragen analysiert und beantwortet:

- Wie lässt sich eine Plantarfasziitis differenzialdiagnostisch abgrenzen?
- Was sind Risikofaktoren für eine Plantarfasziitis?
- Wie sieht das evidenzbasierte Behandlungsmanagement aus?

29.2 Untersuchungsbefunde

29.2.1 Physiotherapeutische Anamnese

Die Patientin kommt Ende Oktober (etwa sechs Wochen nach Beginn der Beschwerden) in die Praxis. Ihr Hauptproblem sind plantare Schmerzen im Bereich des Rückfußes, zum Teil auch leicht medial. Bereits nach einigen Minuten intensivem Spiel werden die Schmerzen, die bereits beim Aufwärmen präsent sind, stärker und zwingen sie dazu, das Spiel abzubrechen. Ihr Trainer hat dafür nur wenig Verständnis und stellt sie trotz ihrer Beschwerden für jedes Spiel wieder auf. Frau G. hat Schwierigkeiten, dem Trainer ihre Situation darzulegen. Laut ihrer Aussage ist an ein Training sowie ein Match nicht zu denken. Mittlerweile tun sogar Stehen oder normales Gehen weh.

Abgesehen von den Schmerzen ist ihr Allgemeinzustand gut.

Auftreten der Symptome

Die Beschwerden traten spontan das erste Mal in der intensiven Saisonvorbereitung auf, als das Team Sprinttrainings absolvierte. Frau G. berichtet, dass die Trainingsintensität nach einer sechswöchigen Pause verhältnismäßig hoch war. In einem der ersten Matches bekam sie durch eine Gegenspielerin einen Schlag auf die rechte Ferse, was zu einer massiven, kurzfristigen Schmerzexazerbation führte.

Frau G. gibt zwei Schmerzbereiche an: einmal lokal im Fersenbereich auf der plantaren Seite, ca. vier bis fünf Zentimeter von der Ferse ausgehend in Richtung Zehen, mit stechendem Charakter. Dieser tritt in der Regel bei einer Belastungszunahme (langes Stehen, Gehen oder Training) auf und ist Hinweis auf einen peripher nozizeptiv-mechanischen Schmerzmechanismus. Zum anderen strahlt der bereits bestehende Schmerz im Bereich der Ferse bei weiterer Belastungszunahme aus und breitet sich aus, sodass das Gefühl entsteht, der gesamte „untere Fuß und Rückfuß brennt".

Tab. 29.1 Lokalisationen und Strukturen bei plantaren Fußschmerzen (adaptiert nach Rio, Layes und Cook 2015)

Lokalisation	Häufige Ursachen	Seltenere Ursachen
Posterior	• Insertion Achillessehne • Impingement von Weichteilstrukturen	N. suralis
Inferior	Plantarfaszie	Rr. calcanei mediales/laterales (N. tibialis)
Medial	Sehne des M. tibialis posterior	• Sehne des M. flexor hallucis longus • N. tibialis (Tarsaltunnel)
Lateral	• Sinus tarsi • Laterale Ligamente des Sprunggelenks	• Insertion des M. peroneus longus/M. fibularis brevis • Tendinopathie der Peroneus-/Fibularisgruppe
Diffuse Schmerzen (tief)	Art. subtalaris	Knochenschmerzen verschiedener Lokalisationen

KLINISCHER HINTERGRUND

Kombiniertes Auftreten von Schmerzmechanismen

Häufig liegen Hinweise auf mehrere Schmerzmechanismen vor, wobei ein Mechanismus dominant auftreten kann. Im Fall von Frau G. ist es eine Kombination aus nozizeptiv-mechanischen und nozizeptiv-entzündlichen Mechanismen. Die Bezeichnung „peripher" suggeriert, dass die Quelle der Symptome in der Peripherie zu suchen ist.

Eine Kombination von nozizeptiv-mechanischen und entzündlichen Mechanismen erklärt sich dadurch, als dass eine ständige mechanische Belastung, die die aktuelle Gewebsbelastbarkeit übersteigt, als Trigger für entzündliche Reaktionen wirkt. Es kann ein Teufelskreis entstehen, die dauerhafte Reizung führt zu einer Entzündungsreaktion, die die Gewebebelastbarkeit wiederum sinken lässt. Wichtig zu erwähnen ist hier, dass die klinische Präsentation eines beteiligten entzündlichen Mechanismus nicht automatisch bedeuten muss, dass auch histologisch Zeichen einer Entzündung vorhanden sind.

Die Schmerzen sind bewegungsabhängig und korrelieren nicht mit dem Tagesverlauf. Nachts hat Frau G. keine Probleme, morgens beim Aufstehen können, wenn am Abend zuvor ein intensives Training absolviert wurde, Anlaufschmerzen bestehen, die aber nach etwa zehn bis 15 Minuten wieder verschwinden. Am schlimmsten ist es beim eigentlichen Floorballtraining: Bereits bei den ersten Sprints steigern sich die Schmerzen, und nach einigen Einheiten muss sie das Training abbrechen.

29.2.2 Evaluation des Gesundheitszustands nach ICF

Personenbezogene Faktoren

Frau G. absolviert gerade berufsbegleitend ihr Masterstudium im Bereich der Psychologie, zudem arbeitet sie 40 % im psychologischen Dienst eines größeren Krankenhauses. Sie hat eine Schwester, die ebenso wie Frau G. auf sehr hohem Niveau Floorball spielt, allerdings nicht im selben Verein.

Umweltfaktoren

Die Patientin wohnt noch bei ihren Eltern. Maßgeblicher Kontextfaktor ist die Situation mit ihrem Trainer: Dieser zeigt kein Verständnis für ihre Situation und versucht, sie zu überreden, dennoch an den Spielen teilzunehmen. Die Spielerinnen des Floorballclubs werden gebeten, interne Angelegenheiten wie Absagen von Trainings oder Spielen im eigenen SMS-Chat zu kommunizieren, was Frau G. in die Bredouille bringt: Zum einen traut sie sich nicht, dem Trainer zu sagen, dass ein Spieleinsatz nicht möglich ist. Zum anderen hat sie Angst davor, vor den eigenen Teamkolleginnen das Gesicht zu verlieren. Frau G. erzählt, es gebe im Moment Spielerinnen im Team mit „heftigeren" Verletzungen wie Kreuzbandriss oder Meniskusläsion.

PRAKTISCHER TIPP

Planung der physischen Untersuchung

Ziel der physischen Untersuchung ist es im Allgemeinen, die Symptome der Patientin/des Patienten zu reproduzieren. Liegen aus der Anamnese Hinweise vor, die es nötig machen, Kontraindikationen zu beachten bzw. Vorsicht walten zu lassen, ist die Dosierung der physischen Untersuchung anzupassen.

Durch die Reproduktion von Symptomen lassen sich objektive Verlaufszeichen (Inspektion, aktive und passive Tests, strukturelle Tests, Neurodynamik, Differenzierungstests, Palpation etc.) finden, die eine Überprüfung der Therapie ermöglichen.

Funktions- und Strukturebene

Frau G. bewertet die Schmerzen lokal mit einer Stärke von 3–4/10 auf der Numeric Rating Scale (NRS). Sie haben einen brennenden bis stechenden Charakter, je nach Dauer der Belastung.

Inspektion

Frau G. zeigt keine Auffälligkeiten betreffend Fußstellung und/oder Statik der Beinachse. Sie ist groß gewachsen und von schlankem Habitus. Es liegen keine Schwellungen im Bereich der Ferse vor.

Palpation

Die inferior-mediale Seite der Ferse ist druckdolent und löst auch die bekannten Schmerzen aus. Die Temperatur ist nicht erhöht. Die Druckdolenz zieht sich nach ventral und entspricht dem Verlauf der plantaren Faszie. Umliegende Bereiche wie die Insertion der Achillessehne sind nicht betroffen.

Aktive Beweglichkeit

Der aktive Test der Dorsalextension (Weight Bearing Dorsiflexion, ➤ Fall 30) auf der rechten Seite ist quantitativ nicht eingeschränkt, tut jedoch endgradig etwas weh und löst die bekannten Schmerzen unter der Ferse aus. Im Vergleich zur linken Seite ist der aktive Test der Plantarflexion (Zehenstand) auf der rechten Seite nur eingeschränkt möglich. Frau G. kann sich aufgrund der Schmerzzunahme unter der Ferse nicht endgradig nach oben abdrücken, mehrmalige Wiederholungen sind nicht möglich.

Clinical Reasoning

Mit der Palpation und den aktiven Tests gelingt eine Reproduktion der Symptome in der physischen Untersuchung, jedoch ist es von Vorteil, weitere Verlaufszeichen zu suchen. Es wird entschieden, den Fersengang (erhöhte Druckbelastung des Symptomgebiets) und die Sprintbewegung (schnelle Vorwärtsbewegung) zu analysieren. Um etwaige Beteiligungen des N. tibialis (Mechanosensitivität) auszuschließen, wird der adaptierte Straight Leg Raise (SLR) durchgeführt.

Fersengang

Der Fersengang ist über mehrere Meter möglich, löst jedoch initial die bekannten Schmerzen auf der rechten Seite aus (NRS 2–3).

Sprint

Um einen Eindruck zu gewinnen, welche Sprintstrecke möglich ist, bis die Schmerzen auftreten, wird diese analysiert. Frau G. wird gebeten, über eine Strecke von etwa 30 Metern so schnell wie möglich zu rennen. Bereits nach zehn Metern muss sie wegen stechender Schmerzen im Bereich der rechten unteren Ferse abbrechen, die auch noch ca. weitere fünf Minuten andauern.

Neurodynamik

Um den N. tibialis während der klassischen SLR-Ausführung zu betonen, wird vor dem Anheben des Beins der rechte Fuß in eine endgradige Dorsalextension und Eversions-/Pronationsstellung gebracht. Der SLR zeigt ein normales Bewegungsausmaß und ist negativ (➤ Fall 6)

Aktivitätsebene

Trotz der beschriebenen Schmerzen beim Stehen und Laufen gibt Frau G. an, im Alltag keine Probleme und Einschränkungen zu haben. Floorballspielen ist ihr zum jetzigen Zeitpunkt nicht möglich, zumindest nicht auf dem gewohnten Niveau. Die beschriebene Situation mit dem Trainer der Mannschaft muss als beitragender Faktor betrachtet werden.

Aktivitätsorientierte Verlaufszeichen werden mit der Patient-specific Functional Scale (PSFS, ➤ Fall 6) festgehalten.

- Floorballtraining: 8/10
- Gehen (ca. 10 Minuten): 3/10
- Stehen (ca. 20 Minuten): 3/10

Der Fuß-Funktions-Index (FFI-D, ➤ Fall 31) ermöglicht die Evaluation der **Subskalen Schmerz** und **Funktion.** Frau G. erreicht auf der Schmerzskala 16/100 Punkten, auf der Funktionsskala 42/100 Punkten (je tiefer der Wert, desto besser).

Partizipationsebene

Das Floorballteam als soziale Gemeinschaft ist für Frau G. von großer Bedeutung, Zugehörigkeit und Loyalität sind ihr wichtig. Das Fehlen im Team stellt für sie auch mental eine große Hürde dar. Aus diesem Grund versucht sie, bei den Trainings und dem nun wichtigen Saisonabschnitt dabei zu sein.

29.3 Zusammenfassung der wichtigsten Befunde

Pathobiologische Mechanismen

Angaben aus der Anamnese lassen Hypothesen über mögliche Gewebepathologien und das Heilungsstadium der gereizten Struktur zu. Am ehesten passen die Beschwerden zum Bild der Plantarfasziitis. Aktuell liegen keine Hinweise auf andere Strukturen bzw. seltenere Ursachen vor.

Der Schmerzmechanismus kann als peripher nozizeptiv-mechanisch/entzündlich bezeichnet werden.

Quellen der Symptome

Als Hauptquelle der Symptome kommt die Plantarfaszie (Aponeurosis plantaris) im distalen Bereich in Betracht. Seltenere Ursachen wie neurale Strukturen oder andere Sehnen müssen bei ausbleibendem Therapieerfolg evaluiert werden.

Dysfunktion

Die Beweglichkeit des Sprunggelenks ist vor allem qualitativ eingeschränkt (löst bekannte Schmerzen aus). Die Plantarfaszie als passive Struktur ist abhängig von Aktivitäten der Muskelgruppen, die für die Kraftgenerierung sorgen. Somit ist die Dysfunktion wohl dem muskulotendinösen Übergang zuzuordnen.

Vorsichtsmaßnahmen/Kontraindikationen

Angaben aus der Anamnese und dem Verhalten der Symptome geben keine Hinweise auf besondere Vorsichtsmaßnahmen. Kontraindikationen für die Therapiegestaltung (Irritierbarkeit) liegen keine vor, außer dass der Gewebsbelastbarkeit Rechnung getragen werden muss.

KLINISCHER HINTERGRUND

Irritierbarkeit

Unter Irritierbarkeit versteht man die Reizbarkeit der betroffenen Gewebestruktur. Diese bezeichnet jedoch nicht nur die Intensität der Schmerzen, sondern auch, wie leicht diese provoziert werden können, bzw. die Dauer, bis sie wieder nachlassen. Liegt eine hohe Irritierbarkeit vor, sollte in der physischen Untersuchung nur das Nötigste getestet werden, um die Strukturen nicht unnötig zu belasten. Ist die Irritierbarkeit gering, kann eine stärkere Dosierung physischer Tests angewendet werden.

Beitragende Faktoren

Unterstützend wirken die hohen Anforderungen des Floorballtrainings sowie das Ignorieren der Beschwerden zu Beginn. Belastung und Belastbarkeit sollten im Einklang stehen, trainingsspezifische Inhalte sollten nach der akuten Phase Thema einer therapeutischen Edukation sein.

KLINISCHER HINTERGRUND

Risikofaktoren der Plantarfasziitis

Studien stellen eine leicht erhöhte Wahrscheinlichkeit für eine Plantarfasziitis bei Frauen fest (Johnson et al. 2014). Moderate Evidenz für Risikofaktoren besteht für eine limitierte Beweglichkeit in der Dorsalextension des Sprunggelenks, einen hohen Body-Mass-Index bei unsportlichen Personen, Joggen sowie arbeitsbezogene, gewichtstragende Belastungen wie beispielsweise kontinuierliche Vibrationen bei mangelhafter Dämpfung durch schlechtes Schuhwerk (Martin et al. 2014).

WAS WÄRE, WENN …

… Zeichen aus der physischen Untersuchung für eine sehr hohe Irritierbarkeit der Problematik sprechen würde? Was könnte theoretisch „verpasst“ werden?

Zeichen für eine sehr hohe Irritierbarkeit wären beispielsweise ausgeprägte Entzündungszeichen (➤ Fall 31) oder eine massive primäre Hyperalgesie. Verpasst werden könnten dabei Ausrissfrakturen, tendinöse Rissbildungen oder der Beginn eines plantaren Fersensporns.

29.4 Physiotherapeutische Zielsetzung

Ziele

Mit der Patientin wird vereinbart, die Zielsetzung in der akuten Phase und der darauffolgenden sekundarpräventiven Phase unterschiedlich zu gestalten.

Akute Phase

Im Vordergrund stehen hier die Anpassung der Belastung sowie die Behandlung der aktuellen Symptome. Die Länge der akuten Phase richtet sich nach den klinischen Verlaufszeichen aus Anamnese und physischer Untersuchung und hat primär keine festgelegte Zeitdauer. Folgende Aspekte sollen angegangen werden:

- Kurzfristiger Verzicht auf das Floorballtraining
- Erarbeiten einer plausiblen Kommunikationsstrategie (Trainer)
- Senken der Schmerzintensität von aktuell 3–4/10 auf 0–1/10 NRS
- Verbesserung der aktivitätsorientierten Verlaufszeichen:
  - Stehen ca. 20 Minuten: 0/10 NRS
  - Gehen ca. 10 Minuten: 0/10 NRS

Sekundärpräventive Phase

Diese Phase dient der Adressierung der beitragenden Faktoren (Trainingsgestaltung) sowie dem Erarbeiten einer guten Gewebebelastbarkeit. Ziel ist hier die Rückkehr in den regelmäßigen Training- und Matchalltag (PSFS Floorballtraining 0/10).

Neben den oben genannten Bewertungskriterien kommt der FFI-D (Naal et al. 2008) für die Verlaufskontrolle zum Einsatz.

Prognose

Alter, Aktivitätsniveau sowie die Dauer der Beschwerden (sechs Wochen) sprechen für eine günstige Prognose. Ebenfalls die klaren Schmerzmechanismen. Negativ auswirken könnte sich die Erwartungshaltung ihres Trainers wie auch die der Patientin an sich selbst. Als ambitionierte Breitensportlerin fällt es hier verständlicherweise schwierig Pause zu machen und ihr gewohntes Aktivitätsniveau zu verlieren.

29.5 Physiotherapeutische Maßnahmen

Die individuelle Behandlung richtet sich nach den Angaben und Befunden der Patientin sowie der vereinbarten Zielsetzung. Guidelines, wie die des amerikanischen Physiotherapieverbands, geben Entscheidungshilfen nicht nur bei der Diagnostik, sondern auch zu konkreten Therapieinhalten und Verlaufsassessments (Martin et al. 2014). Die erwähnte Guideline stellt auch die Rahmenbedingungen für die Auswahl therapeutischer Inhalte im Fall von Frau G. dar.

Akute Phase

In der akuten Phase kommt die Patientin zu Beginn zweimal pro Woche in die Praxis. Der Therapeut erklärt ihr, dass sie in den nächsten vier Wochen konsequent auf das Floorballtraining verzichten soll, um den betroffenen Gewebsstrukturen die nötige Entlastung zu ermöglichen. Zusammen mit der Patientin wird eine Kommunikationsstrategie erarbeitet, um ihrem Trainer unmissverständlich klarzumachen, dass ein weiterer Einsatz auf die Dauer zu einer noch längeren Trainings- und Spielpause führen wird. Laut Aussage der Patientin ist der Trainer immer noch nicht von der Schwere der Verletzung überzeugt, zumal der Arzt diese bis jetzt noch nicht bestätigt habe. Als Konsequenz hierauf erhält die Patientin die Kontaktangaben der Praxis, damit ihr Trainer Rücksprache mit dem Physiotherapeuten halten kann.

Passive manuelle Interventionen wie Weichteiltechniken der Plantarfaszie (➤ Abb. 29.1) und der hier mündenden aktiven Strukturen kommen ebenso zum Einsatz wie Mobilisationen der umliegenden Gelenke. Durch diese Maßnahmen soll der Entzündungsmechanismus positiv beeinflusst werden, außerdem wirken sie auch neurophysiologisch.

Zu Hause soll die Patientin ein- bis zweimal täglich eine manuelle Dehnung der Faszie (➤ Abb. 29.2) sowie dynamisches Dehnen (➤ Abb. 29.3) üben.

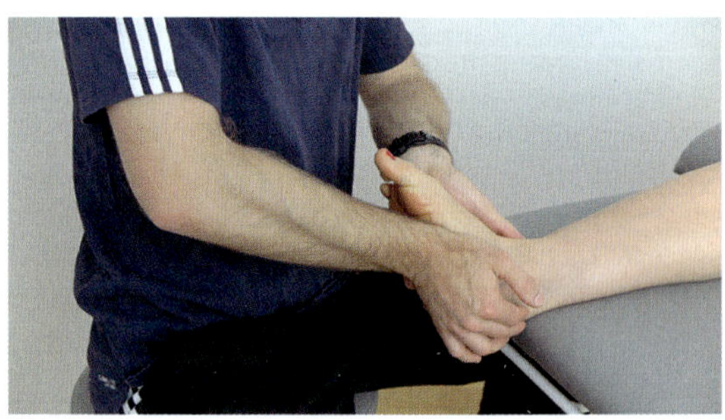

Abb. 29.1 Weichteiltechnik an der Plantarfaszie [O1064]

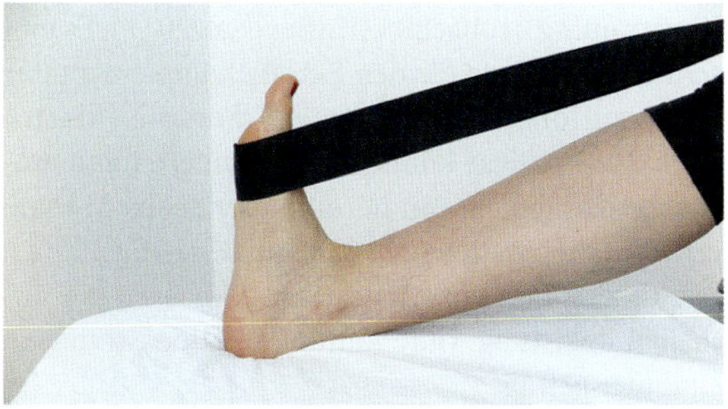

Abb. 29.2 Manuelle Dehnung der Plantarfaszie [O1064]

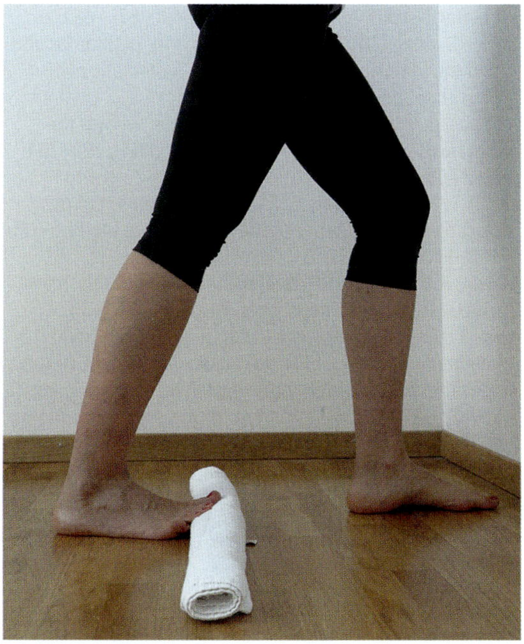

Abb. 29.3 Dynamisches Dehnen: Betonung der Faszie durch Zehenextension [O1064]

Ein Tape wird nicht angelegt, da in der Inspektion keine Auffälligkeiten sichtbar waren. Bei ausgeprägter Fußeversion oder -pronation könnte entsprechend ein unterstützendes Tape angelegt werden.

Nach etwa drei Wochen ist die Schmerzintensität auf 1–2/10 (NRS) zurückgegangen. Stehen ist nun für 40 Minuten möglich (PSFS 1/10), Gehen für ca. 30 Minuten (PSFS 1–2/10). Frau G. hält sich an den Plan und absolviert noch keine sportartspezifischen Bewegungen und/oder Trainings. Inzwischen hat sie nach den passiven Einheiten keine nachgängigen Schmerzen mehr, sodass das Selbstmanagement intensiviert werden kann (➤ Abb. 29.4).

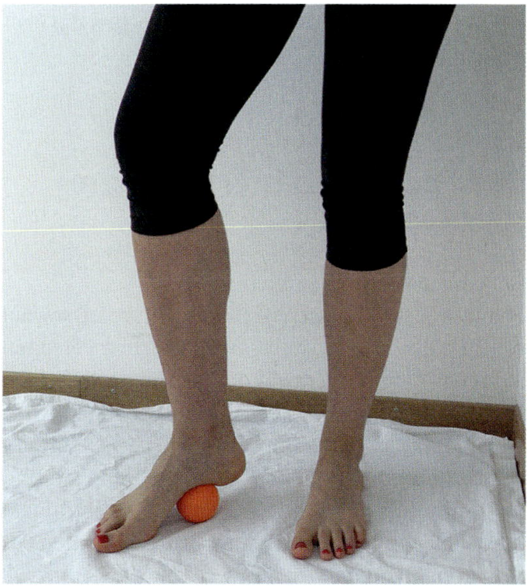

Abb. 29.4 Selbstmanagement: Behandlung der Faszie mit dem Ball [O1064]

Sekundärpräventive Phase

Fünf Wochen nach Beginn der Therapie (Anfang Dezember) hat die Patientin die Ziele der akuten Phase erreicht, nun kann mit dem sportartspezifischen Belastbarkeitsaufbau begonnen werden. Die Evaluation des FFI-D zeigt nun einen Punktwert von 4/100 auf der Schmerzskala sowie 12/100 auf der Funktionsskala.

Gemeinsam mit der Patientin wird eine schrittweise Rückkehr vereinbart, indem jede Woche das Belastungsniveau graduell gesteigert wird. Ziel ist es, in den kommenden vier Wochen wieder das alte Leistungsniveau zu erreichen. Dieser Schritt fällt der Patientin sichtlich schwer, zumal ihre Mannschaft in der wichtigsten Phase der Saison steht.

Die Therapieinhalte der folgenden Sitzungen verlagern sich zunehmend auf die Trainingsfläche. Der Therapeut lässt sich hierbei von floorballspezifischen Trainingsabläufen und -inhalten inspirieren und nutzt diese, um gezielt Input geben zu können. Anpassungen werden vor allem im Bereich des Krafttrainings der unteren Extremität (kam bis dahin zu kurz) und bei der Gestaltung der ausdauerspezifischen Intervalleinheiten (Pausengestaltung sowie Länge der Intervalle) gegeben.

Frau G. kann nach acht bis neun Wochen die Physiotherapie beenden.

29.6 Evidenzbasierte Zusammenfassung

Plantare Fersenschmerzen können prinzipiell sowohl bei sportlichen als auch bei unsportlichen Personen auftreten (Goff und Crawford 2011), Frauen scheinen häufiger betroffen zu sein als Männer. Häufig wird eine Plantarfasziitis in der wissenschaftlichen Literatur in Kombination mit Laufaktivitäten erwähnt, hier müssen Faktoren wie Steigerung der Trainingsintensität und/oder des Umfangs in die Evaluation der Symptomatik miteinbezogen werden.

Eine Plantarfasziitis gilt als selbstlimitierend (Goff und Crawford 2011), kann bisweilen jedoch insbesondere für den Patienten, aber auch für den Therapeuten schwierig zu behandeln sein. Empfohlen (starke Evidenz) werden in der amerikanischen Guideline manualtherapeutische Maßnahmen, Dehnungsübungen, Taping, Fußorthesen oder, falls nötig, eine Versorgung mit Schienen (in der Nacht). Der Nutzen eines Trainings der intrinsischen Fußmuskulatur wird heutzutage infrage gestellt, vielmehr werden positive Effekte durch ein hochintensives Krafttraining beobachtet (Huffer et al. 2017). Es gibt schwache Evidenz für den Einsatz komplementärer Interventionen wie Stoßwellentherapie (Martin et al. 2014). Diese können insbesondere dann eingesetzt werden, wenn bereits über sechs Monate erfolglos therapiert wurde (Goff und Crawford 2011). Schlüssel zum Erfolg ist oft das Anpassen der aktuellen Belastung. Gute Kommunikationsstrategien sind hier gefragt.

LITERATUR

Goff, J.D., Crawford, R. (2011). Diagnosis and treatment of plantar fasciitis. Am Fam Physician, 84(6), 676–682.

Huffer, D. et al. (2017). Strength training for plantar fasciitis and the intrinsic foot musculature: A systematic review. Phys Ther Sport, 24, 44–52.

Johnson, R.E. et al. (2014). Plantar fasciitis: what is the diagnosis and treatment? Orthop Nurs, 33(4), 198–204: quiz 205–196.

Lim, A.T., How, C.H., Tan, B. (2016). Management of plantar fasciitis in the outpatient setting. Singapore Med J, 57(4), 168–170; quiz 171.

Martin, R.L. et al. (2014). Heel pain-plantar fasciitis: revision 2014. J Orthop Sports Phys Ther, 44(11), A1–33.

Naal, F.D. et al. (2008). Cross-cultural adaptation and validation of the Foot Function Index for use in German-speaking patients with foot complaints. Foot Ankle Int, 29(12), 1222–1228.

Riel, H. et al. (2017). Is 'plantar heel pain' a more appropriate term than 'plantar fasciitis'? Time to move on. Br J Sports Med.

Rio, E., Mayes, S., Cook, J. (2015). Heel pain: a practical approach. Aust Fam Physician, 44(3), 96–101.

FALL

30 Mid-Portion-Tendinopathie der Achillessehne

Fabian Pfeiffer

Leitsymptome: Schmerzen im Bereich der Achillessehne – Anlaufschwierigkeiten – reduzierte Belastbarkeit

mittel

Definition

Mid-Portion-Tendinopathie

„Mid-Portion" bezieht sich auf den mittleren Bereich der Achillessehne (2–6 cm oberhalb der Insertion). Durch die Verwendung der allgemein gehaltenen Bezeichnung der Tendinopathie wird nicht automatisch ein entzündlicher Prozess als zugrundliegender Faktor angenommen, sondern der ursächliche Mechanismus bewusst offengehalten. Oftmals wird auch von einer Achillessehnentendinitis gesprochen, wobei sich dies bei näherer Betrachtung der Histologie der schmerzhaften Achillessehne nicht rechtfertigen lässt. Der Begriff der Tendinitis wird in der neueren Fachliteratur im Allgemeinen gänzlich vermieden: Klassische Entzündungszeichen lassen sich im Gewebe nicht nachweisen bzw. das Vorhandensein von entzündungsspezifischen Zelltypen (Zytokine) ist klinisch nicht relevant.

30.1 Vorgeschichte

Herr E., 46 Jahre alt, kommt mit unspezifischen Beschwerden im Bereich der linken Achillessehne in die Physiotherapie. Die Schmerzen waren so heftig, dass er die Notaufnahme des Krankenhauses aufsuchte, um sich untersuchen zu lassen. Nach eingehender bildgebender Diagnostik mittels Ultraschall wurde der Patient mit entsprechender Schmerzmedikation (Analgetika, ➤ Fall 5) wieder entlassen.

In diesem Fallbeispiel werden folgende Fragen analysiert und beantwortet:

- Wie gelingt die Einteilung der Beschwerden in die verschiedenen Stadien der Pathologie?
- Wie sieht der evidenzbasierte Behandlungsansatz aus?
- Was gibt es für beitragende Faktoren der Achillessehnentendinopathie?

30.2 Untersuchungsbefunde

30.2.1 Medizinische Befunde

In der Ultraschalldiagnostik (➤ Abb. 30.1) wurde eine Partialruptur im muskulotendinösen Übergang der Achillessehne festgestellt. Die Achillessehne an sich wies wenige, dafür aber deutliche morphologische Veränderungen auf, etwaige Auffälligkeiten und klare Zeichen für einen degenerativen Sehnenzustand (hypoechogene Zonen, Anzeichen für eine Neovaskularisation) wurden jedoch nicht beschrieben.

Differenzialdiagnostisch muss in diesem Fall auch an andere Krankheitsbilder wie z. B. eine Insertionstendinopathie der Achillessehne, eine Beteiligung des M. plantaris oder neurale Dysfunktionen (beispielsweise des N. suralis) gedacht werden. Die Wahrscheinlichkeit, vor allem für letzteres, ist aber aufgrund der fehlenden Anzeichen dafür gering.

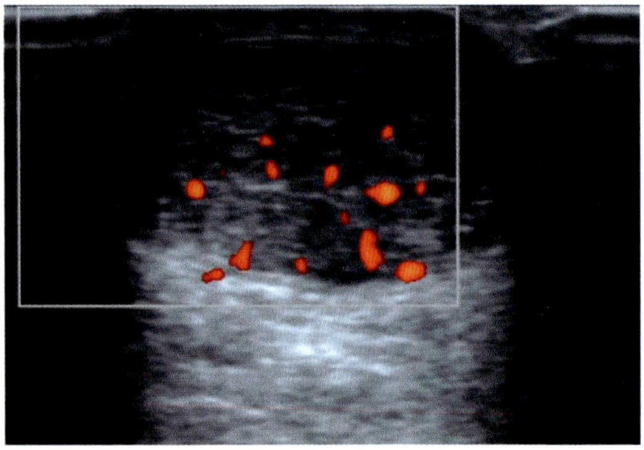

Abb. 30.1 Ultraschallbild einer degenerativen Achillessehne [R379]

30.2.2 Physiotherapeutische Anamnese

Als Hauptproblem gibt der Patient morgendliche Anlaufschmerzen sowie Probleme bei Aktivitäten der unteren Extremität an, z. B. beim Spielen mit den Kindern im Wald. Die Beschwerden sind ihm im Allgemeinen bekannt, er hatte bereits vor etwa 15 Jahren einmal akute Achillessehnenprobleme. Beschwerden standen in den letzten Jahren nie im Vordergrund, jedoch seien Schwellungen der Achillessehne ein ständiger Begleiter gewesen. Neun Wochen vor der physiotherapeutischen Konsultation kam es zu einer akuten Überlastung: Herr E. lief am Morgen „einige schnelle Schritte" zum Bus, worauf er starke Wadenschmerzen bekam.

Differenzierung

Aufgrund der langjährigen Achillessehnenbeschwerden kann von strukturellen Veränderungen innerhalb der Sehne und somit einer reduzierten Belastbarkeit der Zellmatrix ausgegangen werden. Schneller und kurzzeitiger Belastungsanstieg führt somit in weiter entfernten Bereichen zu Belastungsspitzen. Dies erklärt den initialen Wadenschmerz und die dortige diagnostizierte muskuläre Verletzung.

Auftreten der Symptome

Morgens hat der Patient Anlaufschwierigkeiten und Schmerzen in der Achillessehne für etwa zehn Minuten. Im Tagesverlauf wird es tendenziell besser, wobei die Schmerzen abends (vor allem am Wochenende) je nach Belastung auch wieder zunehmen können. Ab einem Gehpensum von ca. vier Kilometer pro Tag werden lokale Schmerzen ausgelöst.

Herr E. berichtet von lokalen, dumpfen Schmerzen im mittleren Bereich der Achillessehne. Die Schmerzintensität am Morgen bewertet er mit 5/10 auf der Numeric Rating Scale (NRS), im Tagesverlauf sinkt sie auf 2–3/10 NRS ab. Der Bereich fühle sich „nicht geschmeidig an" und der Schmerz strahle zudem leicht nach oben in Richtung Wadenmuskulatur.

Allgemeine Gesundheit

Herr E. nimmt im Moment keine Medikamente, andere Krankheiten liegen nicht vor. Der Patient beschreibt seinen allgemeinen Zustand als gut.

KLINISCHER HINTERGRUND

Subgruppierung von Tendinopathien

Um Tendinopathien dem klinischen Bild entsprechend einzuteilen, wird eine Kategorisierung empfohlen (Cook und Purdam 2009). Diese entspricht mehr einem Kontinuum und keiner absoluten Definition. Je nach Stadium dominieren andere klinische Präsentationen und strukturelle Morphologien:

1. **Stadium einer reaktiven Tendinopathie:** schnelle Proliferation zellulärer Matrixbestandteile aufgrund akuter Überlastungen durch Kompressions- und/oder Zugbelastungen, kein primär entzündlicher Mechanismus. Klinisch dominiert eine durchgängige Verdickung der betroffenen Achillessehne, vorwiegend bei jungen Personen nach abrupten Belastungssteigerungen oder Belastungswiederaufnahme nach langer Ruhephase.
2. **Stadium einer „baufälligen" Sehnenstruktur:** ähnliche Matrixveränderungen wie 1., jedoch tiefgreifender (Kollagenreorganisation, Zunahme der Proteoglykanproduktion). Oftmals ist eine Neovaskularisation in der Bildgebung sichtbar. In der Praxis sind dies häufig chronisch überlastete Sehnenstrukturen in allen Altersstufen mit lokalen Verdickungen der Sehne.
3. **Stadium einer degenerativen Sehne:** zunehmende zelluläre Veränderungen in der Matrix bis hin zur Apoptose. Einzelne Regionen können sogar nur noch wenige Zellbestandteile und Kollagen aufweisen. Klinisch ist dieser Zustand häufig bei älteren Personen mit rezidivierenden Achillessehnenbeschwerden zu sehen, die bei Belastungsänderungen immer wieder auftreten.

PRAKTISCHER TIPP

Was ist der beste diagnostische Test für eine Achillessehnentendinopathie?

Für Schmerzen im Bereich des posterioren Kalkaneus und/oder der Achillessehne kommen verschieden Ursachen infrage, wie z. B. ein Tarsaltunnelsyndrom oder eine Beteiligung des N. suralis.

Die Diagnose **Mid-Portion-Tendinopathie der Achillessehne** wird am besten durch die subjektive Angabe der Schmerzlokalisation des Patienten (Bereich 2–6 cm oberhalb der Insertion der Achillessehne, Sensitivität 78 %, Spezifität 77 %) sowie die Palpation der Achillessehne (Schmerzreproduktion, Sensitivität 84 %, Spezifität 73 %) gestellt (Hutchison et al. 2013). Typisch für eine Mid-Portion-Tendinopathie der Achillessehne ist, dass die Schmerzen ausschließlich im Bereich der Achillessehne auftreten, v. a., wenn diese durch eine Belastung ausgelöst werden.

Beitragende Faktoren

Herr E. hat in den letzten 15 Jahren keinen Sport getrieben. Aufgrund der familiären (zwei Kinder im jugendlichen Alter) und beruflichen Situation (zeitraubender Job) kamen die körperlichen Aktivitäten in der Freizeit zu kurz. Als körperlicher Faktor kommen ca. 15 Kilogramm Übergewicht hinzu.

Erste Hypothesen

Die Angaben aus der Anamnese lassen auf einen dominant peripher-nozizeptiven Schmerzmechanismus schließen. Der ausstrahlende Schmerz in der Wade ist in der ersten Physiotherapiesitzung kein Problem mehr. Herr E. kann die Quelle der Symptome genau benennen und zeigen, was für einen nozizeptiven Mechanismus spricht. Hierfür müssen in der physischen Untersuchung allerdings noch Hinweise gesammelt werden. Für einen zentralen Schmerzmechanismus spricht die Dauer der immer wiederkehrenden Beschwerden. Auch bei Sehnenpathologien wird der zentrale Schmerzmechanismus (➤ Fall 2) zunehmend als unterhaltender Faktor diskutiert. Die Beschwerden von Herrn E. sind wohl degenerativen Veränderungen der Sehne zuzuschreiben, wobei die Zunahme vor zwei Monaten einen kurzzeitigen reaktiven Zustand provoziert haben könnten (Cook und Purdam 2009).

Vorsichtsmaßnahmen

Aufgrund der proximalen Wadenschmerzen und der bestätigten Rissbildung im muskulotendinösen Übergang wird in der folgenden physischen Untersuchung auf plyometrische Spitzenbelastungen wie explosive und wiederholte Sprünge verzichtet.

KLINISCHER HINTERGRUND

Was löst den Schmerz bei Tendinopathien aus?

Das Ausmaß der Schmerzintensität und die histologischen Veränderungen der Matrix müssen nicht in einem direkten Zusammenhang stehen (Cook und Purdam 2009). Diskutiert wird auf der einen Seite das Einwachsen von Nervenfasern (einhergehend mit der Neovaskularisation) in der degenerativen Phase. Auf der anderen Seite scheinen wohl aber auch biochemische Substanzen beteiligt zu sein, die durch dauerhafte Überlastung und/oder Kompression eine Rolle spielen können und zu einer erhöhten Sensibilisierung von Afferenzen innerhalb der Matrix beitragen (Cook und Purdam 2009). Die genauen nozizeptiven Ursachen in der Peripherie sind jedoch aktuell noch unklar.

Planung der physischen Untersuchung

Da die Sehne an sich sowohl Energie speichern als auch generieren kann, liegt der Fokus im Allgemeinen auf den aktiven Bewegungen. Folgende Fragen sollen beantwortet werden:

- Gibt es Hinweise aus der Statik (Fußstellungen, Beinachse) und/oder der funktionellen Stabilität, die zur Problematik beitragen könnten?
- Wie läuft der Patient (Ganganalyse, eventuell auf dem Laufband)? Gibt es dort Hinweise auf stark abweichende Mechanismen, die eine hohe Belastung der Achillessehne erklären könnten?
- Liegen aktive Bewegungseinschränkungen (Range-of-Motion-Testung, ROM) vor (auch mit Gewichtsbelastung?)
- Wie belastbar ist die Sehne (wiederholte Wadenheber, Hüpfen, Rennen) im Sinne der Schmerzreproduktion?
- Kann durch Palpation der Schmerz reproduziert werden? Was lässt sich über die Sehnenstruktur sagen?

Als **Fragebogen** kommt der VISA-A (Victorian Institute of Sports Assessment – Achilles Questionnaire) zum Einsatz. Der VISA-A gilt als valides sowie zuverlässiges Instrument in der Beurteilung von Achillessehnenbeschwerden (Lohrer und Nauck 2009). Die Skala reicht von 0–100 Punkten, wobei 100 den bestmöglichen Wert darstellt. Die NRS-Skala ist ein nützliches Instrument bei der Beurteilung der Verlaufszeichen.

KLINISCHER HINTERGRUND

Risikofaktoren einer Tendinopathie der Achillessehne

Gemäß einer aktuellen Übersichtsarbeit (nach van der Vlist et al. 2019) lassen sich folgende klinische Risikofaktoren festhalten:

- Vorherige Tendinopathie oder Fraktur der unteren Extremität
- Einnahme von Ofloxacin (Antibiotika aus der Gruppe der Fluorchinolone)
- Ein vergrößerter Zeitabstand zwischen einer Herztransplantation und der Gabe von Fluorchinolonen (Antibiotika) zur Behandlung einer Infektionskrankheit
- Moderater Alkoholkonsum
- Training bei kalten Witterungsbedingungen
- Reduzierte isokinetische Kraft der Plantarflexoren
- Auffälliges Gangbild: reduzierte Vorwärtsbeschleunigung
- Vermehrte Belastung des Außenfußes in der Standbeinphase
- Reduzierter Kreatininwert (< 60 ml/min) bei Patienten nach einer Herztransplantation

Interessanterweise konnte in der Übersichtsarbeit kein Zusammenhang zwischen Faktoren wie Übergewicht, Statik des Fußes oder Level der physischen Aktivität und einer Tendinopathie der Achillessehne nachgewiesen werden.

30

30.2.3 Evaluation des Gesundheitszustands nach ICF

Personenbezogene Faktoren

Herr E. beschreibt seine Familiensituation als stabil, seine Frau ist nicht arbeitstätig und kann ihn im Haushalt entlasten. Die zwei Kinder sind acht und zehn Jahre alt.

Umweltfaktoren

Herr E. und seine Familie wohnen in einem Einfamilienhaus mit großem Garten. Der Garten bietet sich als Spielfläche für seine Kinder an, sodass hier seine Achillessehnenbeschwerden einschränkend wirken. Seine primär sitzende berufliche Tätigkeit trägt ihren Teil zur aktuell geringen Belastbarkeit bei.

Funktions- und Strukturebene

Inspektion

Herr E. macht einen stämmigen und kräftigen Eindruck. Es fällt ein beidseitig abgeflachtes Längs- und Quergewölbe des Fußes auf, das zu einer evertierten Sprunggelenksstellung führt. Die linke Achillessehne ist sichtbar prominenter.

Aktive Beweglichkeit

Dorsalextension und Plantarflexion werden aktiv unter Gewichtsbelastung getestet, da eine eingeschränkte Beweglichkeit ein beitragender Faktor sein kann.

Die Dorsalextension wird mit dem Weight-Bearing-Dorsiflexion-Test geprüft (➤ Abb. 30.2). Hier ergibt sich im Seitenvergleich kein klinisch relevanter Unterschied in der Beweglichkeit. Die Plantarflexion wird mittels des Heel-Raise-Tests untersucht. Links fehlen Herrn E. im Seitenvergleich zwei Zentimeter Höhe, Schmerzen werden nicht reproduziert.

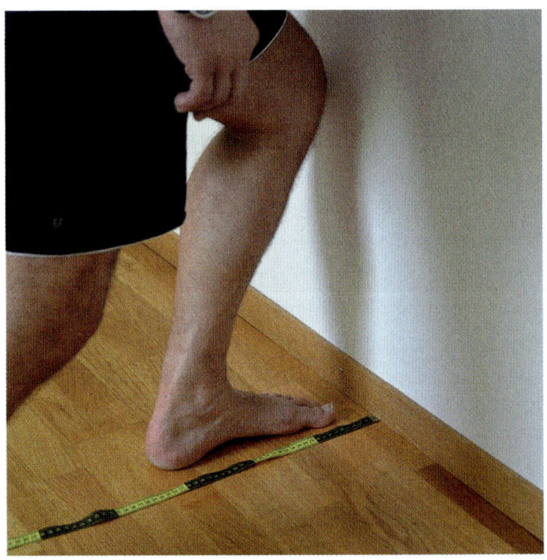

Abb. 30.2 Aktives Testen der Beweglichkeit (Dorsalextension) [P422]

Passive Beweglichkeit

Die passive Beweglichkeit des Sprunggelenks wird in Bauchlage untersucht. Eversion und Inversion respektive Pronation und Supination sind frei, das Endgefühl ist normal. Die Plantarflexion ist kein Problem, einzig die Dorsalextension zeigt ein etwas härteres Endgefühl auf der linken Seite.

Krafttest

Der Patient wird gebeten, einseitig jeweils so viele Calf Raises (Wadenheber) wie möglich auszuführen und mitzuteilen, falls Schmerzen auftreten sollten. Rechts schafft Herr E. 14 Wiederholungen (ohne Schmerz), links nur acht Wiederholungen (ab der sechsten treten im mittleren Achillessehnenbereich stechende Schmerzen auf).

Palpation

Der Bereich ca. fünf Zentimeter oberhalb der Insertion auf der linken Seite ist druckdolent und verdickt (➤ Abb. 30.3). Die Wadenmuskulatur sowie der Übergang in den Sehnenbereich (ursprüngliches akutes Schmerzgebiet) sind nicht auffällig.

Aktivitäts-/Partizipationsebene

Herr E. ist beim Laufen sowie beim Spielen mit seinen Kindern durch die Beschwerden eingeschränkt. Da er in den letzten Jahren sportlich nicht sonderlich aktiv war, hält sich seine aktuelle Einschränkung auf Aktivitätsebene in Grenzen. Am Familienleben kann er bis auf Aktivitäten, die mit Laufen, Rennen oder Wandern zu tun haben, gut teilhaben.

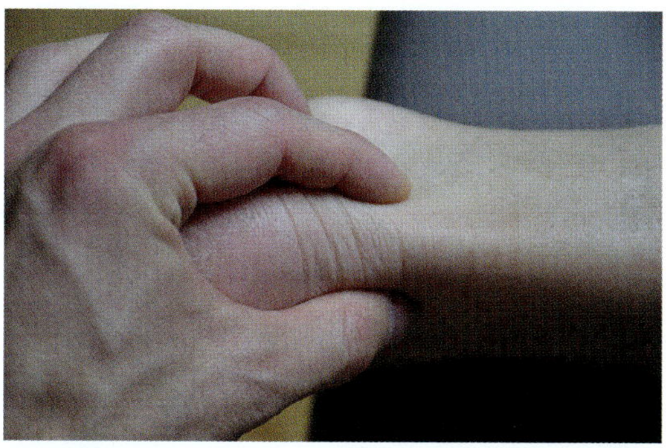

Abb. 30.3 Lokale Verdickungen der Achillessehne (Beispielbild) [P422]

30.3 Zusammenfassung der wichtigsten Befunde

Herr E. zeigt eindeutige Anzeichen einer Mid-Portion-Tendinopathie der Achillessehne. Vor allem die klare Begrenzung auf den Bereich proximal der Insertion sowie der Symptomcharakter und die entsprechende Druckdolenz liefern die klinischen Hinweise. Die vorliegende Dysfunktion wird auch in der physischen Untersuchung deutlich. Der Leidensdruck kann, trotz der deutlichen Einschränkung, als niedrig interpretiert werden. Herr E. sagt, er „habe keine hohen Ansprüche", das einzige wirkliche Ziel sei es, „die morgendlichen Anlaufschmerzen wieder wegzubekommen". Die verhältnismäßig niedrigen Schmerzen (NRS 2–3/10) im Verlauf des Tages tragen hierzu bei. Der VISA-A-Fragebogen ergibt einen Wert von 47 Punkten (von 100), was einer Beeinträchtigung von 53 % entspricht.

30.4 Physiotherapeutische Zielsetzung

Die Zielsetzung erfolgt gemeinsam mit dem Patienten. Da das Laufen momentan im Fokus steht, äußert der Patient den Wunsch, wieder mindestens vier Kilometer (Alltagsniveau) laufen zu können, ohne dass dies zu einer Schmerzzunahme führt. Außerdem soll die Schmerzintensität beim morgendlichen Anlaufen von 5/10 NRS auf 1/10 NRS reduziert werden. Messbar wird dieses Ziel mit der NRS-Skala. Der VISA-A kommt als Verlaufskontrolle zum Einsatz.

Fernziel ist die Verbesserung der körperlichen Belastbarkeit, wobei sich der Patient hier nicht zu einem konkreten Ziel äußern möchte.

30.5 Physiotherapeutische Maßnahmen

Zentraler Punkt bei Behandlungen Achillessehnentendinopathie von Tendinopathien jeder Art ist das **Belastungsmanagement.** Mittlerweile herrscht die anerkannte Meinung in der wissenschaftlichen Forschung, dass jede Sehne, unabhängig von Irritierbarkeit und Schmerzempfindlichkeit, belastet werden kann. Die Art der Belastung richtet sich nach dem entsprechenden klinischen Bild.

Die individuelle Behandlung von Herrn E. besteht aus folgenden zentralen Bestandteilen:

- Erklärung der Gewebephysiologie
- Aufklärung über die Prognose
- Erarbeiten eines Selbstmanagement-Programms
- Adressierung von beitragenden Faktoren

Manuelle Interventionen kommen bei Bedarf ebenfalls zum Einsatz.

Nicht jede Achillessehnenproblematik benötigt das gleiche therapeutische Management. Ein Kräftigungsprogramm, das exzentrische Übungen enthält, muss an den Patienten und seine individuelle Belastbarkeit angepasst werden. Die Effektivität exzentrisch betonter Belastungen auf die Sehnenstruktur sowie das Schmerzerleben ist bewiesen (Sussmilch-Leitch et al. 2012). Es sollte jedoch auch die Funktion der Achillessehne bei den täglichen Bewegungen berücksichtigt werden. Konzentrische Belastungsformen dürfen also nicht vergessen werden (Allison und Purdam 2009).

Erste Sitzung

Nach der Anamnese und der physischen Untersuchung werden Herrn E. Aufgabe und Struktur der Achillessehne erklärt. Außerdem wird der noch unklare Zusammenhang zwischen Funktion, Ausmaß der Schmerzen und Struktur der Achillessehne verdeutlicht. Aktive Aufgaben im Alltag setzen eine belastbare Sehne voraus. Herr E. äußert den Wunsch nach manuellen Interventionen, er habe das „Gefühl, der Schmerz muss wegmassiert werden". Für die zweite Sitzung wird eine manuelle Behandlung und das Erstellen eines aktiven Plans vereinbart.

Zweite Sitzung

Manuell kommen Friktionen und intensive Weichteiltechniken im mittleren Bereich der Achillessehne zum Einsatz. Das klinische Bild von Herrn E. entspricht primär dem einer degenerativen Tendinopathie, was den Einsatz von Übungen mit exzentrischen Komponenten und hohen Belastungsanforderungen (Heavy Load Training) rechtfertigt.

➤ Tab. 30.1 zeigt den Trainingsplan für Herrn E. Die Übungen werden ihm gezeigt und das jeweilige Trainingsstartgewicht bestimmt. Das Training sollte zwei- bis dreimal pro Woche durchgeführt werden.

Zusätzlich zum Krafttraining erlernt Herr E. eine Übung zur Verbesserung der sensomotorischen Kontrolle (Einbeinstand) sowie eine weitere zur Unterstützung des Fußgewölbes (➤ Abb. 30.4). Das Thera-Band sorgt zum einen für Widerstand, zum anderen gibt es einen taktilen Reiz und externes Feedback. Der Patient bekommt den Auftrag, „unter dem Fuß Platz zu schaffen, ohne die Zehen in den Boden zu krallen. Dabei können sich die Knie leicht nach außen bewegen".

Neben den spezifischen Übungen soll Herr E. auf dem Ergometer (20–30 Minuten) seine Ausdauer trainieren. Der nächste Physiotherapietermin wird in vier Wochen vereinbart.

Dritte Sitzung

Herr E. berichtet von einem besseren allgemeinen Körpergefühl sowie von reduzierten Anlaufschwierigkeiten am Morgen (nur noch etwa fünf Minuten). Die

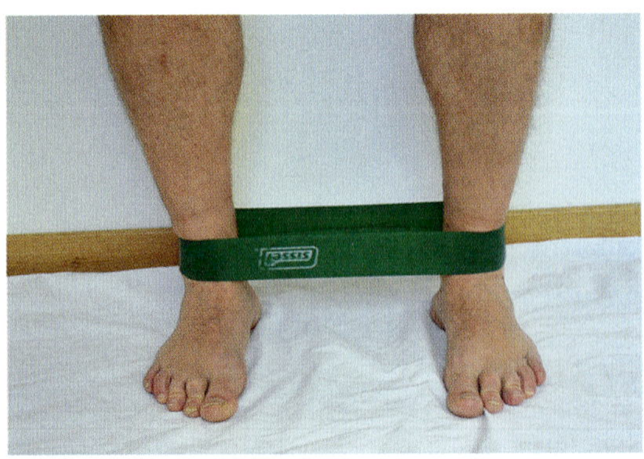

Abb. 30.4 Fußschraube [P422]

Tab. 30.1 Trainingsplan untere Extremität (Kraft)

Übung	Belastungsparameter	Bemerkungen	Hinweise
Basic Squat	8–12 Wiederholungen (Wdh.), 3 Sätze, 1–2 min Pause	Langsam-dynamische Ausführung (Rhythmus 2-0-2)	Beinachsenstabilität (Fokus insbesondere auf dem Fuß: Vermeiden von Eversion)
Leg Press	8–12 Wdh., 3 Sätze, 1–2 min Pause	Langsam-dynamische Ausführung (Rhythmus 2-0-2)	Gleichmäßige Belastung beider Beine beachten
Deadlifts	8–12 Wdh., 3 Sätze, 1–2 min Pause	Langsam-dynamische Ausführung (Rhythmus 2-0-2)	Hintere Muskelgruppen stehen hier im Fokus (Gesäß, hintere Oberschenkelmuskulatur)
Calf Raises (Knie gestreckt), einbeinig	15 Wdh., 3 Sätze	Fokus liegt auf der Exzentrik (Rhythmus 2-0-8)	Schmerz darf bei der Übung auftreten (bis 5/10 NRS), Verhalten am Tag danach entscheidend
Calf Raises (Knie gebeugt), einbeinig	15 Wdh., 3 Sätze	Fokus liegt auf der Exzentrik (Rhythmus 2-0-8)	Schmerz darf bei der Übung auftreten (bis 5/10 NRS), Verhalten am Tag danach entscheidend

Schmerzintensität hat nur minimal abgenommen (4/10 NRS), aber die Schmerzen treten nun im Tagesverlauf nur noch ganz selten auf und sind abends nicht mehr vorhanden. Der VISA-A ergibt nun einen Wert von 60 Punkten. Er berichtet, dass er bei den Calf Raises auf der linken Seite anfänglich nur sieben statt der geforderten 15 Wiederholungen geschafft hat, nun liegt er bereits bei 13 Wiederholungen.

Zu diesem Zeitpunkt sind vor allem die Verlaufszeichen aus der physischen Untersuchung (ROM-Einschränkung sowie Kraftdefizit auf der linken Seite) interessant. Der Heel-Raise ist nun im Seitenvergleich identisch. Im Krafttest zeigt sich ebenfalls ein verbessertes Bild, Herr E. schafft 13 Wiederholungen (Schmerzen treten erst gegen Ende auf). Rechts sind es bereits 20 Wiederholungen.

Er ist mit dem Verlauf zufrieden, auch wenn er sich eine schnellere Verbesserung erhofft hatte. Ein letzter Termin wird weitere vier Wochen später festgelegt, um den Verlauf zu beobachten und bessere Aussagen über den Fortschritt machen zu können.

Vierte Sitzung

Die Anlaufschwierigkeiten am Morgen sind verschwunden, die Schmerzintensität wird nun mit NRS 3/10 angegeben. Eine Strecke von vier Kilometer pro Tag ist für Herrn E. nun kein Problem mehr. Nur selten „sticht“ es noch in der Achillessehne. Bei den Krafttests sind es nur noch zwei Wiederholungen Unterschied zwischen der linken und der rechten Seite. Herr E. ist zuversichtlich, dass die restlichen Beschwerden durch die Fortsetzung des Trainings verschwinden werden.

Im VISA-A erreicht er nun einen Punktwert von 65 Punkten, was einer Verbesserung von etwa 40 % im Vergleich zum Anfang entspricht.

WAS WÄRE, WENN ...

... der Patient mit dem klinischen Bild einer reaktiven Tendinopathie in die Praxis kommen würde?

Entscheidend bei der reaktiven Tendinopathie ist die sofortige Reduktion der auslösenden Belastungsform. Frequenz und Intensität sind die wichtigen Parameter. Medikamentös kommt vor allem Ibuprofen zum Einsatz (Cook und Purdam 2009).

Mögliche aktive Belastungsformen zur Schmerzlinderung bei reaktiver Tendinopathie sind isometrische und isotonische Übungen. Evidenz hierfür zeigt sich in der Forschung bei Patellarsehnentendinopathie (Rio et al. 2015) und könnte analog bei der Achillessehnentendinopathie appliziert werden.

⚠ VORSICHT

Achillessehnenruptur

Achillessehnen reißen im Prinzip nur bei vorbestehenden degenerativen Veränderungen, was bei diesem Patienten der Fall ist. Eine langjährige Einnahme von kortisonhaltigen Medikamenten kann degenerative Veränderungen der Sehnenstruktur erklären. Inadäquate Belastungsspitzen zu einem sehr frühen Zeitpunkt der Rehabilitation oder spezielle Tests der Belastbarkeit in der physischen Untersuchung erhöhen das Risiko einer (Partial-)Ruptur und somit einer plastischen Verformung der Sehne.

30.6 Evidenzbasierte Zusammenfassung

Tendinopathien der mittleren Achillessehne können grundsätzlich Sportler wie auch Nichtsportler betreffen. Der Stellenwert der morphologischen Beurteilung der Achillessehne wird heutzutage intensiv diskutiert. Es scheint Hinweise zu geben, dass die Dicke der Achillessehne mit den beschriebenen Symptomen der Patienten sowie der Ausdauerfähigkeit der Wadenmuskulatur positiv korreliert (Corrigan et al. 2020). Wichtig für die klinische Diagnosestellung sind Hinweise aus der Anamnese und vor allem der physischen Untersuchung. Ziel der Behandlung der Achillessehnentendinopathie muss das Wiederherstellen einer guten Funktion mit möglichst geringem Schmerzauftreten sein (Cook et al. 2016). Eine Einteilung des Beschwerdebildes anhand einer Kategorisierung (grob: reaktive Tendinopathie – degenerative Tendinopathie) sowie die Berücksichtigung individueller Faktoren und Bedürfnisse lässt eine spezifische und zielgerechte Ausrichtung des Managements zu. Im Fall von Herrn E. wurden die Behandlungsintervalle bewusst in die Länge gezogen, um eine bessere Evaluation der Situation und des Verlaufs zu ermöglichen. Mit der Verbesserung um etwa 40 % zeigt sich Herr E. zufrieden, ist sich aber wohl bewusst, dass er den Rahmen seiner Möglichkeiten noch nicht ausgeschöpft hat.

LITERATUR

Allison, G.T., Purdam, C. (2009). Eccentric loading for Achilles tendinopathy –strengthening or stretching? Br J Sports Med, 43(4), 276–279.

Cook, J.L., Purdam, C.R. (2009). Is tendon pathology a continuum? A pathology model to explain the clinical presentation of load-induced tendinopathy. Br J Sports Med, 43(6), 409–416.

Cook, J.L. et al. (2016). Revisiting the continuum model of tendon pathology: what is its merit in clinical practice and research? Br J Sports Med, 50(19), 1.187–1.191.

Corrigan, P. et al. (2020). Tendon Morphology and Mechanical Properties Are Associated With the Recovery of Symptoms and Function in Patients With Achilles Tendinopathy. Orthop J Sports Med, 8(4), 2325967120917271.

Hutchison, A.M. et al. (2013). What is the best clinical test for Achilles tendinopathy? Foot Ankle Surg, 19(2), 112–117.

Lohrer, H., Nauck, T. (2009). Cross-cultural adaptation and validation of the VISA-A questionnaire for German-speaking achilles tendinopathy patients. BMC Musculoskelet Disord, 10, 134.

Rio, E. et al. (2015). Isometric exercise induces analgesia and reduces inhibition in patellar tendinopathy. Br J Sports Med, 49(19), 1.277–1.283.

Sussmilch-Leitch, S.P. et al. (2012). Physical therapies for Achilles tendinopathy: systematic review and meta-analysis. J Foot Ankle Res, 5(1), 15.

Van der Vlist, A.C. et al. (2019). Clinical risk factors for Achilles tendinopathy: a systematic review. Br J Sports Med, 53(21), 1.352–1.361.

FALL

31 Sprunggelenksfraktur Weber B

Fabian Pfeiffer

Leitsymptome: Eingeschränkte Beweglichkeit – primäre Hyperalgesie – verminderte Propriozeption

leicht

Definition

Weber-Frakturen (Weber 1966)

Die Klassifikation der Weber-Frakturen richtet sich nach dem Beginn des Frakturspalts.

- **Weber A:** Malleolenbrüche mit Fibulaläsion **distal der Syndesmose.** Die Syndesmose ist hier in der Regel noch intakt. Oftmals führt ein Supinations- oder Inversionstrauma zu dieser Art von Verletzung. Meist nur geringfügige oder gar keine Dislozierung der Faktur, konservative Rehabilitation als Mittel der Wahl.
- **Weber B:** Malleolenbrüche mit Fibulaläsion auf der **Höhe der Syndesmose,** die mitbetroffen sein kann. Pronationstrauma als Verletzungsmechanismus. Operationsindikation bei einer vorliegenden Dislokation sowie Affektion der Syndesmose und/oder des Lig. deltoideum; Versorgung mit Stellschrauben und Osteosynthese.
- **Weber C:** Malleolenbrüche mit Fibulaläsion **proximal der Syndesmose,** Operation dadurch obligatorisch. Als Verletzungsmechanismus häufig ein Pronationstrauma mit Rotation. Operative Versorgung mit Stellschrauben und Osteosynthese.

31.1 Vorgeschichte

Herr S., 27 Jahre alt und Physiotherapiestudent, ist mit dem Longboard gestürzt und hat sich dabei eine Fraktur des rechten Sprunggelenks zugezogen. Der Unfallmechanismus entspricht einem Pronationstrauma. Es kam innerhalb weniger Minuten zu einer starken Schwellung im Bereich des Malleolus lateralis sowie zu zunehmenden pulsierenden Schmerzen.

In diesem Fallbeispiel werden folgende Fragen analysiert und beantwortet:

- Wann wird eine Weber-B-Fraktur operiert?
- Wie sieht das physiotherapeutische Behandlungsschema aus?
- Was sind Kriterien für die Wiederaufnahme des ursprünglichen Aktivitätsniveaus?

31.2 Untersuchungsbefunde

31.2.1 Medizinische Befunde

Bildgebung

Das **Röntgenbild** ist im Fall von Frakturen dieser Art das Mittel der Wahl und gilt als Goldstandard bei der Beurteilung von Frakturen im Bereich des Sprunggelenks.

KLINISCHER HINTERGRUND

Konventionelles Röntgen

Die Visualisierung hauptsächlich knöcherner Strukturen in einem Röntgenbild basiert auf dem natürlichen Kontrast folgender radiologischer Dichten: Luft, Wasser, Fett, Knochen und Metall. Röntgenstrahlen werden von den ver-

schiedenen Gewebsstrukturen unterschiedlich absorbiert. Das führt zur charakteristischen Darstellung im Röntgenbild mit Regionen der Aufhellung (strahlentransparenter = dunkler Bereich auf dem Röntgenbild) und Regionen der Verschattung (strahlenresistenter = heller Bereich auf dem Röntgenbild).
Die Darstellung erfolgt in der Regel in zwei Ebenen: anterior-posterior (a/p) und lateral. Das Röntgenbild eignet sich gut für ossäre Verletzungen, insbesondere ab einem Zentimeter Größe.

KLINISCHER HINTERGRUND

Unterschiedliche Klassifikationssysteme

Bei der Klassifikation von Frakturen im Bereich des Malleolus lateralis wird zwischen der oft verwendeten Weber-Klassifikation und der Klassifikation nach Lauge-Hansen unterschieden. Während die Weber-Klassifikation rein deskriptiv ist und die Fraktur anhand der Lokalisation des Frakturspaltes (infra- oder supradesmal) auf dem Röntgenbild beurteilt wird, geht die Klassifikation nach Lauge-Hansen weiter. Hier wird zusätzlich der Unfallmechanismus mitberücksichtigt und auch die verschiedenen Phasen einer möglichen ligamentären Begleitverletzung in die Diagnosestellung miteinbezogen (Brie et al. 2019).

Im Röntgenbild von Herrn S. zeigt sich ein klar abgrenzbarer Frakturspalt auf Höhe der Syndesmose (Weber B) mit leichter Dislokation des Malleolus lateralis (➤ Abb. 31.1). Der Malleolus medialis sowie die dorsale Seite der Tibia sind nicht betroffen.

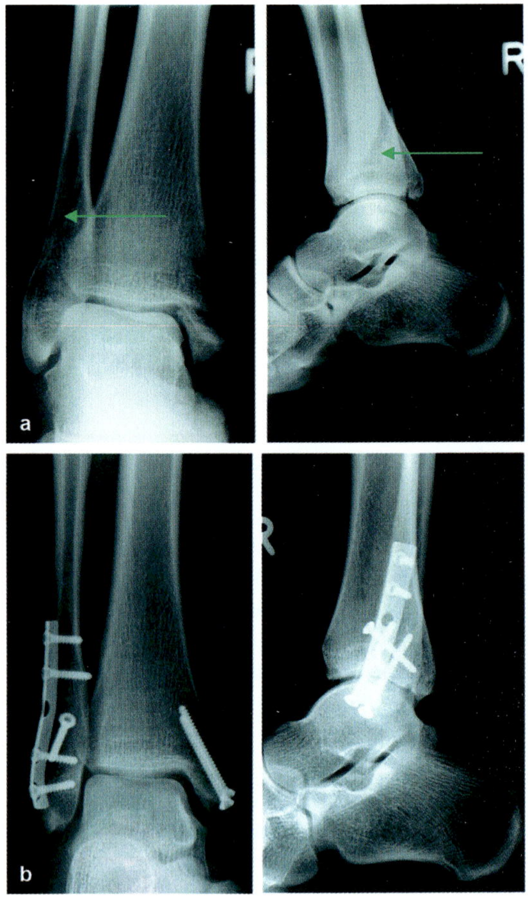

Abb. 31.1 Frakturspalt Weber B [R217]

Operation

Ob bei einer Weber-B-Fraktur operiert wird, hängt zum einen von der Beurteilung des Röntgenbilds ab, zum anderen jedoch auch von der Mitbeteiligung der Syndesmosis tibiofibularis (Goost et al. 2014). Ist diese betroffen bzw. gerissen, gilt das Sprunggelenk als instabil und muss operativ versorgt werden. Neuere wissenschaftliche Arbeiten lassen den Schluss zu, dass sechs und zwölf Monate nach der Fraktur kein Unterschied besteht hinsichtlich der Sprunggelenksfunktion zwischen einem operativen und konservativen Vorgehen (Javed et al. 2020).

Bis zum Operationstermin wurde der rechte Fuß von Herrn S. immobilisiert. Die Fraktur wurde osteosynthetisch durch eine Lochplatte und Schrauben versorgt, die Syndesmose mittels Stellschrauben fixiert. Der Patient bekam zur Orientierung ein Nachbehandlungsschema mit (➤ Tab. 31.1). Unmittelbar nach der Operation war die Belastung des rechten Fußes auf 15 Kilogramm limitiert, der Fuß wurde mittels Vacuped-Schuh versorgt.

31.2.2 Physiotherapeutische Anamnese

Herr S. kommt eine Woche nach der Operation in die Physiotherapie. Die Belastungsempfehlung des Operateurs bestimmt die Vorgehensweise der physischen Untersuchung sowie das weitere Behandlungsmanagement.

Herr S. hatte noch nie eine Verletzung oder Operation dieser Art. Es liegen keine Krankheiten vor,

Tab. 31.1 Nachbehandlungsschema (Orientierung) nach Weber-B-Fraktur (mit Syndesmosebeteiligung)

Zeitrahmen postoperativ	Indikationen	Maßnahmen
Bis zwei Wochen postoperativ	• Pro-/Supination verboten • DE/PF nach Maßgabe der Beschwerden • Mobilisation an Unterarmgehstützen (UAGS), 15 kg Teilbelastung	• Frühfunktionelle Mobilisation aus dem Vacuped • Schwellungsreduzierende Maßnahmen • Mobilisation angrenzender Gelenke
3.–6. Woche postoperativ (nach sechs Wochen: Entfernung der Stellschrauben)	• Pro-/Supination verboten • DE/PF intensiver möglich • Mobilisation an UAGS, 15 kg Teilbelastung	• Aufbau der Belastbarkeit: Leg Press (beidbeinig unter Beachtung der Limits) • Erarbeiten eines Koordinations-/Propriozeptionstraining • Narbenmobilisation, Weichteiltechniken bei Bedarf
Ab der 7. Woche	• Keine Bewegungslimits mehr • Mobilisation/Belastung schmerzorientiert • Vollbelastung erlaubt	• Erarbeiten eines sauberen Gangbilds (ohne UAGS) • Gesteigerter Belastungsaufbau • Beginn eines intensiven Kraft- und Ausdauertrainings • Progression der sensomotorischen Fähigkeiten
Ab dem 6. Monat	Wiederaufnahme des ursprünglichen Aktivitätsniveaus	Sportartspezifisches Training

der Allgemeinzustand wird als sehr gut beschrieben. In der Zeit der Teilbelastung (sechs Wochen) muss der Patient zur Thromboseprophylaxe Heparin spritzen. Er bekommt zudem Dafalgan sowie Ibuprofen zur Schmerzlinderung und Entzündungshemmung (➤ Fall 5).

31.2.3 Evaluation des Gesundheitszustands nach ICF

Personenbezogene Faktoren

Herr S. studiert Physiotherapie und steht kurz vor dem Abschlussexamen. Es ist die erste Verletzung dieser Art für ihn. Sein Aktivitätsniveau ist normalerweise hoch, er geht zwei- bis dreimal pro Woche Joggen, Radfahren und spielt ab und zu Tennis.

Umweltfaktoren

Herr S. wohnt in einer Wohngemeinschaft mit einem weiteren Physiotherapiestudenten. Diese befindet sich im dritten Stock (kein Lift vorhanden). Der Mitbewohner will Herrn S. bei täglichen Erledigungen, Einkaufen, Arztbesuchen sowie Fahrten zur Physiotherapieschule in Zukunft unterstützen.

Funktions- und Strukturebene

Es besteht ein Belastungslimit von 15 Kilogramm (bedingt durch die Stellschrauben), weshalb in der Erstuntersuchung **aktive Tests** unter Einbeziehung des Körpergewichts nicht möglich sind. Aktive Mobilisation nach Maßgabe der Beschwerden aus dem Vacuped heraus ist jedoch erlaubt (ohne Pronation/Supination respektive Eversion/Inversion). Plantarflexion (PF) und Dorsalextension (DE) sind aufgrund der Zunahme von Schmerzen nur geringfügig möglich.

Schmerzangaben

Herr S. gibt im Tagesverlauf intermittierende, leicht stechende und ziehende Schmerzen im Bereich des lateralen Malleolus an, die auch unabhängig von einer Bewegung des Sprunggelenks auftreten können. Von Zeit zu Zeit nimmt er den Vacuped-Schuh ab (in liegender Position), um den Fuß und die Zehen bewegen zu können. Die Intensität der Schmerzen wird mit 4–5/10 auf der Numeric Rating Scale (NRS) angegeben.

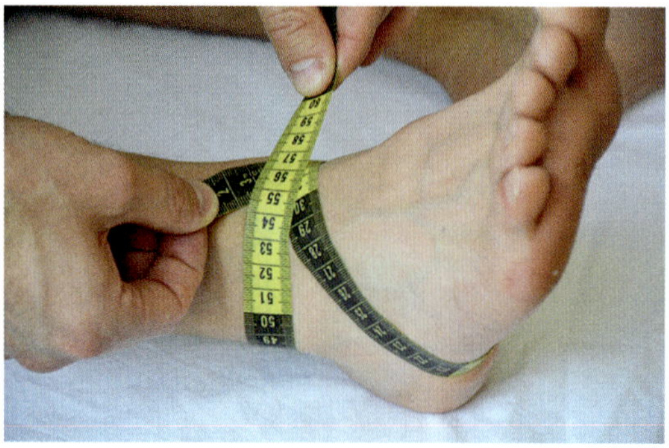

Abb. 31.2 Figure of Eight (Evaluation der Schwellung am Fuß) [P417]

Inspektion

In der Inspektion fällt eine Schwellung des lateralen Knöchels auf. Objektiviert werden kann dies durch die reliable Figure-of-Eight-Methode (Petersen et al. 1999, ➤ Abb. 31.2), hier erreicht der Patient einen Umfang von 53 Zentimetern. Die Figure-of-Eight-Methode ist eine reliable und valide Technik zur Überprüfung von Schwellungen im Bereich des Knöchels (Devoogdt et al. 2019).

Palpation

Die Hauttemperatur im Bereich der Schwellung sowie des gesamten Fußes fühlt sich in der Palpation im Seitenvergleich leicht erhöht an, was aber sieben Tage nach der Operation noch zu erwarten ist. Die Haut ist nicht feucht. Wichtig ist es, nicht nur in der Erstuntersuchung, sondern in regelmäßigen Abständen Durchblutung, Motorik und Sensibilität (DMS) zu testen. Die laterale Region des Knöchels ist druckdolent, was auf eine primäre Hyperalgesie zurückzuführen ist.

PRAKTISCHER TIPP

Durchblutung, Motorik und Sensibilität (DMS)

Das Überprüfen von DMS hat seinen Platz vor allem in der Akutversorgung (Notfall), um etwaige Nerven- und/oder Gefäßschädigungen durch den Verletzungsmechanismus auszuschließen. Im Rahmen der postoperativen Physiotherapie kann jedoch so einfach und schnell ein möglicher abweichender Verlauf evaluiert werden.

- **Durchblutung:** Peripher wird der Durchblutungszustand durch die Palpation der A. dorsalis pedis kontrolliert. Diese möglichst distale Palpation des Pulses gewährleistet eine Aussage über die Durchblutung kranial gelegener Bereiche. Die Beurteilung sollte im Seitenvergleich stattfinden.
- **Motorik:** Aussagen über die Motorik lassen sich durch aktive Tests sowie die Evaluation der Kraft machen. Die Muskelfunktionsprüfung (MFP) mit der Einteilung von 0–5 ist hierfür das übliche Instrument.
- **Sensibilität** (➤ Fall 5): Mechanorezeptoren (Aβ-Fasern) werden durch zirkuläre Überprüfung der Berührungsempfindlichkeit („light touch") getestet, die unabhängig vom Dermatom erfolgen sollte.

Aktivitätsebene

Aktivitäten sind zum jetzigen Zeitpunkt nur sehr eingeschränkt zu evaluieren, da ein Belastungslimit von 15 Kilogramm für sechs Wochen nach der Operation besteht. Die Auswahl an Assessments beschränkt sich zu diesem Zeitpunkt auf die NRS-Skala sowie Verlaufszeichen aus der physischen Untersuchung. Ein geeigneter Fragebogen ist der Fuß-Funktions-Index (FFI-D; Naal et al. 2008). Zwei Subskalen (Schmerzen und Funktion) geben Aufschluss über die individuelle subjektive Einschätzung der Symptome.

Partizipationsebene

Die Sprunggelenksfraktur gefährdet den Abschluss der Ausbildung zum Physiotherapeuten nicht, verzögert ihn jedoch. Die theoretischen Prüfungen kann Herr S. ohne zeitliche Verzögerung ablegen.

31.3 Zusammenfassung der wichtigsten Befunde

Pathobiologische Mechanismen

Aufgrund der Angaben des Patienten zu Schmerzqualität und Auftreten sowie unter Berücksichtigung der Wundheilungsphasen dominiert aktuell ein peripher-nozizeptiv entzündlicher sowie mechanischer Schmerzmechanismus.

Quelle der Symptome

Die Quelle der Symptome ist durch die bekannte Verletzung gegeben.

Vorsichtsmaßnahmen/Kontraindikationen

Gefahrensituationen ergeben sich nach aktuellen Erkenntnissen keine, DMS muss kontinuierlich geprüft werden, wenn Anlass dazu besteht. Kontraindikationen bezüglich der vertretbaren Belastung ergeben sich aus dem Hinweis des Operateurs (Belastungslimit) sowie dem dominanten entzündlichen Schmerzmechanismus.

Beitragende Faktoren

Herr S. befindet sich abgesehen von der Fraktur in einer ausgezeichneten körperlichen Verfassung. Er zeigt sich zuversichtlich und optimistisch, dass sein Fuß wieder voll belastbar sein wird und er keine Einschränkungen davontragen wird. Negative beitragende Faktoren sind somit nicht vorhanden.

WAS WÄRE, WENN ...

... Durchblutung, Motorik und Sensibilität postoperativ im Laufe der Physiotherapiesitzungen kontinuierlich schlechter werden würde?

Mögliche Komplikationen, die postoperativ auftreten können, sind das Kompartmentsyndrom oder das Complex Regional Pain Syndrome (➤ Fall 33).

Kompartmentsyndrom

Auch als Logensyndrom bezeichnet, ist das Kompartmentsyndrom des Unterschenkels eine der häufigsten Komplikationen bei Verletzungen der unteren Extremitäten. Der Pathomechanismus ist in den meisten Fällen im Bereich einer der vier abgeschlossenen Logen (osteofibröse Kanäle) im Unterschenkel zu lokalisieren, das Kompartmentsyndrom kann jedoch auch als Komplikation nach Sprunggelenksfrakturen auftreten. Physiologisch sind Raumforderungen (Fraktur-, Muskelödem) als Ursache zu nennen, die Nerven oder Gefäßen komprimieren können. DMS verschlechtert sich in diesem Fall massiv, und es besteht akuter Handlungsbedarf. Geschieht dies nicht, können irreparable Schäden der Gefäße, Nerven und/oder der Muskulatur die Folge sein.

⚠ VORSICHT

Complex Regional Pain Syndrome (CRPS)

Die Inzidenz eines CRPS nach Operationen im Bereich des Fußes liegt bei etwa 4 % (Rewhorn et al. 2014). Etwaige Hautveränderungen, Temperaturschwankungen und/oder Anomalitäten der Trophik bedürfen einer Rücksprache mit dem Arzt (➤ Fall 33). Objektive Schwellungen oder das subjektive Gefühl einer Schwellung, vermehrtes Schwitzen am Fuß, extreme Hyperalgesien und Belastungsunfähigkeit sind weitere wichtige Zeichen der Früherkennung. Neueste Guidelines können helfen, ein CRPS frühzeitig zu diagnostizieren (Henderson 2019).

31.4 Physiotherapeutische Zielsetzung

Die physiotherapeutische Zielsetzung auf Aktivitäts- und Partizipationsebene nimmt nach Ablauf der sechs Wochen Teilbelastung einen hohen Stellenwert ein. Vorher wird die Therapie durch das Belastungslimit bestimmt (➤ Tab. 31.1). Zudem werden die Stellschrauben nach sechs Wochen operativ entfernt, was den Rehabilitationsprozess kurzzeitig unterbricht.

Ziele

Zusammen mit Herrn S. werden für die Zeit bis zur Entfernung der Stellschrauben folgende Ziele vereinbart:

- Schmerzreduktion von NRS 4–5/10 auf NRS 1–2/10
- Schwellungsreduktion (messbar durch Figure of Eight)
- Verbesserung des erlaubten Bewegungsausmaßes

Prognose

Folgt man den Wundheilungsmechanismen des Knochens, so ist mit einer knöchernen Konsolidierung nach etwa sechs bis acht Wochen zu rechnen. Gestaltet sich die Rehabilitation komplikationslos, kann das ursprüngliche Aktivitätsniveau in der Regel nach etwa sechs Monaten wieder erreicht werden.

31.5 Physiotherapeutische Maßnahmen

Spezielle Aufgaben des Therapeuten bei solch einem „klaren Fall" sind:

- Rechtzeitiges Erkennen möglicher Abweichungen von der Norm,
- „time-based" und „criteria-based" Entscheidungshilfen zur Belastungssteuerung nutzen,
- Belastungsgestaltung individuell anpassen.

Die physiotherapeutischen Maßnahmen richten sich nach den physiologischen Wundheilungsphasen („time-based") und folgen funktionellen Prinzipien („criteria-based").

KLINISCHER HINTERGRUND

Time-based- und Criteria-based-Entscheidungshilfen

Der Begriff **Time-based** beschreibt die klassischen Wundheilungszeiten, die sich je nach Gewebeart unterscheiden. In der Literatur dominieren die Begriffe der Entzündungsphase, Proliferationsphase und Organisationsphase.
Mit dem Begriff **Criteria-based** ist die Belastbarkeit sowie konditionelle Fähigkeit (Kraft, Ausdauer, Beweglichkeit, Schnelligkeit und Koordination) der betroffenen Struktur gemeint. Innerhalb der zeitlichen Vorgabe durch die Wundheilungsphasen bestimmen diese Kriterien die Übungsauswahl und die Progression. Eine Übersicht über die Wundheilungsphasen einer Fraktur sowie die geeigneten Maßnahmen je nach Phase zeigt ➤ Tab. 31.2.

Tab. 31.2 Wundheilungsphasen einer Fraktur (adaptiert nach Morree 2001)

Phase	Vorgänge	Dos	Don'ts	Dauer
Entzündungsphase	Setzt unmittelbar nach der Verletzung ein; in der Folge verminderte Sauerstoffversorgung und Hämatombildung, Aggregation von Monozyten/Makrophagen	• Maßnahmen zur Unterstützung der Heilung (leichte Mobilisationen, Lagerungstechniken, Schwellungsreduktion) • Schmerz als Leitfaden • Assessment der Entzündungszeichen • Informationen zur Wundheilung	• Progressive Belastungen (Kraft, Impact) • Komplette Ruhigstellung	• **Time-based:** dauert in der Regel zwei bis vier Tage • **Criteria-based:** wenn typische Entzündungszeichen abnehmen
Proliferationsphase (Wiederherstellungszeit)	Proliferation von Blutgefäßen aus dem Periost und dem Knochenmark in das Hämatom, Vermehrung von Fibroblasten, Chrondoblasten und Osteoblasten, Kallusbildung (nicht bei osteosynthetischer Versorgung!)	• Übungen zur sensomotorischen Integration (Propriozeption) • Zunehmender Belastungsaufbau (Kraft, Ausdauer) • Intensive Mobilisationen (End of Range) • Steigende Anforderungen (Dual- und Multitasking) • Aerobes Ausdauertraining	• Sprung- und Schnelligkeitsbelastungen (Plyometrie) • Übungen mit hohem Impact und Belastungsspitzen • Stop-and-Go-Sportarten	• **Time-based:** beginnt initial mit der Verletzung, dauert je nach Ort und Ausmaß der Fraktur bis zu zwölf Wochen • **Criteria-based:** knöcherne Konsolidierung im Röntgenbild nachgewiesen, volles Bewegungsausmaß, keine Schmerzen, ruhige Wundverhältnisse
Organisationsphase (Remodellierung)	Strukturanpassung des Knochens durch adäquate Belastung, Veränderung und Abbau des Kallus, Remodellierung des Knochens	• Funktionelles Training in entsprechenden Ausgangstellungen • Plyometrische Belastungen • Rückkehr zur Sportaktivität und -niveau	• Criteria-based: Qualität der Übungsausführung für die Progression ausschlaggebend!	• **Time-based:** startet nach der knöchernen Konsolidierung, kann Monate bis Jahre dauern • **Criteria-based:** Rückkehr zur Vollbelastung, reizlose und belastbare Struktur, volle Funktion, „weiße" Narbe, Erreichen der konditionellen Fähigkeiten vor der Verletzung

Erste Phase

Die erste Phase der Rehabilitation beginnt mit der ersten physiotherapeutischen Konsultation und endet mit dem Beginn der Vollbelastung (knöcherne Konsolidierung, Wegfallen von Unterarmgehstützen).

Es wird eine adäquate Belastung des Fußes/Sprunggelenks beim Gehen erarbeitet. Herrn S. wird empfohlen, sich zu Hause ab und zu hinzulegen, den Vacuped-Schuh abzunehmen und dann die Zehen und den Fuß (DE/PF) leicht zu bewegen. Er wird darauf hingewiesen, auf Veränderungen von Schwellung, Rötung und Temperatur zu achten. Da bezüglich Belastungsaufbau in den ersten sechs Wochen Limits vorliegen, wird ein Kraft-/Ausdauerprogramm für Rumpf und obere Extremitäten erstellt.

Als Verlaufskontrolle werden die NRS-Skala sowie die Beurteilung der Entzündungszeichen eingesetzt. Die Beweglichkeit des Sprunggelenks nimmt im Rahmen der Norm zu und ist schmerzfrei.

KLINISCHER HINTERGRUND

Entzündungszeichen

Entzündungszeichen sind einfach zu messen und insbesondere für die Verlaufskontrolle und die Bestimmung des Übergangs von Entzündungs- zu Proliferationsphase wichtig:

- Rötung (Rubor)
- Schwellung (Tumor)
- Schmerz (Dolor)
- Eingeschränkte Funktion (Functio laesa)
- Überwärmung (Calor)

Zweite Phase

Für die zweite Phase werden folgende konkrete Ziele gesetzt:

- Erarbeiten eines normalen Gangbilds (gewohnte Geschwindigkeit) ohne Hinkmechanismus (Kontrolle durch Videoaufnahme und gemeinsame Beurteilung)
- Kraft: einbeinige Wadenheber (Calf Raises) auf betroffener Seite genauso oft möglich wie auf nichtbetroffener Seite
- Sensomotorik: statischer Einbeinstand quantitativ und qualitativ im Seitenvergleich gleich (messbar in Sekunden, Kontrolle durch Videoaufnahme)

Die zweite Phase startet mit der Entfernung der Stellschrauben und dem Beginn der Vollbelastung. Der Patient muss das Laufen ohne Unterarmgehstützen erlernen und den Fuß dabei richtig belasten. Zu Beginn zeigt Herr S. im Seitenvergleich noch einige Kompensationsmechanismen (verkürzte Mid-Stance-Phase und Initialkontakt im Mittelfußbereich). Er traut sich zunächst nicht, das Sprunggelenk voll zu belasten. Mithilfe einer Videoaufnahme wird eine Ganganalyse durchgeführt.

Da nun keine Hilfsmittel mehr vorhanden sind und das Wiedererlangen von Aktivitäten im Vordergrund steht, macht der Einsatz des FFI-D Sinn. Herr S. hat auf der Subskala **Schmerz** 17/100 Punkten, auf der Subskala **Funktion** 70/100 Punkten.

Zur **Verbesserung der Sprunggelenksfunktion** (unter anderem Voraussetzung für ein normales Gangbild) werden Mobilisationen mit und ohne Körpergewicht eingesetzt. Die Kniebeuge (Squat) (➤ Abb. 31.3) sowie der Schützenstand sind funktionelle Übungen, bei denen das Sprunggelenk indirekt in PF und DE mobilisiert wird. Pro-/Supination waren bis zu diesem Zeitpunkt noch kontraindiziert, sodass diese Bewegungen zu Beginn noch ohne Einsatz von Körpergewicht durchgeführt werden sollten. Ein Thera-Band kann hier als erster Widerstand ge-

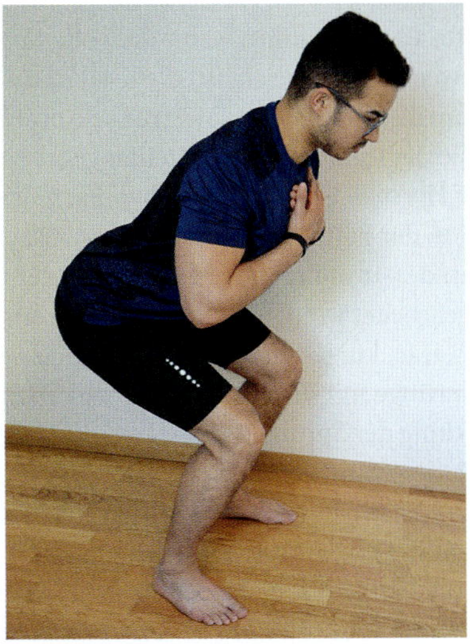

Abb. 31.3 Sprunggelenksmobilisation (Squat) [P418]

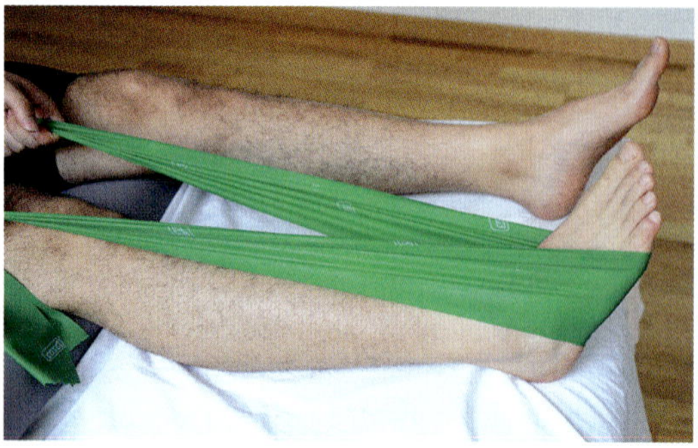

Abb. 31.4 Mobilisation Supination/Pronation Fuß mit Thera-Band [P418]

nutzt werden (➤ Abb. 31.4). Alle Mobilisationen werden mit hoher Wiederholungszahl und niedriger Intensität durchgeführt.

Ein weiterer Fokus in dieser zweiten Phase ist die **Verbesserung der Sensomotorik und Propriozeption.** Herr S. hat Schwierigkeiten im statischen sowie dynamischen Einbeinstand (Unsicherheitsgefühl, vermehrte Belastung auf dem Außenrand des Fußes). Es wird graduell eine zunehmend physiologische Stellung und Positionierung des Fußes und Sprunggelenks (fester Untergrund, später weicher Untergrund) erarbeitet. Die Wiederherstellung der Propriozeption nimmt einen hohen Stellenwert ein.

Dritte Phase

Die dritte Phase beginnt, wenn die volle Sprunggelenksbeweglichkeit erreicht ist, die Kraft im Seitenvergleich annähernd gleich ist sowie die sensomotorische Kontrolle der funktionellen Stabilität gegeben ist. Im Fall von Herrn S. ist dies 16 Wochen nach der ersten Operation der Fall. Nun können plyometrische Einheiten in das Training integriert und an der Schnelligkeit gearbeitet werden. Zum Einsatz kommen Steigerungsläufe, kurze Sprints mit Richtungswechseln sowie Sprünge mit Fokus auf Höhe und Distanz zur Entwicklung der Sprungkraft.

Der Patient wird sechs Monate nach der ersten Operation in einem einwandfreien körperlichen Zustand entlassen. Herr S. hat keine Schmerzen mehr und ist sowohl im Alltag als auch bei körperlicher Betätigung ohne Beschwerden. Der FFI-D zeigt nun einen Wert von 4/100 Punkten auf der Schmerzskala sowie 11/100 Punkten auf der Funktionsskala.

Kriterien für die **Wiederaufnahme des ursprünglichen Aktivitätsniveaus** sind:

- Kraftverhältnisse: auf der betroffenen Seite mind. 90 % im Vergleich zur nichtbetroffenen Seite (z. B. Leg Press, Calf Raises)
- Sprungkraft: einbeiniger Weitsprung, mind. 85–90 % im Vergleich zur Weite auf nichtbetroffener Seite
- Sensomotorik: Einbeinstand statisch und dynamisch; Qualitätskriterien (Beinachse, Fußstellung) und Quantität (Dauer in Sekunden) im Vergleich zur nichtbetroffenen Seite

31.6 Evidenzbasierte Zusammenfassung

Die Weber B-Fraktur ist eine der biomedizinischen Diagnosen, bei denen in den meisten Fällen ein klarer Behandlungsverlauf vorliegt. Aufgabe des Therapeuten ist es, Abweichungen der Norm zu erkennen, adäquate Belastungen zu setzen sowie das Wiedererreichen des ursprünglichen Aktivitäts- und Partizipationsniveaus zu ermöglichen. Die Forschung konzentriert sich in diesem Feld auf die postoperative Nachversorgung sowie Weiterentwicklungen im Bereich des eigentlichen operativen Eingriffs, trotz der Tatsache, dass die operative Versorgung der konservativen nicht überlegen ist (Mittal et al. 2017). Es gibt Fälle, in denen die Patienten postoperativ in der Zeit der Teilbelastung nicht zur physiotherapeutischen Behandlung angemeldet werden. Dies kann Kontrakturen sowie langwierige Bewegungseinschränkungen nach sich ziehen und das Ergebnis der Rehabilitation beeinträchtigen. Aktive Übungen, angepasst an die erlaubte Belastung in der Phase bis zur Entfernung der Stellschrauben und insbesondere in der darauffolgenden Zeitspanne, beschleunigen die Rückkehr zu gewohnten Alltagsaktivitäten.

LITERATUR

Briet, J. P. et al. (2019). Ankle Fracture Classification: An Innovative System for Describing Ankle Fractures. J Foot Ankle Surg, 58(3), 492–496.

Devoogdt, N. et al. (2019). Reliability, Validity, and Feasibility of Water Displacement Method, Figure-of-Eight Method, and Circumference Measurements in Determination of Ankle and Foot Edema. Lymphat Res Biol, 17(5), 531–536.

Goost, H. et al. (2014). Fractures of the ankle joint: investigation and treatment options. Dtsch Arztebl Int, 111(21), 377–388.

Henderson, J. (2019). Updated guidelines on complex regional pain syndrome in adults( ). J Plast Reconstr Aesthet Surg, 72(1), 1–3.

Javed, O.A. et al. (2020). Surgical versus conservative management of ankle fractures in adults: A systematic review and meta-analysis. Foot Ankle Surg, 26(7), 723–735.

Mittal, R. et al. (2017). Surgery for Type B Ankle Fracture Treatment: a Combined Randomised and Observational Study (CROSSBAT). BMJ Open, 7(3), e013298.

Morree, J.J.d. (2001). Dynamik des menschlichen Bindegewebes Funktion, Schädigung und Wiederherstellung. München: Urban und Fischer.

Naal, F.D. et al. (2008). Cross-cultural adaptation and validation of the Foot Function Index for use in German-speaking patients with foot complaints. Foot Ankle Int, 29(12), 1.222–1.228.

Petersen, E.J. et al. (1999). Reliability of water volumetry and the figure of eight method on subjects with ankle joint swelling. J Orthop Sports Phys Ther, 29(10), 609–615.

Rewhorn, M.J. et al. (2014). Incidence of complex regional pain syndrome after foot and ankle surgery. J Foot Ankle Surg, 53(3), 256–258.

Weber, B.G. (1966). Verletzungen des oberen Sprunggelenkes. Bern: Hans Huber.

FALL

32 Sprunggelenksdistorsion

Fabian Pfeiffer

Leitsymptome: Schwellung – Unsicherheit – fehlende sensomotorische Kontrolle

leicht

Definition

Sprunggelenksdistorsion

Der Sprunggelenksdistorsion können verschiedene Verletzungsmechanismen zugrunde liegen, die entweder den lateralen oder medialen Teil des Sprunggelenks betreffen. Mit 85 % ist die Inversions-/Supinationsbewegung der häufigste Verletzungsmechanismus. Dieser betrifft den lateralen Bandkomplex (Ligg. talofibulare anterius, calcaneofibulare und talofibulare posterior) in Form einer Zerrung oder Ruptur, selten auch durch eine Fraktur (Roos et al. 2017).

Sprunggelenksdistorsionen sind sehr häufig, allein in den USA und in Großbritannien werden über zwei Millionen Sprunggelenksdistorsionen pro Jahr behandelt. Obwohl die Symptome im akuten Fall meist sehr schnell besser werden, berichten bis zu 70 % der Patienten von persistierenden Restsymptomen bzw. wiederholt auftretenden Sprunggelenksdistorsionen (Doherty et al. 2017).

32.1 Vorgeschichte

Herr H., ein 34-jähriger Wirtschaftsinformatiker, hat sich vor zehn Tagen beim Tennisspielen eine Distorsion des rechten Sprunggelenks zugezogen. Beim Versuch, den Ball auf der Vorhand noch zu erreichen, habe er abrupt gestoppt und sei so „über den Fuß weggeknickt". Aufgrund zunehmender Schwellung sei er zum Hausarzt gegangen, eine Konsultation in der Notaufnahme war seines Erachtens zum damaligen Zeitpunkt nicht nötig.

WAS WÄRE, WENN …

… der Patient ohne vorherige Konsultation beim Hausarzt in die physiotherapeutische Praxis kommt? Wie ließe sich eine Fraktur durch eine physische Untersuchung ohne radiologische Bildgebung ausschließen?

Um eine Fraktur des Malleolus oder des Mittelfußes auszuschließen, eignen sich die aus dem angelsächsischen Sprachraum bekannten und häufig angewandten Ottawa Ankle Rules (OAR) (➤ Abb. 32.1). Da nahezu alle Sprunggelenksdistorsionen in der Notaufnahme radiologisch abgeklärt werden, jedoch nur bei etwa 15 % der klinischen Präsentationen eine Fraktur vorliegt, könnten durch ein klinisches Assessment unnötige Röntgenstrahlung sowie Kosten vermieden werden (Bachmann et al. 2003).

Auch in den neuesten Versionen evidenzbasierter Guidelines zur Diagnose, Behandlung und Vorbeugung von Sprunggelenksdistorsionen werden die OAR explizit zur diagnostischen Anwendung empfohlen. Die Sensitivität liegt zwischen 86–99 %, die Spezifität bei 25–46 % (Vuurberg et al. 2018). Dies unterstreicht die Eignung der OAR, um Frakturen auszuschließen. Ist der Test negativ, kann somit mit hoher Wahrscheinlichkeit eine Fraktur ausgeschlossen werden. Die negative Likelihood Ratio der OAR liegt bei 0,08 (CI95 %: 0,03–0,18; Bachmann et al. 2003).

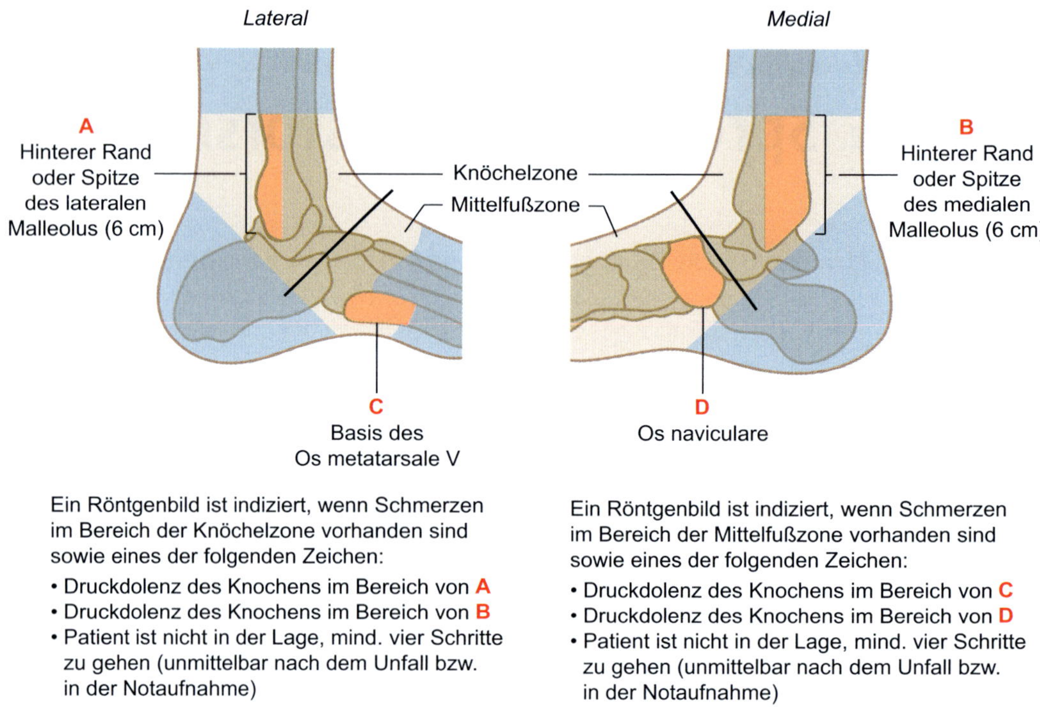

Abb. 32.1 Ottawa-Ankle-Rules [L231, H040]

Definition

Likelihood Ratio (LR)

Dieser Begriff wird oft im Zusammenhang mit diagnostischen Studien gebraucht und ist für den praktisch tätigen Physiotherapeuten intuitiv einfacher zu verstehen als die Bezeichnungen Sensitivität und Spezifität. Die LR ist eine Nachtestwahrscheinlichkeit und sagt etwas über die Fähigkeit eines Tests aus, die gegebene Vortestwahrscheinlichkeit (Prävalenz) zu spezifizieren. Sie beschreibt die Wahrscheinlichkeit einer Krankheit, wenn der Test positiv oder negativ ist.

Positive Likelihood Ratio (LR+)

Diese gibt an, um wie viel häufiger ein positives Testresultat („Sie haben eine Fraktur") bei „Kranken" (die wirklich eine Fraktur haben) als bei „Gesunden" (die keine Fraktur haben) auftritt. Die LR+ sollte über 1 liegen. Je höher, desto besser. Ist die LR+ hoch, dann eignet sich ein Test besonders gut, um Krankheiten einzuschließen.

Negative Likelihood Ratio (LR–)

Diese gibt an, um wie viel häufiger ein negatives Testresultat („Sie haben keine Fraktur") bei „Kranken" im Vergleich zu „Gesunden" ist. Die LR– sollte unter 1 liegen. Je kleiner und somit näher bei 0 sie ist, desto besser. Ist die LR– tief, dann eignet sich ein Test besonders gut, um Krankheiten auszuschließen.

In diesem Fallbeispiel werden folgende Fragen analysiert und beantwortet:

- Welche Strukturen sind bei einer Sprunggelenksdistorsion am häufigsten betroffen?
- Kann mittels klinischer Tests zwischen einer ligamentären Zerrung und einer Ruptur unterschieden werden?
- Wie aussagekräftig sind strukturspezifische Tests im Bereich des Sprunggelenks?

32.2 Untersuchungsbefunde

32.2.1 Medizinische Befunde

Der betreuende Hausarzt führte keine bildgebende Diagnostik durch, sondern stellte die klinische Diagnose **„Distorsionstrauma des Sprunggelenks rechts"**. Die Erstversorgung bestand in diesem Fall aus dem Anlagen eines Braces sowie Unterarmgehstützen. Zur Schmerzlinderung wurde Olfen (➤ Fall 5) verschrieben.

Definition

Die **akute Sprunggelenksdistorsion** geht der funktionellen Instabilität in der Regel voraus. Akute Sprunggelenksdistorsionen sind meistens mit einem Inversions-/Supinationstrauma verbunden und in vielen Fällen nach zwölf Wochen ausgeheilt.

Die **funktionelle Stabilität** umfasst eher den Zustand bzw. anhaltende Symptome nach einer Distorsion des Sprunggelenks. Der Patient beschreibt das Gefühl, das Sprunggelenk „sei nicht stabil". Nach längeren Phasen der Belastung wie Stehen oder Laufen kann es noch zu Schwellungen und Schmerzen kommen. Es lässt sich häufig ein maladaptives Verhalten beobachten.

32.2.2 Physiotherapeutische Anamnese

Zehn Tage nach dem Ereignis auf dem Tennisplatz kommt Herr H. in die Physiotherapiepraxis. Er läuft immer noch an den Unterarmgehstützen und trägt das Brace am rechten Fuß. Er entlastet den Fuß komplett, was besonders am Gangbild sichtbar wird.

Er hat lokale Beschwerden, die er auch gut beschreiben und zeigen kann. Der Charakter ist intermittierend, die Schmerzqualität stechend-ziehend.

Auftreten der Symptome

Die Beschwerden sind klar mechanischer Natur. Sie treten auf, wenn er versucht, den Fuß zu belasten (mit vollem Körpergewicht) oder in Ruhe den Fuß „seitwärts" (Pro-/Supination) bewegt. Auf einem Bein stehen ist nicht möglich, ebenso wenig kann er im Sitzen die Ferse anheben. In der Nacht hat er keine Schwierigkeiten, trotz Brace schläft er gut. Im Verlauf des Tages nehmen die Symptome eher zu. Herr H. ist viel unterwegs und belastet den Fuß immer mal wieder.

Allgemeine Gesundheit

Die anfänglich verschriebenen Medikamente sind seines Erachtens nicht mehr nötig. Andere Medikamente nimmt Herr H. nicht, Krankheiten liegen nicht vor. Seinen Allgemeinzustand beschreibt Herr H. als gut.

Erste Hypothese

Die Angaben aus der Anamnese sowie die Berücksichtigung des Unfallhergangs sowie der zeitlichen Einordnung lassen einen nozizeptiv-entzündlichen/mechanischen Schmerzmechanismus vermuten. Als betroffene Struktur kommt vor allem der laterale Kapsel-Band-Apparat infrage. Die Angaben über Schmerzregion, -intensität sowie -qualität lassen nicht auf eine Fraktur schließen, sodass eine Weichteilverletzung wahrscheinlich sein dürfte. Herr H. nimmt die Sache gelassen und ist zuversichtlich, dass er sein ursprüngliches Aktivitätsniveau wieder erreichen wird.

32.2.3 Evaluation des Gesundheitszustands nach ICF

Personenbezogene Faktoren

Herr H. arbeitet zu 90 % in einer Softwarefirma. Er ist verheiratet und hat keine Kinder. Zu seinen Hobbys zählen Tennisspielen, Wandern sowie sporadisch Klettern.

Umweltfaktoren

Herr H. und seine Frau wohnen in einer Mietwohnung ohne Garten im dritten Stock mit Lift, was ihm in der jetzigen Situation sehr entgegenkommt. In der Arbeit besteht die Möglichkeit, den Fuß hochzulagern.

Funktions- und Strukturebene

Inspektion

In der Inspektion fallen deutliche Abdrücke des Brace auf, es scheint zu Schwellungen oberhalb des Braces gekommen zu sein.

Schmerzangaben

Der Patient bewertet die Schmerzintensität zu Beginn der Physiotherapie mit 3–4/10 auf der Numeric Rating Scale (NRS). In Ruhepositionen ist der Fuß überhaupt nicht schmerzhaft, sondern nur bei „komischen Bewegungen". Da keine Kontraindikationen vorliegen für aktive Bewegungen des Sprunggelenks (ohne Gewichtslast), wird der Patient gebeten, in Rückenlage (ohne Brace) den Fuß zu bewegen. Es sind circa 15° Dorsalextension (DE) und 10° Plantarflexion (PF) möglich, dann kommt es zur Schmerzzunahme. Pro- und Supination möchte Herr H. zu diesem Zeitpunkt lieber nicht ausführen.

32

Palpation

Bei der Palpation zeigt sich eine leichte Druckdolenz kaudal des lateralen Malleolus.

Strukturtests

Da das Sprunggelenk noch geschwollen und die Beweglichkeit noch stark eingeschränkt ist, verzichtet der Therapeut aufgrund der vorliegenden Irritierbarkeit zu diesem Zeitpunkt auf einen strukturspezifischen Test wie zum Beispiel den Anterior-Drawer-Test (ADT, ➤ Abb. 32.2). Der ADT wird auch als Schubladentest bezeichnet und lässt eine Aussage über die Festigkeit von ligamentären Strukturen zu, die eine Gleitbewegung des Talus nach anterior verhindern. Da kein Hämatom vorhanden ist oder war,

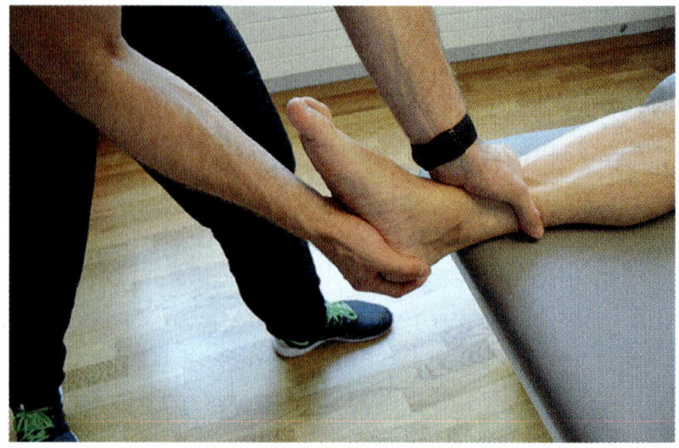

Abb. 32.2 Anterior-Drawer-Test [P422]

und die Palpation nicht sehr auffällig ist, kann zu diesem Zeitpunkt davon ausgegangen werden, dass keine Ruptur vorliegt. Es wird entschieden, strukturspezifische Tests bei Bedarf zu einem späteren Zeitpunkt durchzuführen.

PRAKTISCHER TIPP

Differenzierung: Ruptur eines Ligaments

Die Frage, ob eine Überdehnung/Zerrung oder eine tatsächliche Ruptur der lateralen Ligamente vorliegt, kann in den ersten 48 Stunden nach der Verletzung ohne Bildgebung nicht sicher beantwortet werden. Das Anwenden von strukturspezifischen Tests empfiehlt sich vier bis sieben Tage nach der Verletzung. Entwickelt sich ein deutlich sichtbares Hämatom und gibt der Patient zudem eine starke Druckdolenz bei der Palpation des Bereichs unterhalb des lateralen Malleolus oder einen positiven ADT (oder beides) an, dann liegt eine erhöhte Wahrscheinlichkeit für eine Ruptur lateraler Ligamente vor (Kerkhoffs et al. 2012, Vuurberg et al. 2018).

Aktivitätsebene

Die eingangs in der Anamnese erwähnten Aktivitäten „Ferse anheben", „seitwärts bewegen" sowie „auf einem Bein stehen" werden als Verlaufszeichen genutzt und mittels Patient-specific Functional Scale (PSFS, ➤ Fall 5) bewertet:

- Ferse anheben: 5/10
- Pro-/Supination: 2/10
- Auf einem Bein stehen (rechts): 10/10

Sein Aktivitätsniveau ist durch den Vorfall sehr eingeschränkt. Tennis spielen und wandern sind im Moment für Herrn H. nicht möglich.

Partizipationsebene

Herr H. ist trotz des Unfalls voll arbeitsfähig. Durch das Gehen an den Unterarmstützen fühlt er sich eingeschränkt, was sich vor allem beim Nutzen des öffentlichen Nahverkehrs bemerkbar macht. Autofahren ist nicht möglich.

32.3 Zusammenfassung der wichtigsten Befunde

Pathobiologische Mechanismen

Da das Unfallereignis vorgegeben ist und mit sehr hoher Wahrscheinlichkeit Begleitverletzungen auszuschließen sind, sind die Schmerzmechanismen klar und die Wundheilungsphasen dominieren das klinische Bild. Zehn Tage nach dem Ereignis sind nozizeptiv-entzündliche Mechanismen noch immer präsent (Entzündungsphase), nozizeptiv-mechanische Faktoren prägen das Bild jedoch ebenfalls.

Quellen der Symptome

Als Quelle kommen ligamentäre oder tendinöse Strukturen infrage. Am ehesten erscheint ein Supinations-/Inversionstrauma mit Beteiligung der Bandstrukturen des lateralen Malleolus.

Dysfunktion

Diese wird bestimmt durch die Verlaufszeichen. Der Patient kann seinen Fuß in Alltagssituationen nicht richtig belasten, was sich vor allem beim Laufen bemerkbar macht.

Vorsichtsmaßnahmen/Kontraindikationen

Rahmenbedingungen für die Belastungsgestaltung und die physische Untersuchung geben zum einen mit Sicherheit die Wundheilungsphasen (➤ Fall 31). Da eine Fraktur nicht radiologisch ausgeschlossen wurde, besteht ein gewisses Restrisiko.

Beitragende Faktoren

Der Patient ist zuversichtlich, dass sein Sprunggelenk wieder so werden wird, wie vor dem Unfall.

Hypothese

Die Belastbarkeit sowie der Umfang der aktiven Bewegungen entspricht dem zu erwartenden Bild nach einer Sprunggelenksdistorsion. Das jetzige Verhalten des Patienten ist adaptiv und den Umständen angemessen, es wird ein normaler Verlauf erwartet. Grundsätzlich kann in dem Fall davon ausgegangen werden, dass das Sprunggelenk nach etwa acht bis zwölf Wochen wieder normal belastbar sein wird.

32.4 Physiotherapeutische Zielsetzung

Die Zielsetzung orientiert sich an folgendem Ablauf: Unterstützung der Wundheilung, Wiedererlangen der Funktion (Beweglichkeit), Aufbau der sensomotorischen Kontrolle und Kraft und Rückkehr zum ursprünglichen Aktivitätsniveau. Die Schmerzintensität sollte im Verlauf der Therapie abnehmen.

Ziele

Herr H. ist zum Zeitpunkt der ersten physiotherapeutischen Sitzung bereits wieder voll arbeitsfähig. Es werden folgende messbare Ziele vereinbart:

- Abbau der externen Unterstützung (Brace) bis hin zum vollständigen Weglassen in den nächsten sieben Tagen
- PSFS (Ziele):
  - Ferse anheben: 0/10 (innerhalb 7 Tagen)

- Pro- und Supination: 0/10 (in den nächsten 14 Tagen)
- Auf einem Bein stehen: 0/10 (in den nächsten drei bis vier Wochen)

KLINISCHER HINTERGRUND

Belastungsparameter in der Entzündungsphase

Es gilt mittlerweile als bewiesen, dass eine frühfunktionelle Behandlung der vollständigen Immobilisation des Sprunggelenks vorzuziehen ist. Die Verwendung einer Knöchelbandage (Brace) oder eines elastischen Tapes anstatt einer starren Schiene wird empfohlen. So können der Fuß und das Sprunggelenk frühzeitig belastet werden. Angaben zu Schmerzempfinden durch den Patienten bestimmen das Ausmaß der Mobilisationen und Belastungen und sind ein guter Belastungsparameter. Frühzeitige funktionelle Übungen fördern die Durchblutung und unterstützen den Wundheilungsprozess.

Prognose

Die Prognose im Fall von Herrn H. ist sehr gut. Es liegt keine Fraktur sowie wahrscheinlich auch keine Ruptur lateraler Ligamente vor. 60–90 % der Patienten mit Sprunggelenksdistorsionen erreichen spätestens zwölf Wochen nach der Verletzung wieder ihr altes sportliches Aktivitätsniveau.

WAS WÄRE, WENN …

… sich eine Ruptur der Ligamente bestätigen würde? Welche Konsequenzen hätte für Therapieverlauf und Prognose?

In diesem Fall verlängern sich die Wundheilungsphase und die Rückkehr zu gewohnten Belastungen. Während bei einer einfachen Distorsion leichte Arbeitsbelastungen nach etwa zwei Wochen und die Rückkehr zu gewohnten Belastungen nach drei bis vier Wochen zu erwarten ist, ist dies bei einer partiellen oder totalen Ruptur einzelner Ligamente erst nach drei bis sechs respektive sechs bis acht Wochen der Fall. Auch im Fall einer Ligamentruptur ist die funktionelle Therapie der operativen Therapie überlegen (Kerkhoffs et al. 2012). Kommt es aufgrund mehrmaliger Distorsionen des Sprunggelenks zu einer sogenannten chronischen Instabilität, die sich trotz konservativer Maßnahmen nicht verhindern bzw. verbessern lässt, kann eine Operation (Verbesserung der strukturellen Stabilität) in Betracht gezogen werden.

KLINISCHER HINTERGRUND

Guideline-basiertes Arbeiten

Bei einer Sprunggelenksdistorsion bietet es sich an, eine klinische evidenzbasierte Guideline für die einzelnen Behandlungsschritte zu nutzen. Die Patientenpopulation ist oft sehr homogen: jüngeres Alter, sportlich, mit konkreten Zielen, ambitioniert. Begleitfaktoren wie Yellow Flags sind nur selten vorhanden. Eine Standardisierung der Therapie ist so umsetzbar, was aber ein individuelles Clinical Reasoning nicht ausschließt.

Die neuste Guideline aus dem Jahr 2018 bietet wichtige Grundlagen in der Diagnose, Behandlung und Vorbeugung von akuten Sprunggelenksdistorsionen (Vuurberg et al. 2018).

KLINISCHER HINTERGRUND

Return to Sport

Die für die Patienten oft entscheidende Frage ist der Zeitpunkt der Rückkehr zu sportlichen Aktivitäten. Dies hängt natürlich vom individuellen Heilungsverlauf ab und sollte sich prinzipiell an funktionellen Kriterien orientieren (➤ Fall 31). Liegt eine Distorsion ohne Ruptur eines Ligamentes vor, kann man im Allgemeinen von einer Rückkehr zu sportlicher Aktivität nach drei bis vier Wochen ausgehen. Bei einem rupturiertem Ligament verlängert sich diese Phase auf sechs bis acht Wochen (Vuurberg et al. 2018).

32.5 Physiotherapeutische Maßnahmen

Die physiotherapeutische Intervention nach dem Befund startet mit der Aufklärung über die Wundheilungsphasen und -mechanismen. Dem Patienten werden auch Bedeutung und Wichtigkeit der Entzündungsphase erläutert und dass die Parameter Schwellung, Rötung, Überwärmung, Schmerz sowie eingeschränkte Funktion gute Hinweise auf den Verlauf dieser Phase sind.

Patient Education

Herr H. fragt, wie viele Patienten, nach Möglichkeiten des Eigenmanagements. Es wird ihm erklärt, dass eine partielle Ruhigstellung des Fußes durchaus ihre

Berechtigung hat, jedoch auch in der frühen Phase Bewegung elementar ist.

Der Patient soll zu Hause das Brace nach Möglichkeit auch mal abnehmen und den Fuß hoch lagern. Die Anwendung von Eis ist nicht indiziert. Es wird die Wirksamkeit der Muskelpumpe auf die Reduktion der Schwellung erläutert und Herrn H. empfohlen, den Fuß häufig (ohne Brace) zu bewegen. Schmerz dient hier als Gradmesser für das Bewegungsausmaß. Die Bewegungen werden ohne Gewichtslast am besten im Liegen oder Sitzen ausgeführt und sind so gut in den Alltag integrierbar.

KLINISCHER HINTERGRUND

Applikation von Eis

Die Anwendung von Eis in der Behandlung von akuten Sprunggelenksdistorsionen ist umstritten. Wird Eis zur Schmerzhemmung eingesetzt, dann empfiehlt sich eine intermittierende Applikation mit einer Dauer von ein bis zwei Minuten. Ohne Kombination mit aktiven Übungen scheint die Eisanwendung bezüglich Schwellungsreduktion, Funktionsverbesserung sowie Schmerzreduktion keine Vorteile zu bieten (Bleakley et al. 2004).

Herrn H. erfährt, dass Schmerzen in seinem Fall als wirksamer Schutzmechanismus dienen und verhindern, dass er sich zu hohen Belastungen aussetzt.

Die **Schmerzen zu erklären,** nimmt nicht nur bei Patienten mit chronischen Schmerzen und einer zentralen Sensibilisierung einen hohen Stellenwert ein, sondern ist bei jedem Schmerzerleben eine sinnvolle edukative Maßnahme. Es gibt vielfältige Gründe, warum zentrale Sensibilisierungsprozesse bei manchen Patienten zum alleinigen unterhaltenden Faktor der Schmerzen werden können (➤ Fall 2). Im akuten Fall wie bei Herrn H. ist das Verständnis von Schmerzen sinnvoll, um Phänomene wie die primäre oder auch etwaige sekundäre Hyperalgesie erklären zu können.

Diese Entscheidung, wann das **Brace entfernt** wird, hängt zum einen vom subjektiven Sicherheitsgefühl des Patienten ab sowie von seiner Fähigkeit, ohne Hinkmechanismus gehen zu können. Einen objektiven Test, der diese Entscheidung unterstützen könnte, gibt es nicht. Im Fall von Herrn H. wird der Brace ca. sieben Tage nach Therapiebeginn (und knapp drei Wochen nach dem Unfall) weggelassen. Die Schwellung ist nahezu vollständig zurückgegangen, und die Beweglichkeit hat zugenommen.

Zu diesem Zeitpunkt wird nun auch der ADT (➤ Abb. 32.2) ausgeführt. Er fällt negativ aus.

Verlaufszeichen nach drei Wochen

„Seitwärts bewegen" (Pro-/Supination) sowie „Ferse anheben" (Plantarflexion im Sitzen) sind nun fast schmerzfrei möglich, wobei vor allem die Supination noch nicht das volle Bewegungsausmaß erreicht hat. Herr H. kann nun komplett auf dem betroffenen Fuß stehen, muss sich dabei aber noch abstützen und spürt ein Ziehen unterhalb des lateralen Malleolus (PSFS 3/10).

Progression der Therapie

Es werden nun gewichtstragende Übungen eingesetzt, die das Sprunggelenk mobilisieren (➤ Abb. 32.3) und es alltagsnah trainieren. Sensomotorische Übungen sind ebenfalls ein wichtiger Bestandteil der Therapie, um die propriozeptive Fähigkeit wiederherzustellen (➤ Abb. 32.4). Im Falle einer Distorsion ohne Begleitverletzungen können nach etwa acht bis zehn Wochen plyometrische Übungen ins Programm aufgenommen werden. Voraussetzungen hierfür sind vollständige Beweglichkeit des Sprunggelenks,

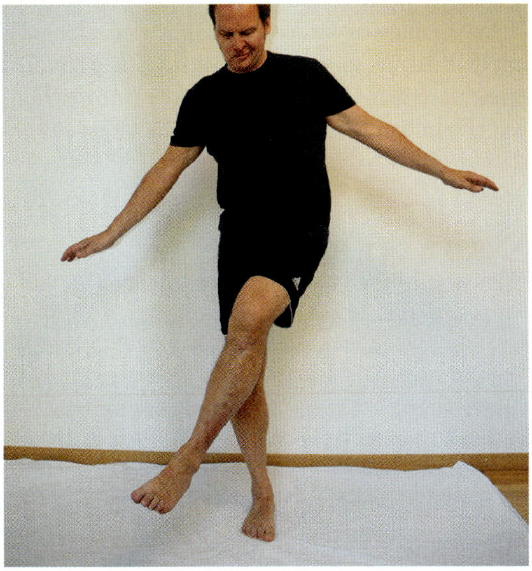

Abb. 32.3 Gewichtstragende Mobilisation der Inversion/Supination im Stand [P422]

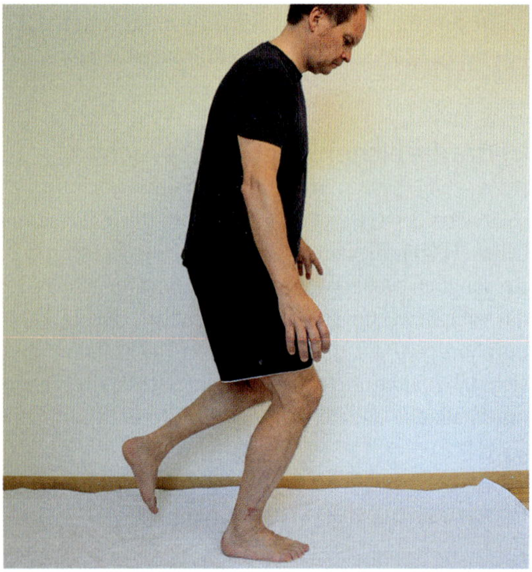

Abb. 32.4 Dynamischer Einbeinstand [P422]

Schmerzfreiheit sowie keine subjektiven und objektiven Kraftdefizite. Plyometrische Einheiten sind in der Regel sportartspezifische Trainingsformen wie Sprünge bzw. auch abruptes Bremsen und Beschleunigen im Fall von Herrn H. Ist der Verlauf so gut wie bei diesem Patienten, so ist eine wöchentliche Überprüfung und Anpassung der Übungen ausreichend. Der Patient setzt den aktiven Teil zum Großteil allein um.

Nach etwa elf Wochen kann der Patient aus der Therapie entlassen werden. Er beginnt wieder langsam mit dem Tennis spielen. Die gesetzten Ziele konnten erreicht werden. Im Gangbild sind keine Abweichungen erkennbar. Die funktionelle Stabilität ist sowohl statisch als auch dynamisch gegeben.

⚠ **VORSICHT**

Klinische Zeichen für einen abweichenden Verlauf

Klinisches Zeichen für einen abweichenden Verlauf ist vor allem ein verlängertes Auftreten von Kennzeichen der Entzündungsphase (Rötung, Schwellung, Schmerz, Überwärmung und schmerzhafte Funktion), diese sollten spätestens sieben Tage nach dem Unfallereignis zurückgehen. Weicht dies beim Patienten ab, ist Vorsicht geboten. Zeigen sich vegetative Zeichen (Output-Mechanismus, ➤ Fall 33) durch eine erhöhte Transpiration im Bereich des Fußes, ein zunehmendes Kältegefühl oder auch assoziierte Symptome, sollte frühzeitig mit dem betreuenden Arzt Kontakt aufgenommen werden.

32.6 Evidenzbasierte Zusammenfassung

Die Sprunggelenksdistorsion zählt zu den häufigsten Sportverletzungen in der physiotherapeutischen Praxis. Therapieziele und -maßnahmen sind den Wundheilungsphasen anzupassen. Folgt man den Prinzipien zur Verbesserung von Beweglichkeit, Propriozeption, Kraft sowie zum Schluss den sportartspezifischen Fähigkeiten, ist die Auswahl der Therapieinhalte eindeutig. Die Operationalisierung der Verlaufszeichen sollte mit aktivitätsorientierten Assessments erfolgen. Im Fall von Herrn H. wurde auf einen regionenspezifischen Fragebogen wie den Fuß-Funktions-Index (Naal et al. 2008) verzichtet, weil der klinische Verlauf selbstlimitierend und sehr schnell war. Eine praktische Guideline erleichtert den diagnostischen Prozess und therapeutische Entscheidungen bezüglich angemessener Maßnahmen. Sie geben dem Therapieprozess eine Leitlinie und Rahmenbedingungen vor und sind bei der akuten Sprunggelenksdistorsion von sehr großer Bedeutung (Vuurberg et al. 2018).

LITERATUR

Bachmann, L.M. et al. (2003). Accuracy of Ottawa ankle rules to exclude fractures of the ankle and mid-foot: systematic review. BMJ, 326(7386), 417.

Bleakley, C., McDonough, S., MacAuley, D. (2004). The use of ice in the treatment of acute soft-tissue injury: a systematic review of randomized controlled trials. Am J Sports Med, 32(1), 251–261.

Doherty, C. et al. (2017). Treatment and prevention of acute and recurrent ankle sprain: an overview of systematic reviews with meta-analysis. Br J Sports Med, 51(2), 113–125.

Kerkhoffs, G.M. et al. (2012). Diagnosis, treatment and prevention of ankle sprains: an evidence-based clinical guideline. Br J Sports Med, 46(12), 854–860.

Naal, F.D. et al. (2008). Cross-cultural adaptation and validation of the Foot Function Index for use in German-speaking patients with foot complaints. Foot Ankle Int, 29(12), 1.222–1.228.

Roos, K.G. et al. (2017). The Epidemiology of Lateral Ligament Complex Ankle Sprains in National Collegiate Athletic Association Sports. Am J Sports Med, 45(1), 201–209.

Vuurberg, G. et al. (2018). Diagnosis, treatment and prevention of ankle sprains: update of an evidence-based clinical guideline. Br J Sports Med, 52(15), 956.

FALL

33 Complex Regional Pain Syndrom (CRPS) am Fuß

Hannu Luomajoki

Leitsymptome: Heftige, invalidisierende Schmerzen – Schwellung – wechselndes Temperaturempfinden – Verfärbung und Transpiration

schwer

Definition

Kriterien für Diagnose eines CRPS

Die International Association of the Study of Pain hat im Jahr 2007 die Budapester Kriterien für die klinische Diagnosestellung des CRPS vorgestellt (Harden et al. 2010).

Um die klinische Diagnose CRPS zu stellen, müssen folgende Kriterien vorhanden sein:

1. Anhaltender Schmerz, der durch das Anfangstrauma nicht mehr erklärt wird.
2. In der **Anamnese** mindestens **ein Symptom** aus **drei** der **vier** folgenden Kategorien beschrieben werden:
   a) **Sensorisch:** Hyperalgesie (Überempfindlichkeit für Schmerzreize), Hyperästhesie (Überempfindlichkeit bei Berührungen) oder Allodynie (Überempfindlichkeit für nicht schmerzhafte Reize).
   b) **Vasomotorisch:** Asymmetrie der Hauttemperatur, Asymmetrie der Hautfarbe, Hautfarbeveränderungen
   c) **Sudomotorisch:** Asymmetrie in Schwitzen, Ödem
   d) **Motorisch/trophisch:** reduzierte Beweglichkeit, Dystonus, Tremor, Paresen, Veränderungen von Haar und Nagelwachstum.
3. Zum Zeitpunkt der **Untersuchung** muss mindestens **ein Symptom** aus zwei der vier folgenden Kategorien auftreten.
   a) **Sensorisch:** Hyperalgesie, Hyperästhesie oder Allodynie.
   b) **Vasomotorisch:** Asymmetrie der Hauttemperatur, Veränderung der
   c) **Sudomotorisch:** Asymmetrie in Schwitzen, Ödem
   d) **Motorisch/trophisch:** reduzierte Beweglichkeit, Dystonus, Tremor, Paresen, Veränderungen von Haar und Nagelwachstum.
4. Es gibt keine andere Diagnose, die diese Schmerzen erklärt.

33.1 Vorgeschichte

Die 28-jährige Sportstudentin Eva hatte vor fünf Wochen einen kleinen Unfall beim Wandern und sich dabei den rechten Fuß verstaucht, also eine normale Distorsion des Sprunggelenks. Sie war zum Glück nicht mehr weit vom Parkplatz entfernt und konnte die restlichen zwei Kilometer zum Auto humpeln. Als sie zu Hause ankam, war der Fuß bereits deutlich geschwollen und tat ziemlich weh. Am nächsten Tag meldete sie sich beim Arzt.

In diesem Fallbeispiel werden folgende Fragen analysiert und beantwortet:

- Was sind die Früherkennungszeichen eines CRPS
- Was sind klinische Diagnosekriterien eines CRPS?
- Welche Behandlungsoptionen gibt es, und wie sieht die Prognose aus?

33.2 Untersuchungsbefunde

33.2.1 Medizinische Befunde

Der Arzt veranlasste ein Röntgenbild, in dem man zusätzlich zur deutlichen Überdehnung der lateralen Bänder des Sprunggelenks eine kleine Fraktur des Os metatarsale V erkennen konnte. Der Arzt verschrieb eine funktionelle Schiene (Cast) und Unterarmgehstöcke. Er empfahl der Patientin eine Entlastung von vier Wochen mit dem Hinweis, im Anschluss ein Röntgenbild zur Kontrolle anfertigen zu lassen.

33.2.2 Physiotherapeutische Anamnese

Eva kommt fünf Wochen nach dem Unfall zum ersten Mal zur Physiotherapie. Sie hat trotz Krücken und Entlastung immer noch sehr große Schmerzen und kann den Fuß überhaupt nicht belasten. Das ist ungewöhnlich, da ein Distorsionstrauma normalerweise (obwohl hier zusätzlich eine undislozierte Fraktur des Metatarsalknochens vorlag) nach fünf Wochen kaum mehr schmerzt (➤ Fall 32). Die Patientin ist der Meinung, der Fuß sei immer noch etwas geschwollen, seltsam bläulich verfärbt und schwitzt viel. Außerdem wachsen auf einmal Haare auf dem Fußrücken, die vorher nicht da waren. Manchmal fühlt sich der Fuß ganz kalt an, dann plötzlich jedoch auch wieder sehr heiß. Eva hat das Gefühl, ihr Fuß „gehört" ihr nicht mehr, wenn sie die Augen schließt, ist er „nicht mehr da".

Auftreten der Symptome

Die Patientin kann den Fuß überhaupt nicht belasten. Es treten starke Schmerzen auf, und der Fuß fühlt sich wie gelähmt an. Nachts hat sie Schwierigkeiten, eine bequeme Schlafposition zu finden. Der Fuß ist sehr empfindlich, sogar das Gewicht der Bettdecke ist zu viel und tut weh. Die Symptomatik bestimmt ihren Alltag. Sie kann an nichts anderes denken und sich auch nicht auf das Studium konzentrieren. Die einzige Erleichterung bringt das Liegen auf dem Rücken bei gleichzeitiger Hochlagerung des Fußes.

Allgemeine Gesundheit

Eva studiert im letzten Jahr Sport und ist entsprechend körperlich fit. Normalerweise macht sie fünf- bis sechsmal pro Woche Sport. Sie arbeitet Teilzeit als Fitnesstrainerin und gibt Gruppenkurse (Bodypump, Jazzgymnastik). Sie hat außer einer perniziösen Anämie – ihre Körper kann kein Vitamin B_{12} bereitstellen – keine Grunderkrankungen. Dafür bekommt sie alle sechs Wochen von ihrem Hausarzt eine Spritze. In den letzten Jahren hatte sie einige kleinere Sportunfälle, aber nichts Gravierendes.

Erste Hypothesen

Der Verlauf ist nicht normal. Nach fünf Wochen Schonung müsste der Fuß eigentlich schon einigermaßen belastbar und weitestgehend schmerzfrei sein. Die zusätzlichen Symptome (Schwellung, Hautfarbe, Missgefühl) lassen den Therapeuten sofort aufhorchen. Die Hinweise für ein CRPS häufen sich.

33.2.3 Evaluation des Gesundheitszustands nach ICF

Personenbezogene Faktoren

Eva ist im letzten Studienjahr und hat nur noch einige schriftliche Prüfungen vor sich, bis sie mit ihrem Studium fertig ist. Nach dem Masterabschluss in den Bewegungswissenschaften möchte sich noch ein Jahr als Sportlehrerin arbeiten. Sie ist ledig und in einer Beziehung, wohnt im Moment noch alleine, möchte aber mit ihrem Freund zusammenziehen.

Funktions- und Strukturebene

Inspektion

Eva ist von Natur aus sehr sportlich. Sie liebt Bewegung und freut sich, ihre Leidenschaft zum Beruf machen zu können. Entsprechend ist sie sehr fit, schlank und hat eine gut ausgeprägte Muskulatur. Bei der Anforderung, tief ein- und auszuatmen, wird deutlich, dass sie zu wenig mit dem Zwerchfell atmet.

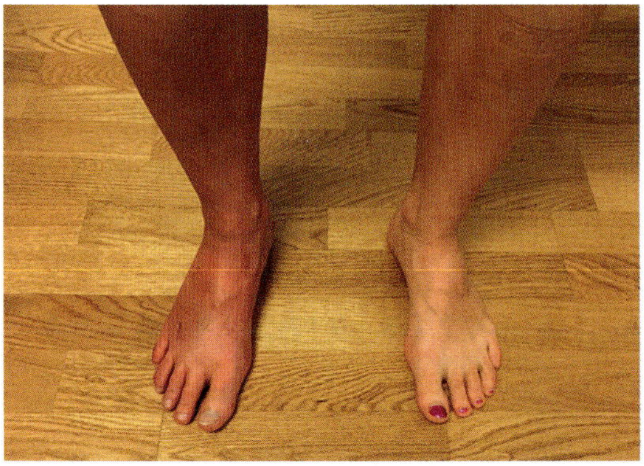

Abb. 33.1 Füße der Patientin [P417]

Der Fuß ist deutlich geschwollen. Wenn Eva eine Minute aufrecht steht, nimmt der Fuß eine rote, bläulich-violette Verfärbung an (➤ Abb. 33.1). Auffallend ist auch eine leichte schwarze Behaarung auf dem Fußrücken.

Schmerzangaben

Numeric Rating Scale (NRS): im schlimmsten Fall 10/10, im besten Fall 6/10.

Aktive Beweglichkeit

Eva kann den Fuß kaum aktiv bewegen. Eine Dorsalextension ist aus der Ruhestellung ca. 20° möglich. Sie sagt, der Fuß sei wie gelähmt, sie kann ihn so gut wie gar nicht belasten. Die Fußsohle ist sehr empfindlich.

Hypothesen

Die Informationen aus der Anamnese wie auch der Inspektion bestätigen den Anfangsverdacht eines CRPS. Schwellung, Verfärbung, wechselnde Temperatur sowie die Transpiration führen zu dieser klinischen Diagnose.

KLINISCHER HINTERGRUND

In welchen Fällen denkt man an CRPS?

Die beste Methode, ein CRPS zu behandeln, ist, es möglichst früh zu erkennen. Dies bedeutet, bei den ersten Zeichen schon zu reagieren und die Behandlung ändern. Wenn man die Diagnose sicher stellen kann, ist es eventuell schon zu spät.

Bei allen akuten Verletzungen wie Distorsionen, Frakturen oder nach Operationen sollte bereits in den ersten Tagen nachgefragt werden, ob das verletzte Areal veränderte Kälte- oder Wärmegefühle, Schwellungen oder abnormes Schwitzverhalten aufweist. Starke Schmerzen (über 7/10 NRS) eine Woche nach der Verletzung können auch auf ein erhöhtes CRPS-Risiko hindeuten. Wenn solche Zeichen vorhanden sind, sollte lieber von einem Verdacht auf CRPS ausgegangen werden, als nur zu warten, bis es vielleicht zu spät ist. Häufig sind die Verletzungen oder Ereignisse, die zu einem CRPS führen, relativ banal und man würde nicht an Komplikation denken. Deswegen sollte man bei akuten Fällen immer hellhörig sein und nach den typischen Merkmalen fragen.

Neurologie und Neurodynamik

Obwohl das subjektive Empfinden des Fußes nicht normal ist, bestätigt sich dies beim objektiven Testen der Sensibilität nicht. Das Prüfen von Kennmuskeln ist aufgrund der Schmerzen nur bedingt möglich, es macht aber nicht den Anschein, als läge ein neurologisches Defizit vor. Straight Leg Raise (SLR) kann nicht durchgeführt werden, da man den Fuß praktisch nicht anfassen kann. Der Slump-Test ist jedoch negativ.

Quantitative Sensory Testing (QST; Pfau et al. 2012)

Beim Testen auf Kälteschmerz spürt Eva bereits bei 15 °C Schmerzen (➤ Abb. 33.2). Ihre Cold Pain Threshold ist also verändert, normal wären ca. 10 °C. Der Pinprick-Test (Schmid, Nee und Coppieters 2013) für sekundäre Hyperalgesie fällt positiv aus: Beim ersten Testen gibt Eva Schmerzen von 2/10 an, nach

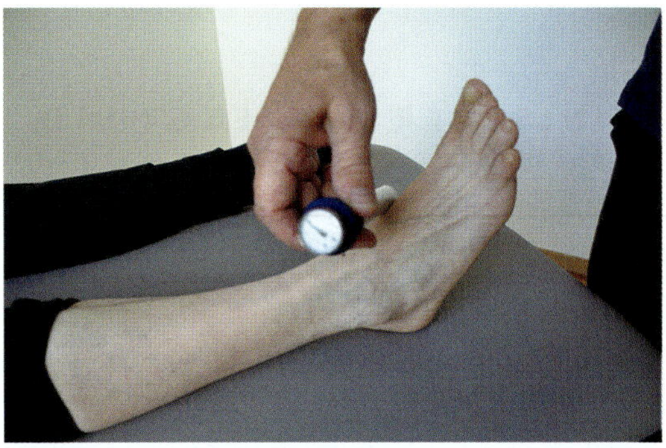

Abb. 33.2 Testen der Schwelle für Hitze- und Kälteschmerz [P417]

zehn Wiederholungen 8/10. Eine Berührung mit Watte tut nicht weh, also hat sie keine Allodynie. Der Vibrationssinn an der Achillessehne ist normal und auf beiden Seiten gleich. Auf dem Fußrücken kann der Test wegen der Schmerzen nicht durchgeführt werden. Die Sensibilität ist normal, die ungewöhnlichen Wahrnehmungen lassen sich also nicht als neurologische Zeichen objektivieren.

KLINISCHER HINTERGRUND

Quantitative Sensory Testing (QST; Pfau et al. 2012)

Bei herkömmlichen peripheren neurologischen Tests wird auf Sensibilität, Muskelkraft und Reflexe getestet. Hierbei können Läsionen an kleinen, dünn myelinisierten, peripheren Nervenfasern unentdeckt bleiben und falsch-negative Testergebnisse ergeben.

Das sogenannte QST ermöglicht auch ein Erfassen der kleinen, feinen Faserqualitäten. Die Testbatterie des QST beinhaltet unter anderem Tests der Kälte-/Wärmeempfindung und der entsprechenden Schmerzschwellen, des Vibrationssinns sowie das Pinprick-Phänomen und den klassischen Soft-Touch-Sensibilitäts-Test. Je nach Testresultat kann zwischen peripherem und zentralem Schmerzmechanismus differenziert werden. Derzeit wird QST fast nur in der Forschung eingesetzt, da die Testutensilien z.T. sehr kostspielig sind. Ein Teil der Tests kann jedoch auch in der Praxis eingesetzt werden. So ist z.B. eine veränderte Reizschwelle des Kälteempfindens in der akuten Phase nach einem Schleudertrauma ein verlässlicher Prädiktor für eine ungünstige Prognose.

Palpation

Der Fuß fühlt sich feucht und kalt an. Die Schwellung ist deutlich, hält sich aber im Moment noch in Rahmen. Der laterale Fuß ist sehr empfindlich (Hyperalgesie).

33

KLINISCHER HINTERGRUND

Primäre und sekundäre Hyperalgesie

Bei einer primären Hyperalgesie liegt die Ursache der vermehrten Schmerzwahrnehmung im Gewebe, z.B. bei akuten Verletzungen. Hingegen ist bei einer sekundären Hyperalgesie die Ursache der extremen Schmerzempfindung auf Rückenmarksebene zu suchen. Die zentrale Sensitivierung kann mithilfe des Pinprick-Tests geprüft werden. Ein spitzer Gegenstand (z.B. Zahnstocher) wird leicht auf das schmerzhafte Areal gedrückt und Patientin ordnet den Schmerz auf einer Skala von 0–10 Punkten ein. Dieser Vorgang wird zehnmal wiederholt. Wenn sich die Ergebnisse deutlich unterscheiden (z.B. anfangs 1–2/10, am Schluss > 6/10), gilt der Test als positiv und deutet auf eine sekundäre Hyperalgesie hin. In diesem Fall kann in der Peripherie gar nicht behandelt werden und lokale Maßnahmen wie Massage, Mobilisation, Dehnen etc. sind kontraindiziert.

KLINISCHER HINTERGRUND

CRPS I und CRPS II

Früher wurde das CRPS I auch als Morbus Sudeck (nach dem gleichnamigen Arzt) und das CRPS II als Kausalgie bezeichnet.

Die Diagnose eines CRPS II wird bei einer klaren Neuropathie und entsprechenden objektivierbaren neurologischen Zeichen gestellt. Kausal könnte diese neurale Verletzung z.B. bei dem Trauma einer Stichverletzung (Messer oder Säge) oder der Affektion eines Nervs während einer Operation ausgelöst werden.

Beim CRPS I fehlen hingegen die „harten" neurologischen Befunde. Die Testung von Sensibilität, Kraft und Reflexen fällt negativ aus. Typischerweise tritt das CRPS I nach Distorsionen des Sprunggelenks, nach Frakturen oder Kontusionen (obere und untere Extremität) auf. Der Verletzungsmechanismus ist im Gegensatz zum CRPS II häufig banal (Maihöfner 2014).

Aktivitätsebene

- Walking Stairs, Walking Ability and Rising and Sitting Questionnaire (WASQ): 43/55 Punkten, sehr eingeschränkt wegen Schmerzen im Fuß
- Low Extremity Functional Scale (LEFS): 19/80, sehr eingeschränkt

Partizipationsebene

Im Moment kann Eva weder arbeiten noch sich richtig auf das Studium konzentrieren. In ein paar Wochen hat sie Prüfungen, wegen der Schmerzen ist aber an Lernen oder Konzentrieren nicht zu denken. Ihre Eltern wohnen in der Nähe und unterstützen sie im Haushalt und beim Kochen. Ihr Freund hat Schwierigkeiten im Umgang mit der Situation, da er sie „so nicht kenne".

33.3 Zusammenfassung der wichtigsten Befunde

Pathobiologische Mechanismen

Als klaren Auslöser gab es das Distorsionstrauma des Sprunggelenks vor fünf Wochen. Dazu kam noch eine kleine Fraktur des Os metatarsale V. Obschon bereits einige Zeit seit dem Unfall vergangen ist, scheint die Entzündungsphase noch nicht vorbei zu sein. Höchstwahrscheinlich liegen ein zentraler Schmerzmechanismus sowie Output-Mechanismen (Zeichen einer erhöhten Sympathikusaktivität wie Schwitzen, Schwellung sowie unterschiedliche Temperaturempfinden) vor.

Quellen der Symptome

Der Schmerz ist am Fußrücken lokalisiert. Da der dominante Schmerzmechanismus zentral ist (zentrale Sensibilisierung), liegt der Auslöser nicht mehr in der Peripherie, sondern auf Rückenmarksebene.

Dysfunktion

Eva kann den Fuß im Moment überhaupt nicht belasten und ist so auf die zwei Unterarmgehstützen angewiesen.

Vorsichtsmaßnahmen/Kontraindikationen

Aufgrund der vorliegenden zentralen Sensibilisierung macht es wenig Sinn, eine unmittelbare Belastungssteigerung z. B. durch Übungen anzustreben. Aktive Maßnahmen verschlechtern die Situation. Auch lokale Maßnahmen wie Massage, Weichteiltechniken oder manuelle Mobilisationen des Fußes sind im Moment kontraindiziert.

Beitragende Faktoren

Die perniziöse Anämie könnte zur Entstehung des CRPS beigetragen haben. Eva berichtet, dass ihre letzte Vitamin-B_{12}-Spritze bereits drei Monate her ist, da ihr Arzt im Urlaub war und es ein Durcheinander mit dem Termin gab.

33.3.1 Gedanken der Patientin über das Problem

Der Leidensdruck der Patientin ist hoch. An sich ist sie keine ängstliche Person und hat bisher noch nie „etwas Schlimmeres gehabt“. Allerdings hat sie sich nun selber im Internet über CRPS informiert und ist nun verunsichert. Sie hat z. B. gelesen, dass sich in manchen Fällen ein CRPS über mehrere Jahre hinziehen kann oder sogar gar nicht mehr vollständig ausheilt. Hinzu kamen noch beängstigende Bilder von massiv geschwollenen Füßen und Händen, was sie insgesamt sehr beunruhigt.

33.4 Physiotherapeutische Zielsetzung

Zunächst muss die Patientin über ihre Situation genau informiert werden. Zur Patientenedukation gehört eine genaue Aufklärung über das CRPS: Was weiß man darüber, wie lautet die Prognose, was sind die Therapieinhalte und wie sieht das Selbstmanagement aus? Besonders die Prognosestellung ist schwierig und heikel, da es hier keine verlässlichen Angaben gibt. In der Tat kann sich ein CRPS über Monate oder sogar Jahre hinziehen. Evas Vorteil ist jedoch, dass sie relativ frühzeitig mit der Therapie begonnen hat, was die Prognose günstig beeinflusst.

Ziele

- Entstauung
- Schmerzlinderung
- Eigenmanagement bezüglich Belastung des Fußes
- Belastungssteigerung und Rückkehr zu gewohnten Tätigkeiten (mittel- bis längerfristig)

Um auf Evas Unsicherheit einzugehen, wird die Erfahrung der Therapeuten in der Praxis im Umgang mit CRPS thematisiert. So ist man in der Lage, CRPS verständlich zu erklären und mögliche Behandlungsoptionen aufzuzeigen.

Prognose

Für eine günstige Prognose sprechen die kurze Dauer der Beschwerden und die Tatsache, dass Eva sehr sportlich, jung und motiviert ist. Auch die Kontextfaktoren sprechen für sie: Sie ist in einer glücklichen Beziehung, studiert gerne und sieht positiv in die Zukunft. Es liegen keine Yellow-Flags vor. Ihre Sorgen und Ängste bezüglich des CRPS sind verständlich, logisch und können als angemessen bezeichnet werden. Für eine ungünstige Prognose spricht der oft unklare und schwierige Verlauf eines CRPS, was eine genaue Vorhersage unmöglich macht.

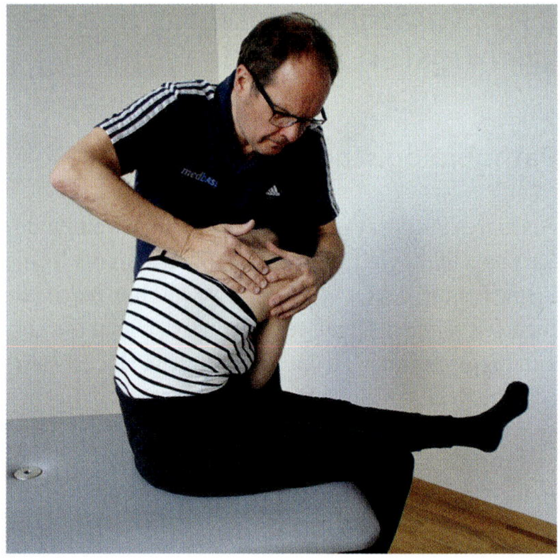

Abb. 33.3 Mobilisation der BWS [P417]

33.5 Physiotherapeutische Maßnahmen

Aufgrund der Hyperalgesie des Fußes waren keine lokalen Techniken/Anwendungen möglich. Stattdessen wurden Atemübungen und manuelle Lymphdrainage appliziert. Besonders die Zwerchfellatmung ist ein wichtiger Bestandteil der Lymphdrainage, sie ist bei vielen Patienten eingeschränkt. Der Ductus thoracicus, das größte Lymphgefäß, verläuft mitten durch das Zwerchfell. Es wirkt somit wie eine Pumpe auf den Lymphfluss. Eva hat viel Mühe mit der Zwerchfellatmung. Aber bereits nach einigen tiefen Atemzügen in den Bauch gibt sie an, „etwas im Fuß zu spüren". Etwas „fließe im Fuß", was ein gutes Gefühl sei. Anschließend kamen gezielte Griffe aus der Lymphdrainage am Bauch, im Leistenbereich sowie vom Oberschenkel bis zum Knie zum Einsatz (nicht bis zum Fuß!). Zu Hause soll Eva die Bauchatmung und die Muskelpumpe am Fuß (aktive Dorsalextension und Plantarflexion) üben.

Bereits bei der zweiten Therapiesitzung (zwei Tage nach der ersten Konsultation) berichtet Eva über einen leichten Rückgang der Schwellung sowie eine Verbesserung der Schmerzen. Zusätzlich zu Atemübungen und Lymphdrainage wird nun die BWS mobilisiert, um den Sympathikus zu beeinflussen (➤ Abb. 33.3).

Ein Röntgenbild nach vier Wochen zeigte eine verbesserte Frakturheilung, jedoch noch keine gänzliche Konsolidierung. Eine Zunahme der Belastung wird erlaubt (in Abhängigkeit von den Schmerzen). Ein weiteres Röntgenbild nach acht Wochen zeigte eine vollständige Konsolidierung der Fraktur, und es wurde grünes Licht für eine Vollbelastung gegeben. Dies war aufgrund der Schmerzintensität jedoch nicht sofort möglich.

Die ersten sechs Therapieeinheiten beinhalteten Atemübungen, proximale Lymphdrainage sowie die BWS-Mobilisation. Eva wurde instruiert, das Bein erhöht zu lagern und den Fuß in dieser Position zu mobilisieren (ohne Schmerzzunahme). Die Belastung konnte schrittweise gesteigert werden, nach zehn Wochen waren einzelne Schritte ohne Unterarmgehstöcke möglich. Die Schwellung ging zurück, Temperaturverhalten und Verfärbung normalisierten sich.

Nach fünf Behandlungen wurde außerdem mit Laterality Recognition Exercises (➤ Abb. 33.4) sowie taktilem Diskriminationstraining begonnen: Der Therapeut berührt die Patientin am Fuß und diese muss auf einem Bild zeigen, wo sie die Berührung spürt

KLINISCHER HINTERGRUND

GMI-Training

Laterality Recognition Exercises ist ein App für Smartphones (ausgeben von www.noiroup.com). Hier sieht die Patientin Bilder von Füßen in unterschiedlichsten

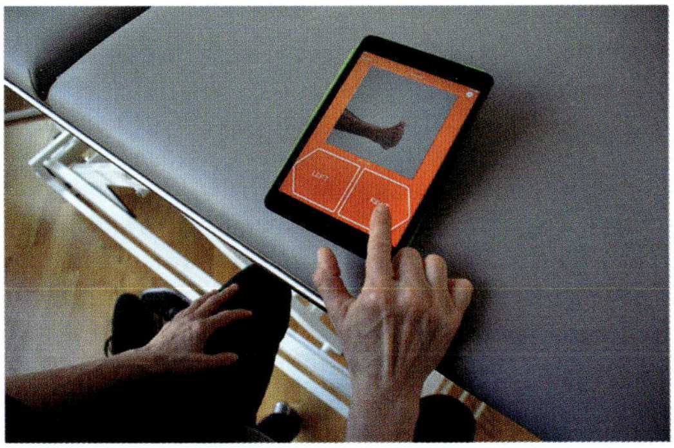

Abb. 33.4 Laterality Recognition [P417]

Positionen und muss entscheiden, ob das Bild jeweils einen linken oder rechten Fuß zeigt. Diese Übung soll Eva mehrmals pro Tag durchführen, am besten pro Stunde 20 Bilder. Zur zweiten Phase dieses sog. Graded Motor Imagery (GMI) gehören Virtual Body Movements. Hier betrachtet die Patientin Bilder oder Videos von Füßen und muss sich dabei vorstellen, es wäre ihr eigener Fuß. Der dritte Teil sind Spiegelboxübungen. Eva stellt sich mit einem Spiegel zwischen den Füßen so hin, dass sie die betroffene Seite nicht sieht, sondern nur das Spiegelbild des gesunden Fußes. Nun betrachtet sie im Spiegel die Bewegungen des gesunden Fußes und stellt sich dabei vor, dass sich der kranke Fuß bewegt. Durch den Spiegel sieht es tatsächlich so aus, als ob sich der kranke Fuß bewegt (Mosley 2004a + b).

Weiterführende Therapie

Obwohl die Prognose eines CRPS in vielen Fällen eher schlecht ist, macht Eva relativ schnell Fortschritte. Nach acht Wochen begann sie mit der Vollbelastung, nach ca. drei Monaten war sie in der Lage, bereits 15 Minuten mit Turnschuhen zu gehen. Kleinere Rückschritte waren Bestandteil des Verlaufs: Eva war von Zeit zu Zeit etwas übereifrig (Laufdistanz), was zu einer Schmerzzunahme führte. Durch einen vierwöchigen Ferienaufenthalt in Thailand mit ihrem Freund konnte sie ihr Aktivitätsniveau wieder deutlich steigern. Dort konnte sie sich viel bewegen, vor allem Schwimmen, und den Alltag hinter sich lassen. Das Resultat war eine Verbesserung der Gesamtsituation nach ihrer Rückkehr. Die Belastbarkeit wurde weiter aufgebaut durch Radfahren als Ausdauertraining sowie Kraftübungen für den Oberkörper und die untere Extremität.

In den ersten drei Monaten kam Eva 18-mal in die Therapie. Danach gewann das Training an Bedeutung, und sie kam nur noch alle zwei Wochen zur Behandlung. Nach den Ferien waren nur noch sporadische Termine nötig. Sechs Monate nach Beginn konnte die Therapie abgeschlossen werden. Schwellungen traten nicht mehr auf, der Fuß war lediglich nach größeren Belastungen noch ab und an gerötet.

Ein Jahr später schaute Eva nochmal in der Physiotherapie vorbei und gab eine positive Rückmeldung: Sie kann den Fuß wieder voll einsetzen, auch Joggen ist möglich.

Assessments nach fünf Monaten

Die Ergebnisse des Zwischenassessments zeigt ➤ Tab. 33.1.

Tab. 33.1 Zwischenassessments

	Anfang	Nach fünf Monaten	Bemerkungen
NRS	• Im besten Fall: 6/10 • Im schlimmsten Fall: 10/10	• Im besten Fall: 0/10 • Im schlimmsten Fall: 3/10	Schmerzen nach längerem Laufen oder Belastung
Belastungsfähigkeit	Nicht möglich	Normales Laufen möglich, Joggen oder das Leiten von Fitnessgruppen jedoch noch nicht	Guter Verlauf
WAQ	80 % Behinderung	10 % Behinderung	Sehr gutes Resultat; häufig dauert es bei CRPS viel länger oder wird gar nicht besser.
LEFS	75 % Behinderung	15 % Behinderung	

33.6 Evidenzbasierte Zusammenfassung

Leider ist der medizinische Behandlungsspielraum bei CRPS sehr eingeschränkt. Medikamentöse Therapien beinhalten die Gabe neuropathischer Mittel wie Gabapentin (Neurontin) und Pregabalin (Lyrica) sowie Kalziumhemmer (Calcitonin) und Bisphosphonate. Die ersten beiden dämpfen neuropathischen Schmerzen, rufen aber häufig starke unerwünschte Wirkungen wie Schläfrigkeit, Benommenheit und Konzentrationsschwierigkeiten hervor. Letztere sind Knochenabbauhemmer. Laut neuester Reviews sind diese beiden Medikamentengruppen aber kaum empfehlenswert bei der Behandlung von CRPS (Moore et al. 2014, O'Connell et al. 2013). Auch die Sympathektomie, die zur Dämpfung des Sympathikus gedacht ist, ist sehr umstritten (Straube et al, 2013, O'Connell et al. 2016). Physiotherapie wird grundsätzlich als der wichtigste Pfeiler der Behandlung bewertet. GMI hat eine nachgewiesene Evidenz der Effektivität. Manuelle Lymphdrainage und taktile Diskrimination sind zwar umstritten, rufen aber wenigstens keine unerwünschten Wirkungen hervor (Smart et al. 2016).

LITERATUR

Maihöfner, C. (2014). Komplexes regionales Schmerzsyndrom. Manuelle Medizin, 52(5), 445–464.

Moore, R.A. et al. (2014). Gabapentin for chronic neuropathic pain and fibromyalgia in adults. Cochrane Database of Systematic Reviews, 4: CD007938.

Moseley, G. L. (2004a). Graded motor imagery is effective for long-standing complex regional pain syndrome: a randomised controlled trial. Pain, 108(1–2), 192–198.

Moseley, G. L. (2004b). Why do people with complex regional pain syndrome take longer to recognize their affected hand? Neurology, 62(12), 2.182–2.186.

O'Connell, N. E. et al. (2016). Local anaesthetic sympathetic blockade for complex regional pain syndrome. Cochrane Database of Systematic Reviews, 7: CD004598.

O'Connell, N. E. et al. (2013). Interventions for treating pain and disability in adults with complex regional pain syndrome- an overview of systematic reviews. Cochrane Database of Systematic Reviews, 4: CD009416.

Pfau, D. B. et al. (2012). Quantitative sensory testing of neuropathic pain patients: potential mechanistic and therapeutic implications. Curr Pain Headache Rep, 16(3), 199–206.

Schmid, A. B., Nee, R. J., Coppieters, M.W. (2013). Reappraising entrapment neuropathies--mechanisms, diagnosis and management. Man Ther, 18(6), 449–457.

Smart, K. M., Wand, B. M., O'Connell, N. E. (2016). Physiotherapy for pain and disability in adults with complex regional pain syndrome (CRPS) types I and II. Cochrane Database of Systematic Reviews, 2: CD010853

Straube, S. et al. (2013). Cervico-thoracic or lumbar sympathectomy for neuropathic pain and complex regional pain syndrome. Cochrane Database of Systematic Reviews, 9: CD002918

FALL

Arjen van Duijn

34 Ruptur des vorderen Kreuzbands (VKB) – Ersatzplastik

Leitsymptome: Beweglichkeitsdefizite – Atrophie – Koordinationsdefizite (in der Wundheilung)

mittel

Definition

VKB postoperativ

Wenn eine konservative Behandlung zur Wiedererlangung der Kniestabilität nicht erfolgreich war, muss eine Operation mit Kreuzbandersatzplastik durchgeführt werden. Die OP-Nachbehandlung bedarf einer kriterienorientierten Progression, die sich nach der spezifischen Wundheilungszeit des operierten Gewebes richtet. Ein wichtiger Bestandteil der Therapie ist zudem die Analyse der kausalen Faktoren der Ruptur. In der Nachbehandlung werden diese besonders berücksichtig, um einer Re-Ruptur vorzubeugen.

34.1 Vorgeschichte

Frau F., 27 Jahre alt, stürzte beim Skifahren. Nach einer professionellen Karriere im alpinen Skisport ist sie nun seit vier Jahren als Trainerin eines skialpinen Regionalkaders tätig (50 % Arbeitspensum). Beim Sturz rutschte der Ski in einer Kurve nach innen, wodurch die Hüfte stark abduziert wurde und das Knie nach innen knickte. Frau F. spürte direkt starke Schmerzen, konnte das Bein danach nicht mehr belasten, und das Knie schwoll sofort an. Am nächsten Tag im Krankenhaus wurde die Diagnose einer vorderen Kreuzbandruptur, einer medialen Seitenbandruptur zweiten Grades sowie eines kapselnahen Risses im Hinterhorn des medialen Meniskus im linken Knie gestellt.

Bei posttraumatischen und postoperativen Situationen verändert sich das klinische Bild im Zusammenhang mit der Wundheilung sehr schnell, daher werden viele verschiedene Assessments in kurzer Zeit erhoben. Dieses Fallbeispiel präsentiert sich deshalb in einer leicht anderen Form.

In diesem Fallbeispiel werden folgende Fragen analysiert und beantwortet:

- Welche Aspekte der Wundheilung stehen bei diesem Eingriff im Vordergrund?
- Welche funktionellen Kriterien bestimmen in den einzelnen Wundheilungsphasen die Progression der Belastung?
- Wann erfolgt der Wiedereinstieg in den Sport, und wie wird er optimal gestaltet?

34.2 Untersuchungsbefunde

34.2.1 Medizinische Befunde

Der Arzt riet Frau F., das Knie zunächst abschwellen zu lassen und dann die Muskulatur präoperativ innerhalb von zwei Monaten aufzubauen. Dieses Vorhaben musste nach vier Wochen abgebrochen werden, da schon bei einfachen Bewegungen zu Hause eine starke Instabilität mit Einknicken des Knies (Giving Way) bestand. Die Operation wurde daher vorgezogen.

Es wurden eine VKB-Ersatzplastik mit Sehnenmaterial des M. semitendinosus und M. gracilis und eine Naht des Meniskus durchgeführt. Zum Schutz der Naht ist die Flexion postoperativ für sechs Wochen auf maximal 90° limitiert.

Der Operateur ist mit dem Nachbehandlungsschema, das sich nach den Criteria-based- und Time-based-Entscheidungshilfen richtet (➤ Fall 31), einverstanden.

34.2.2 Physiotherapeutische Anamnese und Maßnahmen

Frau F. hatte bereits diverse Operationen am linken Knie und einen Unterschenkelbruch am rechten Bein während ihrer aktiven Skikarriere.

Akutphase

PRAKTISCHER TIPP

Untersuchungen in der akuten Phase

Angesichts der Tatsache, dass die Operation erst einige Tage zurückliegt, wird ein Minimalbefund durchgeführt. Das Assessment fokussiert sich bei der postoperativen oder posttraumatischen Nachbehandlung auf die akuten Zeichen der Wundheilung. Es muss hierbei berücksichtigt werden, welche Strukturen durch die Operation betroffen sind. Anzeichen einer akuten Entzündung sind Schmerz, Schwellung, Funktionsverlust, Überwärmung und Rötung (➤ Fall 31).

KLINISCHER HINTERGRUND

Wundheilungsprozesse in der akuten Phase

Der menschliche Körper empfindet eine Verletzung oder auch eine Operation als Stressor, auf welchen er mit einer nichtspezifischen Reaktion reagiert: Das Hormon Adrenalin setzt den ganzen Körper in Alarmbereitschaft. Eine Kaskade von physiologischen Reaktionen verursacht eine Vasodilatation und Permeabilitätserhöhung der Blutgefäße und initiiert eine zelluläre Reaktion. Makrophagen wandern in das Wundgebiet ein und beginnen mit einem Aufräumprozess. Alle äußeren Zeichen der akuten Phase sind Resultat dieser physiologischen Prozesse und daher normal und notwendig für eine optimale Wundheilung. Die Entwicklung und Intensität dieser Zeichen sollte jedoch gemessen und beobachtet werden, damit eine Intervention bei zu starker Reaktion möglich ist.

Tab. 34.1 Assessments am Ende der akuten Phase

Symptome	Resultate
Schwellung intraartikulär	Mittelgroßer Erguss
Schwellung extraartikulär	Sehr leicht medial am Knie
Schmerz	Tief im Knie 3/10 NRS (Numeric Rating Scale)
Rötung/Wärme	Ja
Funktionsverlust	Markant: • Extension aktiv: 20° • Extension passiv: 5° • Flexion aktiv/passiv: 45°

Assessments

Das Assessment richtet sich in diesem Stadium nach dem Ausmaß und der Entwicklung der akuten Phase. ➤ Tab. 34.1 fasst die Resultate am Ende der akuten Phase zusammen.

Alle Zeichen entsprechen einer normalen Reizsituation für diese Art von Eingriff.

Ziele

Eine Überarbeitung der Hypothesenkategorien in dieser Phase ergibt folgende Interventionsziele:

- Reduktion der intraartikulären Schwellung
- Reduktion der aktiven Insuffizienz der Extension des Knies

Patient Information und Education

Das Prinzip der Progression (➤ Abb. 34.1) der Rehabilitation basiert einerseits auf der Wundheilung, die als Grobrahmen dient, und andererseits auf den zu erreichenden Kriterien (Meilensteine), die aus physiologischer Sicht in diese Phase passen (van Duijn 2015). Das Vorgehen wird ausführlich mit der Patientin besprochen.

Interventionen

Meilenstein 1: Schwellungsreduktion intraartikulär

Die Patientin wird darüber informiert, dass sie selbst Einfluss auf die Entwicklung der Schwellung hat. Nach belastenden Aktivitäten sollte die Schwellung gemessen und entsprechend berücksichtigt werden.

Progression nach Rekonstruktion des vorderen Kreuzbandes: die zehn Meilensteine während der Wundheilung

Meilenstein	Erreichte Fertigkeiten und Maßnahmen
	Akutphase
1	• Die Schwellung wird konsequent reduziert (ab dem dritten Tag). • An die intraartikuläre Schwellung angepasst, wird die Belastung gesteigert.
2	• Passiv sind 0° Extension möglich. • Die Extension ist nicht aktiv insuffizient. • Wird das Kniegelenk aktiv in 0° Extension gehalten, beginnt das Abgewöhnen der Unterarmgehstützen.
	Proliferationsphase
3	In der sechsten bis achten Woche erreicht der Patient die größtmögliche Beweglichkeit: Extension 0°, das Flexionsdefizit beträgt nur 10°–15°. Für die nächsten Meilensteine, Krafttraining und Bewegungen mit hoher Geschwindigkeit, benötigt der Patient eine gute Beweglichkeit im Kniegelenk.
4	Unter Vollbelastung im Einbeinstand flektiert und extendiert der Patient langsam zwischen 0° und 30° unter erschwerten Umständen (Gleichgewichtsstörung ohne Beschleunigung). Führt er diese Übungen gut aus, geht er zu schnelleren Bewegungen über.
5	Krafttraining: Der Kraftunterschied zwischen dem gesunden und operierten Bein beträgt maximal 10 %. Ist die Kraft beim 8- bis 15-Wiederholungs-Maximum symmetrisch (Minimalanforderung), beginnen die Kraftmethoden mit schnellen Bewegungen.
6	Nach etwa drei Monaten ist die Sehne in den Bohrkanal eingewachsen. Bis dahin führt der Patient nur Bewegungen mit niedriger Geschwindigkeit aus. Rennen oder Sprünge sind tabu.
7	• Die passive Stabilität des Kniegelenks ist in alle Richtungen gewährleistet. • Kriterium: Alle passiven Tests des Kniegelenks sind schmerzfrei und im Seitenvergleich identisch, insbesondere der Pivot-Shift-Test. Dieser Test ist aussagekräftig bezüglich des Giving-Way-Mechanismus.
	Remodulierungsphase
8	Schnelle zweibeinige, exzentrische Bewegung werden beherrscht: Der Patient kann eine schnelle exzentrische Bewegung in einem vorgegebenen, funktionell relevanten Winkel anhalten und dabei die Beinachse und die LWS stabilisieren. Sobald die exzentrische Kraft ausreicht, beginnen Bewegungen mit Prestretch (langsamer Dehnungsverkürzungszyklus).
9	In zwölf Schritten wird der One-Legged Hop aufgebaut. Wird er technisch korrekt ausgeführt, beginnt der Patient mit: • zyklischen bipedalen Aktivitäten (Jogging und Running) und mit • Prestretch- und Plyometrie-Elementen, zum Beispiel dem One-Legged Triple Hop (kurzer Dehnungsverkürzungszyklus).
	Reintegrationsphase
10	• Der Patient führt die sportspezifischen Bewegungen mit Wettkampfintensität durch. • Kriterien für den Return to Sport sind: – Die passive Stabilität des Knies ist gut. – Die plyometrische Kraft ist besser als vor der Operation (zum Beispiel One-Legged Drop Jump gemessen mit Bodenkontaktzeit oder Höhe). – Beinachse, Becken und Lendenwirbelsäule können gut stabilisiert werden. – Die einbeinigen Funktionen sind symmetrisch und gut (Tests: One-Legged Hop for Distance, One-Legged Triple Hop und Jump and Reach). – Sportspezifische oder zweibeinige Tests sind auf dem prätraumatischen Level (Shuttle Run, T-Test, Modified NFL Test). – Isokinetische Krafttests etc. sind links und rechts symmetrisch. – Fragebogen: Lysholm 95 bis 100 Punkte.

Abb. 34.1 Zusammenfassung der Meilensteine [L231]

Meilenstein 2: Extension des Knies

Es wird passive Mobilisation durchgeführt, bis die Extension 0° erreicht. Neben der passiven Mobilisation führt Frau F. einige einfache Übungen zur Reduktion der aktiven Insuffizienz durch. Ziel ist hierbei, das Knie in der offenen Kette in der 0°-Extensionsposition stabil halten zu können. Erst dann ist ein Abgewöhnen von den Unterarmgehstützen und ein Übergang zur Vollbelastung möglich.

KLINISCHER HINTERGRUND

Ursache der aktiven Insuffizienz des M. quadriceps

Einige Untersuchungen weisen darauf hin, dass die Ursache der aktiven Insuffizienz zum größten Teil im zentralen Nervensystem liegt (ZNS). Sobald eine Struktur verletzt oder funktionsunfähig ist, wird sie im ZNS quasi gelöscht (Reduktion der Reizbarkeit des zentralmotorischen Neurons). Dieses „Löschen" kann verhindert werden durch frühe Aktivität und Stimulanz der Sensorik über diverse therapeutische Interventionstechniken, z. B. Anspannen des kontralateralen Quadrizeps, Elektrostimulation und Biofeedback.

WAS WÄRE, WENN …

… die akuten Entzündungszeichen stärker ausgeprägt wären als normal oder sich nicht reduzieren?

Die Beobachtung der akuten Entzündungszeichen ist essenziell. Sie nehmen in den ersten drei bis fünf Tagen zu und sollten sich danach wieder reduzieren. Ist dem nicht so, sollten folgende Faktoren, die den Prozess möglicherweise verzögern, gesucht und entsprechend berücksichtigt werden:

- Zusatz- oder Nebenverletzungen
- Komplikationen als Folge der Operation, wie zum Beispiel Infekte
- Zu aggressive physiotherapeutische Intervention
- Verhalten des Patienten ist nicht phasengerecht (beispielsweise zu aktiv)
- Entwicklung eines CRPS (➤ Fall 33)
- Stressreaktion bleibt zu lange auf hohem Niveau

Stressoren, wie z. B. Trauma oder Operation, bewirken eine nichtspezifische Stressreaktion, die den Körper in einen Alarmzustand setzen. Dies ist eine notwendige Grundlage für eine optimale Aktivierung des Immunsystems und der Wundheilung in der akuten Phase. Die Reaktion des Sympathikus sollte sich jedoch nach zwei bis drei Tagen abschwächen, da die grundlegenden Prozesse der nächsten Phase vermehrt auch die Aktivität des Parasympathikus erfordern. Es ist daher sehr wichtig, dass man die Stressbewältigungsprozesse des Patienten analysiert und dabei eruiert, welche Faktoren hierauf möglicherweise negativen Einfluss haben. Als Handlungsgrundlage eignet sich hierzu das Modell des reifen Organismus von Gifford (van Berg 2000).

34

Proliferationsphase

KLINISCHER HINTERGRUND

Wundheilungsprozesse in der Proliferationsphase

Der Übergang von der akuten Phase zur Proliferationsphase ist gleitend. Die Proliferationsphase kennzeichnet sich durch sehr hohe Fibroblastenaktivität (etwa das zehnfache der normalen Produktionsrate). Diese Zellen legen nichtspezifisches Bindegewebe (Kollagen Typ III) in die Wunde ein. Die Ausrichtung dieses Bindegewebes ist bewegungsabhängig (die Funktion bestimmt die Form). Das Motto dieser Phase lautet „viel Bewegung mit viel Variation, aber ohne Beschleunigung und ohne Schmerz". Wenn notwendig, können sich Fibroblasten in Myofibroblasten ändern. Sie verfügen über kontraktile Fähigkeiten und können somit die Wundränder approximieren. Wenn große Zugkräfte auf das heilende Gewebe ausgeübt werden (z. B. zu starke Mobilisationen mit erneuter Gewebeschädigung), reagieren Myofibroblasten mit stärkerer Kontraktur, was zu Bewegungseinschränkungen und Schmerzen führen kann. Die Progression der Therapieintensität sollte sich nach dem am langsamsten abheilenden Gewebe richten (de Morree 2013).

➤ Tab. 34.2 zeigt die wichtigsten Heilungszeiten bis zum Ende der Proliferationsphase in Bezug auf Verletzung und Operation von Frau F.

Assessments

Frau F. hat die akute Phase gut überstanden und ist nun seit zwei Wochen in der Proliferationsphase. Sie kann wieder ohne Unterarmgehstützen gehen, und die Vollbelastung ist mit stabil geführter Extension in der Standbeinphase gut möglich. Die weiteren Resultate fasst ➤ Tab. 34.3 zusammen.

Interventionen

Meilenstein 3: Flexion

WAS WÄRE, WENN …

… sich die Mobilität nicht verbessert?

Ursachen können in einer zu schwachen oder zu starken Dosierung liegen. Eine zu starke Dosierung kann sich sehr negativ auf die Beweglichkeit auswirken.

Tab. 34.2 Ungefähre Heilungszeiten der Gewebe

Gewebe/Struktur	Geschätzte Heilungszeit
Einwachsen der Sehne in den Knochen im Bohrkanal	3 Monate
Meniskusnaht	6 Wochen
Seitenband medial	4–6 Wochen

Tab. 34.3 Assessments am Ende der Proliferationsphase

Symptome	Resultate
Schwellung	Minimalerguss
Reizsituation	Reduziert bis normal
Beweglichkeit	• Aktive und passive Flexion: 60° (mit starker Automobilisation) • Extension: 0°
Kraft	• Beinpresse einbeinig links: 20 kg 13× • Beinpresse einbeinig rechts: 20 kg 30×
Gelenkspositionssinn	Seitendifferenz > 10°

PRAKTISCHER TIPP

Mobilisation in der Proliferationsphase

Das Schmerzempfinden des Patienten kann für die Dosierung der Mobilisation hilfreich sein. Man unterscheidet hierbei einfachheitshalber zwei Schmerzformen.

- **Typ-C-Fasern** übermitteln Schmerzen, die durch Schädigung von Zellen im Wundgebiet entstehen. Diese Nervenfasern haben eine langsame Leitgeschwindigkeit, somit wird dieser Schmerz **zeitlich verzögert,** also meistens **kurz nach der Mobilisation** wahrgenommen. Dieser dumpfe, latent auftretende Schmerz nach der Mobilisation muss durch Anpassung der Dosierung vermieden werden.
- **A-Delta-Schmerzfasern** reagieren auf mechanische Reize. Die A-Delta-Faser kann **sehr schnell** Reize weiterleiten. Sie hat zwei Aufgaben: Sie warnt einerseits vor Gewebeschaden und übermittelt Information bei Gewebeschaden.

Der C-Faser-Schmerz sollte bei der Mobilisation vermieden werden. Es kann sein, dass ein Therapeut eine Dosierung für die Mobilisation wählt, bei der A-Delta-Schmerz auftritt (als Warnsignal), danach jedoch kein C-Faser-Schmerz entsteht, da keine Zellzerstörung stattgefunden hat. Die korrekte Dosierung, eruiert mittels Wiederbefund nach der Mobilisation, entscheidet über die erfolgreiche Progression in der Mobilität. Hierbei müssen Schmerzmittel berücksichtigt werden.

Bei Frau F. besteht nur noch ein Flexionsdefizit. Es wird vermutet, dass die Flexionsmobilisationen überdosiert wurden. Dosierung und Intensität müssen daher nochmals besprochen werden.

Meilenstein 4: Koordination

Ziel ist zunächst, eine einbeinige Kniebeuge kontrolliert durchführen zu können, dann kann der Schwierigkeitsgrad der Koordinationsübungen gesteigert werden. Als Assessment dient der Y-Balance-Test (➤ Abb. 34.2).

Die Interventionstechniken der Kreuzbandrehabilitation bestehen zum größten Teil aus aktiven Übungen. Bei jeder Sitzung wird hierfür ein neues Programm mit Koordinationsübungen angelegt. Folgende Motor-Learning- und Motor-Control-Techniken werden angewendet:

- Grundraster von Gentile (systematische Steigerung der Progression) (Schmidt und Wrisberg 2008)
- Differenzielle Lernmethode, bei der für das Erlernen von Bewegungen ein optimaler Lösungsbereich festgelegt wird. Für die Abgrenzung des Lösungsbereichs kann der „external focus of control" verwendet werden (z. B. eine gespannte Schnur medial und lateral des Knies, um den Valguswinkel des Knies zu kontrollieren, ➤ Abb. 34.3; Benjaminse 2015).

In dieser Phase ist es wichtig, dass mit **dem gesunden Knie** auch Koordinationsübungen mit einem erhöhten Schwierigkeitsgrad durchgeführt werden. Somit setzen wir auch im zentralen Nervensystem Reize welche die koordinativen Fähigkeiten auf ei-

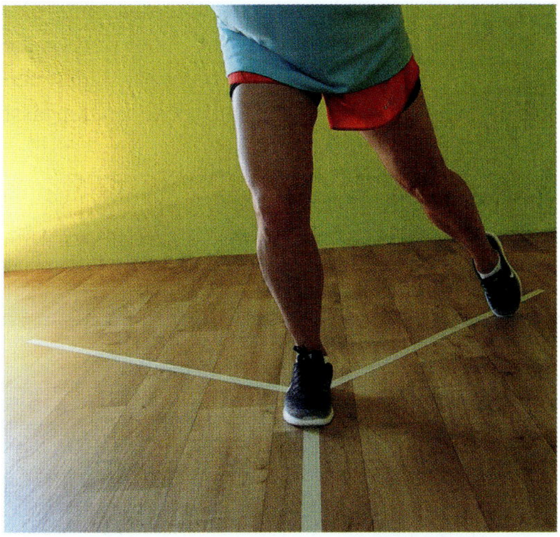

Abb. 34.2 Y-Balance-Test [P423]

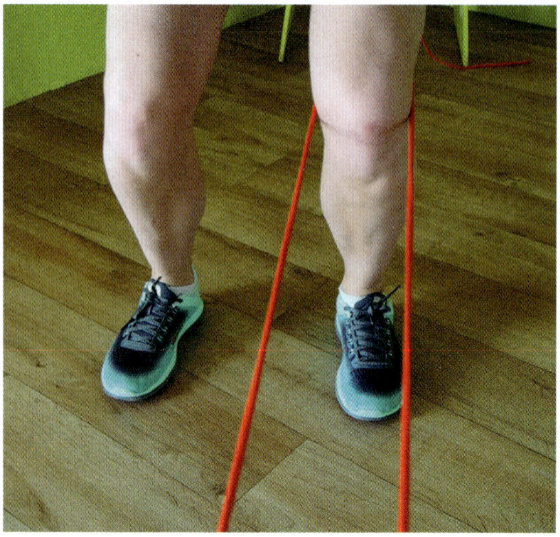

Abb. 34.3 Beispiel einer Übung mit External Focus of Control [P423]

nem hohen Niveau halten und verhindern, dass koordinative Fähigkeiten der gesunden Seite schlechter werden.

Meilenstein 5: Kraft

Am Ende der Proliferationsphase sollen die Kraftunterschiede maximal 10 % betragen (Schmitt 2012). Diese 10 %-Regel gilt für verschiedene Funktionen und Tests, die im Verlauf der Rehabilitation durchgeführt werden (z. B. im Y- Balance Score Test) und wird Limb Symmetry Index (LSI) genannt

Im Fall von Frau F. muss der Kraftverlust (Atrophie) so schnell wie möglich angegangen werden. Aufgrund der noch eingeschränkten Beweglichkeit werden die Kraftübungen mit Freihanteln in der geschlossenen Kette durchgeführt. Die Belastungsparameter fasst ➤ Tab. 34.4 zusammen.

Tab. 34.4 Krafttraining in der Proliferationsphase

Wichtige Punkte zum Training	Beschreibung
Ziel der Trainingsmethode	Hypertrophie
Variablen	Einsatz-Training: Belastungsdauer 90–120 sec
Übungen	Untere Extremität: 10 Übungen
Rumpfmuskulatur	Seitliche Kette wird betont (wirksam zur Vorbeugung von Kreuzbandrupturen)

Es werden so früh wie möglich in der Proliferationsphase bereits **einbeinige** Übungen (Squats, Step-ups, Beinpresse) mit dem **gesunden Bein** trainiert, sodass diese Muskulatur nicht ebenfalls atrophiert. Wenn man dieses Training unterlässt, ist der LSI nicht mehr aussagekräftig, da man dann zwei schwache Beine vergleicht.

Meilenstein 6: Transplantat ist stabil im Bohrkanal eingewachsen

Es dürfen keine Bewegungen mit Beschleunigung durchgeführt werden, bis die Sehne der Ersatzplastik in den Bohrkanal eingewachsen ist.

Frau F. wird bis zu diesem Zeitpunkt viel selbstständig trainieren. Die Physiotherapiefrequenz liegt bei einmal in zwei Wochen.

Meilenstein 7: passive Stabilität vor dem Sprungaufbau

Bevor man mit dem Aufbau zum Sprungtraining beginnt, sollte die passive Stabilität des Knies untersucht werden. Somit ist die Ausgangslage bekannt, und es kann kontrolliert werden, ob die passiven Strukturen die erhöhte Belastung ertragen können. Hierbei ist der Pivot Shift wichtig.

Beim Lachmann-Test ist bei Frau F. die ventrale Gleitbewegung auf der linken Seite etwas größer, jedoch noch im Normbereich. Alle anderen Teste sind negativ.

KLINISCHER HINTERGRUND

Planung der Remodellierungsphase

Assessments des gesunden Beins während der Proliferationsphase dienen als Vorbereitung für die Interventionen in der Remodellierungsphase und für die Sekundärprävention (➤ Tab. 34.5).
Das Assessment der gesunden Seite wird zu einem möglichst frühen Zeitpunkt in der Proliferationsphase durchgeführt. So erhält man ein realistisches Bild der Kniefunktion zum Zeitpunkt der Verletzung. Mögliche beitragende Faktoren, die zur Ruptur des VKB geführt haben, können so evaluiert werden. Dies ist Grundlage für die Planung der Remodellierungsphase (Sekundärprävention).

Frau F. zeigt beim One-legged Long-hop mit dem gesunden Bein eine Bewegungskombination, die gemäß Hewett (2005) einen prädisponierenden Charakter für Primärrupturen des VKB hat:

- „Valguskollaps" des linken Knies in der Landephase durch eine starke Innenrotation, kombiniert mit einer Adduktion im linken Hüftgelenk

34

Tab. 34.5 Assessment des gesunden Beins früh in der Proliferationsphase

	Assessment
Kraft	Einbeinige Beinpresse; Erfahrungswert: Der sportliche Patient sollte 50 % des Körpergewichts 15-mal stoßen können.
Sprünge	• One-legged Long-hop • Side-Hop-Test (➤ Abb. 34.1): 30 sec lang seitwärts über eine Linie springen
Koordination	One-legged Drop-jump mit den LESS-Parametern (Landing Error Scoring System) analysiert mittels Filmaufnahmen

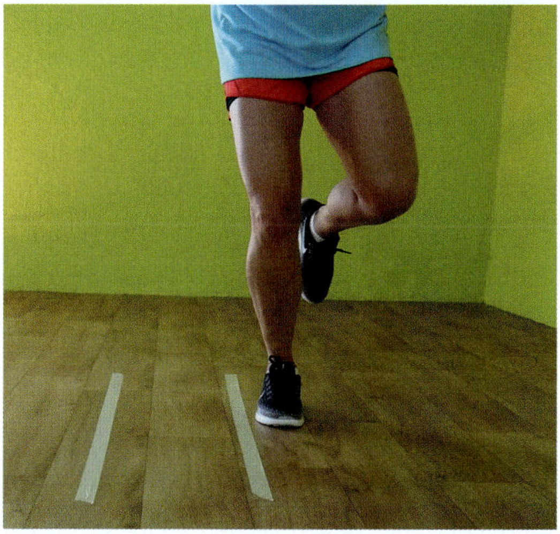

Abb. 34.4 Side-Hop-Test [P423]

- Sprungweite: vergleichbar mit Alter und Aktivitätsniveau gesunder Probanden, die Stabilität nach dem Sprung auf dem Standbein ist schwach

Remodellierungsphase

Die Operation liegt nun vier Monate zurück. Das Knie von Frau F. ist in einem sehr guten Zustand. Alle Meilensteine der Proliferation sind erreicht.

Ziele

Die Zielsetzung in der Remodellierungsphase ist komplex. Einerseits muss, wenn möglich, die Verletzungsursache in Bezug zum Konditionsdefizit angegangen werden. Andererseits muss parallel die Rehabilitation der operierten Seite progressiv weitergeführt werden, indem sich der Patient von einem Meilenstein zum nächsten vorarbeitet.

KLINISCHER HINTERGRUND

Wundheilungsprozesse in der Remodellierungsphase

In dieser Phase wird das Kollagen Typ III durch Originalgewebe ersetzt. Dieser Remodellierungsprozess findet jedoch nur statt, wenn die Struktur konsequent ansteigenden Belastungsreizen ausgesetzt wird, bis das gewünschte Belastungsniveau erreicht ist. Da sich die „Turnover-Rate" der Fibroblasten wieder gesenkt hat, dauern die Anpassungsvorgänge länger. Als letzter Schritt der Wundheilung findet das Einwachsen der Nerven in die Struktur und anschließend die sensomotorische Verknüpfung (Reintegration) im ZNS statt. Dieser letzte Schritt der Wundheilung ist sehr wichtig und bedarf ebenfalls eines intensiven, anspruchsvollen Koordinationstrainings als Reiz zur Anpassung. Die Rehabilitation in der Remodellierungsphase entspricht faktisch der Sekundärprävention.

Interventionen

Anhand der Analysen des gesunden Beins und der Defizite des operierten Knies werden folgende Interventionen geplant.

Programm 1

- Kraft: „intensiven Wiederholungsmethode“ mit sechs bis acht Übungen für die untere Extremität
- Rumpfkraft: Zirkeltraining mit Progression im Schweregrad

Programm 2

Es entsteht ein Programm mit Übungen, die sich konsequent im Schwierigkeitsgrad steigern von einfachen Übungen in der Proliferationsphase bis zu komplexen Übungen in der Remodellierungsphase. Zum Schluss haben die Übungen einen starken Bezug zum Skifahren.

Meilenstein 8: schnelle exzentrische Bewegungen

Die Patientin beherrscht die zweibeinige exzentrische Bremsbewegung (z. B. in der Kniebeugebewegung) und kann Bewegungen willkürlich in einem funktionell relevanten Winkel anhalten. Dies erlaubt den Aufbau zum Sprung.

Meilenstein 9: Aufbau zum Sprung

Frau F. führt ein 12-Schritte-Programm durch, das den einbeinigen Sprung progressiv aufbaut. In diesem Programm werden zuerst einfache zweibeinige Sprünge geübt. Es folgt dann ein fließender Wechsel zum einbeinigen Sprung. Jede Übung in diesem Programm muss technisch korrekt ausgeführt werden, bevor zur nächsten, schwierigeren Übung gewechselt werden darf.

Wenn die Patientin technisch korrekte einbeinige Sprünge durchführen kann, sind auch bipedale Übungen und Stop-and-go-Bewegungen erlaubt.

KLINISCHER HINTERGRUND

Sprung vor Sprint

Es gibt einige Hinweise aus der wissenschaftlichen Literatur, die betonen, dass es sinnvoll ist, zuerst die einbeinige Funktion zu verbessern und erst danach beidbeinige Bewegungsabläufe zu üben (Myer 2011). Der Grund hierfür ist möglicherweise, dass bei beidbeinigen Bewegungsabläufen das gesunde Bein Funktionen des operierten kompensiert, was jedoch für das bloße Auge kaum wahrnehmbar ist. Auf die Dauer wird hierdurch das operierte Bein schwächer und die Gefahr einer Re-Ruptur im Wettkampf steigt.

Nach den funktionellen beschleunigenden Bewegungen in der Sagittalebene (Stop-and-go-Bewegungen) werden auch Frontalebene und schließlich Rotationsebene integriert. Diese Übungen haben zu Beginn azyklischen Charakter und gehen dann in zyklische Bewegungsformen über.

Meilenstein 10: Return to Sport

Ziel ist es, dass die Patientin ihre sportartspezifischen Bewegungen mit der korrekten Intensität durchführen kann. ➤ Tab. 34.6 fasst zusammen, welche Punkte dazu erfüllt werden müssen.

Bis alle Übungen auf dem gewünschten Niveau qualitativ richtig ausgeführt wurden, hat es noch einmal vier Monate gedauert. Frau F. kam in dieser Zeit alle drei Wochen in die Therapie für ein Assessment der aktuellen Situation und bekam ein Trainingsprogramm für die nächsten Wochen. Die gesamte Rehabilitation dauerte acht Monate. Eine Wiederaufnahme der sportlichen Aktivität wurde erst ab dem neunten Monat empfohlen. Untersuchungen zeigen,

Tab. 34.6 Kriterien für die Rückkehr zum Sport

Thema	Kriterium
Plyometrie	Einbeiniger Niedersprung von 20–30 cm kann stabil ausgeführt werden
Beinachse	Beinachse wird in allen Übungen stabil gehalten
Einbeinige Sprünge	One-legged Long-hop, One-legged Three-hop und Side-hop: Seitendifferenz < 10 %
Sportspezifische Tests	Shuttle Run, Modified NFL Test (National Football League): gleiche Werte wie vor der Verletzung
Krafttest	Seitendifferenz < 10 %
Fragebogen	• Lysholm: 95–100 % • KOOS (Knee Injury and Osteoarthritis Outcome Score): 90–95 %

dass die Rezidivrate (Ruptur) des VKB nach intensiver Rehabilitation erst ab diesem Zeitpunkt deutlich reduziert ist (di Stasi 2013).

34.3 Evidenzbasierte Zusammenfassung

Die vordere Kreuzbandruptur ist eine sehr häufige Sportverletzung (Hewett 2006). Es wird angeraten, die Rehabilitationsplanung auf Basis der Wundheilung (Time-based, als Grundraster) kombiniert mit Kriterien bezüglich der funktionellen Ziele (Criteria-based, Meilensteine) zu gestalten (Myer 2006, van Melick 2016). Da die Rerupturrate zurzeit bis zu 30 % beträgt, ist es außerdem wichtig, die vorbestehenden funktionellen Defizite in die Behandlung miteinzubeziehen (di Stasi 2013). Eine solide Rehabilitation nach Kreuzbandoperationen beträgt mindestens neun Monat. Gründe hierfür sind die Dauer für das Einwachsen des Transplantats in das Bohrloch (drei bis vier Monate), für die Reinnervation des Transplantats und für die sensomotorische Verknüpfung (neun Monate, Héroux 2006). Die prädisponierenden Faktoren für Ruptur und Re-Ruptur müssen reduziert werden, und die Wiedereingliederung in den Sport muss geplant werden (Bizzini 2012).

LITERATUR

Benjaminse A. et al. (2015). Optimization of the Anterior Cruciate Ligament Injury Prevention Paradigm: Novel Feedback Techniques to Enhance Motor Learning and Reduce Injury Risk. Journal of Orthopaedic and Sports Physical Therapy. 45(3), 170–182.

Bizzini M. et al. (2012). Suggestions from the field for return to sports participation following anterior cruciate ligament reconstruction: Soccer. Journal of Orthopaedic and Sports Physical Therapy. 42(4), 304–312.

de Morree J.J. (2013). Dynamik des menschlichen Bindegewebes, Funktion, Schädigung und Wiederherstellung. Elsevier/Urban und Fischer Verlag. München.

Di Stasi S.L. et al. (2013). Neuromuscular Training to Target Deficits Associated With Second Anterior Cruciate Ligament Injury. Jounal of Orthopedic and Sports Physical Therapy, 43, 11.

Dujin van van A. (2015). Meilensteine in der Rehabilitation von Patienten nach Ersatzplastik des vorderen Kreuzbandes. Sportphysiotherapie, 2, 49–96.

Facchini S. et al. (2002). Time-related changes of excitability of the human motor system contingent upon immobilisation of the ring and little fingers. Clinical Neurophysiology, 113(2), 367–375.

Héroux M.E., Tremblay F. (2006). Corticomotor Excitability Associated With Unilateral Knee Dysfunction Secondary To Anterior Cruciate Ligament Injury. Knee Surg Sports Traumatol Arthosc, 14, 823–833.

Hewett T.E. et al. (2005). Biomechanical Measures of Neuromuscular Control and Valgus Loading of the Knee Predict Anterior Cruciate Ligament Injury Risk in Female Athletes: A Prospective Study. Am J Sports Med, 33(4), 492–501.

Hewett T.E. et al. (2006). Anterior Cruciate Ligament Injuries in Female Athletes: Part 2, A Meta-analysis of Neuromuscular Aimed at Injury Prevention. Am J Sports Med, 34(3), 490–497.

Krosshaug T., Nakamae A., Boden B.P., Engebretsen L., Smith G., Slauterbeck J.R., Hewett T., Bahr R. Mechanisms of Anterior Cruciate Ligament Injury in Basketball: Video Analysis of 39 Cases. Am J Sports Med. 35. 3. 2007. 359–367.

Melick van N., Cingel van R.E.H. et al. (2016). Evidence-based clinical practice update: practice guidelines for anterior cruciate ligament rehabilitation based on a systematic review and multidisciplinary consensus. Br J Sports Med, 10.1136/bjsports-2015–095898.

Myer G.D. et al. (2006). Rehabilitation After Anterior Cruciate Ligament Reconstruction: Criteria-Based Progresion Through the Return-to-Sport Phase. Journal of Orthopaedic and Sports Physical Therapy, 36, 6.

Myer G.D. et al. (2011). Utilization of Modified NFL Combine Testing to Identify Functional Deficits in Athletes Following ACL Reconstruction. Journal of Orthopedic and Sports Physical Therapy, 41, 6.

Schmidt R.A., Wrisberg C.A. (2008). Motor Learning and Performance. Human Kinetics.

Schmitt L.C. et al. (2012). The Impact of Quadriceps Femoris Strength Asymmetry on Functional Performance at Return to Sport Following Anterior Cruciate Ligament Reconstruction. Journal of Orthopaedic and Sports Medicine, 42, 9.

Van Berg F. (2000). Angewandte Physiologie, Organsysteme verstehen und beeinflussen. 2000. Thieme Verlag.

FALL

35 Ruptur des vorderen Kreuzbands (VKB) – konservative Behandlung

Arjen van Duijn

Leitsymptome: Instabilität (Giving Way) – Koordinationsverlust – Kraftverlust

mittel

Definition

VKB konservativ

Das Kreuzband hat eine wichtige stabilisierende Funktion im Knie. Nach einer Ruptur tritt daher oft ein Instabilitätsgefühl auf, das **Giving Way** genannt wird. Bei der konservativen Behandlung wird das Knie mittels Koordinations- und Kraftübungen mit systematisch steigendem Schwierigkeitsgrad und Belastung behandelt, bis das gewünschte Funktionsniveau erreicht ist. Es ist durchaus möglich, dass Patienten auf diese Weise das strukturelle Defizit kompensieren und wieder auf hohem Niveau Sport treiben können.

35.1 Vorgeschichte

Herr H., 35 Jahre alt, hat sich bei einem Floorball-Spiel vor zwei Wochen eine Ruptur des vorderen Kreuzbands am linken Bein zugezogen. Die ärztliche Diagnose beschreibt eine isolierte Ruptur des VKB. Nach MRI-Abklärung wird eine Operation mit vorderer Kreuzbandersatzplastik angeraten.

Herr H. hat sich jedoch entschieden, die Rehabilitation konservativ durchzuführen. Er ist allerdings etwas unsicher, ob das konservative Vorgehen zum Erfolg führen wird: Sein Knie ist durch seinen Beruf als Streifenpolizist und sein Hobby Floorball sehr hohen Belastungen ausgesetzt.

In diesem Fallbeispiel werden folgende Fragen analysiert und beantwortet:

- Welche Befundtechniken sind bei der Untersuchung eines VKB-verletzten Knies notwendig, bei dem ein konservatives Vorgehen in Betracht gezogen wird?
- Welche Kriterien werden bei der Beurteilung und Entscheidung für ein konservatives Vorgehen angewendet?
- Welche Kriterien werden in der konservativen Behandlung der Ruptur des VKB angewendet?

35.2 Untersuchungsbefunde

35.2.1 Medizinische Befunde

Gemäß Verordnung des Arztes ist Vollbelastung erlaubt, es bestehen keine Restriktionen bezüglich der Belastung. Der Patient ist zurzeit 100 % arbeitsunfähig.

35.2.2 Physiotherapeutische Anamnese

Das auslösende Ereignis war eine Brems- und Drehbewegung mit starker Außenrotation des Unterschenkels des Standbeins. Der oft beschriebene „klassische" Valguskollaps trat hierbei nicht auf (➤ Abb. 35.1). Innerhalb kurzer Zeit traten eine starke Schwellung im Gelenk auf sowie Schmerzen an zwei Stellen: an der

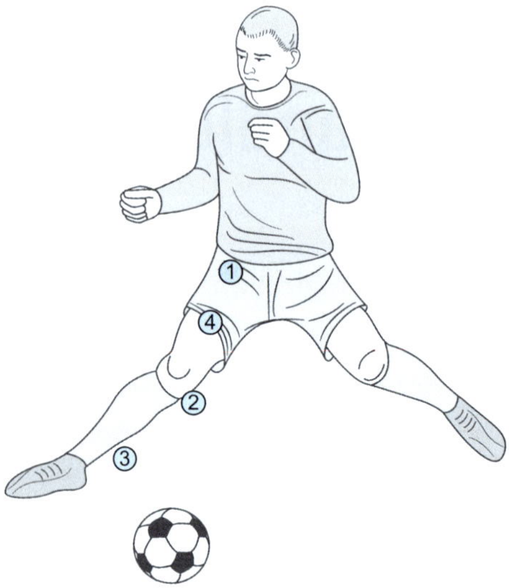
①
④
②
③
① Innenrotation Hüfte
② Valgus Knie
③ Außenrotation Unterschenkel
④ Exzentrische Aktivität Quadrizeps

Abb. 35.1 Unfallmechanismus für die Ruptur des VKB [L231]

Außenseite des Knies kranial der Fibula auf Höhe der Gelenksspalte und tief im Knie. Die Schmerzen haben sich seit dem Unfall stark reduziert und sind aktuell noch variabel (0–3/10).

Auftreten der Symptome

Herr H. hat leichte, stechende Schmerzen 2/10 (NRS) an der Außenseite des Knies auf Höhe der lateralen Gelenksspalte, dorsal des lateralen Kollateralbands und empfindet zudem ein Instabilitätsgefühl im Knie. Dies hat zu zwei Giving-Way-Episoden geführt, die sich im Zusammenhang mit Flexions- und Drehmomenten auf dem Standbein manifestierten. Nach dem Giving Way schwillt das Knie an und tut etwa eine Stunde weh. Herr H. hat außerdem Probleme, das Bein zu strecken und fühlt sich sehr unsicher, wenn er mit gestrecktem Knie zu gehen versucht.

KLINISCHER HINTERGRUND

Giving-Way-Mechanismus

Das Giving Way (plötzliches Weggleiten/Einknicken) ist ein Phänomen, das oft im Zusammenhang mit Knieinstabilität durch Kreuzband- oder Meniskusverletzung auftritt. Der Mechanismus wird mit folgender Hypothese erklärt: Während einer Flexionsbewegung aus der 0°-Extensionsposition des Knies (bis ungefähr 30°) in der geschlossenen Kette unter Belastung macht sich das fehlende Kreuzband bemerkbar. Der laterale Femurkondyl rollt auf dem Tibiaplateau nach dorsal und subluxiert hierbei zunehmend. Ursache hierfür ist die reduzierte Gleitbewegung des Femurkondyls nach ventral, die normalerweise durch das vordere Kreuzband eingeleitet wird. Durch diese Subluxation entsteht eine große Spannung im Tractus iliotibialis, die zudem in dieser Winkelposition zu einem Flexor des Knies wird. Dadurch schnellt das Femur bei ca. 30° Flexion ruckartig zurück nach ventral (quasi eine Reposition). Dies wird als sehr unangenehme, schmerzhafte Erfahrung beschrieben und kann Zusatzverletzungen in den Menisken und anderen Strukturen verursachen: Das Auftreten des Giving-Way-Mechanismus hängt stark mit der Arthroseprogredienz zusammen. Dies macht den Mechanismus zu einem wichtigen Leitsymptom bei der Behandlung von Instabilität (Petersen 2009).
Obwohl das Giving Way eng mit Pathologien des anterolateralen Kompartiments zusammenhängt, kann es auch bei Gleiten der gesamten Tibia oder selten auch bei isolierten Meniskusverletzungen auftreten.

Allgemeine Gesundheit

Herr H. ist ein athletischer Typ und verfügt über eine gut entwickelte Muskulatur.

Erste Hypothesen

Folgende Aspekte stehen im Mittelpunkt der Untersuchung:

- Wie groß ist die strukturelle Instabilität nach der Bandläsion?
- Der zweimal aufgetretene Giving-Way-Mechanismus kann darauf hinweisen, dass die strukturelle Instabilität im Moment funktionell nicht kompensiert werden kann.
- Da die Giving-Way-Episoden nach dem MRI auftraten, kann eine Meniskusläsion nicht ausgeschlossen werden.
- Schmerzlokalisation und Unfallmechanismus lassen vermuten, dass möglicherweise kapsulo-

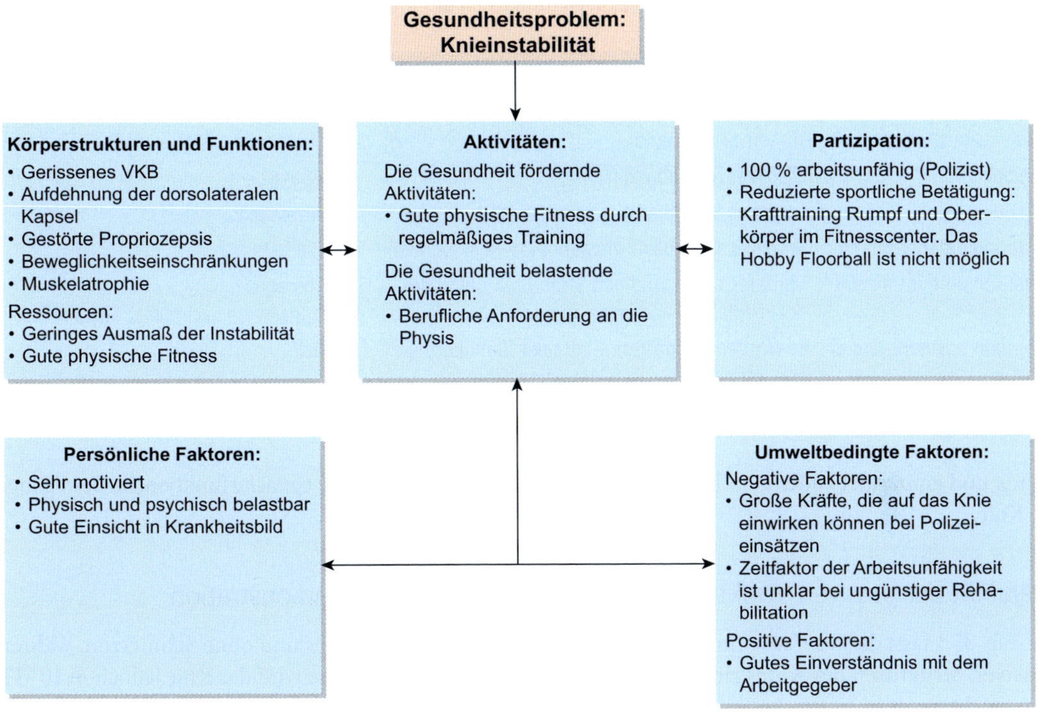

Abb. 35.2 Ergebnisse der Evaluation nach ICF [L231]

ligamentäre Verletzungen im Bereich des lateralen Meniskus oder des lateralen Seitenbands vorliegen.

35.2.3 Evaluation des Gesundheitszustands nach ICF

Das Giving Way sollte währen der aktiven Untersuchung und der funktionellen Demonstration vermieden werden. Auch passive Teste müssen vorsichtig ausgeführt werden.

➤ Abb. 35.2 zeigt eine Zusammenfassung nach dem ICF-Schema.

Funktions- und Strukturebene

Inspektion

- Kniestatik: leichte Varusstellung beidseits.
- Das linke Knie wird 10°-Flexion gehalten.
- Atrophiezeichen im medialen (M. vastus medialis) und lateralen (M. vastus lateralis) Bereich des linken M. quadriceps femoris.
- Schwellung: mittlerer intraartikulärer Erguss links mit 1 cm Umfangsunterschied; das Knie ist warm.

PRAKTISCHER TIPP

Schwellungsreduktion

Es ist ratsam, den Umfang einer Knieschwellung schon während der Inspektion zu messen, da das Knie schon auf geringe Belastungen während der Befundung mit weiterer Schwellung reagieren kann. Deshalb sollte auch nach Abschluss des Befunds nochmals gemessen werden. Das Verhalten der Schwellung bestimmt in starkem Maß die Progression in der ersten Phase und sollte daher früh unter Kontrolle gebracht werden.

Schmerzangaben

Herr H. hat leichte, stechende Schmerzen (2/10 NRS) an der Außenseite des Knies auf Höhe der lateralen Gelenksspalte sowie dorsal des lateralen Kollateral-

Tab. 35.1 Richtungsorientierter Befund der passiven Strukturen des Knies angelehnt an Lubowitz, Bernardini und Reid (2008)

Richtung	Struktur	Test
Posterior-anterior	Vorderes Kreuzband (anterior-mediales Bündel)	Lachmann-Test
Anterior-posterior	Hinteres Kreuzband	Schublade nach posterior in 90°-Flexion
Medial	Mediales Seitenband	Valgusstresstest
Lateral	Laterales Seitenband	Varusstresstest
Rotation anterior-lateral	Vorderes Kreuzband (posterior-laterales Bündel)	Pivot-Shift-Test
Rotation anterior-medial	Vorderes Kreuzband und Strukturen des posterior-medialen Bandkapselapparats	1. Lachmann 2. Bei positivem Lachmann: Slocum-Test
Rotation posterior-lateral	Strukturen der posterior-lateralen Bandkapselapparats, speziell das Lig. popliteofibulare	Dial-Test

bands und empfindet zudem ein Instabilitätsgefühl im Knie.

Stabilität der passiven Strukturen des Knies

➤ Tab. 35.1 fasst die Tests zusammen, mit denen die passiven Strukturen des Knies richtungsspezifisch untersucht werden.

Die Menisken werden anschließend mit einer separaten Testabfolge untersucht. Trotz der relativ schlechten Zuverlässigkeit der individuellen Meniskustests als auch der Testkombinationen werden mehrere ausgewählte Tests durchgeführt: McMurray-Test, Appley-Test, Steinman I und II, Joint Line Tenderness, Thessaly-Test (relative Kontraindikation bei Giving-Way-Symptomatik)

Positiv fielen folgende Tests aus:

- Lachmann: ca. 8 mm ventrale Translation der linken Tibia (kein fester Anschlag), rechts ca. 3 mm (fester Anschlag)
- Varusstresstest: schmerzhaft im Bereich des linken lateralen Seitenbands. Das linke Knie ist im Vergleich zur rechten Seite ein wenig mehr aufklappbar.
- Dial-Test: links vermehrte Außenrotation (10° mehr) mit größerer neutraler Zone, am Bewegungsende leichte Schmerzen dorsolateral auf Höhe der Gelenksspalte und im Bereich des Caput fibulae.
- Die Translation der Fibula des linken proximalen tibiofemoralen Gelenks in die dorsale Richtung ist gering größer als auf der rechten Seite.

Da bei der Strukturuntersuchung Instabilitäten festgestellt wurden, werden bei den aktiven Untersuchungen lediglich einige einfache funktionelle Bewegungen ausgeführt.

Funktionelle Demonstration

Herr H. läuft sicher und ohne Schmerzen, während der Standbeinphase wird das Knie jedoch in 10°-Flexion gehalten Die Korrektur löst ein Instabilitätsgefühl aus. Bei Kniebeugen und Treppensteigen verhält sich das Knie ebenso.

Aktive/passive Beweglichkeit

Die **Extension** ist aktiv um 10° und passiv um 5° (endgradig) eingeschränkt. Es besteht eine leichte aktive Insuffizienz des M. quadriceps. Die **Flexion** ist aktiv und passiv bis 120° möglich. Die **Außenrotation** des Knies in 90° Flexion ist links leicht vergrößert.

Palpation

Die Palpation des posterior-lateralen Ecks in der Figure-4-Position ergibt ein schmerzhaftes laterales Seitenband und auf Druck empfindliche Kapselanteile dorsal des Bands im Bereich des Lig. popliteofibulare. Der M. popliteus ist hyperton.

Kraft

Die einbeinige Kniestreckung (im kontrolliert möglichen Bewegungsbereich) auf der Beinpresse (max. 20 Wiederholungen) zeigt ein Defizit von ca. 20 %.

35

Propriozeption

Der Positionssinn wird im Bereich zwischen 10°- und 20°-Flexion untersucht, er ist links gestört (ca. 10°).

Wiederbefund der Schwellung

Die Schwellung hat bis zum Ende der Untersuchung nicht zugenommen.

Aktivitätsebene

Durch das Trauma entstand eine strukturelle Instabilität, die zurzeit funktionell nicht kompensiert werden kann. Der Funktionsverlust verursacht Anpassungen des Gangbilds und veränderte Bewegungsmuster. Das akute Bild, die Inhibition der Muskulatur und der gestörte sensomotorische Regelkreis führen zusätzlich zu Inaktivität der Muskulatur und Restriktionen auf der Aktivitätsebene. Nach zwei Wochen ist nun schon eine leichte Atrophie der Muskulatur feststellbar, was wiederum die Möglichkeit zur funktionellen Kompensation reduziert.

Partizipationsebene

Herr H. kann seinen körperlich anspruchsvollen Beruf und den Sport nicht ausüben.

35.3 Zusammenfassung der wichtigsten Befunde

Unfallmechanismus

Herr H. machte beim Floorball-Spielen eine schnelle Stoppbewegung mit Drehung auf dem Standbein. Dabei wurde die Tibia in Flexion gegenüber dem Femur stark nach außen rotiert. Dies führte zu einer Kreuzbandruptur mit Überdehnung des dorsolateralen Bandkapselapparats.

Vorsichtsmaßnahmen/Kontraindikationen

Für diese Art der Behandlung bedarf es möglichst einer formellen Einverständniserklärung oder zumindest einer ausführlichen Patienteninformation bezüglich der Risiken: Die konservative Nachbehandlung sieht eine vorsichtig ausgewählte, schrittweise Annäherung an das vom Patienten gewünschte Aktivitätsniveau vor. Trotz dieser Vorgehensweise kann es während der Therapie, dem selbständigen Üben oder der Ausübung des Sports zu einem unvorhersehbaren Einknicken kommen. In ungünstigsten Situationen können Nebenverletzungen auftreten, die eine operative Behandlung notwendig machen.

KLINISCHER HINTERGRUND

Ist eine VKB-Rehabilitation konservativ möglich?

Eine konservative Nachbehandlung nach VKB-Ruptur kann ebenso gute Resultate erreichen, wie operativ versorgte VKB-Rupturen (Frobell 2010, Grindem 2012, Filbay 2015). Dies gilt auch für Patienten mit hohen Ansprüchen an das Knie (Stop-and-Go-Sportarten). Im Moment gibt es noch keine Tests, um festzustellen, welche Patienten konservativ nachbehandelt werden können und welche operiert werden sollten. Aus der Literatur kann man einige Faktoren hervorheben, die die eine oder andere Variante begünstigen. Der wichtigste Faktor ist die Fähigkeit, das Knie funktionell zu stabilisieren und somit die strukturelle Instabilität zu kompensieren. Dies muss erlernt, geübt und schlussendlich auf jedem Funktionsniveau getestet werden.

Beurteilung und Entscheidungshilfe

Um eine Entscheidung über eine konservative Nachbehandlung treffen zu können, werden diverse Faktoren beurteilt und in einem Diagramm zusammengefasst.

Passive Stabilität

Leider gibt es nur wenige wissenschaftliche Informationen dazu, wie das Ausmaß der pathologischen Beweglichkeit eines Kniegelenks quantifiziert und als Entscheidungskriterium für eine konservative Nachbehandlung verwendet werden kann (Kocher 2004). Aus den passiven Tests kann ersehen werden, in welche Richtungen Differenzen in der translatorischen Beweglichkeit im Knie im Seitenvergleich bestehen.

Aktivitätsniveau

Das aktuelle und das angestrebte Aktivitätsniveau müssen eruiert und eingeteilt werden:

- Hohe Ansprüche an Kraft und Schnelligkeit mit Richtungswechseln und möglicher Fremdeinwirkung (Alpinski, Fußball, Rugby etc.)
- Mittlere Ansprüche an Kraft und Schnelligkeit mit Richtungswechsel ohne Fremdeinwirkung (Tennis, Badminton)
- Lineare Sportarten ohne Richtungswechsel und ohne Beschleunigung (Radfahren, Laufen, Schwimmen etc.)
- Patienten mit geringen sportlichen Ambitionen (Aktivitäten des täglichen Lebens)

Je höher das Funktionsniveau ist, desto höher sind die Ansprüche an die kompensierenden Systeme.

Zusatzverletzungen

In der Klinik gilt: Je mehr Zusatzverletzungen erlitten wurden, desto größer ist die Wahrscheinlichkeit, dass eine Operation notwendig wird (z. B. Meniskusverletzungen).

Adherence

Adherence (engl.: Befolgung, Einhaltung) beschreibt den Aspekt des selbstständigen Beitrags an dem Heilungsprozess. Die Kreuzbandrehabilitation verlangt vom Patienten ein hohes Maß an Selbständigkeit.

Alter

Ab dem 30. bis 40. Lebensjahr kann eher auf eine VKB-Operation verzichtet werden. Dies hängt meist mit einem reduzierten Aktivitätsniveau und dem steifer werdenden Bindegewebe, das ein strukturell schwaches Knie stabiler macht, zusammen.

Um die Entscheidungsfindung zu vereinfachen, wird eine subjektive Skala der Faktoren erstellt. Die rote Linie zeigt die Beurteilung der Faktoren von Herrn H. (> Abb. 35.3).

Die Grafik ist nicht als Berechnungsmodell zu sehen. Zudem ist die Gewichtung der individuellen Säulen nicht berücksichtigt, diese kann von Patient zu Patient variieren. Die Grafik soll vielmehr den Clinical-Reasoning-Prozess erläutern und eine Übersicht bei der Entscheidungsfindung geben.

Funktionelle Kompensation

Hier lautet die Schlüsselfrage: „Kann der Patient funktionelle Kompensationsmechanismen für die strukturellen Defizite erlernen und so ohne Einschränkungen auf seinem Aktivitätsniveau funktionieren?“ Es bedarf einer sehr strukturiert aufgebauten Nachbehandlung mit progressiver Steigerung des Schwierigkeitsgrads der Übungen bis zum gewünschten Niveau. Ein wiederholtes Instabilitätsgefühl oder Giving Way gilt als Abbruchkriterium.

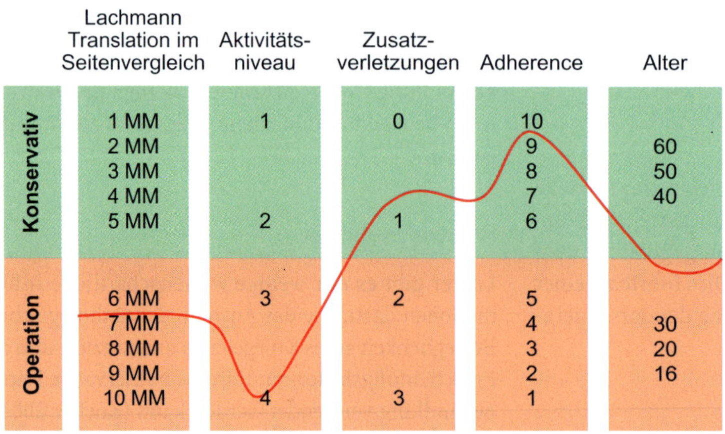

Abb. 35.3 Grafische Darstellung als Entscheidungshilfe für die konservative Nachbehandlung [L231]

KLINISCHER HINTERGRUND

„Ein Knie ohne Kreuzband bekommt schneller Arthrose als ein operiertes Knie!"

Diese Aussage stimmt so nicht. Die Arthroseprogredienz zehn Jahre nach einer Kreuzbandruptur ist bei der konservativen und bei der operativen Nachbehandlung nahezu gleich hoch (Lohmander 2004, Kessler 2008).
Die weitaus stärkste Arthroseprogredienz zeigen Patienten, die bei der konservativen Nachbehandlung wiederholte Giving-Way-Situationen auf ihrem Aktivitätsniveau haben.

Schlussfolgerung

Anhand der Anamnese, der Untersuchung und Beurteilung der Faktoren wird ein konservatives Vorgehen bei Herrn H. als verantwortbar erachtet.

Gedanken des Patienten über das Problem

Herr H. hat sich bereits vor Therapiebeginn sehr ausführlich über Kreuzbandrupturen und Nachbehandlungsmöglichkeiten informiert. Es beschäftigt ihn vor allem die Unsicherheit, ob er mit diesem Knieproblem wieder Polizeieinsätze im Streifenwagen durchführen kann.

35.4 Physiotherapeutische Zielsetzung

Nahziel (drei Monate)

Nach drei Monaten sollte die Beweglichkeit komplett wiederhergestellt sein, die Kraft der gesamten unteren Extremität in allen einbeinigen Übungen symmetrisch sein, und alle Vorbereitungen, um den zweibeinigen Sprung aufzubauen, sollten abgeschlossen sein. Ein aktives Rehabilitationsprogramm, das diese Elemente berücksichtigt, ist als erster Schritt der Rehabilitation wirksam (Eitzen 2010).

Assessments: isokinetische Messung am Cybex-Gerät, Balance-Tests, Y-Balance Score, IKDC (International Knee Documentation Committee), KOOS (Knee Injury and Osteoarthritis Outcome Score).

Mittelfristiges Ziel (drei bis sechs Monate)

Der einbeinige Sprung sollte technisch gut ausgeführt werden können, Ausdauertraining (Fahrrad und Laufen) sollte auf dem ursprünglichen Niveau möglich sein. Übungen mit Beschleunigungskomponenten in eine Richtung sollten beherrscht werden.

Assessment: Side Hop

Fernziel (neun Monate)

Das Knie von Herr H. muss für seine Arbeit folgende Anforderungen erfüllen: vollständige Beweglichkeit, sehr hohe Kraft-, Reaktions-, Sprung-, Sprint- und Ausdauerfähigkeit. Zudem muss er Elemente verschiedener Kampfsportarten ausführen können. Somit ist die Arbeitsbelastung als Endniveau eigentlich gleich hoch wie das Sportaktivitätsniveau 1, dieses Ziel soll gemeinsam erreicht werden.

Assessments: One-legged Three-hop, Shuttle Runs, Hindernisparcours, einbeiniger und zweibeiniger Hochsprung.

Prognose

Die Prognose ist grundsätzlich günstig, es sprechen einige Faktoren für ein konservatives Vorgehen (➤ Abb. 35.3). Prognostisch ungünstig ist das angestrebte, sehr hohe Aktivitätsniveau.

35.5 Physiotherapeutische Maßnahmen

Proliferationsphase

Patienteninformation und Patient Education

Die Risiken der konservativen Behandlung werden erklärt, der Patient ist mit der Vorgehensweise einverstanden. Auch der Nachbehandlungsplan wird mit ihm besprochen und Herr H. weiß, dass von ihm

Tab. 35.2 Elemente der ersten Behandlungen (Proliferationsphase)

Intervention	Ziel
Mobilisation	Extension 0°, Flexion > 90°
Neuromuskuläre Aktivierung	Reduktion der aktiven Insuffizienz des M. quadriceps. Das Bein muss in der offenen Kette 0° Extension erreichen.
Kraft	Hypertrophietraining, bis keine Seitendifferenz mehr besteht
Koordination	Erhaltung der somatosensorischen Anbahnung mittels spezifischer Übungen so gut wie möglich (Facchini 2003)
Rotationsstabilität	Die Stabilität in der Rotationsebene ist ungenügend. Ursache ist die Verletzung des Kreuzbandes und der posterolateralen Bandkapselstrukturen. Mit spezifischen Übungen wird die Muskulatur koordinativ geschult, um die Stabilität zu verbessern (➤ Abb. 35.1).

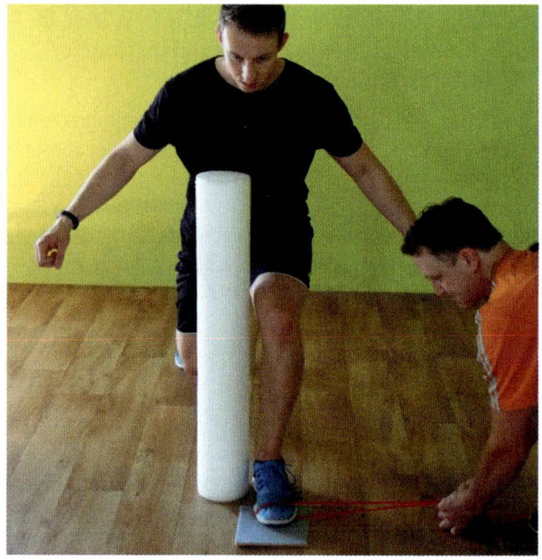

Abb. 35.4 Aufbau der Rotationsstabilität [P423]

viel Disziplin und eine hohe Motivation für das selbstständige Üben erwartet werden.

Schwellungsreduktion

Die Schwellung ist ein wichtiger Wiederbefundparameter. Es sollte darauf geachtet werden, dass sie konsequent abnimmt. Eine zunehmende Schwellung ist ein wichtiger Hinweis dafür, dass die Intensität reduziert werden muss, selbständiges Messen ist daher unerlässlich.

Heimprogramm

Das Heimprogramm enthält sehr viele Übungen, die während der Therapie erlernt werden (➤ Tab. 35.2).

Remodellierungsphase

Ziel in dieser Phase ist es, das Bindegewebe durch stetige Belastungssteigerung wieder belastbarer für Beschleunigungs- und Schnelligkeitsbewegungen zu machen.

- Wenn die Beinkraft in den Hauptübungen symmetrisch ist, können andere Methoden gewählt werden, die mit Schnellkraft (je nach Trainingserfahrung) oder mit Aufbau der beschleunigten Bewegungen arbeiten.
- Ein sehr wichtiger Aspekt der Rehabilitation ist der Aufbau des Sprungs (erst zweibeinig, dann einbeinig). Es wird ein Criteria-based-Programm mit 13 Schritten zum Sprungaufbau absolviert.
- Sobald Sprünge technisch korrekt ausgeführt werden, wird die dynamische Kniestabilität in ventraler Richtung trainiert. Primär wird die Beschleunigungsfähigkeit in der Vor- und Rückwärtsbewegung verbessert. Sobald Herr H. dies beherrscht, wird die Stabilität in die laterale Richtung aufgebaut, bis schlussendlich Stop-and-Go mit Rotationskomponenten trainiert werden kann.

Reintegrationsphase

In dieser Phase wird das traumatisierte Gewebe wieder reinerviert und somatosensorisch im ZNS reintegriert. Daher stehen hier die Koordination und schnelle Bewegungen mit funktionellem Charakter im Fokus:

- Weiterer Aufbau der Stop-and-Go-Elemente mit Ablenkung (Zählen, Rechnen, Ballwerfen etc.)
- Dynamische Stabilität in alle Richtungen inklusive Rotationsmomente auf das Knie mit fremdeinwirkenden Kräften

35

- Sprungformen mit Richtungswechsel und Ablenkung ohne/mit Vorermüdung
- Kampfsportelemente für Polizisten
- Elemente aus dem Hindernislauf und dem Floorball (1 vs. 1)

35.6 Evidenzbasierte Zusammenfassung

Eine rein konservative Behandlung nach einer VKB-Ruptur ist durchaus möglich (Frobell 2010, Grindem 2012). Wichtigste Faktoren zur Entscheidungshilfe für eine konservatives Vorgehen sind geringe Zusatzverletzungen sowie die Abwesenheit einer funktionellen Instabilität auf dem gewohnten Aktivitätsniveau bei Alltagstätigkeiten, Arbeit und Sport (Hurd 2008, Petersen 2009). Die konservative Nachbehandlung der Kreuzbandruptur bedarf eines sehr systematischen Aufbaus bezüglich koordinativen Schwierigkeitsgrads, Kraft und Schnelligkeit. Hierbei dienen die Wundheilungsphasen als Grundraster, auf welchem Kriterien zur Progression und Assessments bestimmt werden.

Mit dieser Vorgehensweise beherrschte Herr H. nach sieben Monaten einbeinige Sprünge unter erschwerten Umständen und konnte Stop-and-Go-Bewegungen ausführen. Nach neun Monaten fing er wieder mit Stop-and-Go-Sportarten an und nach zwölf Monaten spielte er auch wieder Floorball sowie Eishockey.

LITERATUR

Ageberg E., Pettersson A. et al. (2007). 15-Year Follow-up of Neuromuscular Function in Patients With Unilateral Nonreconstructed Anterior Cruciate Ligament Injury Initially Treated With Rehabilitation and Activity Modification. The American Journal of Sports Medicine, 35(12), 2.109–2.117.

Eitzen I. et al. (2010). A Progressive 5-Week Exercise Therapy Program Leads to Significant Improvement in Knee Function Early After Anterior Cruciate Ligament Injury. Journal of Orthopedic and Sports Physical Therapy, 40(11), 705–721.

Filbay S.R. et al. (2015). Quality of life in anterior cruciate ligament-deficient individuals: a systematic review and meta-analysis. Br J Sports Med, 49(16), 1.033–1.041.

Frobell R.B. et al. (2010). A Randomized Trial of Treatment for Acute Anterior Cruciate Ligament Tears. N Engl J Med, 363(4), 331–342.

Grindem H. et al. (2012). A Pair-Matched Comparison of Return to Pivoting Sports at 1 Year in Anterior Cruciate Ligament–Injured Patients After a Nonoperative Versus an Operative Treatment Course. American journal of Sportsmedicine, 40(11), 2.509–2.516.

Hurd W.J. et al. (2008). A 10-Year Prospective Trial of a Patient Management Algorithm and Screening Examination for Highly Active Individuals With Anterior Cruciate Ligament Injury. The American Journal of Sports Medicine, 36(1), 48–56.

Kessler M.A. et al. (2008). Function, osteoarthritis and activity after ACL-rupture: 11 years follow-up results of conservative versus reconstructive treatment. Knee Surgery, Sports Traumatology, Arthroscopy, 16(5), 442–448.

Kocher M.S. et al. (2004). Relationships Between Objective Assessment of Ligament Stability and Subjective Assessment of Symptoms and Function After Anterior Cruciate Ligament Reconstruction. The American Journal of Sports Medicine, 32(3), 629–634.

Lohmander L.S. (2004). High Prevalence of Knee Osteoarthritis, Pain, and Functional Limitations in Female Soccer Players Twelve Years After Anterior Cruciate Ligament Injury. Arthritis & Rheumatism, 50(10), 3.145–3.152.

Lubowitz J.H., Bernardini B.J., Reid J.B. (2008). Current Concepts Review: Comprehensive Physical Examination for Instability of the Knee. Am. J. Sports Med, 36(3), 577–594.

Petersen W., Zantop T. (2009). Das vordere Kreuzband. Köln: Deutscher Ärzteverlag.

Waldén M. et al. (2015). Three distinct mechanisms predominate in non-contact anterior cruciate ligament injuries in male professional football players: a systematic video analysis of 39 cases. Br J Sports Med, 49(22), 1.452–1.460.

FALL

36 Patellofemorales Schmerzsyndrom (PFSS)

Arjen van Duijn

Leitsymptome: Schmerz – verändertes Bewegungsverhalten – verminderte Kraft

mittel

Definition

Patellofemorales Schmerzsyndrom

Ursache sowie Schmerzquelle des patellofemoralen Schmerzsyndroms sind noch unklar. Als kausale Faktoren werden Beinachsenabweichung, abweichende Fußstellung, Kraftdefizit des M. quadriceps und der Hüftabduktoren sowie diverse Muskelverkürzungen in Betracht gezogen. In vielen Fällen besteht auch ein Missverhältnis zwischen Belastung und Belastbarkeit. Das PFSS kann therapeutisch durch Übungsprogramme erfolgreich behandelt werden.

36.1 Vorgeschichte

Die Patientin ist eine fünfzehnjährige Schülerin und begeisterte Volleyballspielerin. Seit einigen Wochen hat sie Schmerzen rund um die Kniescheibe, vor allem beim Volleyballtraining. Da die Beschwerden in letzter Zeit zunehmen, haben sich die Eltern entschlossen, mit ihr zum Hausarzt zu gehen.

In diesem Fallbeispiel werden folgenden Fragen analysiert und beantwortet:

1. Wie behandelt man ein Knie mit erhöhter Reizlage?
2. Wie stellt man ein Gleichgewicht zwischen Belastung und Belastbarkeit her?
3. Wie gestaltet man einen progressiven Kraft- und Belastungsaufbau?
4. Welche Vorgehensweise wird für das neuromuskuläre Training zur Bewegungskorrektur angewendet?

36.2 Untersuchungsbefunde

36.2.1 Medizinische Befunde

Die ärztliche Diagnose lautet **„patellofemorales Syndrom beidseits“.** Die radiologische Abklärung ergab keine nennenswerte Abweichung der Patella oder ihres Gleitlagers. Der Hausarzt verordnete Physiotherapie.

36.2.2 Physiotherapeutische Anamnese

Auftreten der Symptome

Die Patientin trainiert seit drei Monaten zusätzlich zum Mannschaftstraining auch in einer Regionalauswahl. Sie hat nun dreimal pro Woche Training und in der Saison zusätzlich samstags Turniere. Etwa zwei Monate nach Beginn der zusätzlichen Belastung spürte sie einen stechenden, manchmal auch dumpfen Schmerz rund um beide Kniescheiben: Der Schmerz ist schwer lokalisierbar, wird parapatellar angezeigt, liegt eher tief und ist auf beiden Seiten etwa gleich stark. Zunächst traten die Schmerzen ausschließlich nach dem Training auf, seit einem Monat werden die Beschwerden nun stärker und verschlimmern sich bei Belastung.

Angriffs- und Blocksprünge im Volleyball lösen nach ungefähr einer halben Stunde Training Schmerzen der Intensität 4/10 auf der Numeric Rating Scale (NRS) aus, trotzdem kann sie aber weiter trainieren. Ungefähr eine Stunde nach Trainingsende haben sich die Beschwerden auf NRS 1/10 reduziert.

Im Alltag treten die Schmerzen beim Aufstehen nach der Lektion im Schulunterricht auf (NRS 3/10), reduzieren sich dann durch Bewegung innerhalb von zehn Minuten auf NRS 0/10.

Erste Hypothesen

Die Beschwerden lokalisieren sich hauptsächlich rund um die Kniescheibe und die umliegenden Strukturen. Das Kniegelenk, insbesondere die parapatellaren Strukturen, muss deshalb gründlich untersucht werden. Fuß- und Hüftgelenk werden ebenfalls geprüft und eventuell differenzialdiagnostische Tests angewendet. Mit hoher Wahrscheinlichkeit handelt es sich um eine „Overuse"-Problematik und einem nozizeptiven Schmerzmechanismus. Die Dauer der Beschwerden muss jedoch berücksichtigt werden. Eine vollständige Untersuchung mit Reproduktion der Symptome durch funktionelle Tests ist möglich.

⚠ **VORSICHT**

Differenzialdiagnosen bei patellofemoralen Beschwerden

Da sich die Patientin noch im Wachstum befindet, müssen in Anamnese und physischer Untersuchung folgende Differenzialdiagnosen beachtet werden (Crossley 2016):

- Patellaspitzensyndrom
- Morbus Osgood-Schlatter/Morbus Sinding-Larsen
- Patellaluxation oder -subluxation
- Partialruptur Lig. patellae oder der Quadrizepssehne
- Osteochondritis dissecans
- Nach Trauma: Evaluation von Schwellungen und Strukturtests an Kreuzbändern, Menisken und Kollateralbändern
- Morbus Perthes des Hüftgelenks
- Systemische Krankheiten aus dem rheumatischen Formkreis

36.2.3 Evaluation des Gesundheitszustands nach ICF

Personenbezogene Faktoren

Die Schülerin ist normalgewichtig und hat eine alterskonforme Größe nach einem Wachstumsschub in jüngerer Zeit. Sie erzählt, dass sie sich mit zwölf Jahren den rechten Oberschenkel beim Skifahren gebrochen hat, außerdem trägt sie Schuheinlagen, jedoch nicht gerne.

Funktions- und Strukturebene

Die Schmerzen entstehen bei belastenden Aktivitäten und in Situationen mit lang andauernder Flexion.

Inspektion

Es besteht eine Abweichung der Beinachse, die durch eine beidseitige Valgusstellung des Knies sichtbar wird. Die Patientin kann die Abweichung auf Aufforderung hin aktiv durch aktive Eversion der Fußgelenke und Außenrotation in den Hüftgelenken korrigieren.

Die Beinmuskulatur, insbesondere der M. quadriceps femoris, ist schwach ausgeprägt.

Aktive Beweglichkeit

- **Funktionelle Demonstration:** Eine zweibeinige Kniebeuge löst keine Schmerzen aus, bei der einbeinigen Kniebeuge treten links und rechts um die Kniescheibe herum bei 45° Knieflexion Schmerzen auf (NRS 2/10), bei zehn Wiederholungen steigt der Schmerz auf NRS 4/10. Auch hier fällt ein Kontrollverlust der Beinachse in die valgisierende Richtung auf. Beim zweibeinigen Strecksprung auf der Stelle wird bei Absprung und Landung ebenfalls ein Kontrollverlust der Beinachsen auf beiden Seiten sichtbar. Die Sprunghöhe ist gering (25 cm).
- **Gangbild:** Es zeigt sich eine bilaterale Eversion der Fußgelenke, die sich in der mittleren Standbeinphase verstärkt.
- **Kraft:** Mithilfe von Kniestreckgerät und Beinpresse wird die Kraft des M. quadriceps femoris

gemessen, die der Hüftabduktoren an den entsprechenden Geräten. Bei diesen Tests ist die Kraft im Vergleich zu gleichaltrigen Mädchen eher schwach ausgeprägt, die Schmerzen sind gering (NRS 0–1/10).
- Beim **Patella-Tracking-Test** treten in der endgradigen Extension leichte Abweichungen der Patella nach lateral auf.
- Die **Fußgelenke** zeigen eine vermehrte Eversion beim Wechsel vom beidbeinigen zum einbeinigen Stand, rechts stärker als links.

Passive Beweglichkeit

- **Patella:** Der mediolaterale Beweglichkeitstest (zwei Längsquadranten) ist symmetrisch.
- Die laterale Seite der Patella ist beidseits bei der **Palpation** leicht druckdolent, insbesondere im Bereich des Retinaculum patellae laterale.
- **Muskellängen:** Der Thomas-Test zeigt eine leichte Verkürzung der ventralen Oberschenkelmuskulatur

KLINISCHER HINTERGRUND

Tests auf PFSS

Es gibt keinen Goldstandard für einen Test auf PFSS, der als diagnostisches Hilfsmittel eingesetzt werden könnte. Die folgende Liste zeigt Test, die eine ausreichende Zuverlässigkeit aufweisen (Fredericson 2006):
- **Patellar-Tracking-Test:** Der Weg der Patella nach kranial bei der Extensionsbewegung wird beobachtet; eine Bewegung nach lateral am Bewegungsende ist ein Indiz für eine Pathologie.
- **Patella-Beweglichkeitstests:** Die Patella wird vertikal in vier Längsquadranten eingeteilt. Wenn die Patella bei der lateralen Gleitbewegung um mehr als drei Längsquadranten verschiebbar ist, wird dies als pathologisch eingestuft (Indikator für eine Instabilität/Subluxation/PFSS).
- **Palpation** der horizontalen lateralen und medialen Retinakuli. Bei einem PFSS sind das Retinaculum patellae laterale und die Insertion des M. vastus medialis oft druckdolent.
- **Patellar-Tilt-Test:** Bei neutraler Rotationsstellung des Oberschenkels wird die Rotation der Patella um die longitudinale Achse betrachtet: Steht der laterale Rand der Patella höher als der mediale, so ist dies ein Indiz für ein PFSS.

Die folgenden Teste sind zurzeit noch nicht ausreichend wissenschaftlich untersucht, um eine valide Aussage über ihre diagnostische Aussagekraft bezüglich des PFSS zu machen:
- Kompressionstest, Krepitationen
- Sub-/Luxationstests
- Vergrößerter Q-Winkel: gemessen durch eine virtuelle Linie von der Spina iliaca anterior superior zur Mitte der Patella, von dort aus zur Insertion der Sehne an der Tuberositas tibiae

KLINISCHER HINTERGRUND

Beitragende Faktoren zum PFSS

Die Ursache der Beschwerden bei einem PFSS sind nicht immer eindeutig. Es gibt jedoch gewisse prädisponierende Faktoren:
- Adipositas und Inaktivität: Der Druck auf das durch die Inaktivität qualitativ schlechte subchondrale Gewebe ist wahrscheinlich erhöht. Die Prognose ist bei der Kombination dieser Faktoren ungünstig.
- Allgemeine Bandlaxität.
- Verlust der Beinachse bei Bewegungen.
- Schwäche der Beinmuskulatur, namentlich der Hüftabduktoren und des M. quadriceps femoris.
- Form der Patella und des lateralen Condylus femoris (dysplastische Veränderungen).
- Patellar-Tracking-Sign: Lateralisation der Patella bei der endgradigen Extension des Knies.
- Muskelverkürzungen des M. quadriceps femoris erhöhen den retropatellaren Druck. Bezüglich der Muskellänge der ischiokruralen Muskulatur ist die Datenlage unklar. Auch eine Verkürzung des Tractus iliotibialis, gemessen durch den Obers-Test, wird mit dem PFSS in Verbindung gebracht.
- Knee-Spine-Syndrom: Bei älteren Patienten mit einem PFSS konnte nachgewiesen werden, dass die Inklination des Sakrums um 5° reduziert ist.

Zurzeit untersucht man, ob Subgruppierungen des PFSS möglich sind. Patienten mit einem PFSS könnten demnach einer der drei Gruppen zugeteilt werden (Selfe 2016):
- Abduktorenschwäche
- Muskelverkürzung
- Pes planovalgus

Partizipationsebene

Auf der Partizipationsebene ist die Schülerin durch die Schmerzen leicht eingeschränkt beim Sport.

➢ Abb. 36.1 fasst den Gesundheitszustand nach ICF-Kriterien zusammen.

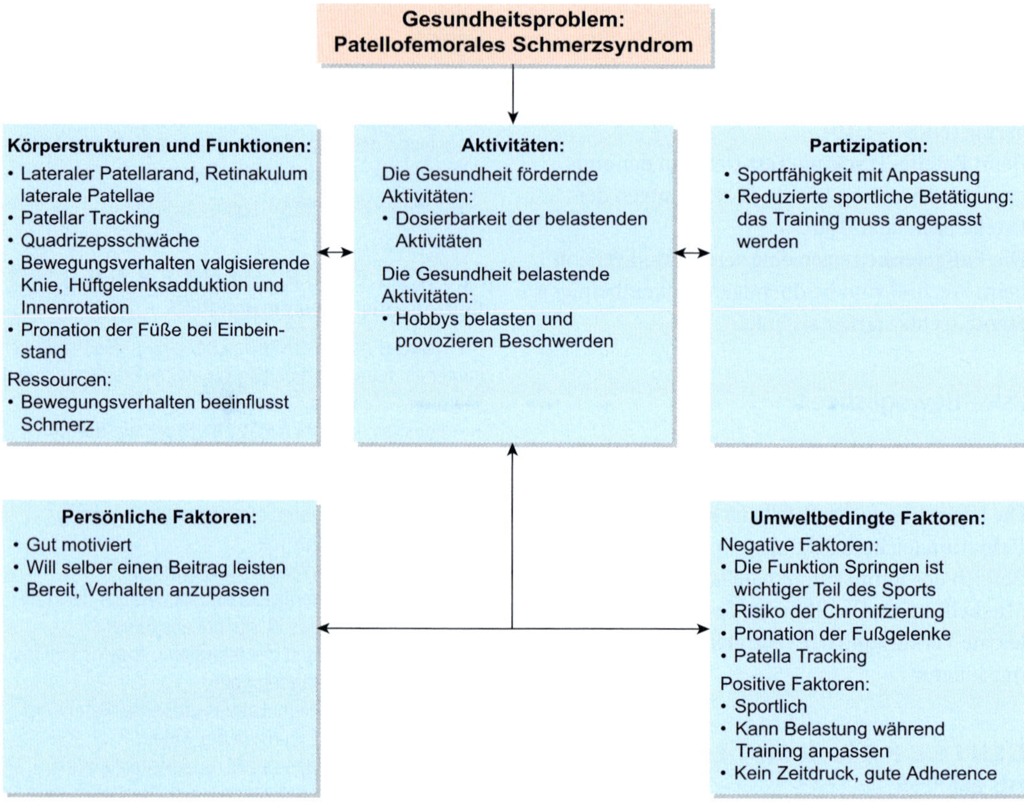

Abb. 36.1 Ergebnisse der Evaluation nach ICF [L231]

36.3 Zusammenfassung der Befunde

Pathobiologische Mechanismen

Die Schmerzmechanismen sind zu einem großen Teil nozizeptiver Natur. Die Ursache der Beschwerden liegt höchstwahrscheinlich in einer Überlastungssituation (Kategorie: Overuse) in Kombination mit ungenügender Belastbarkeit. Ob die folgenden Faktoren Ursache, Folge, beitragend oder unterhaltend sind, kann nicht mit Sicherheit gesagt werden. In einer ersten Hypothese werden die Zusammenhänge folgendermaßen festgelegt: Durch schnelles Wachstum sowie ungenügende Kraft bei steigender Belastung in Kombination mit einem veränderten Bewegungsverhalten entsteht eine Überlastung im lateralen retropatellaren Bereich. Zudem hat das patellare Tracking negative Auswirkungen auf die Dysfunktion.

Quellen der Symptome

Als Quelle der Symptome kommen die Kniescheiben infrage, möglicherweise sind auch noch weitere Strukturen, die mit ihnen in Verbindung stehen, involviert. Durch Palpation lassen sich die Schmerzen bilateral am lateralen Rand der Patella reproduzieren.

WAS WÄRE, WENN …

… die Beschwerden nicht oder nur langsam besser werden?

Auf dieses Szenario muss man sich gefasst machen. Das PFSS reagiert allgemein nur langsam auf eine Therapie, es bedarf daher auch großer Disziplin der meist jungen

Patienten, um die relativ eintönigen Übungen regelmäßig durchzuführen.
In der vorliegenden Situation wird die Prognose als günstig erachtet. Studien heben jedoch hervor, dass keineswegs alle Patienten mit PFSS von der Therapie profitieren. Die Anzahl Patienten, die über Jahre hinweg chronische Beschwerden entwickeln, ist beträchtlich (Selfe 2013).

Gedanken der Patientin über das Problem

Die Schülerin hatte noch nie ähnliche Beschwerden. Sie macht sich Sorgen, da sie auf keinen Fall mit ihrem Hobby Volleyballspielen aufhören möchte. Außerdem verbindet sie mit ihrem Hobby auch ein starkes soziales Umfeld. Sie zeigt sich motiviert, durch Übungen oder sogar ein Training in einem Fitnesscenter ihr Problem aktiv angehen zu wollen.

36.4 Physiotherapeutische Zielsetzung

Hauptziel ist es, durch eine verbesserte Belastbarkeit langfristig die Funktionen zu verbessern sowie die Schmerzen zu reduzieren, um somit die Aktivitäten des täglichen Lebens sowie den Sport wieder ausführen zu können.

Nahziele

- Besprechung der Untersuchungsresultate und ihrer Zusammenhänge, Erklärung der Arbeitshypothese und dem daraus abgeleiteten therapeutischen Vorgehen.
- Unterstützung der Motivation der Patientin, um so mit einem systematischen Aufbau das Ziel erreichen zu können.
- Das erste Heimprogramm soll innerhalb von zwei Wochen schmerzfrei durchgeführt werden können.
- In der Therapie starken Einfluss auf die Koordination nehmen, durch das Koordinationstraining Verbesserung der Statik und die folgende dynamische Bewegungsausführung.
- Erstellen diverser Übungsprogramme: Verbesserung der Belastbarkeit durch das Krafttraining sowie Beeinflussung der Muskellänge.

KLINISCHER HINTERGRUND

Therapie des PFSS

Die meisten Autoren sind sich heutzutage einig, dass eine aktive Rehabilitation die effektivste Therapie bei PFSS ist (Crossley 2016). Es gibt zwar weder ein standardisiertes Vorgehen noch Guidelines, die unterschiedlichen Faktoren können jedoch durch den Befund analysiert werden. Die Intervention stützt sich im Anschluss auf die Befundergebnisse. Zudem besteht bezüglich der Behandlung ein weiterer Konsens: Die der Belastung der Patella und der parapatellaren Strukturen muss in den Übungen graduell gesteigert werden. Ein Training der Hüftabduktoren trägt außerdem zur Korrektur der Beinachsen bei (Earl 2011).

PRAKTISCHER TIPP

Implizites Lernen und External Focus of Control

Viele Therapeuten befürchten (nicht ganz zu Unrecht), dass Patienten die erlernten Muster zur Beinachsenkorrektur während der Behandlung zwar korrekt durchführen, beim Sport aber gleich wieder vergessen und in alte Bewegungsmuster zurückfallen. Um diesem Mechanismus vorzubeugen, sollten die folgenden zwei Elemente des motorischen Lernens so oft wie möglich in die Übungstherapie integriert werden (Hodges 2012, Benjaminse 2015):

- **Implizites Lernen:** Um die erlernte Bewegung in der Praxis besser anwenden zu können, ist eine Bewegungsvorstellung mithilfe von Analogien (z. B. „Stell Dir vor, du hast zu weite Hosen an und sie drohen, dir beim Springen über die Knie runterzurutschen") wirksamer als die Bemerkung: „Achte darauf, keine X-Beine zu machen".
- **External Focus of Control:** Hierbei wird die optimale Bewegung mithilfe externer Referenzpunkte angebahnt (z. B. Schnur, Keule, aufgestellte Pilates-Rollen), anstatt „innere" Referenzpunkte anzugeben (z. B. „Achte darauf, dass das Knie sich nicht zu weit über den Fuß hinausbewegt").

Fernziele

- Steigerung der Belastbarkeit bis zu sportspezifischem Training
- Sekundärprävention durch Information und Instruktion bezüglich dem Verhalten bei erneutem Auftreten von Schmerzen
- Erhalt der Motivation über lange Zeit

Prognose

Die Prognose ist günstig, da die Pathologie noch nicht lange besteht, die Schmerzen gering sind und die Patientin motiviert genug scheint, eine aktive Rehabilitation anzugehen. Ein weiterer günstiger Faktor ist, dass die indizierten therapeutischen Maßnahmen für diese Problematik aus wissenschaftlicher Sicht effektiv sind. Wenn die Bereitschaft zum selbstständigen Trainieren hoch ist, kann nach zwei Monaten mit ersten positiven Resultaten gerechnet werden.

36.5 Physiotherapeutische Maßnahmen

Grundlage für die Auswahl der Übungen ist die Einschätzung der biomechanischen Belastung der Patella sowie der Schwierigkeitsgrad in der Koordination. In einer ersten Sitzung wird das erste Programm vollständig durchgeführt und die Übungen in Bezug zu den Schmerzen beurteilt und bei Bedarf abgeändert. Als nächstes werden Umfang und Intensität festgelegt, auch für das Heimprogramm.

In der ersten Sitzung wurde der Patientin erklärt, dass sie selbst einen elementaren Beitrag zum Therapieerfolg leisten muss. Sie ist sich dessen bewusst und bereit, zweimal täglich zu Hause die Übungen durchzuführen.

Erstes Heimprogramm

Therapeutisches Ziel

- Schmerzfreier Belastungsaufbau der retropatellaren Zone der Patella (➤ Abb. 36.2)
- Kräftigung der für die Beinachse relevanten Muskulatur des Hüft- und Fußgelenks
- Koordinatives Beinachsentraining

Die Dauer der einzelnen Phasen hängt davon ab, ob die Patientin die Übungen schmerzfrei durchführen kann: Sobald dies erreicht ist, kann zum nächsten Programm gewechselt werden (diese Patientin brauchte hierfür drei Wochen).

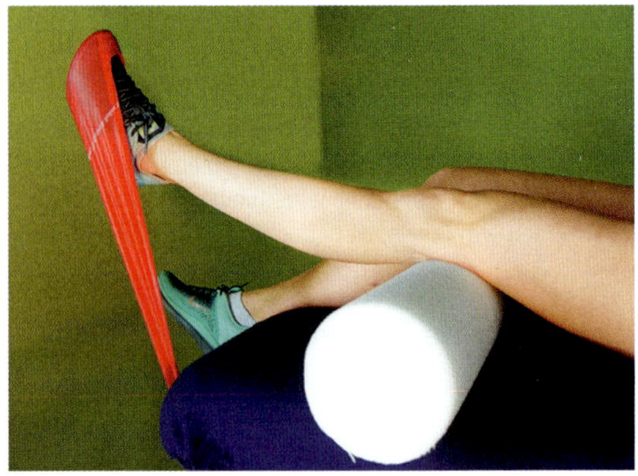

Abb. 36.2 Belastungsaufbau der retropatellaren Zone [P423]

Übungen

„Retropatellar"

- Im Langsitz mit extendierten Knien: M. quadriceps femoris anspannen durch Druck der Kniekehle auf die Unterlage.
- Im Langsitz mit extendierten Knien: wie in der ersten Übung, jedoch in Kombination mit Außenrotation der Hüfte und Anheben des gestreckten Beins in der Hüfte.
- Wie zweite Übung, aber im Langsitz mit leichter Flexion des Knies (aufgerolltes Handtuch unter dem Knie).
- Wie zweite Übung, aber im Sitzen mit 90°-Flexion im Knie, Fuß nicht am Boden.

Hüftgelenk

- In Seitenlage Anheben des gestreckten Beins (Abduktorentraining) in verschiedenen Flexionswinkeln des Hüftgelenks
- Side-Bridging mit gebeugten Knien
- Einbeiniges Bridging in Rückenlage

Koordination

- Einbeinstand mit gestrecktem Knie: Flexions- und Extensionsbewegungen des Knies um 10° mit Kontakt zu einer an der Außenseite des Knies gespannten Schnur (External Focus auf Beinachse).
- Ausfallschritt mit 20°-Knieflexion, das vordere Bein steht zwischen zwei Plastikflaschen: Knieflexions- und Extensionsbewegungen (maximal 10°), ohne die Flaschen umzuwerfen.

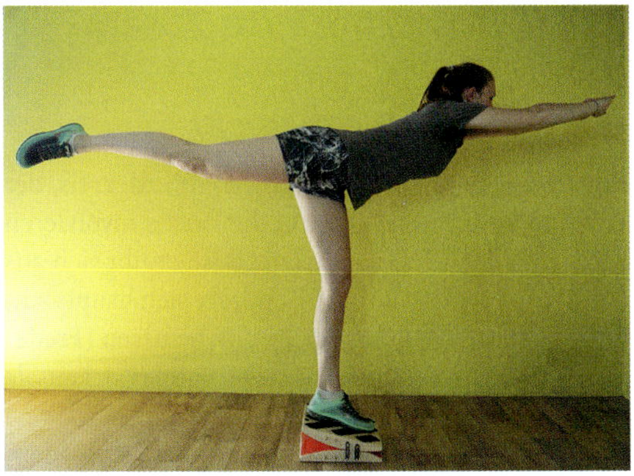

Abb. 36.3 Standwaage auf instabilem Untergrund [P423]

- Gehen auf dem Teppichrand, dabei steht die laterale Seite des Fußes auf dem Teppich (Eversion während der Standbeinphase).
- Standwaage im Einbeinstand mit gestrecktem Knie. Die Hüfte hat auf Höhe des Trochanters Kontakt mit einem gespannten Seil oder einem Tisch. Dabei sollte das Becken mit dem Seil in Kontakt bleiben. Erhöhte Schwierigkeitsstufe: Standwaage mit der Außenseite des Fußes auf dem Teppichrand oder auf instabilem Untergrund (➤ Abb. 36.3).

Zweites Heimprogramm

Therapeutisches Ziel

- Belastung des retropatellaren Bereichs erhöhen und Belastbarkeit steigern
- Vergrößerung des Knieflexionswinkels in den Übungen

Übungen

„Retropatellar"
- Zweibeinige Kniebeuge im Stand, Bewegungsausmaß bis kurz vor dem ersten Schmerz. Wichtig: Kontrolle der Beinachse mittels External Focus of Control (Seile an der Außenseite auf Kniehöhe geben die Beinachse vor)
- Beinpresse: Gewicht so schwer einstellen, dass die Kniebeuge über 20 Wiederholungen schmerzfrei durch das größtmögliche Bewegungsausmaß durchgeführt werden kann. Alternative für zu Hause: Kniebeugen gestützt zwischen zwei Stühlen durchführen.
- Demi-Plié-Übung unter Beibehaltung der Beinachse: In leichter Außenrotation der Hüfte wird eine geringe Knieflexions- bzw. -extensionsbewegung durchgeführt: Während der Extension werden die Hüftadduktoren bewusst aktiviert, die Beinachse muss beibehalten werden.
- Squat Lunge (Kniebeuge im Ausfallschritt) mit dem vorderen Bein auf unebener Unterlage. Es sollte etwa eine 45°-Flexion des Knies erreicht werden, die Beinachse wird mittels Wackelbrett und oder Wasserflaschen kontrolliert.

Hüftgelenkmuskulatur
- Sidesquat Lunges mit geringem Bewegungsausmaß (ca. 45° Flexion im Knie)
- In der Standwaage: Flexion/Extension des Knies unter Beibehaltung der Beinachse

Fußgelenk
- Zweibeinige Supination im Stand gegen Widerstand (Thera-Band), Übungen für Zehen- und Dorsalextensoren (eventuell auch kombiniert).
- Training des M. tibialis anterior in der offenen Kette: Im Sitzen, die Füße stehen auf dem Rand einer Treppenstufe, wird ein Gewicht zwischen den Füßen eingeklemmt, anschließend werden die Fußheber aktiviert.
- Übungen auf instabilem Untergrund (z. B. Wackelbrett, Kreisel)

Drittes Heimprogramm

Therapeutisches Ziel

- Volles Bewegungsausmaß bei Bewegungen in der geschlossenen Kette mit Zusatzlast (ohne Schmerzen)
- Kontrolle der Beinachse unter vermehrt dynamischen Bewegungsabläufen

Übungen

„Retropatellar"
- Kniebeuge mit Zusatzlast (Basic Squat), langsamer Rhythmus. Zudem werden statische Haltemomen-

te in die Bewegung eingefügt (knapp unterhalb und oberhalb der schmerzhaften Position).

- Step-up mit Zusatzlast, Step-down ohne Zusatzlast.
- Kniebeugen im Ausfallschritt mit Zusatzlast.
- Einbeinige Kniebeugen mit Zusatzlast.

Hüftgelenkmuskulatur

- In der Standwaage Außenrotation des Beckens in geschlossener Kette, eventuell mit Gleichgewichtsübungen auf Kreisel oder Schaumstoffunterlage, anschließend Sprünge in dieser Ausgangsposition.
- Vorwärts und seitwärts springen zwischen zwei Seilen.
- In verschiedenen Hüftgelenkspositionen auf einen Kreisel springen und stabil landen.

Fußgelenk

- Absprung mit kontrollierter Fußposition (Laserpointer auf instabiler Unterlage)
- Schnelle Feet Tripplings mit Kontrolle der Pronation

Sportspezifische Sprünge

In diesem Teil werden die für Volleyball wichtigen Sprünge geübt.

Verlauf

Als Wiederbefundparameter diente das subjektive Schmerzempfinden bei zwei Hauptbewegungen, die den Schmerz provozieren: die zweibeinige Beinpresse und die einbeinige Kniebeuge.

Die Therapie konnte nach vier Monaten und insgesamt zwölf Sitzungen abgeschlossen werden. Die Patientin war am Ende der Behandlung schmerzfrei und konnte das Volleyballtraining ohne Beschwerden absolvieren. Bei erneutem Auftreten von Symptomen fängt sie wieder mit Übungen aus dem ersten Heimprogramm an.

36.6 Evidenzbasierte Zusammenfassung

Das PFSS ist ein hartnäckiger Beschwerdekreis, der mehrere Strukturen rund um die Patella involvieren kann (Brukner 2007). Die Diagnose ergibt sich aus der Anamnese und einigen Tests, die sich hauptsächlich mit der Bewegung der Patella befassen (Fredericson 2006). In den meisten Fällen kann man kausale oder beitragende Faktoren wie reduzierte Kraft, verkürzte Muskulatur und abweichende Beinachse identifizieren (Selfe 2013). Die aktive physiotherapeutische Intervention ist eine zentrale Komponente in der Behandlung des PFSS (Crossley 2016). Es bedarf eines strukturierten Übungsprogramms, das der Patient diszipliniert durchführen muss.

LITERATUR

Benjaminse A. et al. (2015). Optimization of the Anterior Cruciate Ligament Injury Prevention Paradigm: Novel Feedback Techniques to Enhance Motor Learning and Reduce Injury Risk. journal of orthopaedic & sports physical therapy, 45(3), 170–182.

Brukner P., Kahn K. (2007). Clinical Sports Medicine. New York: McGraw Hill.

Crossley K. M. et al. (2016). Patellofemoral Pain Consensus Statement from the 4th International Patellofemoral Pain Research Retreat, Manchester. Part 2: recommended physical interventions (exercise, taping, bracing, foot orthoses and combined interventions). British Journal of Sports Medicine, 50(14), 844–852.

Crossley K. M. et al. (2016). Patellofemoral pain. British Journal of Sports Medicine, 50(4), 247–250.

Earl J. E., Hoch A. Z. A (2011). Proximal Strengthening Program Improves Pain, Function, and Biomechanics in Women With Patellofemoral Pain Syndrome. Am J Sports Med, 39(1), 154–163.

Fredericson M., Yoon K. (2006). Physical examination and Patellofemoral Pain Syndrome. American Journal of Physical Medicine & Rehabilitation, 85(3), 234–243.

Hodges N. J., Willams A. M. (2012). Skill Acquisition in Sport, Research, Theory and Practice. second edition. London and New York: Routledge, Taylor and Francis group.

Selfe J. et al. (2013). Targeted interventions for patellofemoral pain syndrome (TIPPs): classification of subgroups. British Medical Journal, 3(9), e003795.

Selfe J. et al. (2016). Are there three main subgroups within the patellofemoral pain population? A detailed characterisation study of 127 patients to help develop targeted intervention (TIPPs). British Journal of Sports Medicine, 50(14), 873–880.

FALL

37

Arjen van Duijn

Gonarthrose

Leitsymptome: Schmerz – Bewegungseinschränkung – reduzierte Belastbarkeit

mittel

Definition

Gonarthrose

Bei der Gonarthrose handelt es sich um einen degenerativen Prozess, der hauptsächlich den Gelenkknorpel tangiert, jedoch zeitgleich auch eine Anpassungsreaktion von fast allen Gelenkstrukturen auslöst. An Symptomen stehen Schmerzen und eingeschränkte Beweglichkeit im Vordergrund, die zu reduzierter Belastbarkeit und folglich oft zu Überlastung führen. Die Physiotherapie zielt darauf ab, diesen Circulus vitiosus zu unterbrechen.

37.1 Vorgeschichte

Herr S. ist ein 67-jähriger, aktiver Mann, der gerne wandert und Mountainbike fährt. In seiner Jugend hatte er diverse Operationen am rechten Knie. In den letzten Jahren entstanden nun Beschwerden, die zunehmend stärker wurden. Das Hauptproblem ist, dass seine Belastungsfähigkeit beim Radfahren und Wandern durch Schmerzen im rechten Knie negativ beeinflusst wird. Er möchte an dieser Situation etwas ändern, sodass er sein Ziel, mit dem Fahrrad nach Santiago de Compostela zu fahren, verwirklichen kann. Deshalb stellte sich Herr S. beim Orthopäden vor.

Eine MRT-Abklärung zeigte eine generalisierte Gonarthrose im rechten Knie. Im medialen Gelenkkompartiment handelt es sich um eine Arthrose Grad 2–3, im lateralen Kompartiment vom Grad 2. An beiden Gelenkspartnern finden sich Randosteophyten. Das patellofemorale Gelenk ist in gutem Zustand.

Der Spezialist empfiehlt vorerst keine arthroskopischen Gelenk-Nettoyage, da diese die Arthroseprogredienz tendenziell erhöht. Er möchte primär eine physiotherapeutische Behandlung mit aktiver Intervention einsetzen (Kirkley 2008).

KLINISCHER HINTERGRUND

Einteilung der Arthrose

Es existieren verschiedene Systeme zur Beurteilung des Schweregrads einer Arthrose. Das System von **Outerbridge** wird durch ein MRT oder intraoperativ durch den Chirurgen beurteilt. Es bezieht sich auf Knorpelhärte und Defekttiefe. Eine andere richtet sich nach dem Degenerationsgrad in Bezug zu den verschiedenen Knorpelzonen: Ist lediglich die oberste Zone (Zone 1) betroffen, spricht man von einer Arthrose vom Grad 1 (➤ Abb. 37.1).

In diesem Fallbeispiel werden folgende Fragen analysiert und beantwortet:

- Wie entsteht die posttraumatische Arthrose?
- Welche Faktoren haben positiven/negativen Einfluss auf den Pathomechanismus der Arthrose?
- Welche therapeutischen Interventionen sind effektiv bei der Behandlung der Arthrose?

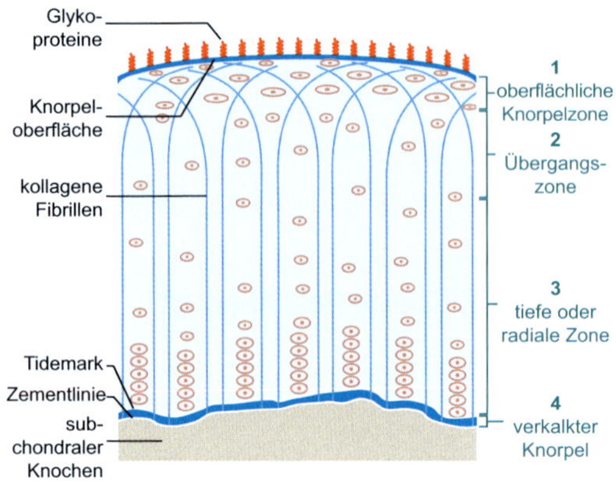

Abb. 37.1 Knorpelzonen und Beschädigungen [L231]

37.2 Untersuchungsbefunde

37.2.1 Physiotherapeutische Anamnese

Auftreten der Symptome

Herr S. berichtet, dass sich das Kniegelenk morgens steif anfühlt, er hat Anlaufbeschwerden und die Beweglichkeit ist reduziert. Tagsüber sind die Beschwerden abhängig von der Art der Aktivität. Radfahren ist auch länger möglich, Joggen nur für kurze Zeit. Der Patient formuliert ein klares Ziel: Er möchte unbedingt diese „Negativspirale" durchbrechen und wieder Kondition aufbauen, damit er seine Fahrradtour realisieren kann. Er befürchtet, wenn es so weitergeht, wird bald eine Operation notwendig sein.

37.2.2 Evaluation des Gesundheitszustands nach ICF

Personenbezogene Faktoren

Vorgeschichte

In seiner Jugend erlitt Herr S. beim Fußballspielen einen Riss des medialen Seitenbands im rechten Knie, und der mediale Meniskus wurde beschädigt. In einer Operation wurde ein Drittel des medialen Meniskus entfernt. Später musste im gleichen Knie auch ein Fragment des lateralen Meniskus operativ entfernt werden. Nach diesem Eingriff schwoll das Knie bei größeren Belastungen wie alpinen Skitouren oder Fußballspielen jeweils leicht an und schmerzte für ein bis zwei Tage. Bis vor fünf Jahren hatte Herr S. lediglich ein- bis zweimal pro Jahr Beschwerden. In den letzten Jahren nahm die Häufigkeit der Beschwerden zu, bereits bei geringeren Belastungen reagierte das Knie mit Schmerz und Schwellung.

Aktuelle Geschichte

Es zeigt sich am rechten Knie das Bild einer leicht aktvierten Arthrose, entstanden durch das gesteigerte Training für die Fahrradtour. Herr S. spürt, dass die Beweglichkeit in alle Richtungen reduziert ist, insbesondere die Einschränkung der Extension fällt ihm auf. Er versucht, diese regelmäßig selbst zu mobilisieren, indem er das Knie in Richtung Extension „durchdrückt" oder federnd in die Hocke geht, um die ebenfalls leicht eingeschränkte Flexion zu mobilisieren.

KLINISCHER HINTERGRUND

Ursachen und Pathophysiologie der Arthrose

Ursachen:
- Nichttraumatische Arthrose: primär Übergewicht
- Traumatische Arthrose: Knorpel-, Meniskus- und Bandverletzungen (vor allem vorderes Kreuzband)

Pathophysiologischer Prozess der Knorpeldegeneration nach einem Trauma der stabilisierenden Strukturen (➤ Abb. 37.2):
- Die Gelenksflächen artikulieren nicht mehr in ihrer ursprünglichen Art und Weise.
- Knorpelzonen, die weniger belastbar sind, werden überlastet (Overuse).
- Der Knorpel versucht, zu adaptieren.
- Bei belastenden Aktivitäten reagiert der subchondrale Knochen mit Verdichtung.
- Der Knorpel wird hierdurch ebenfalls stärker belastet („gequetscht"), es entsteht ein Abrieb der Knorpeloberfläche.
- Der Abrieb setzt eine Entzündungskaskade in Gang: Chondroblasten werden inhibiert.
- Die Qualität des Knorpels wird reduziert, ein Teufelskreis entsteht (Punkte 4–7 wiederholen sich).
- Subchondraler Knochen wird überlastet, Nerven und Blutgefäße werden gereizt: C-Faser Schmerz entsteht.
- Es entstehen Osteophyten.

Resultate dieses Prozesses:
- Schmerzen (tief, dumpf, pochend, klopfend, „straffes Band ums Gelenk")

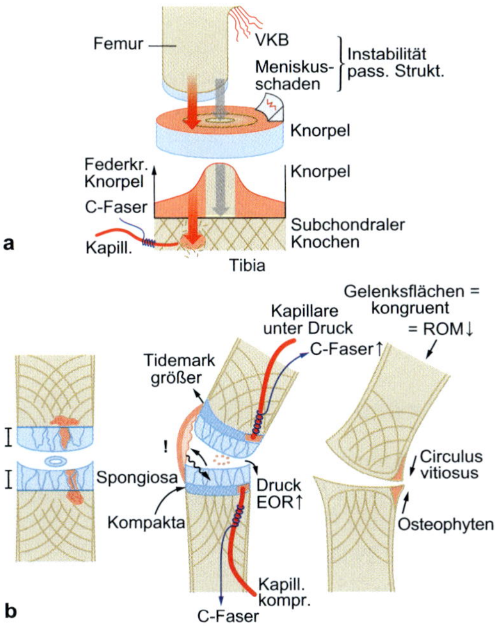

Abb. 37.2 Arthroseprozess
a) Überlastung des Knorpels durch Trauma
b) Arthroseprozess mit Osteophyten. [L231]

- Reduzierte Belastbarkeit
- Reduzierte Beweglichkeit
- Reduzierte Kraft/Funktion

Erste Hypothese

Die betroffenen Strukturen (Knorpel, subchondraler Knochen, Meniskus) aus der Vorgeschichte können die Symptomatologie erklären. Eine mögliche, aus der alten Läsion des medialen Seitenbands resultierende Instabilität hat sich anamnestisch nicht bestätigt und weitere spezielle Fragen zur Differenzialdiagnostik diesbezüglich waren negativ. Die Symptomatik hat einen strukturbezogenen Charakter. Der Schmerz wird vorerst als nozizeptiv eingestuft, obwohl die Beschwerden schon lange bestehen und eine Chronifizierung möglich ist. Da die Aktualität der Beschwerden (Irritierbarkeit und Stärke) niedrig ist und keine anderen Vorsichtsmaßnahmen oder Kontraindikationen zu beachten sind, wird eine vollständige Untersuchung mit kompletter Reproduktion der Symptome bei Bewegung geplant. Die umliegenden Gelenke werden kursorisch untersucht.

Funktions- und Strukturebene

Herr S. spürt einen intermittierenden, tiefen und dumpfen Schmerz in Femur und Tibia sowie im Gelenksspalt des rechten Knies mit der Stärke 3/10 auf der Numeric Rating Skala (NRS). Der Schmerz ist variabel und kann sich nach bestimmten Aktivitäten verschlimmern oder verbessern:

- Mountainbiken: nach vier bis sechs Stunden NRS 2/10
- Wandern in der Ebene: nach zwei Stunden NRS 2/10
- Bergablaufen: nach einer Stunde NRS 5/10
- Jogging: nach 15 Minuten NRS 5/10

Je nach Belastung reduzieren sich die Schmerzen durch Ruhigstellung nach ein bis 24 Stunden wieder.

Nach diesen Aktivitäten meldet sich auch vermehrt ein Anlaufschmerz (NRS 3/10).

Inspektion

Am rechten Knie fällt eine leichte Varusstellung auf, die aktiv ein wenig korrigiert werden kann. Rechter Ober- und Unterschenkel zeigen einen etwas geringeren Umfang als links (weniger Muskelmasse). Das rechte Bein wird weniger belastet, was aktiv ebenfalls korrigiert werden kann. Schwellung/Erguss liegen nicht vor.

Funktionelle Demonstration

Herr S. versucht, im zweibeinigen Stand beide Knie durchzustrecken, dies gelingt rechts jedoch nicht. Auch wenn er zusätzlich mit den Händen auf das Knie drückt, fehlen ca. 15° bis zur kompletten Streckung. Dabei treten kaum Schmerzen auf.

Aktive Beweglichkeit

Gangbild

- **Standbeinphase:**
  - Initial Contact: starker Aufprall der rechten Ferse, kein natürliches Einfedern
  - Early Stance: Extensionsdefizit des rechten Knies (ca. 15°), verstärkter Varuswinkel
  - Das rechte Bein wird normal belastet
- **Schwungbeinphase:**
  - Reduzierte Flexion des rechten Knies, aber keine Schmerzen. Das Gangbild kann aktiv nicht korrigiert werden.

- Late Stance: Der Patient verstärkt bei der Extension der Hüftgelenke deutlich die Lordose.

Weitere aktive Bewegungen

- **Einbeinstand rechts:**
  - Subjektiv: gesteigerte Unsicherheit
  - Objektiv: Varuswinkel nimmt unter Belastung zu
- **In die Hocke gehen:**
  - Rechtes Bein wird weniger belastet
  - Volle Flexion wird nicht erreicht (–15°)
  - Schmerz am Ende der Bewegung (NRS 3/10)
- **Im Liegen:** Extensionsdefizit rechts 15°, Flexion rechts –20°

Passive Beweglichkeit des rechten Knies

Physiologische Beweglichkeit:
- Extensionsdefizit 5°, NRS 3/10
- Flexionsdefizit 15°, NRS 3/10

Akzessorische Beweglichkeit:
Die Translationsbeweglichkeit in der posterior-anterioren Richtung ist in maximaler Extension reduziert. Das Gleiche gilt für die anterior-posteriore Translation in Flexion. Auch bei stark ausgeführter Gleitbewegung treten keine Schmerzen auf.

Palpation

Der Patient spürt Schmerzen im medialen Gelenksspalt und im Bereich des medialen Meniskus rechts.

Muskeltests

- Funktionell: Einbeiniger Step-up und Kniebeuge im Ausfallschritt zeigen einen Kraftunterschied von 30 % (links 15 Wiederholungen, rechts 10 Wiederholungen), Schmerzen: NRS 1/10.
- Krafttests an Geräten:
  - Kniestrecker (M. quadriceps femoris): 20 % weniger Kraft als links.
  - Kniebeuger (ischiokrurale Muskulatur): 10 % weniger Kraft als links.

Hüftgelenke

Die Hüftgelenke sind beidseits in der Extension leicht eingeschränkt, die Hüftbeuger bilateral verkürzt.

Bänder

Varus- und Valgusstresstest des rechten Knies zeigen eine leichte Aufklappbarkeit in beide Richtungen (ca. 5°) ohne Schmerz

Aktivitätsebene

Herr S. stuft seine Beschwerden nicht als schwer oder stark behindernd ein.

Assessments

Im Knee Injury and Osteoarthritis Outcome Score (KOOS) erreicht Herr S. bei den individuellen Subskalen folgende Punktzahlen:
- Schmerz: 29 Punkte
- Symptome: 15 Punkte
- ADL: 53 Punkte
- Sport: 7 Punkte
- Lebensqualität: 7 Punkte

Obwohl Herr S. bei den Aktivitäten des täglichen Lebens (ADL) keine großen Beschwerden hat, erreicht er hier eine hohe Punktzahl von 53.

➤ Abb. 37.3 fasst die Ergebnisse der Evaluation nach ICF zusammen.

37.3 Zusammenfassung der wichtigsten Befunde

Pathobiologische Mechanismen

Auslösende Faktoren sind die Primärverletzung und die Teilmeniskektomie. Da das Trauma weit zurückliegt, handelt es sich hier nicht mehr um die klassischen Wundheilungsphasen, sondern eher um einen degenerativen Prozess mit rezidivierenden entzündlichen Phasen. Der Schmerzmechanismus ist nozizeptiv, die Schmerzkomponente enthält wahrscheinlich auch Elemente der Chronifizierung. Die reduzierte Kraft ist ein Zeichen eines Output-Mechanismus.

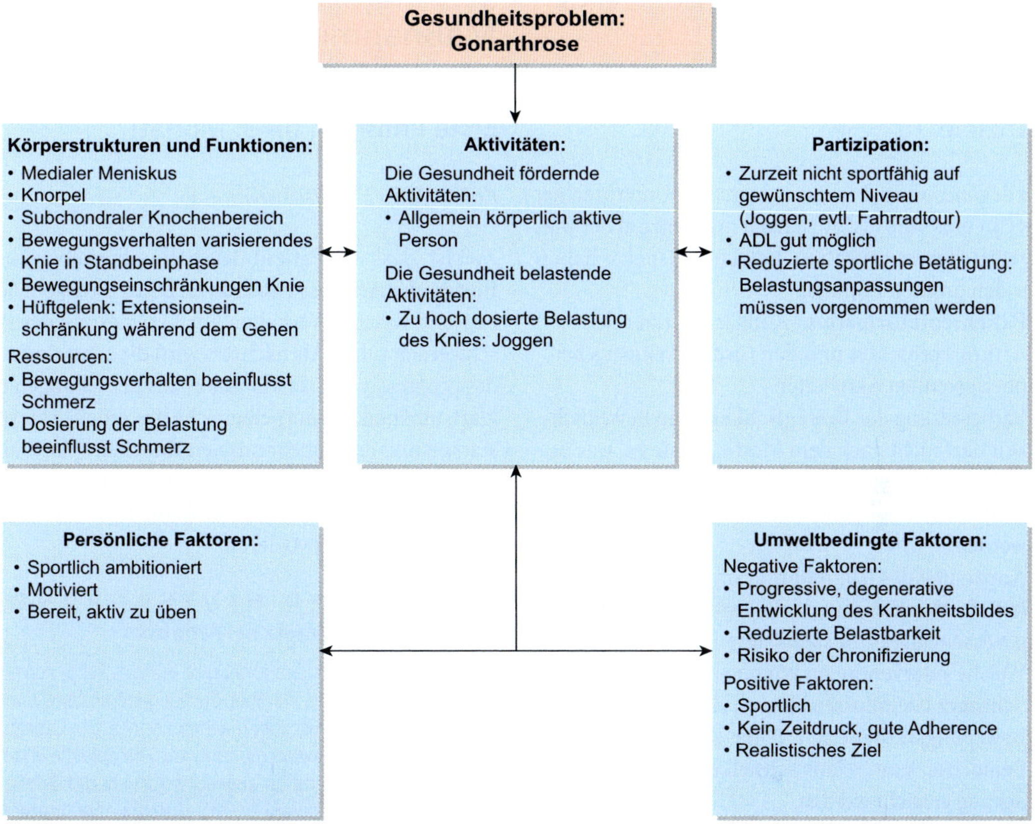

Abb. 37.3 Ergebnisse der Evaluation nach ICF [L231]

Quellen der Symptome

Hauptquelle des Schmerzes sind die Nerven der Blutgefäße im Bereich des subchondralen Knochens. Eventuell liefert der mediale Meniskus einen Beitrag zum Schmerz.

Dysfunktion

Die Dysfunktion manifestiert sich hauptsächlich in der sportlichen Aktivität.

Vorsichtsmaßnahmen/Kontraindikationen

Kontraindikationen bestehen keine, Vorsichtsmaßnahmen bestehen beim Belastungsaufbau: Eine Exazerbation durch übermäßige Belastung sollte vermieden werden.

Beitragende Faktoren

Prädisponierende Faktoren sind Verletzung und Wiederverletzung, perpetuierend wirkt die sporadische Überlastung im Sport.

Gedanken des Patienten über das Problem

Für den Patienten sind seine Freizeitaktivitäten ein wichtiger Teil der Lebensqualität; er möchte sehr gerne Wandern und die Fahrradtour unternehmen. Er ist sich bewusst, dass der Schmerz wohl nie ganz weggehen wird.

37.4 Physiotherapeutische Zielsetzung

Nahziele

Bei degenerativen Prozessen steht das Unterbrechen des Circulus vitiosus als Nahziel im Zentrum der therapeutischen Intervention. Folgende Aspekte haben hier den größten Einfluss:

- **Patienteninformation:** Aufklärung über den Arthroseprozesses und den Circulus vitiosus bei überlastenden Aktivitäten
- Verbesserung der **Beweglichkeit:** Die Beweglichkeit darf nicht nach dem Motto „Koste es, was es wolle" verbessert werden. Es muss sehr fein abgestuft auf Schmerz und Widerstand mobilisiert werden.
- Anpassung des Übungsprogramms an die **aktuelle Belastbarkeit,** um die Belastbarkeit auf einem gewissen Niveau zu stabilisieren.
- Welche Interventionen können zusätzlich den **Schmerz** beeinflussen? Durch Anpassung des Bewegungsverhaltens, z. B. die Korrektur der Beinachse, kann relativ schnell eine Schmerzlinderung erreicht werden.
- Korrektur des **Gangbildes**
- Generieren einer **stabilen Ausgangslage** für die Steigerung der Belastbarkeit

Fernziele

Das wichtigste Fernziel ist der konsequente Aufbau der Belastbarkeit, bis das gewünschte Aktivitätsniveau erreicht ist:

- Aufbau der Kraft ohne Überlastung des Knorpels oder des subchondralen Knochens
- Aufbau der Stabilität in diversen Aktivitäten (Gehen, Wandern, Bergwandern)
- Steigerung der Belastbarkeit im Ausdauerbereich (Fahrradfahren)

37.5 Physiotherapeutische Maßnahmen

Erste Phase (1. bis 3. Monat)

Patienteninformation

Ziel ist, dass der Patient den pathophysiologischen Prozess der Arthrose anhand von Bildern versteht und begreift, welches Verhalten zur Verstärkung der Beschwerden führt. Als nächstes wird die zentrale Rolle des progressiven Belastungsaufbaus der Übungen erklärt, um intakte Knorpelbereiche bestmöglich zu verstärken und den subchondralen Knochen belastbarer zu machen. High-Impact-Belastungen wie Joggen sind vorerst zu vermeiden, um keine Rückfälle durch Überlastung zu provozieren.

KLINISCHER HINTERGRUND

Aktive Physiotherapie bei Arthrose

Zum gegenwärtigen Zeitpunkt gibt es noch keine konservative oder operative Therapie, die die generalisierte Knorpeldegeneration reversibel machen könnte. Die Literatur sagt aus, dass durch eine multimodale Therapie die ersten Stadien der Degeneration abgeschwächt werden können (de Morree 2013, Favero 2015). Durch aktive Interventionen können zudem Schmerzen und Funktion positiv beeinflusst werden. Ein progressiver Aufbau der Belastung mittels aktiver Physiotherapie und somit eine verbesserte Belastbarkeit sind sichere und wichtige Eckpfeiler der konservativen Therapie bei Arthrose (Quicke 2015).
Durch Druckreiz auf den Knorpel wird die Synthese von Chondroblasten angeregt. Diese können zwar keine neuen Knorpelfasern produzieren, aber dafür die „Füllmasse" des Knorpels, bestehend aus Hyaluronsäure, Proteoglykanen und Glykosaminoglykanen. Wenn diese Moleküle im Knorpel vermehrt anwesend sind, füllt sich der Knorpel wie ein Ballon und nimmt somit an Volumen und vor allem auch an Belastbarkeit zu.
Bei Inaktivität oder Entzündung werden diese Prozesse umgekehrt und der Knorpel atrophiert.

Beweglichkeit

Anhand der Informationen aus dem Befund werden Mobilisation und Automobilisation dosiert. Im Fall von Herrn S. wird die passive physiologische Mobilisation mit akzessorischen Mobilisationen kombiniert. Wichtig ist hierbei, dass der Patient dies später bei der Automobilisation selber korrekt anwenden kann. Um eine Reizung des Knies zu vermeiden, wird vor dem ersten Schmerzempfinden mobilisiert. Herrn S. wird erklärt, dass er dies in gleichem Maße (ohne Provokation von C-Faser-Schmerz) bei der Automobilisation zu Hause anwenden soll. Es ist wichtig, dass der Patient versteht, dass sich eine zu starke Mobilisation längerfristig kontraproduktiv auf das Bewegungsausmaß auswirkt.

⚠ **VORSICHT**

Keine aggressive Mobilisation zur Beweglichkeitsverbesserung

Da konvexe und konkave Gelenkflächen im Normalfall nicht kongruent sind, wird der Druck zwischen den Gelenkpartnern über eine sehr kleine Oberfläche übertragen. Bei Arthrose können die Gelenkpartner Druckkräfte nur reduziert absorbieren. Das Gelenk reagiert hierauf mit einer radikalen Maßnahme: Um den Druck zu verringern, muss er über eine größere Gelenksfläche verteilt werden. Eine Maßnahme ist die Bildung von Osteophyten, die das Kontaktareal der Gelenkspartner vergrößern. Somit wird der Druck zwar verteilt, durch Angleichung der konvexen und konkaven Gelenksform wird aber gleichzeitig die Beweglichkeit reduziert (van der Kraan 2007). Wenn der Patient oder Physiotherapeut nun starke, endgradige Mobilisationen durchführt, wachsen vermehrt Osteophyten und die Beweglichkeit wird zusehends schlechter. Deshalb muss man die Erweiterung der Gelenkbeweglichkeit sehr subtil und vorsichtig angehen.

Kraftaufbau/Belastbarkeitssteigerung

Um Knorpel und subchondralem Gewebe einen adäquaten Reiz zu liefern, wird ein Programm mit Übungen im Fitnesscenter sowie für daheim erarbeitet. Wichtig ist hierbei die Dosierung. Um die Muskulatur aufbauen zu können, müssen folgende Kriterien berücksichtigt werden (Toigo 2015):

- Die Last muss so schwer sein, dass der Muskel hauptsächlich die anaerob-laktazide Energiebereitstellung verwendet.
- Die Last darf nur so schwer sein, dass eine muskuläre Erschöpfung nach einer Belastungsdauer zwischen 90–120 Sekunden auftritt.
- Die Bewegung muss sehr langsam ausgeführt werden.
- Der Bewegungsverlauf jeder Wiederholung in der Übung muss identisch sein.

Der Befund zeigte, dass Herr S. diese Kriterien bei Übungen mit dem eigenen Körpergewicht (Step-up, Kniebeuge im Ausfallschritt) nicht erfüllen kann. Es werden daher Übungen an den Geräten gewählt, mit denen er die Muskulatur ausbelasten kann. Für das Heimprogramm muss improvisiert werden. Herr S. führt Übungen mit Unterstützung der Arme und gleichzeitiger Kontrolle der Belastung mittels einer Personenwaage aus.

Koordination

Es wird die Hypothese aufgestellt, dass sich die Beschwerden von Herrn S. verbessern, wenn er die Varusabweichung im Knie bei unterschiedlichen Funktionen kontrollieren kann. Deshalb werden Übungen zur Kontrolle der Beinachse in der geschlossenen Kette ausgewählt. Die Kontrolle der Beinachse geschieht durch ein Thera-Band, das auf Kniehöhe befestigt wird. Der Patient muss während den Übungen das Band in Richtung medial unter Spannung halten, um die Varusstellung zu beeinflussen (External Focus of Control, ➤ Abb. 37.4). Fünf Übungen werden in drei Durchgängen mit je zehn Wiederholungen absolviert. Zudem wurde das Gangbild intensiv korrigiert.

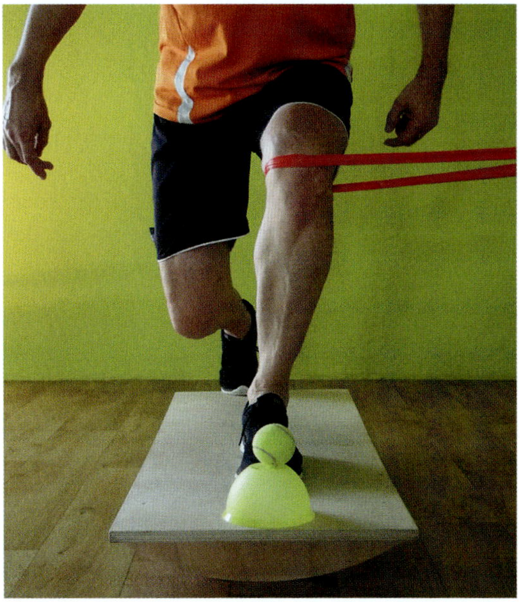

Abb. 37.4 Koordinationsübung mit External Focus of Control [P423]

Ausdauer

Herr S. sollte vorerst nicht mehr Joggen, die Aufprallkräfte sind zu groß für sein Kniegelenk. Auf Fahrrad und Hometrainer absolviert er kurze, intensive Einheiten (High Intensity Interval Training), angepasst an sein Alter und die Kondition. Nach zwei Monaten werden auch längere Ausdauereinheiten integriert.

WAS WÄRE, WENN ...

... die Schmerzen am Anfang des Trainingsprogramms stärker werden?

Gerade in den ersten Wochen kann auch ein vorsichtig eingestelltes Übungsprogramm mehr Schmerzen verursachen. Die Gründe hierfür sind vielfältig. Viele Patienten sind konditionell in schlechter Verfassung, die Übungsprogramme wirken daher belastend auf den ganzen Körper (z. B. Muskelkater). Die sogenannte Exercise Induced Analgesia wird erst nach längeren Trainingsphasen wirksam. Zudem schreiten Adaptionsprozesse der betroffenen Strukturen, wie die des Knorpels, sehr langsam voran. Es ist sehr wichtig, den Patienten darüber zu informieren. In einzelnen Situationen muss das Programm auch neu angepasst werden. Der Patient sollte sich am besten Notizen machen, wie die Übungen verlaufen und welche Effekte er spürt, um kleine Korrekturen zu ermöglichen (vor allem im Zusammenhang mit der Schmerzmedikation). Schlussendlich ist das primäre Ziel nicht die Schmerzlinderung per se, sondern eine verbesserte Funktion des Knies (Kosek 2013).

Zweite Phase (4. bis 6. Monat)

Nach etwa drei Monaten kann Herr S. diverse Erfolge verbuchen:

- Mobilitätsgewinn: Das Streckdefizit beträgt lediglich 5°, die Beugung ist praktisch seitengleich, die Beweglichkeit der Hüftgelenke hat sich deutlich verbessert.
- Kraftzuwachs: Herr S. kann nun alle Übungen mit Körpergewicht und Zusatzgewichten ausführen.
- Asymmetrie: Es bestehen nur noch kleine Unterschiede (zum Beispiel auf der Kniestreckermaschine).
- Koordination: Die Beinachsenübungen haben positiven Einfluss auf Stabilität und Schmerzen.
- Partizipation: Bei flachen Wanderungen treten die Beschwerden deutlich später auf, eine vierstündige Fahrradtour ist beschwerdefrei möglich.

Was nicht erreicht wurde:

- Gangbild: Es besteht nach wie vor ein starker Aufprall in der Initial Contact Phase.
- Beim Bergablaufen treten nach einer Stunde noch immer Schmerzen auf (NRS 3/10).
- Joggen ist noch nicht möglich (einen Versuch musste Herr S. abbrechen).

Kraft

Herr S. setzt das Krafttraining noch einen Monat fort und versucht, mit möglichst wenig Schmerzen die Belastbarkeit zu steigern. Zudem werden Übungen mit exzentrischen Belastungen integriert. Somit kann durch Dosierung der Geschwindigkeit und des Zusatzgewichts die Druckbelastung im Gelenk reguliert werden.

Koordination

Gleichzeitig beginnt Herr S. mit schnellen zweibeinigen Hüpf- und Sprungbewegungen mit Körpergewicht auf dem Rebounder. Hierbei wird genau beobachtet, ob er in den Knien dynamisch abfedern und somit den Druck besser über das ganze Gelenk verteilen kann. Sobald dies gut möglich ist, führt er dieselben Bewegungen einbeinig auf einer weichen und später auf einer harten Unterlage durch.

Nach drei weiteren Monaten Training war Herr S. mit seinem Knie sehr zufrieden. Ein erneuter KOOS-Test ergab folgende Werte bei den einzelnen Subskalen:

- Schmerz: 31 Punkte (Differenz: 3 Punkte, keine Veränderung)
- Symptome: 21 Punkte (Differenz 6 Punkte, positive Veränderung)
- ADL: 55 Punkte (Differenz 2 Punkte, keine Veränderung)
- Sport: 16 Punkte (Differenz 8 Punkte, positive Veränderung)
- Lebensqualität: 15 Punkte (Differenz 4 Punkte, positive Veränderung)

Herr S. hat sich in einigen Subskalen verbessert, jedoch nur geringfügig. Einen klinisch relevanten Unterschied (Differenz größer als acht bis zehn Punkte) erreichte er in der für ihn wichtigen Subskala Sport, was er subjektiv auch bestätigen kann. Das Wandern geht deutlich besser, auch bergab. Während und nach dem Mountainbiken treten keine Beschwerden auf. Auch Joggen ist nun wieder möglich (20 Minuten mit geringen Symptomen bei NRS 1/10).

37.6 Evidenzbasierte Zusammenfassung

Kniearthrose ist eine ab dem 45. Lebensjahr sehr häufige Pathologie (Quicke 2015). In vielen Fällen zeigt die Vorgeschichte der Patienten ein Knietrauma oder eine Knieoperation. Die aktive physiotherapeutische Behandlung mit dosiertem Krafttraining ist eine der effektivsten Interventionen (Mc Alindon 2014). Ein gradueller Belastungsaufbau in Kraft und Ausdauer (Low Impact) hat positiven Einfluss auf Knorpel und Knochen und macht das Gelenk belastbarer. Adäquate sportliche Belastung beeinflusst auch bei Arthrosepatienten den Schmerz positiv, wahrscheinlich über zentrale Prozesse (Bennell 2009). Herr S. hat durch den systematischen Aufbau von Kraft und Koordination ein Gleichgewicht zwischen Belastung und Belastbarkeit hergestellt und so sein Ziel, adäquat Sport zu betreiben, erreicht.

Es gibt heutzutage diverse Trainingsprogramme, die auf den gleichen Grundlagen basierend eine strukturelle Herangehensweise an das Problem Arthrose bieten. Als Beispiel gilt hier das Projekt GLA:D (Good Life with osteoArthritis in Denmark) in Dänemark.

LITERATUR

Bennell K. et al. (2009). Muscle and Exercise in the Prevention and Management of Knee Osteoarthritis: an Internal Medicine Specialist's Guide. Medical Clinics of North America, 93(1), 161–177.

De Morree J. J. (2013). Dynamik des menschlichen Bindegewebes, Funktion, Schädigung und Wiederherstellung. 2. Auflage. München: Urban & Fischer Verlag.

Favero M. et al. (2015). Review Early knee osteoarthritis. Rheumatic and Musculoskeletal Diseases (Open). 1: e000062

Kirkley A., Birmingham T. B. A. (2008). Randomized Trial of Arthroscopic Surgery for Osteoarthritis of the Knee. New England Journal of Medicine, 359(11), 1.097–1.107.

Kosek E. et al. (2013). Increased pain sensitivity but normal function of exercise induced analgesia in hip and knee osteoarthritis – treatment effect of neuromuscular exercise and total joint replacement. Osteoarthritis and Cartilage, 21(9), 1.299–1.307.

Mc Alindon T. E. et al. (2014). OARSI guidelines for the non-surgical management of knee. Osteoarthritis and Cartilage, 22(3), 363–388.

Poulet B. et al. (2015). Intermittent applied loading induces subchondral bone thickening that may be intensified locally by contiguous articular cartilage lesions. Osteoarthritis and Cartilage, 23(6), 940–948.

Quicke J. G. et al. (2015). Is longterm physical activity safe for older adults with knee pain. Osteoarthritis and Cartilage, 23(9), 1.445–1.456.

Toigo M. (2015). Muskelrevolution, Konzepte und Rezepte zum Muskel- und Kraftaufbau. Berlin, Heidelberg: Springer Spektrum.

Van der Kraan P. M., van den Bergh W. B. (2007). Review: Osteophytes: relevance and biology. Osteoarthritis and Cartilage, 15(3), 237–244.

FALL

38 Meniskusläsion

Arjen van Duijn

Leitsymptome: Schmerzen – verändertes Bewegungsverhalten – verminderte Kraft

mittel

Definition

Meniskusläsion

Der Meniskus erfüllt eine wichtige stabilisierende und steuernde Funktion im Kniegelenk. Je nach Art und Größe der Verletzung ist eine konservative Nachbehandlung mit hauptsächlich Koordinations- und Kraftübungen möglich, um die Stabilität des Gelenks zu verbessern und die Spätfolgen, wie zum Beispiel Arthrose, zu reduzieren.

38.1 Vorgeschichte

Frau B. ist eine aktive, 45-jährige Frau mit zahlreichen Hobbys: Yoga, Outdoorsport wie Walking, Bergwandern und Skilanglauf, aber ebenso die Arbeit im eigenen Garten gehören dazu. Sie hat seit einiger Zeit Beschwerden am rechten Knie, die zunehmend ihre Aktivitäten des täglichen Lebens beeinträchtigen. Sie führt diese auf einen Unfall beim Langlaufen zurück, dessen Folgen wohl nur ungenügend ausgeheilt sind. Sie stellt sich deshalb bei einem Orthopäden vor.

In diesem Fallbeispiel werden folgende Fragen analysiert und beantwortet:

- Wie präsentiert sich eine Meniskuspathologie in der Klinik?
- Welche Mittel können die Diagnostik unterstützen?
- Wie kann eine Strukturdiagnose auf Funktionsebene unterstützend bei der Nachbehandlung wirken?
- Welche Therapieansätze stehen zur Verfügung?

38.2 Untersuchungsbefunde

38.2.1 Medizinische Befunde

Vor einer Woche fand eine Konsultation beim Spezialisten statt, der eine Magnetresonanztomografie (MRT) durchführte. Die Diagnose lautete:

- Kapselnaher Riss dorsal im medialen Meniskus, zudem leichte degenerative Prozesse desselben.
- Im medialen femorotibialen Kompartiment ist eine leichtgradige Knorpeldegeneration (Grad 1) erkennbar.

Der Spezialist riet Frau B., ihre Aktivitäten zu reduzieren und durch Physiotherapie zu versuchen, das Problem unter Kontrolle zu bringen. Falls dies nicht erfolgreich ist, kann eine Operation in Erwägung gezogen werden (Katz 2013).

KLINISCHER HINTERGRUND

Meniskus und MRT

Das MRT ist sensitiv für Meniskusschäden und zur Diagnose verschiedener Läsionen und ihrer Ausprägung gut geeignet. Schwieriger wird es, bei kleineren Verletzungen anhand der MRT-Resultate eine klare Indikation zu operativem oder konservativem Vorgehen zu stellen. Wegen der hohen Bildqualität kann eine kleinere Läsion auch fälschlicherweise in Zusammenhang mit Kniebeschwerden gebracht werden. In solchen Situationen ist es ratsam, eine detaillierte Anamnese und Untersuchung sowie eine sorgfältige Differenzialdiagnostik durchzuführen (Ryzewicz 2007).

38.2.2 Physiotherapeutische Anamnese

Die Patientin ist eine aktive Frau mit vielen sportlichen Hobbys, doch seit einiger Zeit verursacht ihr rechtes Knie bei diesen Aktivitäten zunehmend Beschwerden. Sie spürt ein Stechen auf Höhe des Gelenkspalts und im posterior-medialen Bereich des Knies, wenn sie aus der tiefen Hocke wieder aufstehen möchte. Die Schmerzen sind bei der Gartenarbeit am stärksten. Zu Beginn war der Schmerz noch leicht (NRS 3/10), in den letzten vier Wochen nahm die Intensität jedoch zu (NRS 5/10), wobei der Schmerz jeweils nur kurz andauert

Seit etwa einer Woche hat Frau B. nun auch beim Bergwandern vermehrt Schmerzen und abends schwillt das Knie leicht an. Die Beschwerden verbessern sich, wenn sie nachts ein Kissen unter das Knie legt. Am nächsten Morgen ist das Knie jedoch steif, und es kann bis zu zwei Minuten dauern, bis sie wieder „rund läuft".

Vor etwa einem Jahr stürzte sie beim Langlaufen bei außenrotiertem Unterschenkel auf das flektierte Knie. Danach dauerte es zwei Monate, bis sie wieder schmerzfrei aus der tiefen Hocke aufstehen konnte.

Frau B. ist sich nicht sicher, ob sie durch die Physiotherapie ihr gewohntes Aktivitätsniveaus wieder erreichen kann, sie ist aber hoch motiviert, dies zu versuchen.

⚠ VORSICHT

Clinical Reasoning

In Situationen wie dieser, bei denen die Diagnose offensichtlich erscheint, ist es manchmal schwierig, auf dem „Pfad" des Clinical Reasoning zu bleiben. Dieser zielt darauf ab, auf Basis aller Informationen (offen gehaltene Anamnese, Befundergebnisse) eine Hypothese zu generieren. Durch eine MRT-Diagnose gerät man leicht in Versuchung, zielgerichtete Fragen zu stellen, die genau diese Diagnose bestätigen. Hierdurch gehen möglicherweise Informationen verloren, die diagnostisch bzw. differenzialdiagnostisch oder zur Klärung der Kausalität wertvoll und wichtig gewesen wären.

Definition

Aussiebende Fragen – Screening Questions

Diese Fragen dienen dazu, weitere gängige Symptome, die einer bestimmten Pathologie angehören und die der Patient selbst nicht spontan geäußert hat, ein- bzw. auszuschließen (Jones 2003). Man unterscheidet **unerlässliche Fragen,** die auch differenzialdiagnostisch relevant sein können, von den **zusätzlichen aussiebenden Fragen,** die die erste Hypothese unterstützen.

KLINISCHER HINTERGRUND

Anwenden der aussiebenden Fragen

Aus der Anamnese sind bereits einige Informationen bekannt, die für eine Meniskusläsion sprechen. Diese schließen jedoch andere Pathologien, wie z. B. subtile subchondrale Läsionen, eine Reizung des tiefen medialen Kollateralbands oder der Ligamenta coronaria, noch nicht aus, die sehr ähnliche Beschwerden verursachen können. In dieser Situation können aussiebende Fragen bei der Diagnose und Differenzialdiagnose helfen. Suggestivfragen sowie Fragen, die gezielt nur auf eine bestimmte Diagnose hinzielen, sollten vermieden werden.

Aus folgenden Themenbereichen können z. B. bei akuten oder chronischen Meniskusbeschwerden zusätzliche aussiebende Fragen gestellt werden:

- **Symptomcharakter:**
  - **Akut:** stechender Schmerz, tief, konstant/variabel; Krepitationen oder Klicken; Bewegungsblockaden.
  - **Chronisch:** zusätzlich arthrogene, degenerative Symptome.
- **Unfallmechanismus, Aktivitäten und Partizipation:**
  - **Akut:** nach Rotation und tiefer Flexion kann das Knie nicht mehr extendiert werden; Meniskusschaden ist eine häufige Begleitverletzung bei Kreuzbandverletzungen.
  - **Chronisch:** Beschwerden treten in ADL, Sport und Freizeit auf, sind abhängig von der Frequenz der Flexions- und Extensionsbewegung.
- **Symptomverhalten über 24 Stunden:**
  - **Akut:** unabhängig von der Tageszeit, eher abhängig von symptomprovozierenden Bewegungen.
  - **Chronisch:** abhängig von Sekundärschaden im Knorpelbereich: Morgensteifigkeit.

- **Geschichte:**
  - **Akut:** Bewegung aus der Flexion, evtl. mit Rotation des Unterschenkels; Knacksen und Blockieren möglich.
  - **Chronisch:** initialer Auslöser ist meist weniger klar; kumulativer Charakter der Beschwerden, entstehen oft mit repetitiven Bewegungen.

Hypothesen

Als Quelle der Symptome kommen Strukturen infrage, die an der medialen Seite des Knies in der Nähe des Gelenksspalts lokalisiert sind:

- Medialer Meniskus und seine Ansätze am tiefen medialen Kollateralband, der posterioren Gelenkskapsel und dem M. semimembranosus, Pes anserinus superficialis, mediales Kollateralband, Ligg. coronaria, Ansätze des M. semimembranosus an der Kapsel
- Möglicherweise unauffällige subchondrale Schmerzquellen oder Läsionen im tibiofemoralen oder patellofemoralen Bereich; medial lokalisiertes Retinaculum horizontale und longitudinale, Muskelansätze des M. vastus medialis des M. quadriceps femoris

Hinweise für eine Beteiligung von weiter entfernten Gelenken oder Strukturen sind aus der Anamnese nicht ersehen. Die Strukturen mit erster Priorität könnten der Funktionsstörung „Schmerz bei Kniebeugen oder längerem Gehen“ zugrunde liegen. Stärke und Irritierbarkeit sind gering, die Schmerzmechanismen sind als nozizeptiv einzuordnen. Dies ermöglicht eine volle Reproduktion der Symptome bei der Untersuchung, wobei die Frequenz der Symptomreproduktion so niedrig wie möglich gehalten wird. Assessmentparameter sind Schmerz (Present Pain) und Erguss. Diese Vorsichtsmaßnahmen werden eingesetzt, um den länger anhaltenden Schmerz, der nach dem Wandern entsteht, zu vermeiden.

38.2.3 Evaluation des Gesundheitszustands nach ICF

Neben einer strukturorientierten Untersuchung wird der Fokus vor allem auf die Beobachtung der funktionellen Bewegungsabläufe und die Durchführung diverser funktioneller Tests unter leichter Belastung gerichtet.

Funktions- und Strukturebene

Inspektion

Am rechten Knie ist eine leichte Schwellung sichtbar.

Funktionelle Demonstration

Die Patientin kann den Schmerz provozieren, indem sie sich aus einer tiefen Kniebeuge wieder aufrichtet. Ab einem Kniebeugewinkel von 90° tritt der typische Schmerz auf (NRS 3/10). Eine Korrektur des dabei auftretenden Valgus vermindert die Symptome (NRS 2/10)

Gangbild

Die Standbeinphase ist rechts verkürzt, in der Schwungbeinphase ist das rechte Knie weniger flektiert.

Funktionelle Bewegungen

Wenn Frau B. auf einen hohen Tritt steigen soll, wird die Bewegung rechts wiederum mit starker Valgisierung des Knies kombiniert mit Innenrotation und Adduktion der Hüfte ausgeführt. Das Gleichgewicht ist rechts schlechter.

Aktive Untersuchungen

- Knieflexionseinschränkung rechts 10°
- Außenrotation des rechten Unterschenkels in 90°-Flexion schmerzhaft (NRS 1/10)

Kraft

Beim isometrischen Krafttest sind die Extensoren rechts bei ca. 30°reduziert.

Passive Untersuchungen

- Knie: Flexionseinschränkung rechts 5°, federndes Endgefühl, Schmerzen NRS 2/10

- Außenrotation des Unterschenkels in 90° Flexion des Knies: rechts leicht vergrößert, Schmerzen NRS 2/10
- Mediales Seitenband rechts: in 15°-Flexion vermehrt aufklappbar

Spezielle Tests

➤ Tab. 38.1 fasst die spezifischen Meniskustests und ihre Resultate zusammen. Mit den Tests sollen die Symptome reproduziert werden.

Palpation

Der distale Anteil des M. semimembranosus im Übergang zur Kapsel, das mediale Seitenband und der mediale Meniskus sind im Bereich des Gelenkspalts druckdolent (NRS 3/10). Dies weist darauf hin, dass die Verbindung zwischen M. semimembranosus und medialem Meniskus eventuell in der Funktion beeinträchtigt ist, z. B. durch eine partielle Ruptur. Dies wird in der Klinik oft übersehen (Sims 2004).

Tab. 38.1 Speziellen Tests für den Meniskus

Test	Resultat
Slocum-Test: posterior-anteriore akzessorische Beweglichkeit des Knies in 90°-Flexion mit dem Unterschenkel in maximaler Außenrotation	Posterior-anteriore Beweglichkeit leicht vergrößert mit leichtem Schmerz (NRS 2/10)
Steinman-Test: Palpation des Schmerzpunkts im Gelenkspalt mit anschließender Rotation oder Extension der Tibia	Palpation des Gelenkspalts ergibt druckdolente Stelle (NRS 2/10), anschließende Bewegung der Tibia lässt den Schmerz verschwinden → Meniskusläsion
McMurray-Test: Knie wird aus flektierter Position mit maximaler Außenrotation der Tibia unter Valgusstress extendiert	Positiv (NRS 2/10), keine Krepitation oder Blockaden
Thessaly-Test: unter Belastung im Einbeinstand (mit ca. 20°-Knieflexion) wird der Unterschenkel gegenüber dem Oberschenkel dreimal nach innen und außen rotiert	Negativ
Eges-Test: aktive Kniebeuge im Stand mit maximaler Außen- bzw. Innenrotation im Kniegelenk	Positiv in Außenrotationsstellung

Andere Gelenke

Die Abduktion der Hüftgelenke ist beidseits schwach (15-Wiederholungsmaximum in Krafttrainingsgerät). Die Kraft der Außenrotatoren des rechten Hüftgelenks ist reduziert (Isometrietest).

KLINISCHER HINTERGRUND

Wie zuverlässig sind Tests für den Meniskus?

In der Literatur sind etwa zehn verschiede Meniskustests zu finden, leider ist keiner zuverlässig. Auch Versuche, die Tests zu kombinieren, haben bis jetzt kein besseres Resultat ergeben. Gründe für die mangelhafte Zuverlässigkeit sind:
- Die komplexe anatomische Position der Menisken im Knie und die Tatsache, dass sie bei allen Kniefunktionen involviert sind.
- Andere Strukturen im Knie werden bei den Tests ebenfalls belastet (Seitenbänder, Knorpel), was entsprechend zu falsch-positiven Resultaten führen kann.

Ein Argument, um trotzdem einige Tests auszuführen, könnte das Ausschlussverfahren sein, da negative Meniskustests etwas aussagekräftiger sind.
Im Übrigen bleibt noch das klinische Muster, um die Arbeitshypothese zu bestätigen (Snoeker 2013).

➤ Abb. 38.1 fasst die Ergebnisse der Evaluation des Gesundheitszustands nach ICF zusammen.

38.3 Zusammenfassung der wichtigsten Befunde

Pathobiologische Mechanismen

Auslöser der Beschwerden war ein Sturz beim Skilanglauf, der mit hoher Wahrscheinlichkeit nicht ausgeheilt ist und im Lauf der Zeit vermehrt Beschwerden provoziert hat. Der Heilungsprozess befindet sich in der Proliferationsphase, wird jedoch immer wieder gestört und fällt wieder in die akute Phase zurück. Die Schmerzen sind größtenteils peripher-nozizeptiv, durch die andauernden Exazerbationen

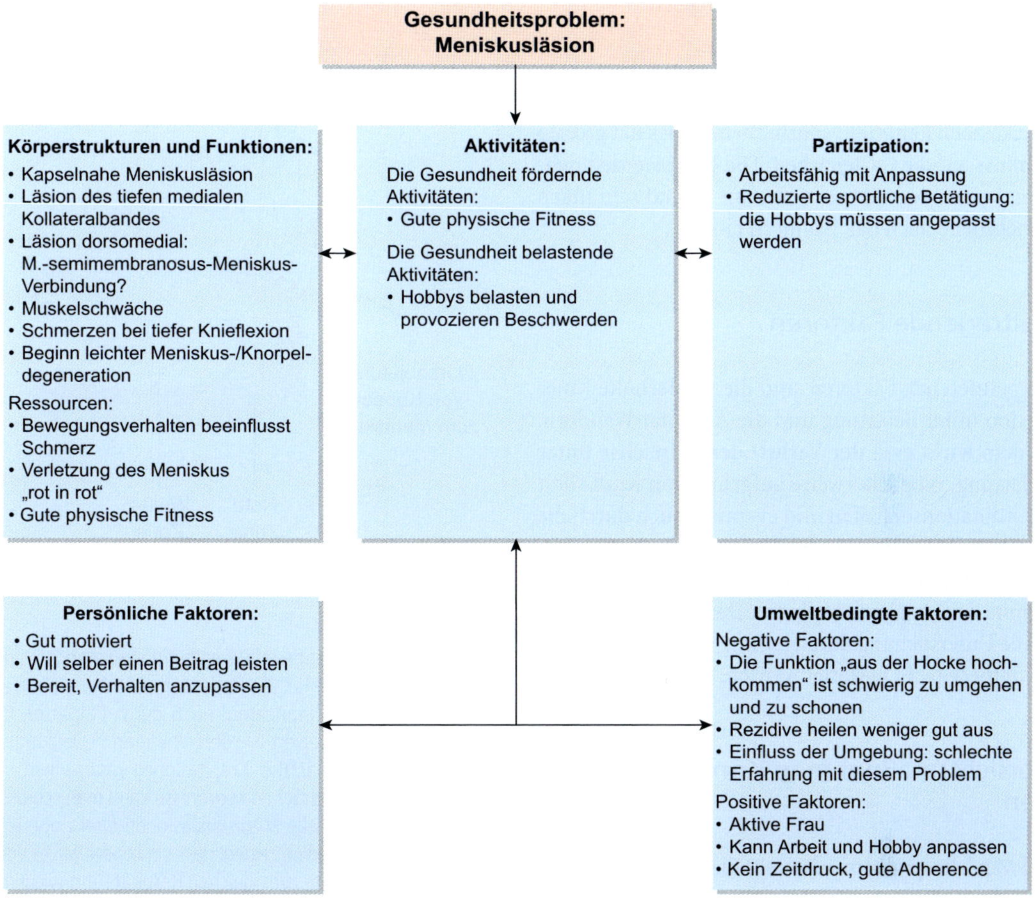

Abb. 38.1 Ergebnisse der Evaluation nach ICF [L231]

ist eine veränderte Verarbeitung der Schmerzen im ZNS möglich. Der Output-Mechanismus ist im motorischen System als verändertes Bewegungsverhalten sichtbar.

Quellen der Symptome

Quellen der Symptome sind möglicherweise eine oder mehrere der genannten Strukturen:

- Mediales Kollateralband
- Medialer Meniskus
- Die verschiedenen Verbindungen des medialen Meniskus, speziell mit dem M. semimembranosus

KLINISCHER HINTERGRUND

Verletzungen der Verbindung zwischen M. semimembranosus und medialem Meniskus

Über die Zusammenhänge zwischen der Pathologie des Meniskus und den Beschwerden im Bereich des posterior-medialen Bereichen wurden erst sehr wenige wissenschaftliche Untersuchungen durchgeführt. Eine Läsion der Verbindung zwischen dem medialen Meniskus und Strukturen des posterior-medialen Bereichs, namentlich dem Lig. popliteum obliquum und dem extrakapsulären Teil des M. semimembranosus, wird durch Sims und Jacobson beschrieben (Sims und Jacobson 2004). Hier wird darauf hingewiesen, dass die Funktion der ischiokruralen Muskulatur als aktiver Stabilisator des Knies sowie die Häufigkeit und Folgen einer Verletzung dieser Muskulaturgruppe oft unterschätzt werden.

Funktionelle Einschränkungen

Frau B. hat auf struktureller Ebene einen Meniskusschaden, der vor allem bei der Bewegung „aus der Hocke hoch kommen" spürbar wird. Dies hat großen Einfluss auf die Gartenarbeit. Die Beschwerden nehmen bei wiederholter Knieflexion zu und schränken zunehmend auch das Wandern ein.

Beitragende Faktoren

Perpetuierende Faktoren sind die wiederholte Knieflexion unter Belastung und die Aktivität Wandern. Zudem wirkt evtl. der Verlust der Beinachse unter Belastung, möglicherweise aufgrund von Kraft- und Koordinationsdefiziten und eventuell auch durch die leichte Knorpeldegeneration, unterstützend. Ein prädisponierender Faktor für die aktuellen Beschwerden könnte der Langlaufunfall sein. Da zu dem Zeitpunkt keine Untersuchung durchgeführt wurde, kann diese Hypothese nicht bestätigt werden.

Vorsichtsmaßnahmen/Kontraindikationen

Bei Meniskusproblemen besteht die Möglichkeit, dass sich die Verletzung verschlimmert, auch bei kleinen Alltagshandlungen. Die Patientin muss hierüber informiert sein und wissen, welche Bewegungen in dieser Hinsicht den Meniskus gefährden können.

KLINISCHER HINTERGRUND

Funktionelle Anatomie und Heilungspotenzial des Meniskus

Der Meniskus besteht aus zwei grundsätzlich unterschiedlichen Gewebearten, was auch auf seine zwei unterschiedlichen Funktionen hindeutet (➤ Abb. 38.2). Der zentrale Teil besteht hauptsächlich aus Knorpelgewebe (verantwortlich für Druckabsorption). Sein Heilungspotenzial ist niedrig, weil Durchblutung und Zellaktivität in diesem Gewebe sehr gering sind (= weiße Zone des Meniskus). Der äußere Bereich besteht aus zugkräftigem Kollagen vom Typ 1 (verantwortlich für die Steuerung der Bewegung von Femur auf Tibia), das gut durchblutet ist (= rote Zone des Meniskus). Risse in diesem Bereich können mittels Anker oder Nähten refixiert werden, manchmal ist auch eine konservative Heilung möglich. Da der äußere Teil des Meniskus im Gegensatz zum inneren Bereich gut innerviert ist, sind Schädigungen dort für die Patienten oft schmerzhafter. Der Schmerz kann manchmal auch durch Palpation im Gelenkspalt reproduziert werden, während Verletzungen im inneren Teil primär eher Krepitationen verursachen. Auf Basis der anatomischen Kenntnisse kann man schlussfolgern, dass nicht alle Meniskusläsionen direkt operiert werden müssen. Studien zeigen, dass ein konservatives Vorgehen in vielen Fällen zum gleichen Resultat führt wie eine Operation mit einer Teilmeniskektomie (Sihvonen 2013).

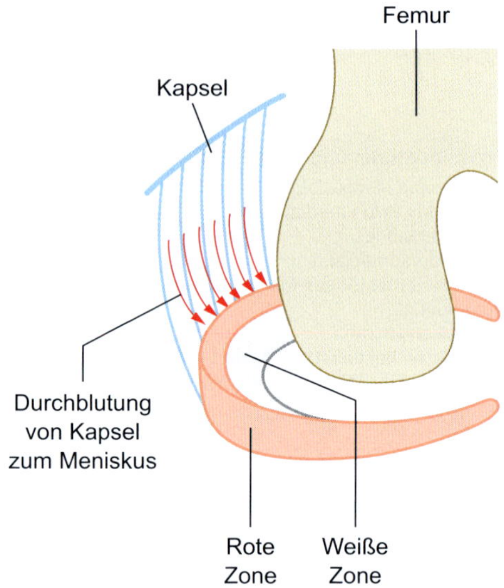

Abb. 38.2 Zonenaufbau des Meniskus [L231]

38.4 Physiotherapeutische Zielsetzung

Nahziele (Woche 1–6)

Die Nahziele werden in der Reihenfolge der Priorität aufgezählt, vieles kann jedoch in der Behandlung kombiniert angewendet werden:

- Heilung des Meniskus: Wichtigste Komponente ist eine ungefähr sechswöchige Reduktion der Knieflexion auf maximal 90° sowie eine Reduktion der maximalen Belastungen (Wandern, hohe Tritte) für sechs Wochen.
- Sensomotorik: Da die Korrektur der Beinachse die Schmerzen lindern konnte, ist ein Ziel, die

Kontrolle der Beinachse (Hüfte, Knie und Fußgelenk) zu verbessern.
- Die Rotationsstabilität im Knie, Kraftzuwachs sowie Reaktionsfähigkeit der ischiokruralen Muskulatur müssen verbessert werden.
- Gerätetraining zur Verbesserung der Kraft der unteren Extremität ohne Überlastung des Meniskus.

Fernziele (ab Woche 7)

- Weiterer Aufbau der allgemeinen Kraft des M. quadriceps femoris und der ischiokruralen Muskulatur im schmerzfreien Bewegungsausmaß, sukzessive Steigerung des Flexionswinkels.
- Integration der Rotationsstabilität des Knies und Aktivierung des M. semimembranosus in die Beinachsenübungen, Koordinationstraining (z. B.: Rotationsbewegungen, ➤ Abb. 38.3)
- Transfer der einzeln geübten Komponenten in die alltagsspezifischen, funktionellen Bewegungen, anschließend Integration in Hobby und Sport.

Prognose

Die Verletzung der beschriebenen Strukturen könnte zu den strukturellen Instabilitäten geführt haben. Eine mangelnde aktive Kontrolle und funktionelle Kompensation sind negative beitragende Faktoren.

Eine exakte Aussage über die Prognose ist nicht möglich. Sie ist von folgenden Faktoren abhängig:
- Positive Faktoren:
  - Die Verletzung ist in einer rot-roten Zone des Meniskus und somit gut durchblutet.
  - Die strukturelle Instabilität ist gering.
  - Die Patientin ist positiv eingestellt und aktiv.
- Negative Faktoren:
  - Es handelt sich um eine rezidivierende Meniskusverletzung, dies beeinträchtigt den Heilungsprozess.
  - Der Zustand der Verbindung des Meniskus zum M. semimembranosus ist unklar.
  - Auf dem MRT war eine leichte Knorpeldegeneration sichtbar, inwiefern diese eventuell Schmerzen verursacht, ist nicht klar.

38.5 Physiotherapeutische Maßnahmen

Erste Phase (Woche 1–6)

Krafttraining

Zuerst werden die diversen schwachen Muskelgruppen der unteren Extremität durch spezifische Übungen an den Geräten trainiert. Der Flexionswinkel des

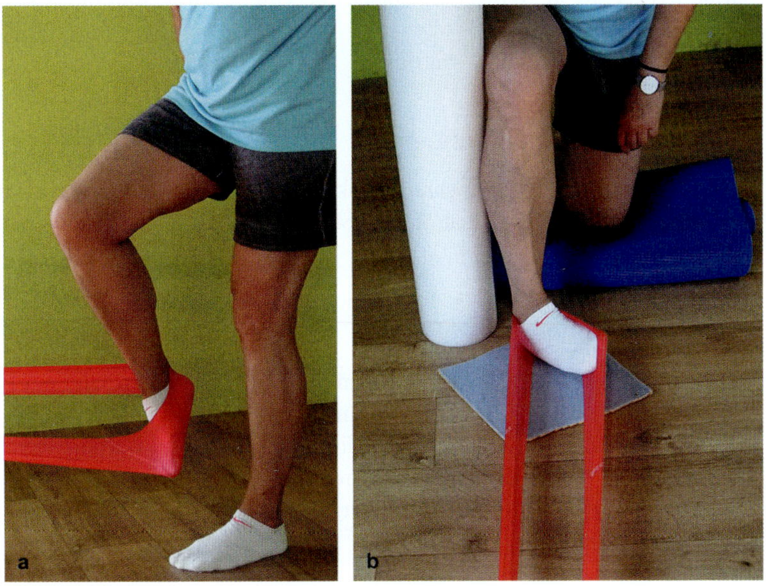

Abb. 38.3 Übung zur Rotationsstabilität [P423]

38

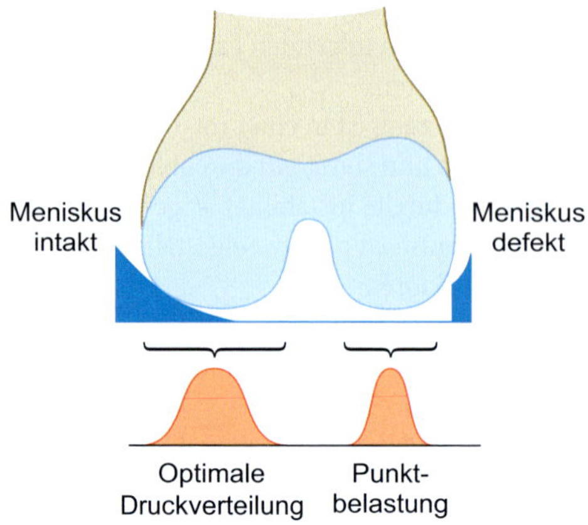

Abb. 38.4 Druckveränderung im Knorpel nach Meniskektomie [L231]

Knies darf hierbei 90° nicht überschreiten; hilfreich ist hier der Input durch ein Kinesiotape an der ventralen Seite des Knies. Außerdem muss der subchondrale Knochen progressiv verstärkt werden, da dieser nach der Meniskusverletzung (reduzierte Zentrierung des Femurs) oder nach Teilmeniskektomien vermehrt belastet wird (➤ Abb. 38.4).

Gerätetraining bietet den Vorteil, dass jeder Muskel isoliert trainiert und das richtige Maß an Belastung gewählt werden kann. Folgende Übungen werden ausgewählt:

- Hüftabduktoren und -adduktoren (damit keine Dysbalance entsteht)
- Kniestrecker aus 90°-Winkel, Kniebeuger liegend bis 90°
- Beinpresse mit maximal 90°-Flexion

Allgemeine Freihantelübungen

Hierzu gehören Übungen, die mehrere Muskeln funktionell trainieren, z. B. Basic Squat, Step up, Side Lunge und Squat Lunge.

Spezifische Übungen

- Abduktoren und Außenrotatoren werden mit einem Zugapparat oder Thera-Band trainiert.
- M. semimembranosus und M. semitendinosus werden von 0°–90° Flexion unter Innenrotation des Knies mittels Thera-Band im schmerzfreien Bereich trainiert.

Integrationsübungen für Kraft und Koordination

- Kniestabilität in mediolateraler Richtung (Beinachse)
- Stabilisierung des Knies in der Rotationsebene durch Aktivierung der medialen ischiokruralen Muskelgruppe, unterstützt durch Kinesiotapes
- Steigerung des Schwierigkeitsgrads durch Integration der Hüftmuskulatur (z. B. Standwaage)
- Heimprogramm mit Koordinationsübungen

Ab Woche 7

Die Beschwerden haben sich markant verbessert, der Minierguss ist resorbiert, Frau B. ist zufrieden. Nächstes Ziel ist nun der Übergang zu Übungen und Belastungen im kritischen Bereich über 90°-Flexion.

Das Bewegungsausmaß wird vorerst im Stand in der geschlossenen Kette unbelastet (mit sehr viel Stütze auf den Händen) gesteigert bis ca. 110° Flexion. Innerhalb der nächsten zwei bis drei Wochen wird die Belastung in den Übungen gesteigert bis hin zum vollen Körpergewicht.

Die Kraftübungen werden nach Maßgabe der Beschwerden im gesamten Bewegungsausmaß durchgeführt, auch spezifische Übungen für den M. semimembranosus und den M. semitendinosus werden in das Heimprogramm integriert.

Die Koordinationsübungen bekommen vermehrt funktionellen Charakter, die Bewegungsabläufe werden beschleunigt ausgeführt. Zudem werden zyklische Übungen eingebaut. Frau B. beginnt mit dem Hometrainer, dann wechselt sie zum Crosstrainer und schließlich auf das Laufband.

Frau B. konnte die weitere Rehabilitation mit kleinen Rückschlägen durchführen. Die Progression war jedoch eher langsam, eine schmerzfreie Ausführung der Aktivitäten war erst nach fast vier Monaten möglich. Frau B. kann nun gut wandern, sie vermeidet jedoch die tiefe Hocke im Garten so gut wie möglich. Sie glaubt, dass diese Bewegung schnell wieder ein Problem oder einen Rückschlag auslösen könnte, vor allem, wenn sie längere Zeit in dieser Haltung bleibt.

38.6 Evidenzbasierte Zusammenfassung

Die Menisken des Knies erfüllen wichtige Funktionen, ein Schaden hat daher potenziell weit tragende Spätfolgen (Lee 2006). Die Meniskusläsion stellt eine diagnostische Herausforderung dar. Durch die Lokalisation und Funktion der Menisken im Knie kann das klinische Bild variabel sein, manuelle Tests können die Menisken nicht isoliert testen und sind dadurch unzuverlässig (Hegedus 2007). Die Magnetresonanztomografie ist sehr empfindlich für Meniskusschäden. Dies birgt das Risiko, dass auch kleinere, asymptomatische Schäden operiert werden (Tornbjerg 2017). Somit müssen alle „Puzzleteile" aus Anamnese und Untersuchung zusammengesetzt und vorsichtig beurteilt werden, um zu einer Diagnose zu kommen, und es muss ein wachsames Auge auf die Differenzialdiagnosen und beitragenden Pathologien gehalten werden. Das Selbstheilungspotenzial der Menisken beschränkt sich auf den durchbluteten, kapselnahen Bereich. Ein konservatives Vorgehen mit adäquaten Verhaltensmaßnahmen, Koordinations- und Stabilisationstraining ist durchaus vertretbar.

LITERATUR

Hegedus E.J. (2007). Physical Examination Tests for Assessing a Torn Meniscus in the Knee: A Systematic Review With Meta-analysis. J Orthop Sports Phys Ther, 37(9), 541–550.

Jones M.A., Rivett D. (2003). Clinical Reasoning for Manual Therapist. 1st Edition. Oxford: Butterworth-Heinemann.

Katz J.N. et al. (2013). Surgery Versus Physical Therapy for a Meniscal Tear and Osteoarthritis. New England Journal of Medicine, 368(18), 1–10.

Lee S.J. et al. (2006). Tibiofemoral Contact Mechanics After Serial Medial Meniscectomies in the Human Cadaveric Knee. The American Journal of Sports Medicine, 34(8), 1.334–1.344.

Ryzewicz M. et al. (2007). The Diagnosis of Meniscus Tears; The Role of MRI and Clinical Examination. Clin. orthop. and related research, 455, 123–133.

Sihvonen R. et al. (2013). Arthroscopic Partial Meniscectomy Versus Sham Surgery for a Degenerative Meniscal Tear. New England Journal of Medicine, 369(26), 2.515–2.524.

Sims W.F., Jacobson K.E. (2004). The Posteromedial Corner of the Knee. The American Journal of Sports Medicine, 32(2), 337–345.

Snoeker B.E.A. (2013). Risk Factors for Meniscal Tears: A Systematic Review Including Meta-analysis. journal of orthopaedic & sports physical therapy, 43(6), 352–367.

Tornbjerg S.M. et al. (2017). Structural pathology is not related to patientreported pain and function in patients undergoing meniscal surgery. Br J Sports Med, 51(6), 525–530.

Register

G

H

I

J

K

L

M